W0077136

Sittler/Kruft
Pflegeleitfaden
Altenpflege

Engelbert Sittler
Marianne Kruft

Pflegeleitfaden
Altenpflege

Mit 160 Zeichnungen, 41 Fotos, 28 Tabellen,
1 Pflegeplan

Urban & Schwarzenberg
München–Wien–Baltimore

Anschrift der Herausgeber/-in:
Engelbert Sittler
Egg 25
88634 Herdwangen-Schönach

Marianne Kruft
Häuslerstraße 10
88326 Aulendorf

Lektorat; Planung: Annette Heuwinkel
Redaktion: Margit Büttner, Christina Sander-Wilken
Herstellung: Christine Zschorn
Zeichnungen: Henriette Rintelen
Symbole: Karl Dengler
Abbildungsnachweis im Anhang des Buches

Die Deutsche Bibliothek – CIP-Einheitsaufnahme

Sittler, Engelbert:
Pflegeleitfaden Altenpflege : mit Tabellen ; Pflegeplan /
Engelbert Sittler ; Marianne Kruft. – München ; Wien ;
Baltimore : Urban und Schwarzenberg, 1997
  ISBN 3-541-19561-4
NE: Kruft, Marianne:

Satz: Kösel, Kempten
Druck: Appl, Wemding
Bindung: Monheim, Monheim
Printed in Germany
© Urban & Schwarzenberg 1997

ISBN 3-541-19561-4

Wegweiser durchs Buch

 Merke

 Praxistip

 Hinweis auf spezielle pflegerische Maßnahmen

 Hygiene

 Aktivierende und rehabilitierende Pflege

 Psychische Betreuung

Wichtiges ist immer **fett** gedruckt.

Wenn im vorliegenden Buch von Mitarbeitern, Bewohnern, Pflegenden etc. die Rede ist, sind immer **weibliche und männliche Personen** gemeint.

Vorwort

Dieses Kitteltaschenbuch ist all jenen gewidmet, die sich beruflich oder auch ehrenamtlich für eine ganzheitliche, bewohnerorientierte und aktivierende Pflege und Betreuung des alten Menschen interessieren und einsetzen.

Vorrangig wendet es sich an Auszubildende, Praktikanten und Lehrer/-innen für Pflegeberufe, die sich für eine qualifizierte Altenpflegeausbildung engagieren.

Der Pflegeleitfaden ist in drei Hauptabschnitte gegliedert:
- Entwicklung der Pflege und Aktivitäten des täglichen Lebens
- Hilfe bei diagnostischen und therapeutischen Maßnahmen
- Spezielle Pflegesituationen

Die einzelnen Kapitel sind nach dem Lehrplan der Berufsfachschulen für Altenpflege in Baden-Württemberg aufgebaut. Inhalte und Lernziele wurden systematisch eingearbeitet. Auf Praxisnähe und bewohnerorientierte Formulierungen legten wir großen Wert.

Als Bezeichnung für den alten Menschen wählten wir den Begriff **Bewohner**. Hierin sind alle in der Pflege sonst gebräuchlichen Begriffe wie Patient, Klient, Gast, Kunde sowie die weibliche und männliche Schreibweise beinhaltet. Gerade den zur Zeit häufig genannten Begriff Kunde finden wir sehr unmenschlich, da er in der freien Wirtschaft geläufig ist, aber in der Pflege und Betreuung alter Menschen unserer Meinung nach nicht angebracht ist.

Die Schüler/-innen erhalten während ihrer Ausbildung einen Einblick in sehr unterschiedliche Tätigkeitsbereiche der Alten- und Krankenpflege. Um die Vielseitigkeit der späteren praktischen Tätigkeit zu gewährleisten, wurden die meisten Vorgehensweisen in der Pflege aus der ganzheitlichen Krankenpflege mit übernommen. Damit ist auch das Berufsprofil des Altenpflegers dem der Krankenpflege angenähert und doch eigenständig. Das Konzept ist teilweise schon im Unterricht der Berufsfachschule für Altenpflege in Saulgau erprobt. Ein Dank gilt den Schülern der Jahrgangsstufen 1994 bis 1997, 1995 bis 1998, 1996 bis 1999, die durch konstruktive Beiträge und Ergänzungen zur Vervollständigung beigetragen haben.

Ein weiterer Dank gilt dem Team des Lektorats Pflege- und Heilberufe beim Verlag Urban & Schwarzenberg, besonders Frau Annette Heuwinkel und Frau Margit Büttner, die uns auf sehr freundliche und kollegiale Weise unterstützt haben, sowie der Zeichnerin Frau Henriette Rintelen.

Nicht vergessen zu danken möchten wir unseren Familien, die in der Zeit der Erarbeitung viele Entbehrungen hinnehmen mußten und uns dennoch immer wieder aufgemuntert, unterstützt und begleitet haben.

Nachdem wir unseren Teil der Arbeit geleistet haben, liegt es nun an Ihnen, liebe Leserin, lieber Leser, unsere Gedanken und Ideen um die Pflege des alten Menschen in einer ganzheitlichen, bewohnerorientierten und aktivierenden Tätigkeit in der Pflege und Betreuung umzusetzen.

Saulgau 1997   Marianne Kruft und Engelbert Sittler

Inhaltsverzeichnis

I Entwicklung der Pflege und Aktivitäten des täglichen Lebens

4 Ruhen und Schlafen 42

Engelbert Sittler

5 Sich bewegen 59

Engelbert Sittler

6   Waschen und Kleiden   97

Engelbert Sittler

10 Atmen und Blutkreislauf 169

Engelbert Sittler

11 Für Sicherheit sorgen 192

Engelbert Sittler

II Assistenz bei diagnostischen und therapeutischen Maßnahmen

III   Spezielle Pflegesituationen

33 Erkrankungen der Sinnesorgane . . 460

Engelbert Sittler

34 Gerontopsychiatrische Erkrankungen 470

Engelbert Sittler

35 Die ambulante oder häusliche Alten- und Krankenpflege 482

Engelbert Sittler

Inhaltsverzeichnis

I Entwicklung der Pflege und Aktivitäten des täglichen Lebens

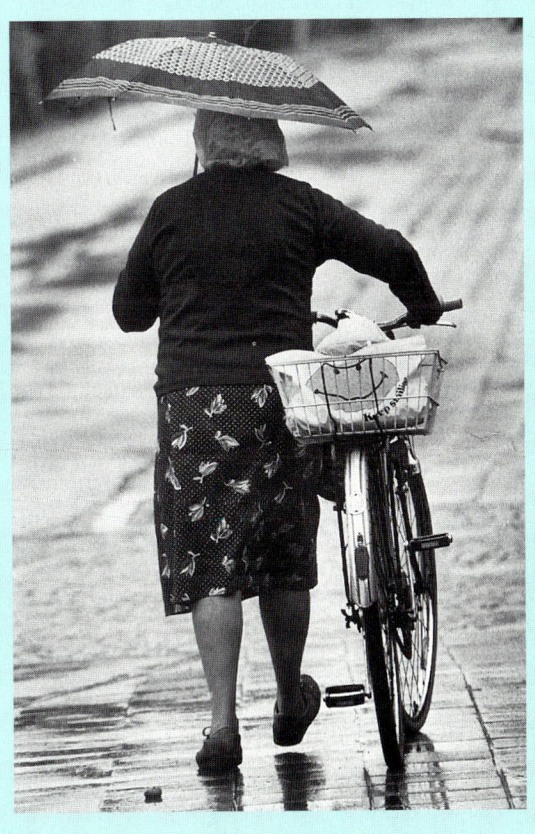

1 Die geschichtliche Entwicklung der Alten- und Krankenpflege

1.1 Der alte Mensch

Schon **Hippokrates** vertrat die Meinung, daß die Lebenskräfte des Menschen ab einem Alter von 42 Jahren nachlassen und das Alter ab dem 63. Lebensjahr einsetzt. In der heutigen Fachliteratur wird Alter mit physischen und psychischen Rückbildungen im menschlichen Organismus gleichgesetzt, beginnend zwischen dem 50. und 60. Lebensjahr. Dennoch ist die Bezeichnung „Alter" individuell und subjektiv. So kann für ein Kind ein Erwachsener schon alt sein, während ein 90jähriger einen 70jährigen seinerseits als „jung" ansieht.

Ebenso kann eine Krankheit den Menschen schlagartig dazu führen, daß er sich subjektiv zu den „Alten" zählt. Aber auch das vorzeitige Ausscheiden aus dem Arbeitsleben läßt den oft noch sehr mobilen Menschen zu den „Alten" gehören. Viele Menschen bezeichnen das erste graue Haar, den ersten fehlenden Zahn oder auch eine leichte Vergeßlichkeit als Beginn des Alters.

Biologisch vollzieht sich das Leben in unterschiedlichen Phasen von der Geburt über Kindheit, Jugend, Erwachsensein, Alter bis zum Tod. Die letzte Phase des Lebens ist auch zugleich das Arbeitsfeld des **Altenpflegers**. Es setzt da ein, wo der alte Mensch seine psychischen, physischen und sozialen Belange nicht mehr selbst regeln kann oder dabei Unterstützung benötigt.

1.2 Die Entwicklung der Pflege des Menschen im Laufe der Jahrhunderte

Eine Übersicht über die Entwicklung der Pflege ist in Tabelle 1-1 dargestellt.

1.3 Heutige Ausbildungssituation in der Altenpflege

Im Jahre 1975 führte die Weltgesundheitsorganisation (WHO) in Europa für die Pflege das Denken und Arbeiten nach dem **Pflegeprozeß** ein. Dadurch sollte Pflege planbarer, personenorientierter, ganzheitlich, einheitlich, überprüfbar und nachvoll-

Tabelle 1-1   Die Entwicklung der Pflege im Laufe der Jahrhunderte

Epoche	Pflege
Archaische Hochkulturen ca. 3000 v. Chr.	Magisch-religiöse Vorstellungen. Götter wachen über die Gesundheit. Priester sind gleichzeitig Ärzte. **Der Mensch ist Teil der Natur.**
3000 bis 200 v. Chr.	**Imhotep** (2600 v. Chr.), Halbgott und Arzt, verfaßt die älteste ägyptische Lebenslehre mit medizinischen Erfahrungen und Aberglaube. Als ärztliches Hilfspersonal gelten: Masseure, Haarbehandler und Kosmetiker. Pflege vorwiegend im **häuslichen Bereich**. Der buddhistische **König Ashoka** (272 bis 231 v. Chr.) richtet in Indien an den Pilgerstraßen Pflegestationen ein. Heilung durch Natur. **Hippokrates von Kos** (460 bis 377 v. Chr.), Begründer der wissenschaftlichen Heilkunst.
Nach Christi Geburt	Versorgungsheime in Rom für Säuglinge, Fremde und alte Leute. 400 n. Chr. das erste Krankenhaus in Rom.
Mittelalter (500 bis 1500)	**Mönche** und **Nonnen** pflegen in Klöstern. 1128 Gründung eines Hospitals in Jerusalem zur Pflege von deutschsprachigen Pilgern. **Hildegard von Bingen** (1098 bis 1178), Äbtissin und erste deutsche Heilkundige von Rang. Im 12. Jhd. entstehen **Häuser zum heiligen Geist**, deren Mitglieder Kranke pflegten. **Beginen** (um 1210), eine religiöse Gemeinschaft, leisten Gemeindehilfe und Pflege in der Familie. Städtische Hospitäler sind gleichzeitig Altenheime.
Renaissance (15. und 16. Jahrhundert)	**Theophrast von Hohenheim**, genannt Paracelsus (1493 bis 1541), verlangt eine empirische Behandlung. 1574 gibt der Arzt **Jacob Oethaus** in Dillingen ein Lehrbuch für die Krankenfürsorge heraus. Die kranken Bürger werden in ihren Wohnungen, Arme, Alleinstehende, Alte und Fremde in Hospitälern betreut. Viele neue Krankenhäuser entstehen, ein Bett ist meist mit zwei Patienten oder Gebrechlichen belegt.
17. Jahrhundert	Beginn des naturwissenschaftlichen Denkens. 1633 gründet **Vincent von Paul** (1576 bis 1660) in Paris den **Orden der barmherzigen Schwestern**, die Arme und Kranke betreuen.
18. Jahrhundert	Es entstehen staatliche Krankenhäuser, die Kranken werden nach Art der Erkrankung getrennt. **Franz Anton Mai** (1742 bis 1814) gründet 1782 die erste **Krankenwärterschule**. Er stellt die Pflege in den Vordergrund und fordert ausgebildetes Pflegepersonal.

Tabelle 1-1 Fortsetzung

Epoche	Pflege
19. Jahrhundert	1832 ruft **Amalie Sieveking** den **Weiblichen Verein für Armen- und Krankenpflege** in Hamburg ins Leben. 1836 gründet Pastor **Theodor Fliedner** (1800 bis 1864) in Kaiserswerth die erste protestantische Krankenpflegeschule in Deutschland, mit theoretischer und praktischer Ausbildung im Krankenhaus sowie einem Examen als Abschlußprüfung. 1850 bis 1851 Ausbildung von **Florence Nightingale** (1820 bis 1910) zur Schwester in Kaiserswerth. Ihr Ziel war es, die Krankenpflege zu einem gut ausgebildeten und öffentlich anerkannten Beruf zu machen. 1860 gründet sie in London die erste unabhängige, nicht konfessionelle Krankenpflegeschule. 1863 Gründung vom **Roten Kreuz** durch **Henri Dunant**; es entstehen zahlreiche Schwesternschaften.
20. Jahrhundert	**Agnes Karll** (1868 bis 1927) faßt 1903 die in der Privatpflege tätigen und freiberuflichen Krankenschwestern in einer **Berufsorganisation** zusammen. 1904 wird Agnes Karll Gründungsmitglied im **ICN** (International Council of Nurses). 1938 Gesetz zur Ordnung der Krankenpflege. 1957 neues Krankenpflegegesetz, dreijährige Ausbildung. 1965 Novellierung des nächsten Krankenpflegegesetzes, die Berufsbezeichnung ist geschützt. 1973 Gründung des **Deutschen Berufsverbandes für Krankenpflege (DBfK)** mit eigenen Krankenpflegeschulen. 1985 Gesetz über die Berufe der Krankenpflege regelt die Ausbildung. Alter und Armut werden immer mehr zu einem sozialen Problem. 1989 einheitliche Ausbildungs- und Prüfungsverordnung und Lehrplan für die Altenpflege in Baden-Württemberg.

ziehbar werden. **Pflegeplanung** und **Pflegedokumentation** sind wichtige Instrumente des Pflegeprozeßes.

Im Juli 1985 beschlossen in Deutschland die Sozialminister der Länder eine weitgefaßte Rahmenvereinbarung, welche ein einheitliches **Berufsbild** der **Altenpflege** ermöglichen soll.

Am 16. Oktober 1985 wurde die **Krankenpflegeausbildung** in Deutschland durch die **Ausbildungs- und Prüfungsverordnung für die Berufe der Krankenpflege (KrPflAPrV)** neu geregelt, im Bundesgesetzblatt verkündet und in Kraft gesetzt. Das Examen ist in den Ländern der Europäischen Union (EU) anerkannt. Für das Einhalten der Ausbildungsordnung sind die einzelnen Bundesländer mit den Sozialministerien bzw. Kultusministerien zuständig.

In der Bundesrepublik Deutschland existieren derzeit für die Altenpflegeausbildung unterschiedliche Ausbildungspläne für den Vollzeit-, Teilzeit- oder berufsbegleitenden Unterricht. Eine **Vereinheitlichung der Ausbildung** in der Altenpflege wird von

1

den Berufsverbänden seit langem gefordert, scheiterte aber bisher an den unterschiedlichen Vorstellungen der verantwortlichen Politiker. Eine neue Hoffnung auf eine bundeseinheitliche Ausbildung für die Auszubildenden in der Altenpflege bildet die 1994 vom Bundestag verabschiedete **Pflegeversicherung**. Bei den Einstufungen in die richtige Pflegestufe haben die Pflegenden ein Informationsrecht gegenüber dem medizinischen Dienst. Die Einstufung kann nur mit fundierten Belegen aus der gezielten **Pflegeplanung** und **Pflegedokumentation** geschehen. Alle alten und pflegebedürftigen Menschen haben nach der Pflegeversicherung einen Anspruch auf **fachlich qualifizierte Hilfe**. Dies ist nur durch eine bundeseinheitliche, mindestens dreijährige, von der Schule begleitete, Altenpflegeausbildung gewährleistet.

Durch eine **einheitliche Ausbildung**
– steigt die Qualität der Pflege
– wird eine fundierte Qualifikation gewährleistet
– steigt die gesellschaftliche Anerkennung
– wird die Ausbildung auch in der EU anerkannt
– kann eine angepaßte und einheitliche finanzielle Eingruppierung gegenüber dem Krankenpflegepersonal stattfinden
– ist ein Schulortwechsel problemlos möglich

Für das Bundesland Baden-Württemberg hat sich bereits seit dem 1. August 1989 ein großer Schritt für eine einheitliche Altenpflegeausbildung getan: Private und staatliche Altenpflegeschulen unterrichten nach einem **einheitlichen Lehrplan**, in dem Unterrichtsziele, -inhalte und -stunden festgeschrieben sind. Auch die Ausbildungs- und Prüfungsordnung ist für alle verbindlich. Die Ausbildung findet unentgeltlich statt. Die staatlichen Schulen sind als **Berufsfachschulen für Altenpflege** dem Kultusministerium unterstellt und den Hauswirtschaftlichen Berufsschulen angegliedert. In der Ausbildung werden die zukünftigen Altenpfleger/-innen auf eine ganzheitlich aktivierende Pflege und Betreuung des alten Menschen vorbereitet.

Die Ausbildung der Altenpflegeschüler findet in dualer Form statt. Einen Teil der Ausbildung (1880 Stunden) erhalten die Schüler in Theorie und Praxis an der Schule, und die übrige Zeit (mindestens 2770 Stunden) werden sie in den stationären oder teilstationären Einrichtungen der Altenhilfe ausgebildet.

In der Theorie bilden die Fächer Alten- und Krankenpflege mit praktischen Übungen, Aktivierung und Rehabilitation und tägliche Versorgung, Gesundheitslehre, Krankheitslehre, Arzneimittellehre, Psychiatrie sowie Gerontologie die Schwerpunkte.

Gerontologie	die Lehre vom alten Menschen

Neben den praktischen Unterweisungen in den Altenhilfeeinrichtungen erfahren die Altenpflegeschüler mit Einsätzen in
– gerontopsychiatrischen Bereichen (300 Stunden)
– Einrichtungen der offenen oder ambulanten Altenbetreuung

wie Sozialstationen, Einrichtungen des betreuten Wohnens oder einem mobilen sozialen Dienst
– sowie möglichst 200 Stunden im Allgemeinkrankenhaus im Bereich der Pflege älterer Patienten oder einer geriatrischen Fachklinik

begleitende Ausbildung.

Durch diese vielseitige theoretische und praktische Ausbildung ist der Arbeitsbereich des zukünftigen Altenpflegers breit gefächert.

Nach einigen Jahren Berufserfahrung bestehen Möglichkeiten zu **Weiterbildungen** und **Zusatzqualifikationen** wie

– Mentor/-in für die Schüleranleitung
– Leitung einer Station
– Lehrer/-in für Pflegeberufe
– Leitung des Pflegedienstes
– Heimleitung
– Pflegestudium (Lehre, Management, Forschung)

2 Pflegeprozeß und Systematisierung in der Pflege

Damit sich Pflegende bei der Betreuung eines alten Menschen ein **ganzheitliches Bild** von ihm machen können, müssen sie über **feststehende Parameter** die **Bedürfnisse** des Bewohners ermitteln.

In der Pflege stehen mehrere Modelle zum Ermitteln der Bedürfnisse zur Verfügung, wobei die folgenden am weitesten verbreitet sind:

- **Virginia Henderson**
  - definiert 14 Bedürfnisse, die dem Leben und der Gesunderhaltung oder der Genesung dienen

- **Nancy Roper**
  - beschreibt 12 Lebensaktivitäten (LA), die den Grundbedürfnissen nach Henderson gleichen

- **Liliane Juchli**
  - hat die Bedürfnisse nach Henderson und Lebensaktivitäten nach Roper zusammengefaßt und durch die Aktivitäten „Sinn finden" und „Erleben der Geschlechtlichkeit" ergänzt (ATL)

Die **Aktivitäten des täglichen Lebens** nach Liliane Juchli dienen in diesem Leitfaden als Grundlage.

Die **ATLs** sind:
- Wach sein und schlafen
- Sich bewegen
- Sich waschen und kleiden
- Essen und trinken
- Ausscheiden
- Körpertemperatur regulieren
- Atmen
- Sich sicher fühlen und verhalten
- Raum und Zeit gestalten – arbeiten und spielen
- Kommunizieren
- Kind, Frau, Mann sein
- Sinn finden im Werden–Sein–Vergehen

Eine weitere Darstellung der menschlichen Bedürfnisse, die auch in der Pflege des alten Menschen berücksichtigt wird, liefert uns **Maslow**. In der nach ihm benannten **Bedürfnispyramide** (Abb. 2-1) beschreibt er, wie die Entwicklung des Men-

2

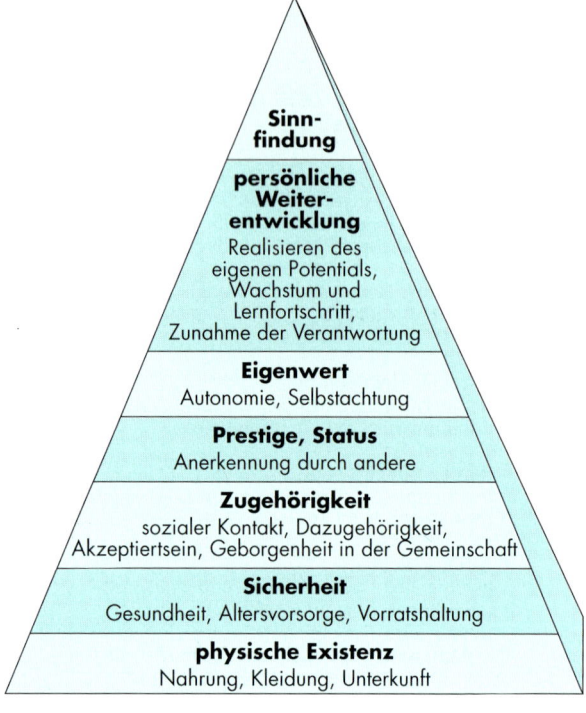

Sinn-
findung

persönliche
Weiter-
entwicklung
Realisieren des
eigenen Potentials,
Wachstum und
Lernfortschritt,
Zunahme der Verantwortung

Eigenwert
Autonomie, Selbstachtung

Prestige, Status
Anerkennung durch andere

Zugehörigkeit
sozialer Kontakt, Dazugehörigkeit,
Akzeptiertsein, Geborgenheit in der Gemeinschaft

Sicherheit
Gesundheit, Altersvorsorge, Vorratshaltung

physische Existenz
Nahrung, Kleidung, Unterkunft

Abb. 2-1 Bedürfnishierarchie nach Maslow

schen an bestimmte Bedürfnisse in hierarchischer Form gebunden ist. Zuerst müssen die Grundbedürfnisse einer tieferen Stufe gestillt sein, bevor eine höhere Ebene angestrebt wird. So ist ein Mensch darauf aus, seine **physiologischen Bedürfnisse** zu befriedigen (z.B. Kleidung und Nahrung zu besitzen), bevor er daran denkt, für seine Sicherheit zu sorgen (z.B. eine Altersversorgung abzuschließen). Da die Bedürfnisse einem **ständigen Wandel** unterworfen sind und Bedürfnisse, die heute noch wichtig sind, morgen nebensächlich sein können, verschieben sich evtl. die Stufen individuell.

Auch durch Alter oder Krankheit können sich die Bedürfnisse verändern. In der Pflege und Betreuung des Menschen müssen diese Veränderungen erkannt und berücksichtigt werden.

2.1 Der Pflegeprozeß

Für die ganzheitlich aktivierende Pflege und Betreuung des alten Menschen ist es für das Pflegepersonal unerläßlich, sich mit dem **Pflegeprozeß** (Abb. 2-2), also der **Interaktion** zwischen Pflegendem und Gepflegtem, auseinanderzusetzen.

2

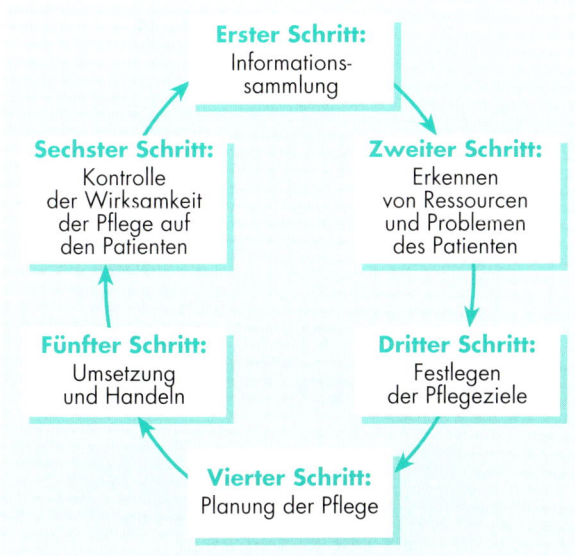

Abb. 2-2 Der Krankenpflegeprozeß, dargestellt als Regelkreis

Zum Pflegeprozeß gehören
– Informationssammlung, Pflegeanamnese
– Probleme und Ressourcen erkennen
– Ziele setzen
– Planung der Pflege
– Ausführen der Pflege
– Kontrolle der pflegerischen Maßnahmen (Evaluation)

Der Pflegeprozeß beinhaltet außerdem:

• **Beziehungsebene**
Um eine Beziehung aufzubauen, ist die Voraussetzung **gegenseitiges Vertrauen**, Einlassen auf eine wechselseitige Beziehung und Verständnis für die besonderen Probleme des alten Menschen.

2

• **Problemlösungsebene**
Dazu gehört, daß der Bewohner von sich aus die Probleme
äußert oder das Pflegepersonal potentielle oder verdeckte
Probleme erkennt, bei der Problemlösung behilflich ist oder
Lösungsmöglichkeiten aufzeigt.

2.1.1 Informationen sammeln

Pflegeanamnese
Anhand der **Checkliste zur Feststellung der Selbständigkeit**
(Tab. 2-1), die auf den ATLs basiert, können Informationen über
und um den Bewohner gesammelt und seine **Pflegebedürftigkeit** erfaßt werden. Besonderheiten, wie Haarteil, Brille, Kontaktlinsen, Zahnprothesen, Arm- und Beinprothesen, Herzschrittmacher, werden gesondert erfaßt.

Sozialanamnese
Jeder Mensch ist ein soziales Wesen. Er hat im Laufe seines
Lebens unterschiedliche Erfahrungen gesammelt und verhält
sich entsprechend. Deshalb ist der Sozialanamnese große Be-
deutung zuzumessen. Um **Probleme zu erkennen**, oder die
Ziele festzulegen, aber auch um die richtigen **pflegerischen
Maßnahmen zu planen**, ist es unumgänglich, die individuelle
Lebensgeschichte festzuhalten.
Für die Sozialanamnese benötigt man:
– Personalien, Konfession, Wohnort, Nationalität
– Geburtsdatum und -ort
– Kindheit
– Familiengröße; Leben in der Groß- oder Kleinfamilie
– Schulbildung
– Berufsausbildungen und ausgeübte Berufe
– Hobbys, Beschäftigungen
– Freunde, Nachbarn
– Ehe(n), Kinder, Ausbildung der Kinder
– Versorgung vor dem Heimaufenthalt
– derzeitige Sozialkontakte
– Freunde und Bekannte in der Altenpflegeeinrichtung
– beobachtbares Verhalten in der Gemeinschaft

Es ist meist sehr schwer, längere Zeit nach dem Einzug ins
Heim noch Informationen über den Bewohner und sein soziales Umfeld zu erhalten. Angehörige, Freunde, Nachbarn sind
evtl. weggezogen oder verstorben. Es ist vorteilhaft, möglichst
schon beim ersten Kontakt zu den Einrichtungen der Altenhilfe
so viele Informationen wie möglich zu sammeln. Diese **Informationssammlung** ist während der Pflege und Betreuung laufend fortzuschreiben und durch Bewohneraussagen zu ergän-
zen.

Medizinische Anamnese
Jeder Arzt erhebt beim ersten Kontakt mit dem Bewohner
grundsätzlich eine Arztanamnese, dabei versucht er zu erfahren,

Tabelle 2-1   Checkliste zum Feststellen der Selbständigkeit

Name des Bewohners:

Geburtsdatum:

Name der Einrichtung:

Namenszeichen:

● **Wach sein und schlafen**

Gewöhnliche Schlafzeiten: von . . . . . . bis . . . . Uhr

Einschlaf-/Schlafgewohnheiten   . . . .

● **Sich bewegen**

Bewegungseinschränkungen:	rechter Arm	☐
	linker Arm	☐
	rechtes Bein	☐
	linkes Bein	☐
	Kopf	☐
	Rumpf	☐
	Gehen	☐
	Treppensteigen	☐
	Gymnastik	☐
benötigt Hilfe beim:	Drehen im Bett	☐
	Aufstehen	☐
	Gehen	☐
	Rollstuhl	☐
Gehhilfen:	. . . .	

● **Sich waschen und kleiden**

Körperpflege im:	Liegen	☐
	Sitzen	☐
	Stehen	☐
Spezielle Pflegemittel:	Rasierwasser	☐
	Kosmetika	☐
	Creme	☐
Zeitpunkt der Körperpflege:	früh	☐
	später	☐
	abends	☐
Schmutzkleidung:	Angehörige	☐
	hausintern	☐
Schadhafte Kleidung:	Angehörige	☐
	hausintern	☐

2

● **Essen und trinken**

Essenszeiten:	Frühstück	. . . . . Uhr
	Zwischenmahlzeit	. . . . . Uhr
	Mittag	. . . . . Uhr
	Zwischenmahlzeit	. . . . . Uhr
	Abend	. . . . . Uhr
	Zwischenmahlzeit	. . . . . Uhr

Lieblingsgetränk: . . . .

Abneigung gegen: . . . .

Speisenform:	Vollkost	☐
	Schonkost	☐
	Diabetikerkost	☐
	teilpassiert	☐
	vollpassiert	☐
	benötigt Hilfe	☐
	ißt lieber in Gesellschaft	☐
	alleine	☐
	vegetarisch	☐
	Vollwert	☐

● **Ausscheiden**

Stuhlausscheidung:	Häufigkeit	. . . .
	Tageszeit	. . . .
	Hilfsmittel	. . . .

Urinausscheidung: Häufigkeit . . . .

Inkontinenz:	Urin	☐
	Stuhl	☐

● **Körpertemperatur regulieren**

Bevorzugte Raumtemperatur:	warm	☐
	kühl	☐

Kältegefühl an:	Händen	☐
	Füßen	☐

Bekleidungsgewohnheiten: . . . .

● **Atmen**

Atemschwierigkeiten beim:	Gehen	☐
	Liegen	☐
	Treppensteigen	☐

Atmung über:	Mund	☐
	Nase	☐
Schnarchen:	Ja	☐
	Nein	☐
Rauchen:	Ja	☐
	Nein	☐

• Sich sicher fühlen und verhalten

Schutz gegen Fallen aus dem Bett?

	Ja	☐
	Nein	☐
Kann selbständig Hilfe holen?	Ja	☐
	Nein	☐

Hat Angst vor: . . . .

Benötigt zusätzliche Hilfe bei: . . . .

• Raum und Zeit gestalten – arbeiten und spielen

Beschäftigt sich mit:	Lesen	☐
	Spielen	☐
	Singen	☐
	Handarbeit	☐
Ist kreativ tätig:	Dichten	☐
	Musizieren	☐
	Malen	☐
	Gedichte vortragen	☐

• Kommunizieren

Findet leicht Kontakt:	Ja	☐
	Nein	☐
Benötigt Hilfsmittel:	Hörgerät	☐
	Brille	☐
	Telefon	☐
	Gebiß	☐
	Briefe	☐
	Rollstuhl	☐
Körperkontakt:	eher unangenehm	☐
	gerne	☐

2

Körpersprache: | Sprechen | ☐
| Lachen | ☐
| Weinen | ☐
| Gestik | ☐
| Mimik | ☐
| Haltung | ☐

• Sinn finden im Werden –Sein – Vergehen

Ist über Erkrankung informiert: | Ja | ☐
| Nein | ☐

Akzeptiert Krankheit: | Ja | ☐
| Nein | ☐

Äußert Gefühle dazu: | Ja | ☐
| Nein | ☐

Religiöse Wünsche: | Besuch des Pfarrers/Pastors | ☐
| Sprechen über das Sterben | ☐
| Auf das Sterben vorbereiten | ☐

• Kind, Frau, Mann sein

Findet eher Kontakt zu: | Frauen | ☐
| Männern | ☐

Benutzt gerne: | Make up | ☐
| Lidschatten | ☐
| Parfüm | ☐
| Haartönung | ☐
| Haarfestiger | ☐
| Perücke | ☐
| Rasierwasser | ☐
| Nagellack | ☐
| Schmuck | ☐
| Gesichtscreme | ☐

welche Probleme der betreffende Bewohner hat und worin die Ursache für die Erkrankung liegt.

Folgende Angaben sind für die Pflege und Betreuung ebenfalls wichtig:
- aktuelle Diagnose
- Krankenhausaufenthalte und deren Dauer
- Krankheiten und deren Behandlung
- aktuelle Gesundheitsverfassung, Behinderungen
- tägliche Medikation

Alle bekannten Daten werden baldmöglichst im **Stammblatt** des **Dokumentationssystems** eingetragen und weiter ergänzt.
Für die Dokumentation ist es wichtig, mit einheitlichen **Checklisten** zu arbeiten. Diese sollten fortlaufend überarbeitet werden.
Sie dienen ebenfalls als **Orientierungshilfe** bei einer Verlegung des Bewohners in eine andere Einrichtung oder ins Krankenhaus.

2.1.2 Probleme erkennen und Ressourcen berücksichtigen

Mit den aus der Checkliste und aus der Informationssammlung erhaltenen Daten ergeben sich nun folgende Fragen:
– welche **Probleme** sind für den alten Menschen enthalten, die für ihn eine große Bedeutung haben und deshalb für die Pflege wichtig sind?
– über welche **Ressourcen** (Fähigkeiten) verfügt der alte Mensch, um bei der Problemlösung mitzuhelfen?
– inwieweit beeinflussen die Probleme das pflegerische Handeln (Bewohner kann z.B. aus medizinischen Gründen nicht in 30-Grad-Seitenlage zur Dekubitusprophylaxe gebracht werden)?
– welche Probleme (z.B. Verwirrtheit) stören bei der Betreuung?

Sobald eine Aktivität des täglichen Lebens beeinträchtigt ist, liegt ein **Problem** vor.

- **Aktuelle und tatsächliche Probleme**
  – meßbar, wie Bluthochdruck, Fieber, Puls, Größe, Gewicht
  – beobachtbar, wie Hautfarbe, Ausscheidungen
  – werden geäußert, wie Schmerzen, Atemnot, Beschwerden
  – Verhalten, wie Depressionen, Weinen, Körperhaltung

- **Potentielle Probleme**
  – setzen Fachkenntnis und Pflegeerfahrung voraus
  – beinhalten vorbeugende (prophylaktische) Maßnahmen

- **Verdeckte Probleme**
  – können durch das Verhalten vermutet werden
  – werden durch nonverbale Zeichen offenbart
  – werden nur indirekt ausgesprochen
  – als versteckte Botschaften geäußert, wie Angst, Ärger, Trauer, Abneigung, Mißstimmung

- **Generelle Probleme**
  – treten bei bestimmten Erkrankungen, bei bestimmten Situationen immer wieder auf, wie bei Fieber, Austrocknung und Verwirrtheit
  – typisierbar, z.B. bei Bettlägerigkeit die Pneumoniegefahr
  – beinhalten bei gleichen Bedingungen das gleiche Risiko, z.B. bei langer Bettlägerigkeit die Gefahr eines Dekubitus

2

- **Individuelle Probleme**
  - basieren auf persönlichen Erlebnissen, wie Angst vor Krebs oder Stürzen

Ressourcen

Ressourcen (Fähigkeiten) sind von großer Bedeutung für den einzelnen Menschen. Das Pflegepersonal muß vorhandene **Fähigkeiten erkennen, fördern** und **fordern.** Hierzu ein Beispiel: Wenn man feststellt, daß der alte Mensch in der Lage ist, sich am Kopf zu kratzen, dann müßte er auch in der Lage sein, mit dem Waschhandschuh sein Gesicht zu berühren und evtl. sein Gesicht selbst zu waschen.

Für eine ganzheitliche und aktivierende Pflege ist es wichtig, daß beispielsweise

- bei einer Halbseitenlähmung die kranke Seite in die Pflege einbezogen und aktiviert wird
- enge Beziehungen des Bewohners zu seinen Angehörigen erkannt und gefördert werden
- der Sprachbehinderte sich auch schriftlich verständigen kann
- alle Sinne in die Pflege und Betreuung einzubeziehen sind
- der Sterbende in seinem Abschied begleitet wird
- individuelle Bedürfnisse des Bewohners zu berücksichtigen sind

2.1.3 Ziele festlegen

Pflegeziele müssen für den Bewohner **erreichbar**, **realistisch** und **überprüfbar** sein. Zu unterscheiden sind

- **Fernziele**

Fernziele beinhalten übergeordnete Ziele und beschreiben den Zustand der mit der Pflege erreicht werden soll.

- **Nahziele**

Sie beschreiben die einzelnen Schritte, die zum Fernziel führen, und sollten über kürzere Abstände formuliert sein, mit genauen Zeitvorgaben.

Die Gliederung in Nah- oder Teilziele ist sinnvoll, um dem Bewohner auch kleine Erfolge sichtbar zu machen und somit Anreiz für das nächste Ziel zu geben.

2.1.4 Planen der Pflegemaßnahmen

Auf der Basis gesetzlicher Grundlagen sind Beschäftigte im Pflegedienst verpflichtet, ihre Tätigkeit mit und um den Bewohner schriftlich festzuhalten. Die Sicherung einer entsprechenden **Pflegequalität** fordert eine Dokumentation der erbrachten Pflegeleistungen. Hausinterne **Pflegestandards** erleichtern die Planung und vereinheitlichen die Pflege. Die individuelle Pflegeplanung vervollständigt dann das Pflegekonzept.

Die **formulierten Pflegemaßnahmen** sind für alle verbindlich.

2

Sie orientieren sich an den Problemen und Ressourcen und müssen jederzeit kontrollierbar sein. Für jede Maßnahme muß deshalb angegeben werden:
– welche Maßnahme
– wie und womit
– wann
– wie oft
ausgeführt wird.

2.1.4.1 Pflegestandard

Pflegestandards sind strukturierte Beschreibungen von Pflege-handlungen für wiederkehrende Pflegeprobleme. Diese Hand-lungsablaufbeschreibungen sind für jede Pflegeeinrichtung oder Station intern zu erstellen und werden in einem für jeden an der Pflege beteiligten zugänglichen Sammelsystem oder der Daten-verarbeitung abgelegt.

Bei der Planung der Pflege notiert man dann nur noch den Namen oder die Nummer des Pflegestandards sowie die zusätz-lichen individuellen Pflegemaßnahmen unter der entsprechen-den ATL (z.B. unter Essen und trinken: Mundpflege nach Stan-dard Nr. 6).

Die **Formulierunge**n sollten **kurz** gehalten sein, jedoch für jeden **nachvollziehbar**. Der **aktivierende Aspekt** muß berücksichtigt sein.

Anspruch an Pflegestandards
– der Bewohner kann eigenverantwortlich über seine Pflege entscheiden und wird daran beteiligt
– es ist sicherzustellen, daß der Bewohner und sein soziales Umfeld (Angehörige, Freunde, Mitbewohner, Pflegepersonal) keine Schäden erleiden
– der Bewohner muß seine Selbständigkeit weitgehend zurückerhalten, um unabhängig von professioneller Hilfe zu leben oder respektvoll sterben zu können
– alle zur Verfügung stehenden Werte (Räumlichkeiten, Ausstattung, Personal, Hilfe von außen) sind wirtschaftlich zu nutzen
– verbindliche Richtlinien, von denen nur nach vorheriger Absprache mit dem Bewohner und im Pflegeteam abgewichen werden darf

Neuen Mitarbeitern dienen Pflegestandards zur leichteren Ein-arbeitung. Sie sind Handlungsrichtlinien für eine einheitliche und damit vergleichbare, systematische Pflege. Für die Pflege-dokumentation dienen sie der Rationalisierung, besonders beim Einsatz von Datenverarbeitungssystemen.

2.1.5 Ausführen der Pflegemaßnahmen

Neben den pflegenden und betreuenden Aspekten erfordert Pfle-ge Beobachtungsgabe, Anleitungsvermögen, Eingehen auf und Erkennen von Problemen, sowie psychosoziale Fähigkeiten.

2

Vorbereitung der Pflegemaßnahmen
- Vorbereitung der Pflegeperson
- Vorbereitung des Raums, Umfelds und Materials
- Vorbereitung des Bewohners

Vorgehen
- benötigtes Material
- Reihenfolge; Handlungskette der Maßnahme
- Besonderheiten, die zu beachten sind

Abschluß
- Nachsorge des Bewohners
- Aufräumen des Raums, Umfelds und Materials
- Dokumentation

2.1.6 Kontrolle und Beurteilung der Pflegewirkung

Im **Pflegebericht** werden fortlaufend Informationen über und um den Bewohner gesammelt und **dokumentiert**. Er muß folgende Funktionen erfüllen:

Beschreiben der Pflegesituation
- Wirkung auf den Bewohner
- Reaktion auf einzelne Maßnahmen
- Veränderungen im Zustand und Befinden
- erreichte Ziele
- neue Pflegeprobleme

Übergabefunktion
- Weitergabe von Informationen über den Bewohner
- Mitteilen von Veränderungen
- Festhalten von Wünschen und Bedürfnissen des Bewohners

Dokumentation
- Handlungsnachweis
- Rechtsmittel bei Unklarheiten
- Nachweis von Pflege und Betreuung

Leistungserfassung
- Nachweis für erbrachte Arbeit
- Leistungsbedarfsberechnung für Pflegeeingruppierung
- Nachweis für die Leistungen der Pflegeversicherung

Der Pflegebericht sollte kurze, vollständige Sätze enthalten oder im Telegrammstil geschrieben sein. Dabei sind **Interpretationen** zu **vermeiden** und nur **objektive Aussagen** zu machen. Es sollten keine Bewertungen von Verhaltensweisen erfolgen.
Feste Dokumentationssysteme gehören heute zum Heimalltag und sind für die Pflegeplanung und Pflegedokumentation unentbehrlich.
Mit dem Pflegebericht wird die Wirkung der Pflege **kontrolliert** und **beurteilt**. Dementsprechend muß dann gehandelt und überprüft werden:

2

– Pflegeerfolge
– weitere Pflegeziele
– fehlende, notwendige Informationen über den Bewohner
– unerkannte Probleme
– mehr oder andere Ressourcen
– unrealistische Pflegeziele
– Pflegemaßnahmen zu gering oder unwirksam
– Bewohner über- oder unterfordert
– veränderter Pflegebedarf durch Erkrankungen
– sonstige Veränderungen

Der **Pflegebericht** ist wie folgt zu formulieren:
– sachlich
– für jeden verständlich
– objektiv
– genau beschreibend
– meßbar und nachvollziehbar

2.1.7 Beispiel für eine Pflegeplanung

Name des Bewohners:	Marlene K.
Alter:	87 Jahre
Pflegeanamnese:	
Wachsein und Schlafen:	Gewöhnliche Schlafzeiten von 23.00 bis 6.30 Uhr, zur Zeit gestörter Schlaf durch Durchfall und Husten
Bewegen:	Benötigt Hilfe beim Aufstehen, sonst gut beweglich. Zur Zeit stark eingeschränkt durch Fieber, grippalen Infekt und Durchfall
Waschen und kleiden:	Möchte einmal täglich morgens duschen, zur Zeit Körperpflege nur im Bett möglich. Legt großen Wert auf Lippenstift. Eigene Kosmetika, benutzt sie auch während der Erkrankung. Zahnprothesenpflege zweimal täglich, wird zur Zeit übernommen. Wechselt jeden zweiten Tag ihr Nachthemd
Essen und trinken:	Diabetikerin, insulinpflichtig, Injektion zweimal täglich 8.00 und 18.00 Uhr, eine halbe Stunde vor der Mahlzeit. Bis jetzt selbständig, benötigt während Krankheit Unterstützung. Essenszeiten: 8.30, 11.00, 13.00, 16.00, 18.30, 22.30 Uhr

2

	Lieblingsessen: Knödel und Sauerbraten Lieblingsgetränke: Wasser, zum Nachtessen ein Glas Rotwein
Ausscheiden:	Einmal täglich, nach dem Aufstehen Stuhlgang, zur Zeit Durchfall, ca. acht dünnflüssige Ausscheidungen am Tag. Muß zur Zeit auf Bettschüssel. Urinausscheidung unauffällig, in Abhängigkeit zur Trinkmenge bis zu achtmal
Körpertemperatur regulieren:	Mag kühle Raumtemperatur, hat zur Zeit Fieber zwischen 38,5 und 39,0 °C. Kühle Extremitäten, trägt zum Schlafen Woll- socken
Atmen:	Unauffällige Atmung, sehr starker Husten, Nichtraucherin. Blutdruck und Puls etwas erhöht
Sicher fühlen und verhalten:	Hat Angst, daß sie nicht schnell genug auf die Bettschüssel kommt. Klingel immer in Reichweite. Blutzuckerstix solange Durchfall anhält, vor jeder Mahlzeit
Raum und Zeit gestalten:	Liest sehr viel und strickt. Hört gerne Vivaldi
Kommunizieren:	Findet leicht Kontakt, benötigt Brille. Telefoniert einmal täglich mit einer Freundin. Einmal pro Woche kauft sie 10 Briefmarken. Liebt Körperkontakt. Ist eine sehr optimistische Frau, im Moment eher etwas ängstlich
Sinn finden:	Akzeptiert ihren Diabetes, nicht die momentane Erkrankung. Ist auf das Sterben vorbereitet, will aber noch lange leben
Kind, Frau, Mann sein:	Akzeptiert sich als Frau, liebt ihre vier Enkel- kinder und drei Urenkel. Bekommt fast jeden Tag Besuch von der Familie. Freundschaft mit einem älteren Herrn von hier

Pflegeplan

ATL	Pflegeprobleme/Ressourcen	Pflegeziele	Pflegemaßnahmen
● **Wachsein und Schlafen**	– häufiger Stuhlgang und Husten, dadurch gestörte Nachtruhe	– ungestörter Schlaf	– nach Stuhlgang Zimmer gut lüften – bei Frau K. bleiben, bis sie wieder eingeschlafen ist
● **Bewegen**	– Hilfe beim Aufstehen – Bettruhe, da Fieber, Husten und Durchfall – ist, außer beim Aufstehen, noch gut beweglich	– soll bald wieder selbständig aufstehen können – Haut soll intakt bleiben – Beweglichkeit erhalten	– dreimal täglich durchbewegen – auf Lageveränderungen achten, Frau K. dazu anhalten – bei Bedarf Fell ins Bett legen
● **Waschen und kleiden**	– zur Zeit Körperpflege nur im Bett möglich – kann Zahnprothese zur Zeit nicht selbst reinigen – eigene Kosmetika – benutzt Lippenstift auch während Erkrankung	– soll sich wieder selbständig pflegen können – Gewohnheiten beibehalten	– Körperpflege im Bett soweit als möglich selbständig vornehmen lassen – Kosmetika bereitstellen, Spiegel anbieten – jeden zweiten Tag und bei Bedarf Nachthemd wechseln – wenn möglich, soll Frau K. Zahnprothese selbst reinigen
● **Essen und trinken**	– Diabetikerin – insulinpflichtig, zweimal täglich Injektion	– Selbständigkeit bei den Insulininjektionen wieder erreichen	– bei Injektionen soweit wie nötig unterstützen – viel Mineralwasser anbieten (Durchfall)

ATL	Pflegeprobleme/Ressourcen	Pflegeziele	Pflegemaßnahmen
• Essen und trinken	– benötigt bei Injektion Unterstützung – trinkt gerne Mineralwasser – mag am Abend ein Glas Rotwein	– Trinkgewohnheiten beibehalten	– Arzt fragen, ob Frau K. weiter abends ein Glas Rotwein bekommen kann – ballaststoffarmes Essen mit Diätassistentin besprechen – BE-Zufuhr beachten
• Ausscheiden	– dünnflüssiger Durchfall – muß zur Zeit auf Bettschüssel – regelrechte Urinausscheidung	– physiologische Urin- und Stuhlausscheidung – Selbständigkeit bei den Ausscheidungen wiederherstellen	– Schamgefühl beachten – für gute Luft sorgen – stuhlregulierende Medikamente auf Anordnung verabreichen
• Körpertemperatur regulieren	– Fieber – keine Wadenwickel möglich, da kühle Extremitäten – mag kühle Raumtemperatur – trägt zum Schlafen Wollsocken	– regelrechte Körpertemperatur – warme Extremitäten	– dreimal täglich Körpertemperatur kontrollieren, bei Fieber über 39 °C stündliche Kontrolle – fiebersenkende Mittel auf Arztanordnung – Hauttemperatur der Extremitäten prüfen, evtl. Füße in Fell einwickeln oder warme Fußbäder
• Atmen	– starker Husten – Atemfrequenz regelmäßig – Puls und Blutdruck leicht erhöht – Nichtraucherin	– hustenfrei – Pneumonie vermeiden – regelrechte Vitalzeichenwerte	– dreimal täglich atemstimulierende Einreibungen (ASE) – Zimmer gut lüften, Zugluft vermeiden – dreimal täglich für je 30 Minuten Duftlampe mit Eukalyptusöl – dreimal täglich Vitalzeichenkontrolle – Frau K. zum Durchatmen anregen

ATL	Pflegeprobleme/Ressourcen	Pflegeziele	Pflegemaßnahmen
● **Sicher fühlen und verhalten**	– Angst, daß sie nicht immer recht-zeitig auf Bettschüssel kommt – Blutzuckerveränderungen durch Durchfall und Fieber	– gut eingestellter Blutzucker trotz Erkrankung – Selbständigkeit bei der Stuhlausscheidung	– Bettklingel in Reichweite – regelmäßig nach Frau K. sehen und fragen, ob sie auf die Bettschüssel muß – Blutzuckerkontrollen (s. Essen und trinken)
● **Raum und Zeit gestalten**	– liest viel – strickt trotz Bettlägerigkeit – hört gerne Musik von Vivaldi	– Vorlieben unterstützen – keine Langeweile	– Radio und CD-Player mit CDs in Reichweite stellen – nach Bücherwünschen fragen, Angehörige darüber informieren – nach Wollvorrat fragen – alle benötigten Mittel in Reichweite legen
● **Kommunizieren**	– findet leicht Kontakt – telefoniert einmal täglich mit Freundin – schreibt viele Briefe – mag Körperkontakt – optimistisch, zur Zeit etwas ängstlich – Brillenträgerin	– Kontakte sollen beibehalten werden – Körperkontakte erhalten – Optimismus stärken	– fragen, wann Frau K. telefonieren will, Telefon bereitstellen – sie oft in den Arm nehmen, Mut zusprechen – einmal täglich morgens, und bei Bedarf Brille putzen lassen
● **Sinn finden**	– akzeptiert ihren Diabetes, nicht aber ihre momentane Erkrankung	– optimistische Lebensein-stellung wiederherstellen	– oft mit Frau K. über die momentane Einschränkung sprechen

ATL	Pflegeprobleme/Ressourcen	Pflegeziele	Pflegemaßnahmen
• **Sinn finden**			– ihr Mut machen, daß es schnell vorübergeht – mobilisieren, Selbständigkeit fördern
• **Kind, Frau, Mann sein**	– bekommt fast jeden Tag Besuch – vier Enkel, drei Urenkel – Freundschaft mit älterem Herrn aus dem Haus	– bestehende Einstellung zum Frausein festigen – Besuche der Familie unterstützen – Besuche des Freundes anregen	– offene Besuchszeit – Freundschaft zu dem Herrn unterstützen, nach Möglichkeit bei seinem Besuch nicht stören

2.2 Dokumentation

Durch die Pflegedokumentation findet eine umfassende und übersichtliche Information für alle an der Pflege Beteiligten statt. Ein einheitliches System sorgt für große Zeitersparnis, vermeidet mehrfaches Schreiben und verhindert Übertragungsfehler. Da jeder seine Pflegetätigkeit selbst dokumentieren und abzeichnen muß, werden das **Verantwortungsbewußtsein** gestärkt und **Kompetenzen** festgelegt.

Die **Pflegedokumentation** muß sein:
– präzise und kurz formuliert
– für alle verständlich und wahrheitsgetreu
– vollständig und sachlich

Zum leichteren Erkennen von Veränderungen ist der Einsatz einer **Signalreiterleiste** sinnvoll. Die Symbolik der Signalreiterfarben muß allen bekannt sein.

Dokumentationssysteme bestehen meist aus verschiedenfarbigen Formblättern, die übersichtlich gestaltet und in einer Mappe abgeheftet sind. Sie werden bei der Aufnahme des Bewohners in eine Einrichtung der Altenhilfe angelegt. Alle Blätter werden mit Namen des Bewohners und einer laufenden Nummer versehen. Beschriebene Dokumentationsblätter sind in einer gesonderten Sammelmappe fortlaufend abzulegen und zu verwalten.

Die Grundmappe enthält

• **Stammblatt**
– allgemeine Bewohnerdaten wie: Namen, Geburtsdatum, Krankheiten, Heimeintritt, Adressen von Angehörigen, Hausarzt, Fachärzte
• **Pflegeplanung**
– Pflegeprobleme, Ressourcen, Ziele, Pflege- und Betreuungsmaßnahmen
• **Medikamentenplan**
– Datum der Anordnung
– Name des Medikaments
– Verabreichungszeitpunkt
– Datum des Absetzens
– Arztunterschrift
• **Badeplan**
– Datumangabe zur Dokumentation der Körperpflege, Duschen, Baden
• **Verordnungsplan**
– Anordnungsdatum
– Bezeichnung der ärztlichen Verordnung, wie Massagen, Krankengymnastik, s.c. Injektionen, Spülungen
– Häufigkeit, Zeitpunkt
• **Pflegebericht**
– alle Beobachtungen, Veränderungen, Besonderheiten

Je nach Besonderheit der Einrichtung bieten die Hersteller von Dokumentationssystemen individuelle Dokumentationsblätter zum Beiheften an.

2

2.2.1 Notwendigkeit der Dokumentation

Die Fülle der Bewohnerdaten, Verordnungen, Behandlungen, Pflegetätigkeiten und Beobachtungen macht eine lückenlose Dokumentation unerläßlich. Daneben erfordert die leistungsbezogene Abrechnung in zunehmendem Maße eine genaue **Auflistung aller Pflegetätigkeiten**:
- zur rechtlichen Absicherung des Pflegepersonals
- Erklärung von Verhaltensweisen
- Veränderungen lassen sich schneller erkennen
- schnelleres Einfinden für Hilfskräfte, Schüler, Nachtwachen, Teilzeitkräfte, neues Personal
- Handlungsnachweis gegenüber Arzt, Angehörigen, Vorgesetzten
- erleichtert die Zusammenarbeit mit Angehörigen und allen an der Pflege Beteiligten
- Handlungsschritte sind leichter nachvollziehbar
- Pflegevereinheitlichung
- Verbindlichkeit von Anordnungen und Absprachen

2.2.2 Zeitpunkt der Dokumentation

Um keine Daten zu vergessen, ist es wichtig, daß die Dokumentation fortlaufend geschrieben wird. Viele Nachfragen unter dem Personal und Gefährdungen des Bewohners durch doppelte Pflegehandlungen werden vermieden. Es ist daher sinnvoll, die Dokumentationsmappe mit zum Bewohner zu nehmen und die Pflegehandlungen und Daten direkt einzutragen. So kommt es nicht zu Übertragungsfehlern.

Der beste **Zeitpunkt für die Dokumentation** ist direkt nach jeder Pflegehandlung.

Beobachtungen während der Pflege können so unmittelbar schriftlich festgehalten und beschrieben werden. Beobachtungen finden direkt bei den einzelnen Pflegetätigkeiten wie Waschen, Ankleiden, Essen geben, während Unterhaltungen und durch optische und akustische Wahrnehmung statt.

Jede Pflegedokumentation ist eine Urkunde und dient als rechtliches Beweismittel.
Eintragungen mit Bleistift sind unzulässig. Alle falschen Eintragungen müssen lesbar durchgestrichen und mit Namenszeichen signiert werden. Die Verwendung von Tintenentfernern und Tippex ist rechtlich nicht zulässig.

Änderungen der Eintragungen können als **Urkundenfälschung** belangt werden. Nach den neuesten Rechtsprechungen muß die Pflege durch eine Dokumentation lückenlos nachvollziehbar sein.

2.2.3 Ärztliche Dokumentation

In der ärztlichen Dokumentation werden Medikamente und Behandlungen aufgeführt, die der Arzt anordnet oder absetzt und an die Pflegenden delegiert. Hierfür trägt alleine der Arzt die Verantwortung. Durch sein Namenszeichen kennzeichnet er dies. Diese Dokumentation muß vollständig sein, um das delegierte Handeln der Pflegenden rechtlich abzusichern. Den Tätigkeitsnachweis muß dann das Pflegepersonal in geeigneten Formularen führen (z.B. im Verordnungsblatt: tägliche Insulininjektion zu festgelegten Zeiten).

Telefonische Anordnungen werden zusätzlich im Pflegebericht notiert und abgezeichnet. Sie sollten nur im Notfall und nur mit Zeugen angenommen werden. Der Arzt muß spätestens bei seiner nächsten Visite gegenzeichnen.

2.3 Pflegequalität

Mit der Qualität der geleisteten Pflege steht und fällt das Image einer Einrichtung der Altenhilfe. Je mehr der Bewohner in die Pflege miteinbezogen, seinem Wunsch nach Selbständigkeit und Unabhängigkeit bei den einzelnen Aktivitäten des täglichen Lebens nachgekommen und die Würde des Menschen beachtet wird, desto besser ist in der Regel die Pflegequalität.

Durch ein Nachfragen bei den Bewohnern, den Angehörigen und den Besuchern, aber auch durch Erfahrungen in der Öffentlichkeit und Umgebung der Altenpflegeeinrichtung lassen sich Rückschlüsse auf die Wirkung der Pflege ziehen (Tab. 2-2).

Die **Qualität der Pflege** ist abhängig von:
- Qualifikation des Pflegepersonals
- Weiterbildungsangeboten
- Anzahl der Pflegekräfte
- Qualität der Pflegestandards
- Zusammenarbeit des Pflegeteams
- Anzahl und Zustand der Pflegehilfsmittel
- Alter der Einrichtung
- Organisation

2.4 Pflegesysteme

In den Einrichtungen der Altenhilfe gibt es unterschiedliche **Arbeitsorganisationssysteme**. Je nach personeller Zusammensetzung, Pflegeverständnis, Zielen der Einrichtung findet eine unterschiedliche Ausprägung der Arbeitsweise statt.

Zimmerpflege
- eine oder zwei Pflegepersonen sind für ein oder mehrere Zimmer zuständig

Tabelle 2-2 Merkmale der Pflegequalität in der Altenpflege (modifiziert nach Kuratorium Deutsche Altershilfe)

Bereich	Qualitätsstufen			
	Optimale Pflege (Einbeziehung und Mitbestimmung des Bewohners)	**Angemessene Pflege (dem Bewohner angepaßte Pflege)**	**Sichere Pflege (Routineversorgung des Bewohners)**	**Gefährliche Pflege (Bewohner erleidet Schaden)**
Grundpflege	Bewohner ist aktiviert, er kann mitbestimmen und hat Entscheidungsfreiheit (ihn tun lassen)	Bewohner erfährt Berücksichtigung seiner individuellen Bedürfnisse (es wird an ihm getan)	Bewohner ist mit dem Nötigsten versorgt (er hat tun zu lassen)	Bewohner ist unzureichend versorgt, er leidet (er hat sich anzupassen)
Spezielle und Behandlungspflege	Bewohner kennt Sinn und Zweck der täglichen prophylaktischen Maßnahmen zur Verhütung seelischer und körperlicher Schäden, er ist motiviert	Bewohner ist informiert über die täglichen prophylaktischen Maßnahmen	Bewohner erhält das Notwendigste an prophylaktischen Maßnahmen	Bewohner erleidet durch Unterlassung prophylaktischer Maßnahmen vermeidbare Schäden
Befriedigung psychischer und sozialer Bedürfnisse	Bewohner ist in die Tagesplanung mitbestimmend einbezogen. Er erlebt Partnerschaft und Toleranz, erhält Anleitung zur rehabilitierenden Beschäftigung sowie Vermittlung von sozialen Kontakten	Bewohner kann seine Bedürfnisse äußern und wird akzeptiert, ebenso die Kontakte nach außen	Bewohner muß sich in den Zeitrahmen der Station einfügen. Hilfen zu besonderen Lebensfragen werden nicht gegeben	Bewohner erleidet Schaden durch Abdrängung in Isolation und Passivität
Kommunikation	Bewohner erhält gezielte Beratung zu Lebensfragen und zur Entscheidungsfindung	Bewohner erfährt persönliche Zuwendung durch gelegentliche Gespräche	Bewohner erfährt stereotype heimbezogene Kommunikation	Bewohner ist Opfer, seine Entscheidungen und Äußerungen zählen nicht
Pflegeplanung und Informationsweitergabe	Bewohner, seine Angehörigen und Freunde sind über die Pflegeplanung informiert. Gute Zusammenarbeit mit Pflegepersonal ist gewährleistet	Ein individueller Pflegeplan ist vorhanden, der nach Bedarf geändert und ergänzt wird. Regelmäßige Dienstbesprechungen	Dienstübergabe ist fehlerfrei gewährleistet	Dienstübergabe ist mangelhaft

– Einteilung der Station in möglichst vergleichbar arbeitsinten-
sive Bereiche
– Gesamtleitung und Stationsorganisation liegen bei der
Schichtführung, die meist nicht an der Pflege am Bett
beteiligt ist
– Dokumentationsmappe wird zum Bewohner mitgenommen
– Entwicklung einer intensiven Beziehung zwischen
dem Bewohner und der relativ konstant anwesenden
Pflegekraft
– Vermeiden einer unpersönlichen Krankenhausatmosphäre
Bei den heute geltenden Pflegepersonalrichtlinien mit annähernd
50 Prozent Hilfspersonal ist bei der Zimmerpflege gewährleistet,
daß das Hilfspersonal meist mit einer ausgebildeten Pflege-
person zusammenarbeitet.

Gruppenpflege
– eine Mitarbeitergruppe (Team) ist für die gesamte Pflege und
Betreuung einer begrenzten Bewohnerzahl (acht bis zehn
Bewohner) zuständig
– guter Bezug zu jedem einzelnen Bewohner
– das Team übernimmt die Arbeitsorganisation, Aufgaben-
verteilung und die Verantwortung
– Arbeitserleichterung, da häufig je zwei Teammitglieder
sich gemeinsam um einen Bewohner oder ein Bewohnerzimmer kümmern
– Selbständigkeitsgefühl und Verantwortungsbewußtsein
werden gestärkt
– die Bewohner erhalten das Gefühl, immer von
„ihrer Schwester" betreut zu werden
– Dokumentationsmappen nimmt die Gruppe mit zu den
Bewohnern

Funktionspflege
– die Schichtleitung teilt alle auf der gesamten Station
anfallenden Pflegetätigkeiten auf
– teilweise hierarchische Überlegungen unter Berücksichtigung
des Ausbildungsstandes
– nach Ende der Pflegemaßnahmen erhält die Schichtleitung
Rückmeldung
– häufig Dokumentation durch Schichtleitung
– Bezug zu den Bewohnern ist nur punktuell gegeben
– das Dokumentationssystem bleibt an einem zentralen Ort

2.5 Übergabegespräche

Da die Bewohner über 24 Stunden betreut werden, bietet sich
hier als Arbeitsrhythmus in der Regel der Schichtdienst an. Um
die Pflegekontinuität zu gewährleisten, muß bei jedem Schicht-
wechsel eine ausführliche Übergabe erfolgen.

2

Dauer der Übergabe
– ist in den Einrichtungen individuell lange und unterschiedlich ausführlich
– sollte themenzentriert und zügig ablaufen

Teilnehmer
– in der Gruppenpflege übergibt eine Gruppe an die übernehmende Gruppe
– bei der Funktionspflege werden alle Bewohner der Station an die folgende Schicht übergeben

Am Übergabegespräch sollten alle beteiligt sein, welche die meiste Zeit mit dem Bewohner gearbeitet haben und nun arbeiten werden, also auch Hilfspersonal, Schüler, Zivildienstleistende.

 Übergabegespräche sind verpflichtend für jeden.

Gesprächsleitung
– die Leitung der Übergabe sollte derjenige übernehmen, der die Verantwortung für den entsprechenden Bewohner hatte
– bei der **Zimmerpflege** derjenige, der für diese Pflegezimmer verantwortlich war
– bei der **Gruppenpflege** eine Pflegeperson aus dieser Pflegegruppe
– bei der **Funktionspflege** der Schichtleiter oder seine Vertretung

 Ein Wechsel in der Gesprächsleitung fördert das Verantwortungsgefühl und hilft Eintönigkeit vermeiden. Gleichzeitig schult es die soziale Interaktion.

Ort der Übergabe
– Dienstzimmer
– gemütliche Sitzecke
– Aufenthaltsraum

Es ist grundsätzlich dafür zu sorgen, daß die Türe des ausgewählten Raums geschlossen bleibt. Störungen sind zu vermeiden.

Da wichtige Bewohnerdaten weitergegeben werden, muß die **Schweigepflicht** gewahrt bleiben.

Störungen
– vor jeder Übergabe festlegen, welche Pflegeperson während der Übergabezeit die Bewohner weiterversorgt

 Störungen durch Besucher- und oder Bewohnerwünsche sind gering zu halten. Ein Schild am Übergabezimmer „Bitte während der Übergabe nur im Notfall stören" kann hilfreich sein.

Ebenfalls sinnvoll ist es, gut sichtbar auf der Station ein Schild anzubringen, auf dem die Zeiten der Übergabegespräche festgelegt sind. Dies wird meist von allen Bewohnern und deren Angehörigen akzeptiert.

Atmosphäre
– ruhige, ausgeglichene Atmosphäre
– Streß und Hektik können zu falschen Aussagen, mangelnder Konzentration und Vergeßlichkeiten führen

Über den Tod eines Bewohners sollte im Team gesprochen werden, daß die Pflegenden die Möglichkeit zur Trauerbewältigung mit Kollegen gemeinsam haben.

2

Einwände und Ergänzungen
– bevor über den nächsten Bewohner reflektiert wird, sollten Nachfragen, Einwände und Ergänzungen durch die Teilnehmer möglich sein
– Einwände sollten nur diesen Bewohner betreffen und keine persönlichen Meinungen, sondern Beobachtungen und Feststellungen sein
– Ergänzungen müssen zusätzlich im Dokumentationssystem aufgenommen werden

Ablauf der Übergabe
– alle Teilnehmer nehmen ihre Plätze ein und konzentrieren sich
– der Übergebende berichtet über **jeden einzelnen Bewohner**
– Besonderheiten hervorheben und mit dem Signalreiter kennzeichnen
– unerledigte Tätigkeiten an die Folgeschicht weitergeben
– der Übergebende ist für den zügigen Ablauf der Übergabe verantwortlich

 Private Gespräche können erst nach dem Übergabeende geführt werden.

2.6 Teambesprechungen

Mindestens einmal im Monat sollten während der Arbeitszeit Teambesprechungen stattfinden.

Mögliche Inhalte
– Belange der Einrichtung
– Umgestaltung
– Anschaffungen
– Schwierigkeiten in der Zusammenarbeit
– Wünsche und Absprachen in der Dienstplangestaltung
– Anordnungen der Verwaltung, der Heim- und Pflegedienstleitung
– Rückmeldungen an Schüler und Hilfspersonal

Die Besprechungen sollen die **Zusammenarbeit** auf der Station **erleichtern** und zwischenmenschliche Störungen unter den Mitarbeitern beheben helfen. Diese Teambesprechungen werden meist von der Stationsleitung, manchmal im Beisein der Pflegedienstleitung, geleitet. Bei Bedarf nehmen Ärzte, die Kranken-

2

gymnasten, der Küchenchef und der Verwaltungsleiter teil, evtl. auch ein Pfarrer.

In einer ungezwungenen Atmosphäre lassen sich viele Probleme besprechen und bearbeiten. Latente Konflikte können rechtzeitig aufgearbeitet werden. Die **Dauer** sollte zwei Stunden nicht überschreiten und **vorher festgelegt** sein. Die **Gesprächsinhalte** sollten von den Teilnehmern vorgeschlagen und spätestens eine Woche vorher bekanntgegeben oder am Schwarzen Brett ausgehängt sein. Alle Beschäftigten einer Station sollten daran teilnehmen.

2.6.1 Fallbesprechungen

An Fallbesprechungen sind Pflegekräfte und evtl. auch Ärzte beteiligt. Ziel ist es, besondere Krankheitsbilder, Pflegeprobleme oder Probleme im Umgang zwischen Bewohner und Pflegenden zu besprechen und zu lösen. Dazu gehört auch die Erstellung von Pflegeplänen.

Vorteilhaft ist es, wenn der betroffene Bewohner und/oder die Angehörigen anwesend sind und Stellung nehmen können oder ihre Meinungen dazu äußern. Der Bewohner hat so die Möglichkeit, an seiner Pflege mitzuwirken und integriert zu werden.

2.7 Visiten

Das Wort Visite bedeutet Besuch, Kontrolle.

Aus dem Krankenhausalltag ist der Begriff Arztvisite geläufig. Neben dem Arztbesuch gibt es in der Pflege des alten Menschen weitere Formen der Visite.

Arztvisite

Eine gut vorbereitete Visite ist eine Voraussetzung in der Pflege und Betreuung des kranken Menschen.

- alle notwendigen **Informationen** für den Arzt müssen bereitliegen
- der Arzt meldet sich auf der Station und bespricht mit der betreuenden Pflegekraft Besonderheiten und die Dokumentation
- gemeinsam besprechen sie bei dem Bewohner die bisherige und weitere Behandlung und Betreuung
- Problemäußerungen werden im Pflegebericht notiert und mit Signalreiter gekennzeichnet

Während der Visiten können **Unsicherheiten** beim Bewohner erkannt werden. Der Arzt ist gegebenenfalls dazu aufzufordern, Fremdwörter und Fachsprache zu erklären, wenn die Aussagen für den Bewohner oder für die Pflegenden unverständlich sind.

Bewohnerzentrierte Visite

Ähnlich wie bei den Fallbesprechungen steht bei diesen Visiten der Bewohner im Vordergrund. Er trifft die Entscheidungen über Pflege und Behandlung mit. In der bewohnerzentrierten

Visite findet der Mensch und nicht nur seine Krankheit Berücksichtigung.

Dokumentationsvisite
– Kontrolle und Vergleich von Pflege, Betreuung, Behandlung und daraus resultierende Konsequenzen
– bewohnerbezogene Überprüfung der Medikamente, deren Wirkung und Nebenwirkungen
– Kontrolle von evtl. Medikamentenüberhängen

Die Dokumentationsvisite findet meist im Dienstzimmer ohne Bewohner statt. Beteiligt sind der behandelnde Arzt und die betreuende Pflegekraft. Der Arzt trägt neue Verordnungen ein und zeichnet diese ab.

Pflegevisite
Die Pflegevisite ist das wichtigste Instrument in der Pflege. Sie ist gleichzeitig die **Kontrolle der Pflegewirkung**. Alle an der Pflege Beteiligten bewerten zusammen mit dem Bewohner die Auswirkungen der pflegerischen Maßnahmen.

Gleichzeitig können neue Probleme erkannt, Ressourcen berücksichtigt, Ziele und Maßnahmen in Zusammenarbeit mit dem Bewohner festgelegt werden. Der Bewohner fühlt sich dadurch voll in die Pflege integriert und angenommen.

 Generell gilt, daß nach jeder Visite wichtige Veränderungen im Pflegebericht formuliert und mit **Signalreiter** gekennzeichnet werden. Angeordnete Behandlungsmaßnahmen sind einzuleiten. Wichtige und eingreifende Visitenergebnisse sind an die Mitarbeiter weiterzugeben.

3 Altenpflegeeinrichtungen

Um die berufliche Tätigkeit ganzheitlich und aktivierend auszuführen, müssen die Pflegenden die **individuelle Biographie** des alten Menschen berücksichtigen. Durch Beobachtung und Gespräche sind die physischen, psychischen und sozialen Bedürfnisse zu ermitteln.

Die pflegenden Angehörigen sind häufig durch die **Mehrfachbelastung** wie Berufstätigkeit, Familie, Kindererziehung überfordert und können die Pflege und Betreuung des alten Menschen nicht mehr verantworten. Für viele alte Menschen ist die **Abhängigkeit** von familiärer oder fremder Hilfe psychisch sehr belastend, so daß sie sich bald für einen Umzug in eine Einrichtung der Altenhilfe entscheiden.

Der Umzug in eine Altenpflegeeinrichtung ist immer ein tiefgreifendes Erlebnis mit großen physischen, psychischen und sozialen Problemen.

Der **Umzug** kann bedeuten:
– Aufgeben und Auflösen der eigenen Wohnung
– oft finanzielle Abhängigkeit („Sozialfall")
– teilweiser Verlust des Selbstwertgefühls
– Abbrechen von Sozialkontakten
– Integration in eine neue Gruppe
– Einfügen in eine unbekannte Gemeinschaft
– neue Sozialkontakte knüpfen
– Verlust der Intimsphäre
– Konfrontation mit Krankheit und Tod
– Orientierung in einer fremden Umgebung
– Umstellen der Eßgewohnheiten und Essenszeiten
– Konfrontation mit der eigenen Krankheit
– auf fremde Hilfe angewiesen sein
– Verlust der Rückzugsmöglichkeiten

Früher kamen die Senioren meist noch selbst und haben sich in den Altenpflegeeinrichtungen umgesehen und „ihr" Heim ausgesucht. Durch die lange Pflege zu Hause kommen die Bewohner heute erst sehr spät und mit Mehrfacherkrankungen ins Altenpflegeheim. Oft sind sie selbst nicht mehr in der Lage, den für sie geeigneten Platz für den letzten Lebensabschnitt auszusuchen.

3.1 Erste Kontakte zur Pflegeeinrichtung

Um mehr Verständnis für die Bedürfnisse und für das Verhalten des Bewohners zu haben, sind folgende Punkte abzuklären:

3

- **Wie entstanden die ersten Kontakte zur Altenpflegeeinrichtung?**
  - Eigeninitiative des Bewohners
  - durch die Angehörigen
  - Fremdeinrichtungen wie Krankenhaus, Hausarzt, Sozialstation, Sozialamt
  - Nachbarn, Freunde

- **Welches soziale Umfeld war vorhanden?**
  - alleinlebend
  - Betreuung durch Angehörige, Nachbarn, Freunde
  - Kontakte zu Betreuungsdiensten
  - Berufstätigkeit vor der Aufnahme

- **Wie ist die körperliche und geistige Verfassung?**
  - vorangegangene größere Operationen
  - momentane körperliche Verfassung
  - geistiger Zustand, Orientierungsfähigkeit

3.1.1 Besichtigung der Altenpflegeeinrichtung

Vor der Aufnahme in die Altenpflegeeinrichtung ist es für den Bewohner und auch für die Angehörigen wichtig, mit der Institution vertraut zu sein. Nur so ist es möglich, auch die Angehörigen zu integrieren.

Inhalt des Aufnahmekontaktes

- Vorstellen von Kontaktpersonen (Bezugsperson aus der Pflege, Heimbeirat)
- Kontakte mit Pflegedienstleitung und Pflegepersonal
- Führung durch das Haus (Pflegezimmer, Wohnräume, Gemeinschaftsräume)
- Gesprächsmöglichkeiten mit anderen Bewohnern
- Aufzeigen der Aktivierungsangebote
- Tages- und Wochenablauf erklären
- Möglichkeiten der freien Entfaltung erläutern
- Hilfe beim Heimvertrag geben
- Finanzierung des Aufenthaltes klären
- Absprachen über die Vermögensverwaltung
- Checkliste für die Heimaufnahme besprechen
- Vorlage eines ärztlichen Zeugnisses, Tuberkulose-Bescheinigung, bisheriger und zukünftiger Hausarzt
- Übergabe der Krankenversicherungskarte
- evtl. Antrag auf Rezeptkostengebührenbefreiung
- polizeiliche Ab- und Anmeldung
- Aushändigen von Heimvertrag und Heimordnung

- Einzugsermächtigung für die Heimkosten
- evtl. benötigter Sachaufwand für Körperpflegemittel
- Verantwortung für die Instandhaltung und Beschaffung der Bekleidung
- Möglichkeiten der Wäschekennzeichnung
- Besucheranmeldung im Dienstzimmer aus Sicherheitsgründen für die Bewohner und zur Absprache über Behandlung, Betreuung, Aktivierung
- Anbringen von Telefon, Radio, Fernsehen
- Möblierung des Bewohnerzimmers
- Haustiere
- Aufnahmetag und Uhrzeit

3.1.1.1 Lage der Altenpflegeeinrichtung

Die geeignete Lage einer Altenpflegeeinrichtung ist in der Nähe eines Ortszentrums, und sie sollte über eine große Gartenanlage verfügen, damit die Bewohner leicht einkaufen und spazierengehen können. Das Pflegepersonal kann zusammen mit Bewohnern, Bewohnergruppen oder auch Gehbehinderten Einkäufe erledigen. Gute Verkehrsanbindungen mit öffentlichen Verkehrsmitteln sind für Bewohner, Angehörige und Personal wichtig.

3.1.1.2 Räume

Räumliche Forderungen an ein ideales Pflegeheim
- großer, teilbarer Aufenthaltsraum, für Aktivierungsmaßnahmen
- helle Treppenhäuser
- ein sauberer Arbeitsraum
- ein unsauberer Arbeitsraum
- Fäkalienraum
- Stationsküche mit Herd (auch für Aktivitäten mit Bewohnern)
- Besprechungsraum
- Aufenthaltsraum für Personal
- Umkleideraum für Personal
- separate Toiletten für Bewohner, Besucher, Personal
- Bad mit arbeitserleichternden Hilfsmitteln wie Lifter, höhenverstellbare Badewanne, Sitzbadewanne, Aufricht- und Stehhilfen, Schränke für Pflege- und Pflegehilfsmittel
- Raum für Aktivitäten, wo eine begonnene Arbeit auch einmal liegenbleiben kann

Um die Arbeitswege möglichst kurz zu halten, sollten die Arbeitsräume zentral gelegen oder zur Mitte hin angeordnet sein. Die Bewohnerzimmer liegen meist gegenüber, Richtung Süden, Südost oder Südwest.

3.1.1.3 Das Bewohnerzimmer

Da das Bewohnerzimmer vielseitige Funktionen zu erfüllen hat, muß es Wärme und Geborgenheit ausstrahlen. Neben **Schlaf- und Wohnraum** ist es (besonders in älteren Einrichtungen) **Eßzimmer**, teilweise **Waschzimmer** und notfalls auch **Toilette**. Um diesen Multifunktionsraum für den Bewohner wohnlich und freundlich zu gestalten, muß er entsprechend ausgestattet sein.

- soweit möglich, **eigene Möbel**
- **eigene Bilder**
- das Bett sollte mit einer Seite an der Wand, am besten in einer Ecke stehen (ausgenommen bei schweren Erkrankungen)
- nur im Pflegefall sollten das Pflegebett und der Nachttisch von der Einrichtung gestellt werden
- Tischdecke, Blumen und Topfpflanzen
- **helles Licht**
- Lichtleiste über dem Bett
- Nacht- oder Notbeleuchtung
- **Fußboden** leicht zu pflegen und aus rutschfestem Material
- die **Türe** muß so breit sein, daß ein Krankenbett durchpaßt
- **abschließbare Türen** (Sicherheit für den Bewohner, Intimsphäre)
- **große Fenster**, durch einen Vorhang oder Rolladen abdunkelbar
- **Naßzellen** mit Waschbecken, Dusche, höhenverstellbarer Toilette mit Haltevorrichtungen, ausreichenden Kleiderhaken, Spiegelschrank mit neigbarem Spiegel und Licht
- ausreichend großer **Tisch**
- pro Bett mindestens ein fester **Stuhl** mit Armlehne
- **Schränke** für Bewohnerkleidung, Pflege- und Pflegehilfsmittel, Bettwäsche

 Der Einrichtung des Wohnraumes sollte besondere Sorgfalt gewidmet werden. Die Wünsche des Bewohners sind zu berücksichtigen.

3.2 Die ersten Tage in der Altenpflegeeinrichtung

Der Umzug ins Heim ist für alle Beteiligten, besonders aber für den Bewohner, ein einschneidendes Erlebnis. Um diese Neuorientierung leicht zu gestalten, müssen folgende Punkte beachtet werden:

• **Bezugsperson**
Die Pflegeperson, die den neuankommenden Bewohner betreut, möglichst ganztägig für den Einzugstag freistellen. Sie sollte den Bewohner auch in Empfang nehmen und weiterhin seine **Bezugsperson** bleiben.

3

- **Wohnraum**
  Dem Bewohner den Wohnraum zeigen und beziehen lassen. Er benötigt dabei **Zeit zur Orientierung**. Beim Einräumen gegebenenfalls unterstützen, Wünsche berücksichtigen.

- **Orientierungshilfen**
  Zur leichteren Orientierung auf der Station ist das Zimmer mit dem Namen des Bewohners gekennzeichnet. Bei verwirrten und dementen Menschen hilft oft ein zusätzlich angebrachtes, ihm **bekanntes Symbol** aus seinem Leben (z. B. Hund, Sonne, Pferd).

- **Zeit zum Eingewöhnen**
  Der Bewohner benötigt Zeit, um sich mit der Umgebung vertraut zu machen. Möglicherweise trauert er um den Verlust seines gewohnten sozialen Umfeldes.

- **Mitbewohner vorstellen**
  Für ein gutes Zusammenleben ist ein gegenseitiges Vorstellen und Kennenlernen wichtig, besonders wenn mehrere Bewohner das Zimmer miteinander teilen. Es muß deshalb bereits vor dem Einzug abgeklärt werden, welche Bewohner eventuell zusammenpassen.

- **Toiletten und Naßzellen**
  Es ist wichtig, daß der Bewohner weiß, wo sich diese Räume befinden. Es ist bei einem alten, teilweise verwirrten Menschen evtl. notwendig, die Toilettenspülung und die Funktion des Wasserhahns zu erklären.

- **Erstgespräch zur Pflegeanamnese**
  Über das Erstgespräch erfahren die Pflegenden nähere Einzelheiten über Bedürfnisse des Bewohners und Besonderheiten, die in der Pflege und Betreuung beachtet werden müssen (Kap. 2.1.1).

- **Besonderheiten**
  Der Bewohner hat die Möglichkeit, gleich auf seine evtl. Eigenarten aufmerksam zu machen und Wünsche zu äußern.

- **Tagesablauf und Essenszeiten**
  Für das Zusammenleben in der Gemeinschaft sind feste Essenszeiten und ein übersichtlicher Tagesablauf wichtig. Es ist sinnvoll, diese Zeiten dem neuen Bewohner schriftlich auszuhändigen.

- **Zum Essen begleiten, Sitzplatz zeigen, mit Tischnachbarn bekannt machen**
  Gut ist es, wenn beim ersten Essen die **Bezugsperson** dabeibleibt und an der Gemeinschaftsverpflegung teilnimmt. Es ist dies zudem gleich eine Möglichkeit, Näheres über die Eß- und Trinkgewohnheiten des Bewohners zu erfahren.

3

- **Alle Mitarbeiter vorstellen**

Der Bewohner sollte alle Mitarbeiter der Einrichtung kennenlernen, einschließlich Küchen-, Reinigungs- und Hilfspersonal. Er darf nicht mit zu vielen Gesichtern und Eindrücken auf einmal überladen werden, da dies nur zu Verwirrung und Unsicherheiten führt.

3.3   Das Eingewöhnen

Die erste Zeit in der neuen Umgebung ist für den alten Menschen mit neuen Eindrücken und unzähligen Erfahrungen verbunden. Je nach Gesundheitszustand ist er in der Lage, diese Lebensumstellung zu verarbeiten. Er ist in dieser Zeit sehr auf die Hilfe und Unterstützung durch das Pflegepersonal angewiesen.

Aufgaben der Pflegenden
- täglich das Gespräch mit dem Bewohner suchen
- Wünsche, Besonderheiten, Beobachtungen erfragen
- zur Kontaktaufnahme ermutigen
- ausführliche Pflegeanamnese erstellen
- Pflegeplanung und Behandlungsplan mit dem Bewohner und den Mitarbeitern besprechen

3.4   Beobachten und Wahrnehmen

Bei jedem Menschen sind die einzelnen Sinne unterschiedlich ausgeprägt. Jeder hat individuelle Empfindungen und auch andere Erfahrungen in seinem Leben gemacht. Deshalb ist die Weitergabe von Beobachtungen, Empfindungen und Erfahrungen in der Dokumentation von ausschlaggebender Bedeutung. Oftmals kann erst durch die Weitergabe dieser Informationen ein **Krankheitsbild** erkannt und eine **ganzheitliche Pflege geplant** und vorgenommen werden.
Intakte Sinne sind deshalb beim Pflegepersonal Voraussetzung für eine gute Beobachtung. Die individuellen Bedürfnisse des Bewohners können mit gezieltem Sinneseinsatz leichter erkannt werden. Sinnesreize führen zu Empfindungen. Empfindung und Erfahrung bilden die Wahrnehmung.

Wahrnehmen beinhaltet
- hören
- sehen
- riechen
- tasten
- schmecken

3.4.1 Gesichtssinn

Die **visuelle Wahrnehmung** ermöglicht dem Menschen, Bilder aufzunehmen, zu vergleichen und zu identifizieren. Hier findet das Zuordnen über bereits bekannte Bilder statt.

3

Durch den Gesichtssinn ist Krankenbeobachtung möglich. Dieser Sinn ist deshalb besonders wichtig für das Pflegepersonal. Die Beobachtungen werden durch die anderen Sinne vervollständigt.

Die Pflegende **sieht** die Bewußtseinslage des Bewohners, seine psychische Verfassung, seinen körperlichen Zustand (z.b. Hautfarbe, Schweiß, Wunden).

Aufgabe der Pflegenden
– sehen
– erkennen
– identifizieren
– bewerten

3.4.2 Gehörsinn

Bei der **auditiven** Wahrnehmung lernt der Mensch, Geräusche bewußt wahrzunehmen, zu beschreiben und zu identifizieren. Dabei wird jeder wahrgenommene Ton mit bereits im Gedächtnis verankerten Geräuschen verglichen.

Die Pflegende hört z.b. körperliche Veränderungen. Es entstehen **brodelnde Atemgeräusche** beim Lungenödem, **Stridor** bei Asthmatikern. Die Geräusche eines Menschen verändern sich auch je nach Bewußtseinslage bei Schlaf, Koma oder dem nahenden Tod (Kap. 10.1.3).

Ebenso kann die Pflegeperson **Veränderungen der Sprache** hören (verwaschen oder undeutlich, z.b. beim Schlaganfall, oder wirres Sprechen, z.b. bei psychischen Veränderungen).

Zusätzlich sind das **aktive Zuhören** und Eingehen auf die Bedürfnisse des alten Menschen von großer Bedeutung. Erst dann fühlt sich der Mensch richtig verstanden, akzeptiert und nicht nur oberflächlich versorgt.

3.4.3 Geruchssinn

Die Wahrnehmung von Gerüchen ist in der Pflege sehr wichtig. So wie jeder Mensch seinen eigenen Geruch hat, so hat jedes Zimmer, jede Station, jedes Pflegeheim ebenfalls einen typischen Geruch. Schon beim Betreten eines Bewohnerzimmers kann man bestimmte Situationen am Geruch erkennen. Der Geruchssinn ist in der Pflege wichtig, z.b. bei der Identifizierung von verschiedenen Stuhl- und Uringerüchen oder beim Beurteilen von Krankheitssymptomen (z.b. bei diabetischem Koma acetonähnlicher Geruch, infizierte Wunden können faulig riechen).

3.4.4 Tastsinn

Der **taktile** Sinn muß bei jeder Pflegeperson stark ausgeprägt sein. Zum Tasten gehört auch greifen, halten, berühren, streicheln, fühlen. Pflegende berühren, wenn sie waschen, einreiben, massieren, wenn sie Trost vermitteln wollen. Sie halten und grei-

fen, wenn sie lagern, führen oder bei Bewegungen helfen. Sie
fühlen, wenn sie die Beschaffenheit oder die Temperatur der
Haut erfahren wollen. Alle diese Berührungen müssen eindeutig
sein, um beim Bewohner angenehme Gefühle zu erzeugen.

3.4.5 Geschmackssinn

3

Der Geschmackssinn ist in der Pflege eher von nebensächlicher
Bedeutung. Pflegende benötigen den Geschmackssinn heute vor
allem, um den Geschmack des Essens oder von Medikamenten
zu testen.

4 Ruhen und Schlafen

Um neue äußere, aber auch innere Kräfte zu schöpfen, benötigt der Mensch Phasen der Ruhe, der Erholung, der Entspannung und des Schlafs.

Diese Ruhephasen dienen der **körperlichen, seelischen** und **geistigen Regeneration**. Unterschiedliche Schlafpositionen vermitteln **Geborgenheit** und dienen der **Rückzugsmöglichkeit**. Für viele Menschen ist der Schlaf **erholsam** und sorgt für allgemeines Wohlbefinden. Ist ein Mensch einmal nicht in der Lage, seinem Körper die nötige Ruhe zukommen zu lassen, führt dies zur Erschöpfung bis hin zur Krankheit.

Für manche Menschen bringt der Schlaf keine Erholung. Durch Beschäftigung lenken sie sich tagsüber von **Sorgen, Einsamkeit** oder **Ängsten** ab. Nachts jedoch leiden besonders alte und alleinstehende Menschen auf Grund von Angst, Einsamkeit oder Trauer unter **Schlaflosigkeit**. Besonders ist dies beim Umzug in eine Altenpflegeeinrichtung zu beobachten.

4.1 Schlaf

Schlaf ist der Gegenpol zum Wachsein. Im Schlaf wechseln sich **Tiefschlaf- und Leichtschlafphasen** (Abb. 4-1) ab. In den Leichtschlafphasen träumt der Mensch, während sich seine Augen hin- und herbewegen. Deshalb wird diese Zeit

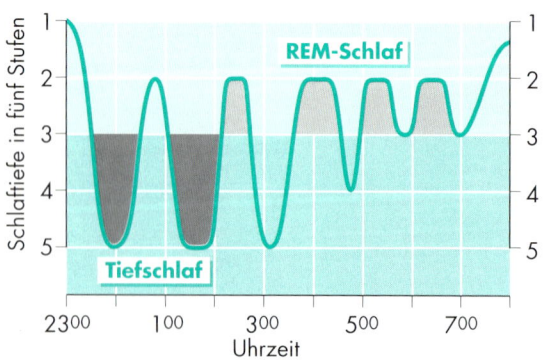

Abb. 4-1 Durchschnittliches Schlafbedürfnis beim gesunden Menschen, Stufen 2 bis 3 Leichtschlaf- oder REM-Phase mit Träumen, Stufen 3 bis 5 Tiefschlaf

auch **REM-Phase** (Rapid Eye Movement) genannt. In der Tiefschlafphase bleiben die Augen ruhig, daher auch **Non-REM-Phase** (No Rapid Eye Movement).

Schlafqualität, **Schlaftiefe** und **Schlafphasen** lassen sich mit Hilfe des **EEG** (Elektro-Enzephalo-Gramm) nachweisen.

Bei alten Menschen, die weniger Nachtschlaf benötigen, sind auch die einzelnen Schlafphasen von kürzerer Dauer, die Leichtschlaf- und Tiefschlafphasen sind flacher. Der Leichtschlaf führt oftmals zu Wachzuständen, vor allem am frühen Morgen.

Besonders in der Eingewöhnungszeit im Altenheim ist es für viele Menschen schwer, sich auf die neuen Schlafgegebenheiten einzustellen. Der Schlaf ist dann meist sehr unruhig, und der Betroffene wirkt am Morgen müde.

Physiologische Veränderungen während des Schlafs
– Ausschüttung des Wachstumshormons STH (somatotropes Hormon), es dient gleichzeitig der Eiweißsynthese und der Zellregeneration
– herabgesetzter Grundumsatz
– Körpertemperatur sinkt langsam ab und steigt bis zum Aufwachen wieder an
– Kälteempfindung steigt
– Körperbewegungen sind in der Tiefschlafphase besonders ausgeprägt
– Atmung und Herzschlag verlangsamen sich
– Blutdruck sinkt
– Muskeltonus ist herabgesetzt
– Darmtätigkeit und der Stoffwechsel sind reduziert

Schlaftypen

• **Abendschläfer**
– sind bereits am frühen Abend müde und stehen am Morgen meist gerne früh auf

• **Morgenschläfer**
– sind nachtaktiv, gehen spät ins Bett und stehen am Morgen spät auf oder stehen früh schlechtgelaunt auf
– meist erst ab dem Mittag aktiv

• **Dauerschläfer**
– gehen am Abend bald ins Bett und sind am Morgen immer noch müde
– kommen sehr schwer aus dem Bett heraus

In der Altenpflege ist es deshalb wichtig, den Schlaftyp so früh wie möglich herauszufinden oder in der Pflegeanamnese zu erfragen, um dies bei der Pflege berücksichtigen zu können und somit bewohnerorientiert zu arbeiten.

Die Abendschläfer sollten am Morgen als erste bei der Körperpflege unterstützt werden, die Morgenschläfer sollten Zeit zum Ausschlafen erhalten.

4

4.2   Schlafbedarf

In den einzelnen **Lebensphasen** besteht ein **unterschiedlicher Schlafbedarf** (Tab. 4-1). Für einen alten Menschen kann eine Schlafzeit von sechs Stunden ausreichen, um ausgeschlafen und ausgeruht zu sein.

Da jeder Mensch ein individuelles Einschlaf- und Aufwachritual hat, muß dieser Tatsache in der Pflege eine besondere Aufmerksamkeit geschenkt werden.

Tabelle 4-1   Der durchschnittliche Schlafbedarf in verschiedenen Altersstufen

Alter	Schlafbedarf
Säugling	16 bis 20 Stunden
Kleinkind	12 bis 14 Stunden
Schulkind	9 bis 12 Stunden
Jugendlicher	8 bis 9 Stunden
Erwachsener	7 bis 9 Stunden
alter Mensch	4 bis 6 Stunden (mit „Nickerchen" 10 bis 12 Stunden)

4.3   Schlafstörungen

Besonders alte Menschen klagen sehr oft über unterschiedlichste Schlafstörungen.

Schlafstörungen
- Einschlafstörung
- Durchschlafstörung
- Störung der Schlaftiefe

Die Ursachen von Schlafstörungen können sehr unterschiedlich sein.

4.3.1   Akute Schlafstörungen

• **Körperlich bedingte Schlafstörungen**
- Schmerzen
- Fieber
- Behinderungen, Lagerung

4

– Medikamente
– Toxine wie Tee, Kaffee, Cola-Getränke, Weckamine
– Schlafmittelabhängigkeit
– Atemnot, Husten
– Hunger, Durst
– zu wenig körperliche Bewegung
– zu frühes Schlafengehen
– Nahrungsaufnahme zeitlich direkt vor dem Einschlafen
– nächtliches Wasserlassen

• **Psychisch bedingte Schlafstörungen**
– ungewohnte Umgebung
– Angst
– Sorgen
– Trauer
– Aufregung

• **Umweltbedingte Schlafstörungen**
– Straßenbeleuchtung
– Licht im Zimmer
– Lärm, wie Straßenverkehr, Schnarchen, Schritte, Radio
– Wetterverhältnisse wie Gewitter, Sturm, Hagel, Hitze, Kälte

• **Krankheitsbedingte Schlafstörungen**
– Schilddrüsenüberfunktion
– Nüchternschmerz bei Zwölffingerdarmerkrankungen
– Magenschmerzen bei Magenerkrankungen
– Hypoglykämie (nächtlicher Blutzuckerabfall)
– Kopfschmerzen mit unterschiedlicher Ursache
– Atemwegserkrankungen
– Juckreiz bei Hautkrankheiten, Ekzemen

4.3.2 Chronische Schlafstörungen

Viele **akute** Schlafstörungen können im Laufe des Lebens in **chronische** Schlafstörungen übergehen. Oftmals sind sie mit keiner Ursache direkt in Verbindung zu bringen.
Wichtig ist deshalb, die **individuelle Einstellung** zum Schlaf und zu den Schlafstörungen herauszufinden, wie
– falsche Vorstellung über die Dauer, Tiefe des Schlafs und Traumbearbeitung
– falsche Beurteilung des Schlafs und Schlafverhaltens

Vor allem bei alten Menschen führt die Schlafbeurteilung zu falschen Ergebnissen, da sie meist sehr früh zu Bett gehen und dadurch bereits ab Mitternacht oder am frühen Morgen im Dämmerschlaf halbwach oder bereits wach im Bett liegen.
Da an den alten Menschen meist wenig körperliche oder geistige Anforderungen gestellt werden, ist die Schlaftiefe flacher und das Aufwachen schneller auslösbar.

Durch aktivierende Pflege oder Unterhaltung können der Schlafbeginn auf einen späteren Zeitpunkt verlegt und dem alten Menschen wieder das Gefühl für einen gesunden Schlaf vermittelt werden.

4.3.3 Auswirkungen von Schlafstörungen

Längerdauernde Schlafstörungen haben starke gesundheitliche Auswirkungen, z.B. **Leistungsminderung, schnellere Reizbarkeit** und **Unpäßlichkeiten**.

Folgen von Schlafstörungen
– Konzentrationsschwäche
– verlangsamtes Denk-, Lern-, Leistungs- und Sprechvermögen
– schnelleres Ermuden
– Verstimmungen
– Kontaktschwierigkeiten
– schnelleres Erkranken
– Nervosität, Ungeduld, Reizbarkeit
– verminderte Belastungsfähigkeit

4.4 Pflegeplanung bei Schlafproblemen

4.4.1 Informationssammlung, Situationseinschätzung

Wie bereits in Kapitel 2 beschrieben, ist eine ausführliche **Pflegeanamnese** für die Situationseinschätzung und Unterstützung in allen Bereichen der Altenpflege unumgänglich.

Informationssammlung
– Ruhe- und Schlafgewohnheiten des Bewohners
– Ruhe- und Schlafzeiten
– körperliche, psychische oder umweltbedingte Schlafstörungen
– Einflüsse des Heimaufenthaltes
– Erkrankungen

4.4.2 Pflegeprobleme und Ressourcen

Anhand der Informationssammlung und der Pflegeanamnese formuliert man die bestehenden und zu erwartenden Probleme. Dabei muß auch überlegt werden, welche Möglichkeiten der Bewohner zur Problembewältigung hat oder haben könnte.

Beispiel:
Ein Bewohner hat seit dem Tod seines Mitbewohners nachts große Angst vor der Dunkelheit und wacht bei den geringsten Geräuschen auf. Er beherrscht die Funktion der Rufanlage.

4.4.3 Pflegeziele

Pflegeziele beinhalten die zu erreichenden Ziele durch die Pflege und Betreuung unter Berücksichtigung der Ressourcen.

Mögliche Pflegeziele
– schmerzfreier Schlaf
– störungsfreier Schlaf
– Verhütung von zusätzlichen Schlafstörungen
– ausgeglichenes Aktivitäts- und Schlafangebot

4

Beispiel:
Fernziel: Bewohner schläft die Nacht ohne Wachphase durch.
Nahziel: Bewohner meldet sich, sobald er aufwacht.

4.4.4 Pflegemaßnahmen

Beraten und informieren
– in Gesprächen Ursache der Schlafstörungen herausfinden
– mögliche Hilfsangebote
– Selbsthilfen für den Bewohner

Beseitigen der Ursachen
Die Ursachen einer Schlafstörung herauszufinden ist besonders in der Altenpflege ein schwieriger Prozeß. Nur genaues Hin- und Zuhören sowie das Beobachten und Dokumentieren des Schlafverhaltens führen zum Erfolg.
Bei manchen Menschen dienen schlaflose Nächte zur Trauerarbeit oder zur Vorbereitung auf das eigene Sterben (Kap. 14).

Schlafstörungen beheben helfen
– Gespräche zum Bewältigen von Problemen
– störende Ursachen ausschalten
– beruhigende Körperarbeit
– Bäder, Massagen oder beruhigende Einreibungen
– Meditation oder entspannende Musik
– Naturheilmittel wie Baldrian

Häufig werden im Altenheim Schlafmittel (Hypnotika) angewandt. Die Wirkung ist individuell sehr unterschiedlich und besonders für den alten Menschen sehr schwer zu dosieren. Außerdem kommen noch Neuroleptika, Sedativa und Tranquillantia als Einschlafmedikation zum Einsatz.

 Da Hypnotika, Neuroleptika, Sedativa und Tranquillantia ein hohes Suchtpotential bergen, ist nach dem Verabreichen eine ausgiebige Beobachtung und Dokumentation des Schlafverhaltens Grundbedingung.

Unterstützen des Schlafes
Schlafrituale fördern das Einschlafen. Dazu können zählen:
– abendliche Körperpflege
– Bereitstellen des Nachtstuhls

4

– Rufanlage anstellen
– Nachtgebet

Der Schlaf kann **unterstützt** werden durch:
– Bewohnerzimmer lüften
– Heizung entsprechend dem Bewohnerwunsch einstellen
– Bett den Schlafgewohnheiten anpassen
– Bewohner bei Bedarf mit geeigneten Hilfsmitteln lagern
– ruhiges, lärm- und streßfreies Umfeld
– Bettlägerige benötigen eine eindeutige Vorbereitung auf die
  Nachtruhe, als wiederkehrenden Punkt im Tagesablauf
– Begrüßen durch die Nachtwache

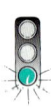

Begrüßt die Nachtwache jeden Abend die Bewohner, kann sie
damit das Gefühl der Geborgenheit unterstützen.

4.4.5 Beurteilen des Schlafes

Der Schlaf des Bewohners muß **täglich** neu **beurteilt** werden.
Dies gehört zu den **Aufgaben der Nachtwache** (Kap. 4.7). Da
jede Beurteilung individuell ist, kann es vorkommen, daß die
Nachtwache den Schlaf des Bewohners anders beurteilt und
dokumentiert, als es der Bewohner empfunden hat. So scheint
z.B. bei den Kontrollgängen der Bewohner fest zu schlafen,
obwohl er wach im Bett liegt oder evtl. einen Alptraum hat. In
diesem Fall sind die Aussagen des Bewohners ebenfalls zu dokumentieren.

4.5   Das Krankenbett

In vielen Punkten unterscheidet sich das Krankenbett (Abb. 4-2)
von den sonst üblichen Betten.

Anforderungen an ein Krankenbett
– roll- und feststellbar
– höhenverstellbar, elektronisch oder hydraulisch
– Kopfteil bis 90 Grad anzustellen
– Kopf- und Fußbrett herausnehmbar
– verstellbares Fußteil
– abwaschbar
– formbeständige, ein-, zwei-, oder dreiteilige Matratze
– Matratzenschutz, waschbar
– keine Seitenbretter
– Halterung für Herausfallschutz
– Aufrichthilfe mit Aufrichtbügel oder Strickleiter am Fußende
– ausziehbares Bettablagegitter am Fußteil, z.B. für Bettdecke,
  Kissen, Lagerungshilfsmittel

Bettzubehör
– Kopfkissen
– mindestens zwei Kissen 80 × 80 Zentimeter als Lagerungs-
  hilfen

4

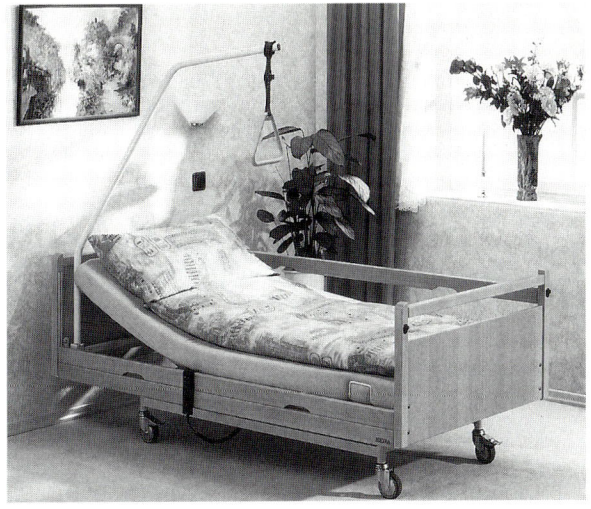

Abb. 4-2 Krankenbett

- ein Kissen 80 × 40 Zentimeter oder 20 × 20 Zentimeter (Nackenkissen)
- Bettdecke, waschbar, leicht
- Bettwäsche, möglichst bewohnereigen, bunt
- Lagerungshilfsmittel (Kap. 5.6)
- Bettverlängerung
- Bettverkürzung
- Matratzenschoner
- Dekubitus-, Wechseldruck-, Würfel- oder Weichlagerungs- matratze, Wasserbett
- Spannbettlaken
- Inkontinenteneinlage, waschbar
- Spanntuch oder Durchzug (bei Inkontinenz)
- Infusionshalter
- Fußstütze
- Bettbogen
- Herausfallschutz (Bettgitter)
- Sicherungsgurte

Neben dem universalen Krankenbett gibt es noch besondere **Pflegebetten** (z.B. Intensiv-, Dreh-, Herz- oder Verbrennungs- bett), die jedoch in der Altenpflege nur eine untergeordnete Rolle spielen.
Da die **Handhabung** des Krankenbettes je nach Hersteller sehr unterschiedlich ist, muß die Pflegeperson sich zuerst mit den

4

Funktionen des Bettes auseinanderzusetzen und die notwendigen Handgriffe üben.

In der häuslichen Pflege finden sich meist niedere Betten, die an den Pflegenden höchste körperliche Ansprüche stellen. Um das Bett auf die richtige Arbeitshöhe zu bringen, sollten die Bettfüße verlängert oder durch Unterlegung das Bett höhergestellt werden.

Bei einer festen Hochstellung hat der Bewohner unter Umständen Schwierigkeiten, das Bett zu verlassen oder selbständig ins Bett zu kommen. Gegen geringes Entgelt verleihen deshalb die ambulanten Pflegestationen geeignete Krankenbetten.

Zu jedem Krankenbett gehört auch ein **Nachttisch**.

Anforderungen an einen Nachttisch
– fahrbar
– ausklappbare, höhenverstell- und neigbare Arbeitsplatte
– mindestens ein Schubfach
– Zwischenablagefläche
– abschließbares Abteil
– abwaschbar
– evtl. Medienleiste für Licht, Glocke, Radiokopfhörer, Fernsehbedienung

4.6   Das Betten

Beim Betten müssen verschiedene Aspekte beachtet werden:
– Richtlinien für rückenschonendes Arbeiten (Kap. 5.5.3)
– gute Zusammenarbeit der Pflegekräfte vermittelt dem Bewohner ein Gefühl von Sicherheit
– die Intimsphäre wahren
– Vorgehen muß den momentanen Bedürfnissen angepaßt sein
– Vorgehen muß auf den psychischen und physischen Zustand abgestimmt sein
– ganzheitliche und bewohnerorientierte Pflege
– Ressourcen berücksichtigen
– Bewohner zur Mitarbeit anregen
– hygienische Gesichtspunkte berücksichtigen
– gute Vorbereitung
– Möglichkeiten zur Kommunikation mit dem Bewohner nutzen
– alle Lagerungshilfsmittel vor dem Betten entfernen
– Kopfteil flachstellen
– gebrauchte und verschmutzte Wäsche nicht auf den Fußboden legen, sondern direkt in den Wäschesack
– Bettlaken mindestens einmal täglich und bei Bedarf glattziehen sowie Kissen und Decke aufschütteln

4.6.1 Technik des Bettens

Vorbereitung der Pflegepersonen

Das Betten sollte grundsätzlich durch zwei Pflegepersonen erfolgen. Die körperliche Belastung für den einzelnen ist geringer, und es wird weniger Staub aufgewirbelt. Das Bett sollte bei Bedarf bezogen werden. Zur Kontrolle sollte ein Plan mit den jeweiligen Daten des Wäschewechsels erstellt werden. Durch diesen Plan kann man unnötiges Beziehen vermeiden und spart dann Zeit und Material.

- Schutzkleidung anlegen, z.B. Schürze
- Hände waschen
- benötigte Frischwäsche aus dem Wäschewagen
  (Abb. 4-3 a und b) mit ins Zimmer nehmen

Vorbereiten des Raums

- Stuhl ans Bettende stellen (Sitzfläche dem Bett zugewandt, als Ablagefläche) oder Bettablagegitter (bei neueren Betten) am Fußende herausziehen
- Nachttisch auf die Seite schieben
- Aufrichthilfe hochhängen

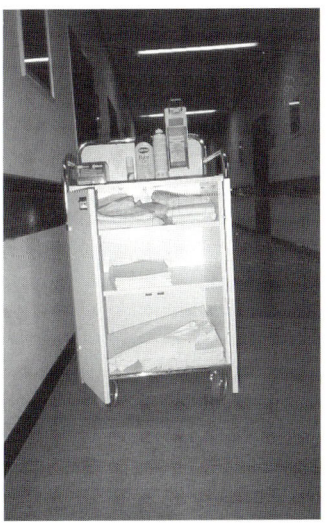
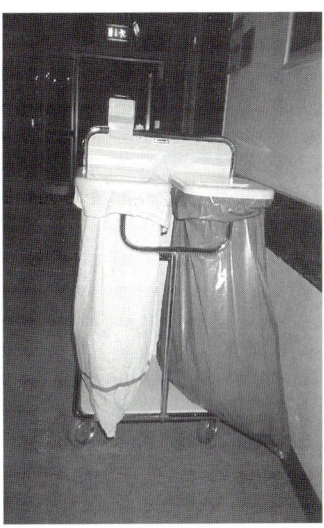

a   b

Abb. 4-3 a und b Wäschewagen
a) von vorne
b) von hinten

4

Vorbereitung des Bewohners
- Bewohner informieren
- Bewohner aufstehen lassen oder dabei unterstützen
- in der Nähe sitzen lassen
- soll soviel wie möglich mithelfen, z. B. Kissen aufschütteln

Vorgehen
- Bett, wenn möglich, auf richtige Arbeitshöhe bringen
- Bett flachstellen und alle Lagerungshilfsmittel entfernen
- Decke und alle Kissen abziehen und auf dem Stuhl ablegen (Brauchwäsche mit der inneren Seite nach außen auf dem Bettuch ablegen)
- restliche Bettwäsche entfernen und in den gekennzeichneten Wäschesäcken des Wäschewagens entsorgen
- frische Bettwäsche auf Schäden kontrollieren
- bei Bewohnern mit Infektionen oder Entzündungen aus hygienischen Gründen das ganze Bett mit Flächendesinfektionslösung abwaschen
- bei dreiteiligen Matratzen das Fußteil als Kopfteil legen und die anderen beiden Teile nach unten verschieben
- Matratzenschoner auf richtige Lage kontrollieren
- Nässeschutz auf die Matratze(n) legen
- Spannbettuch erst oben, dann unten auf die Matratze legen und befestigen (Spannbettücher erleichtern das tägliche Betten um ein Vielfaches) oder normales Bettlaken auf dem Bett ausbreiten
- Bettlaken faltenfrei einziehen (Abb. 4-4 a bis e)
- Bewohner kann das Kopfkissen beziehen
- Durchzug im mittleren Drittel beidseitig einstecken, bei Dekubitusgefahr nur die Vorderseite einstecken
- Inkontinenteneinlage bei Bedarf auflegen
- Bettdecke beziehen, möglichst durch zwei Pflegepersonen
- Deckenbezug mit der inneren Seite nach außen
- rechte Person mit linker Hand und linke Person mit rechter Hand in den Bezug fahren und die Ecken suchen
- Decke beidseitig an den Ecken greifen und den Bezug von links überstülpen
- Decke leicht in Form bringen, auf dem Bett ablegen und am Fußende die Knöpfe schließen
- Kissen an einer Ecke fassen und kurz nach unten ausschütteln, damit die Füllung sich lockert
- Vorgehen an allen vier Kissenecken wiederholen
- Kissen im Bett plazieren
- Bettdecke auf dem Bett auslegen oder evtl. zusammenrollen, an die Wandseite legen und das ganze Bett mit einer bunten Wolldecke abdecken (sofaähnlich, vermittelt Wohnlichkeit)

Bei Federfüllungen brechen die Daunen ab, wenn das Kissen mit beiden Händen zusammengedrückt wird.

Beim Vorbereiten ist eine Ablagefläche für die Schmutzwäsche zu schaffen. Die gebrauchte Bettwäsche möglichst **körperfern**

4

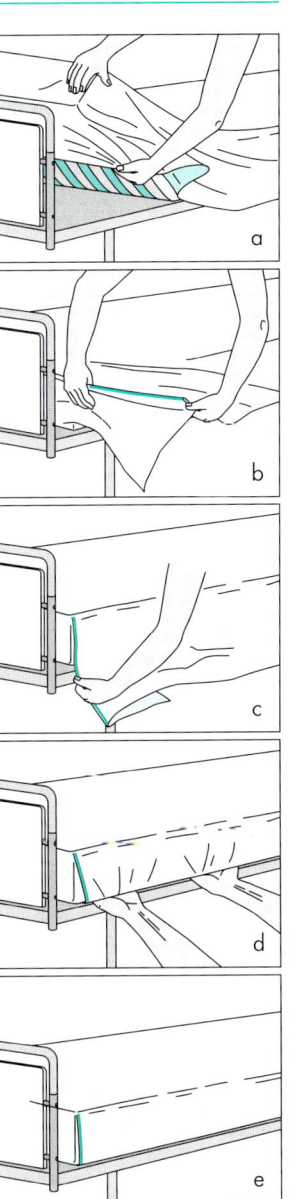

Abb. 4-4 a bis e
Falten der Ecken beim Lakenwechsel

4

wegtragen, **nicht werfen**, niemals auf den Boden legen und auch **nicht** in den Wäschesack **stopfen**, da hierdurch unnötig Bakterien und Staub aufgewirbelt werden. Gebrauchte Bettwäsche möglichst direkt in die entsprechenden Wäschesäcke am Wäschewagen geben.

Abschluß
– Fenster zum Lüften für kurze Zeit öffnen
– weitere Wünsche des Bewohners erfragen und für Mithilfe bedanken
– volle Säcke am Wäschewagen wechseln
– Schutzkleidung ablegen
– Hände waschen
– Frischwäschevorrat überprüfen und nachfüllen

4.6.2 Betten beim bettlägerigen Bewohner

Das Betten von Bettlägerigen richtet sich nach folgenden Aspekten:
– Art der Bewegungseinschränkung
– möglicher Behinderung
– ob sich der Bewohner im Bett aufsetzen kann und darf
– ob er sich zur Seite drehen kann oder gedreht werden muß
– ob er das Gesäß noch selbst anheben kann und darf

 Soweit es möglich ist, sollte der Bewohner für die Zeit des Bettens, des Essens und des Ausscheidens das Bett verlassen.

Vorbereitungen
wie in Kapitel 4.6.1 beschrieben

Vorgehen beim liegenden Menschen
– Bett, wenn möglich, auf richtige Arbeitshöhe bringen
– Bett flachstellen und Lagerungshilfsmittel entfernen
– Decken auf den Stuhl legen
– wenn notwendig, Decken und Kissen frisch beziehen
– Bewohner zur Seite drehen lassen (er ist durch eine zweite Pflegeperson oder das Bettgitter abgestützt)
– evtl. Kopfkissen unter den Kopf legen (bequemere Lage)
– gebrauchtes Laken oben und unten lösen und zusammengerollt so weit wie möglich unter den Bewohner schieben
– neues Laken auf einer Seite des Bettes einziehen (Abb. 4-5), ebenfalls so weit wie möglich unter den Bewohner schieben
– Durchzug in der Mitte einstecken und bis zum Laken glattziehen
– Bewohner zur anderen Seite über die gerollten Laken drehen lassen
– schmutziges Laken und Durchzug entfernen, in den Wäschewagen geben
– das Laken an den beiden übrigen Ecken oben und unten einziehen
– Durchzug glattziehen

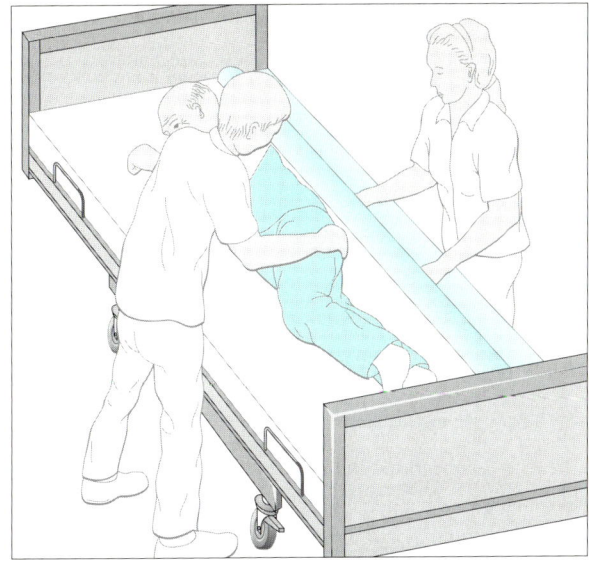

Abb. 4-5 Lakenwechsel beim bettlägerigen Bewohner

Vorgehen beim sitzenden Menschen

– schmutziges Laken an den beiden Ecken des Kopfendes
  lösen und weit unter den sitzenden Bewohner schieben
– neues Laken am Kopfende einziehen und weit in Richtung
  Bewohner einrollen
– schmutziges Laken vom Bett lösen
– Bewohner verlagert mit Unterstützung sein Gewicht auf eine
  Seite (Kap. 5.5.4)
– auf der anderen Seite schmutziges Laken mit Durchzug unter
  ihm wegrollen
– Gewichtsverlagerung auf andere Seite
– schmutziges Laken mit Durchzug darunterwegschieben
– Laken und Durchzug bis zum Fußende vorschieben
– erneute Gewichtsverlagerung, abwechselnd auf beide Seiten,
  neues Laken ebenfalls Richtung Fußende schieben
– Bewohner legt sich wieder hin
– schmutziges Bettlaken vollständig entfernen und in den
  Wäschewagen entsorgen
– neues Bettlaken glattziehen und an den Ecken des Fußendes
  einziehen
– Bewohner soll sich auf eine Seite drehen, Laken in der Bett-
  mitte strammziehen und Durchzug einlegen
– dann auf der anderen Seite den Vorgang wiederholen

4

Abschluß
- Bewohner bequem lagern
- Kopfkissen nach Wunsch zurechtlegen
- Bettdecke wieder auflegen
- nach Wünschen fragen
- Raum aufräumen
- volle Säcke am Wäschewagen wechseln
- Schutzkleidung ablegen
- Hände waschen
- Frischwäschevorrat auffüllen

4.7   Nachtwache

Da die nächtliche Begleitung der Bewohner hohes **Verantwortungsbewußtsein** erfordert, darf aus rechtlichen Gründen der Dienst nur durch **staatlich geprüftes Pflegepersonal** versehen werden. Dabei sind selbständiges Handeln, exaktes Beobachten und schnelles Handeln in Notsituationen notwendig.

- **Beobachtungen vor Dienstantritt**
Bereits beim Betreten der Station können erste Beobachtungen gemacht werden. Hieraus sind beispielsweise Ursachen für Unruhe und Schlafstörungen bei den Bewohnern zu folgern.
- Hektik auf der Station (ist alle Arbeit erledigt?)
- Hektik der Mitarbeiter (gestörter Stationsablauf)
- trügerische Ruhe (Spannungen unter den Mitarbeitern)
- Spannungen und Streitereien unter den Bewohnern

- **Dienstübergabe**
Um die Verantwortung für die Bewohner übernehmen zu können, ist eine ausführliche Übergabe jedes Bewohners notwendig.
- Bericht über jeden Bewohner
- Veränderungen
- Verhalten während des Tages
- Verordnungen
- Verordnungen für den nächsten Tag (mögliche Ursache für Schlaflosigkeit)
- Lagerungen, Einlagenwechsel
- Schwerkranke, Sterbende
- wichtige Kontrollen
- Bereitschaftsdienste, Ärzte
- Veränderungen im Stationsablauf
- Termine für Bewohner am nächsten Tag

 Bei Dienstantritt vor einer Nachtwache ist es sinnvoll, sich über besondere Vorkommnisse Notizen zu machen.

- **Nachtwachenverlauf**
- Gang durch die Station und Vorstellen bei jedem Bewohner (Sicherheit, Vertrauen)
- Wünsche und Besonderheiten erfragen

4

– spät heimkehrenden oder zu Bett gehenden Bewohnern gegebenenfalls behilflich sein
– Verordnungen, Lagerungen, Einlagenwechsel vornehmen
– Sicherheitsgang (Licht, Kerzen, Schließanlage)
– regelmäßiges Nachsehen bei gefährdeten oder kranken Bewohnern
– Dokumentation
– Übergabe an den Tagdienst

• **Aufgaben während des Nachtdienstes**
– Nacht- und Notbeleuchtung einschalten
– Haussicherheit prüfen
– mögliche Brandherde kontrollieren (Aschenbecher, Küche, Kerzen)
– gezielte Beobachtung bei kranken Bewohnern
– Kontrollgänge bei Bewohnern, die es wünschen
– Verabreichen der verordneten Medikamente
– Bewohner zu Bett begleiten
– Verabreichen von Spätmahlzeiten bei Diabetikern
– Überwachen und Wechseln von Infusions- und Sonden-lösungen
– notwendige Pflegemaßnahmen und Prophylaxen
– Hilfestellung bei den Ausscheidungen
– Vitalzeichenkontrolle bei Schwerstkranken und nach Verordnung
– auf Klingelruf sofort reagieren
– Sterbende begleiten, Angehörige über den Zustand informieren
– Angehörigen das Begleiten Sterbender ermöglichen und dabei unterstützen
– Verstorbene pflegerisch versorgen (Kap. 14.5.5)

In vielen Einrichtungen ist es die Aufgabe der Nachtwachen, **Medikamente zu richten**. Diese Tätigkeit erfordert jedoch vollste Konzentration, die in einer Nachtwache, durch die evtl. auftretende Müdigkeit und die ausschließliche Zuständigkeit für alle Bewohner, nicht möglich ist.
Bis nach Mitternacht ist die Nachtwache mit Durchgang und pflegerischen Aufgaben voll beschäftigt.

 Zwischen 2.00 und 4.00 Uhr ist die Zeit des allgemeinen Leistungstiefs, die Körperfunktionen sind herabgesetzt.

In manchen Einrichtungen übernehmen die Nachtwachen zur Entlastung des Frühdienstes die frühmorgendliche Körperpflege bei Schwerstkranken, Verwirrten oder Dementen. Dies gehört jedoch **nicht** zu den Aufgaben einer Nachtwache. Während einer Ganzwaschung werden Beobachtungen über den Krankheitsverlauf gemacht, Prophylaxen vorgenommen, der Bewohner aktiviert. Dies sollte von der verantwortlichen Pflegenden des Tagdienstes geschehen.

4

 Auch demente, verwirrte und kranke Menschen haben ein Recht auf ihre Nachtruhe.

Voraussetzungen für den Nachtdienst
- körperlich und geistig ausgeruht und voll konzentriert
- diszipliniert und vertrauenswürdig
- angstfrei
- gut informiert
- Kenntnis der Notrufnummern (Ärzte, Rettungsdienst, Hintergrundbereitschaft)
- Wissen über das Verhalten im Notfall
- Verhalten im Brandfall geübt
- Beherrschen des Sauerstoff- und Absauggerätes
- Kenntnisse über Wirkung und Nebenwirkungen der Bedarfsmedikamente
- Kenntnis der Heimordnung und Sicherheitsvorschriften
- Kenntnis über Lagerort und Umgang mit Pflege- und Lagerungshilfsmitteln

Verhalten in der Nacht
- Türen leise öffnen und schließen
- leises Schuhwerk
- ruhiges gehen, nicht rennen
- keine Putzarbeiten
- Kontrollgänge mit Taschenlampe, Bewohner nicht in die Augen blenden
- Not- oder Nachtbeleuchtung einschalten
- Kontrollgänge nur dort, wo notwendig und gewünscht ist
- Sterbende möglichst nicht alleine lassen
- schnelles Handeln in Notfallsituationen

 Die Betreuung der alten und kranken Menschen erfordert von den Nachtwachen vollste Konzentration und Leistungsbereitschaft.

5 Sich bewegen

Bewegung ist für alle Menschen wichtig. Ein Sprichwort sagt:
„Wer rastet, der rostet." Dies gilt besonders für den Alten und
Kranken. Um die Bewegung und Mobilität gezielt zu unterstützen, muß der Pflegende über gute Kenntnisse des aktiven und
passiven Bewegungsapparates verfügen. Er muß sich selbst
bewußt machen, wie er liegt, steht, geht und sich bewegt. Nur so
kann er eine angepaßte Unterstützung und Förderung leisten.

5.1 Der Gleichgewichtssinn

Der Gleichgewichtssinn dient der Wahrnehmung der Lage des
Körpers bzw. der Körperteile im Raum. Hierbei werden Reize,
die von der Schwerkraft auf die Gleichgewichtsorgane ausge-
hen, im zentralen Nervensystem verarbeitet. Das Gleichgewichtsorgan befindet sich im Labyrinth des **Innenohrs**. Ohne
den Gleichgewichtssinn ist der Mensch nicht in der Lage, sich
koordiniert zu bewegen. Kommt es zu vielen verschiedenen und
nicht eindeutigen Reizen auf das Gleichgewichtsorgan (z.B. bei
vorbeiziehenden Bildern, verbunden mit den leichten Erschütte-
rungen beim Auto- oder Achterbahnfahren), so führt dies oftmals zu Übelkeit und Erbrechen. Im Liegen verändert sich das
körperliche Gefühl für die Schwerkraft.

Aus den genannten Gründen ist es nicht verwunderlich, wenn
ein Bewohner, der längere Zeit bettlägerig war und den Bodenkontakt verloren hatte, beim ersten Aufstehen das Gleichgewicht verliert.

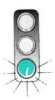

Ein mehrmaliges tägliches Aufsitzen an die Bettkante, möglichst
mit den Füßen auf dem Boden oder auf einem Schemel, also die
häufige Veränderung des Körpers im Raum, wirkt der Gleich-
gewichtsstörung entgegen.

Auch bei bestimmten Erkrankungen (z.B. bei Apoplexie, Nerven-
entzündungen, Lähmungen, Knochenerkrankungen der Wirbelsäule und besonders bei Erkrankungen des Mittel- und Innen-
ohres) kommt es zu Störungen des Gleichgewichtssinnes.

5.2 Der kinästhetische Sinn

Der kinästhetische Sinn ist der **Bewegungssinn**. Durch ihn
kann der Körper seine eigenen Bewegungen empfinden. Er er-

möglicht ein Körperbewußtsein und integriert die Koordination der Bewegung, die Tiefensensibilität, das Gleichgewicht, die Orientierung und vegetative Prozesse.

Durch den kinästhetischen Sinn nimmt der Mensch seinen Körper bewußt wahr.

5.3 Funktion des Bewegungsapparates

Bewegung findet durch das Zusammenwirken des aktiven (Muskeln) und des passiven Bewegungsapparates (Knochen, Gelenke) statt. Dies ist ein komplizierter physikalischer Vorgang und an chemische und physikalische Gesetze gebunden.
Nach der Form des Gelenkes unterscheidet man zwischen
- Kugelgelenk, z. B. Schulter- und Hüftgelenk
- Scharniergelenk, z. B. Ellenbogen-, Kniegelenk
- Eigelenk, z. B. proximales Handgelenk
- Dreh- oder Radgelenk, z. B. Speichen-, Ellenbogengelenk

Da jedes Gelenk über bestimmte Bewegungsmöglichkeiten verfügt, finden sich folgende Grundbewegungsarten:

Flexion	Beugen
Extension	Strecken
Adduktion	Anziehen
Abduktion	Abspreizen
Außenrotation	Drehung der Arme oder Beine nach außen
Innenrotation	Drehung der Arme oder Beine nach innen
Supination	Drehung von Hand oder Fuß nach außen
Pronation	Drehung von Hand oder Fuß nach innen

5.4 Bewegung und Körperhaltung

Bereits an den Körperbewegungen und -haltungen lassen sich psychisches und physisches Befinden erkennen. Der gesunde Mensch bewegt sich in der Regel aufrecht, locker und harmonisch. Der Kranke dagegen geht evtl. gebeugt, die körperliche Anspannung ist zu erkennen, und die Bewegungen laufen meist unharmonisch ab.

Bewegungsmöglichkeiten
- stehen, gehen
- laufen
- rennen
- springen
- hüpfen
- sitzen
- liegen

Durch Erkrankungen und den Altersabbau kommt es sehr oft zu Bewegungseinschränkungen und veränderter Körperhaltung. So zeigen sich viele Krankheiten bereits durch die Körperhaltung. Diese gehört somit zu einer gezielten Krankenbeobachtung.

5

5.5 Prophylaxe zur Gesunderhaltung des Pflegepersonals

Die körperlichen Anforderungen an das Pflegepersonal sind sehr hoch. Berufsbedingte Krankheiten können nur durch vorbeugende Maßnahmen vermieden werden. Vorbeugen heißt Wissen um die krankmachenden Faktoren.

5.5.1 Psychohygiene

Das physische und psychische Wohlbefinden wirkt sich positiv auf die Arbeit mit und um den Bewohner aus. Nicht nur die Arbeit bestimmt das Leben, sondern auch die **Freizeitaktivitäten**, das Abschalten. Die Dosierung von allem ist Basis der Gesunderhaltung. Zur psychischen Gesunderhaltung gehört auch, daß man Gefühle, die während der Arbeit mit dem Bewohner entstehen, z.B. Freude, Trauer, Wut, Verzweiflung, Ekel, Verachtung, Liebe, wahrnimmt und sich bewußt macht. Hierbei kann ein **Gesprächskreis** mit Kollegen oder eine **Supervision** helfen.

5.5.2 Sport und Gymnastik

Zur Stärkung der Muskulatur und zum Ausgleich der Muskelbelastungen empfehlen sich regelmäßige Übungen in Form von **Gymnastik**, **Ausdauersport** (wie Wandern, Ballspiele, Schwimmen), aber auch spezielles **Muskeltraining** wie Rückengymnastik oder Ausgleichstraining.

5.5.3 Rückenschonende Arbeitsweise

Viele Pflegende leiden unter Rückenbeschwerden als Folge von Überlastung durch falsches Anheben und Halten von Bewohnern und Material. Häufig aber auch durch falsches Gehen, Stehen, Sitzen und Bewegen.
Durch das Lernen und Einüben korrekter Arbeitsweisen kann das Risiko einer Schädigung stark gesenkt, ja sogar verhindert werden (Abb. 5-1).
Folgende Grundsätze gelten bei allen Tätigkeiten:

Ausgangsstellung
- leichte Seit-Grätschstellung, Schrittstellung
- beide Fußsohlen fest auf dem Boden
- geschlossene Schuhe nach den Vorschriften der Berufs- genossenschaft (Kap. 11.1)
- rutschfeste Schuhe mit elastischer Sohle

5

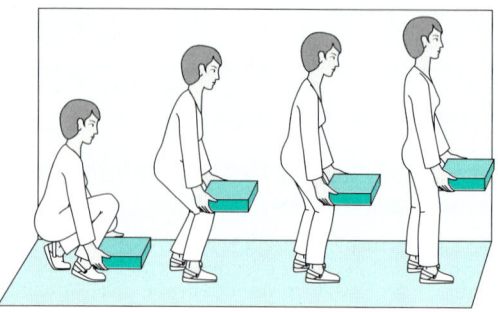

Abb. 5-1 Richtiges Aufheben eines Gegenstandes vom Boden

Atmen
– einatmen **vor** dem Anheben
– Luft anhalten **beim** Anheben
– weiteratmen **während** des Tragens
– ausatmen beim **Ablegen** der Last

Körperhaltung
– der Brustkorb sollte geradebleiben
– Beweglichkeit in der Taille muß sichergestellt sein
– Beugung in der Leiste
– die Knie sind leicht gebeugt

Zusätzliche Prinzipien
– Lasten nahe am Körper anheben
– Lasten nahe am Körper tragen
– Lasten gleichmäßig verteilen
– die freie Hand zum Abstützen gebrauchen
– schwere Lasten niemals alleine anheben
– Koordination beim Anheben durch Kommandos
  (wie eins, zwei, drei)
– Hilfsmittel einsetzen (Lifter, Rollstuhl, Drehbrett)
– rhythmisch arbeiten
– ruckartiges Anheben vermeiden

5.5.4 Kinästhetische Prinzipien

Kinästhetik wurde von **Lenny Maietta** und **Frank Hatch** entwickelt. Zusammen mit der Schweizer Krankenschwester **Su-
zanne Schmidt** integrierten sie das Programm in die Pflege. Die
Kurse haben den Schwerpunkt der **Mobilisation** von erwachsenen Patienten, mit **Einbeziehung ihrer Ressourcen**, im Sinne
der **Hilfe zur Selbsthilfe** und **Gesundheitsförderung**. In vielen
Bundesländern unterstützen bereits die Krankenkassen diese
Kurse als **Rückenschule** für die Pflegenden.

Lenny Maietta und Frank Hatch beschreiben, daß die **gleichzeitig-gemeinsame Interaktion** über den **taktil-kinästhetischen Sinn** die effektivste Form einer Interaktion ist. Der Patient erfährt über das gleichzeitig-gemeinsame Bewegen Impulse zur Selbständigkeit. Dabei ist wichtig, daß der Patient die **Zeit** (Geschwindigkeit der Bewegung, Rhythmus), den **Raum** (Richtung, Eigenschaften der Umgebung) und die **Anstrengung** (Kraft, Energie) erhält, die er benötigt.
Ein weiteres Konzept ist die **funktionale Anatomie**. Die Kursteilnehmer lernen, daß Knochen Gewicht tragen und die Muskeln diese bewegen. Verhält man sich falsch, so kommt es zu Muskelverhärtungen, zu Überlastung und Schmerz.

Gewicht führen, nicht tragen.

Ein weiterer Aspekt ist es, den Körper in sog. **Massen** und **Zwischenräume** einzuteilen. In den Massen (Kopf, Brustkorb, Becken, Arme, Beine) ist das Körpergewicht verteilt. Der Mensch gibt über seine Massen das Gewicht zur Unterstützungsfläche ab. Die Zwischenräume (Hals, Taille, Leisten, Achseln) ermöglichen die Bewegung der Massen.

Faßt man die **Zwischenräume**, so wird die **Bewegung blockiert**. Zur Kontrolle seiner Körperteile benötigt der Mensch genau dort seine Bewegungsspielräume.

Ebenfalls wichtig ist die **Orientierung**. Man unterscheidet hier die **Orientierung im Raum** und die **Orientierung im Körper**. Befindet sich ein Mensch im Bett, ist oben in seinem Körper wo anders als oben im Raum. Beim Bewegen von Menschen ist deshalb wichtig, daß die Pflegenden sich immer am Körper des Patienten orientieren.
Das dritte Konzept beinhaltet die **menschliche Bewegung**. Jeder Mensch hat **Haltungs- und Transportbewegungen**. Haltungsbewegungen (Beginn von Beugen und Strecken, z. B. beim Nicken) sind stabil, eindimensional und an allen Massen spürbar. Transportbewegungen entstehen durch Beugen und Drehen sowie durch Strecken und Drehen einer Masse (instabil, mehrdimensional) und bringen den Menschen zum Verändern seiner Lage (z. B. Rückenlage: durch Strecken und Drehen gelangt der Mensch in Bauchlage).
Aus der Kombination von Haltungs- und Transportbewegungen entstehen **spiralige**, **mehrdimensionale Bewegungen**. Eine Masse folgt dabei der anderen.

Spiralige Bewegungen
– sind einfacher
– benötigen weniger Kraft
– entsprechen dem Körperbau (spiralige Knochen, schräge Muskelverläufe)
– Gewichtsverteilung auf mehrere Massen, eine Seite trägt Gewicht, die andere kann sich der Umgebung anpassen

5

– sind in alle Pflegehandlungen integrierbar
(z.B. Einlagen wechseln, Lakenwechsel)

Das nächste Konzept ist die **menschliche Funktion**. Der Mensch lernt im Laufe seiner Entwicklung einfache Funktionen, zu denen das Einhalten von Grundpositionen gehört.

Grundpositionen
– Rückenlage
– Bauchlage
– Schneidersitz
– Krabbelposition
– Einbeinkniestand
– Einbeinstand
– Zweibeinstand

Je höher der Mensch sich im Raum bewegt, desto kleiner wird seine Unterstützungsfläche (im Stehen nur noch die Füße). Das Gewicht, das zum Boden abgegeben wird, wandert dabei immer tiefer im Körper.

Mit diesen Grundpositionen kann man die Bewohner dabei unterstützen, beispielsweise aus dem Bett, der Badewanne oder dem Rollstuhl zu kommen.

Die verschiedenen Grundpositionen eignen sich entweder für **Bewegung am Ort** oder **Fortbewegung**.

Bewegung am Ort
– Rückenlage (schlafen)
– Schneidersitz (lesen, essen, trinken, schreiben, stricken)
– Einbeinkniestand (etwas aufheben)
– Zweibeinstand (stehen, sprechen)

• **Merkmale**
– Extremitäten sind unbelastet und können mit der Umgebung interagieren
– Gewicht liegt hauptsächlich auf den Zentralmassen
– stabil
– Gleichgewicht ist leichter haltbar

Fortbewegung
– Bauchlage mit Ellbogenstütz (robben, kriechen)
– Krabbelposition (krabbeln)
– Einbeinstand (gehen)

• **Merkmale**
– Gewicht wird hauptsächlich über die Extremitäten abgegeben
– Massen sind frei beweglich, Körper kann gut verlagert werden
– instabil

Mit diesem Wissen ist es möglich, Bewohner die Haltungen einnehmen zu lassen, die ihre Bewegung am Ort oder ihre Fortbewegung unterstützen.

Gehen
5
- Fortbewegung mit geringem Kraftaufwand
- Gewicht wird von einer zur anderen Masse verlagert, ohne daß der Kontakt zur Unterstützungsfläche verlorengeht
- einen Fuß vom Boden nehmen
- an eine andere Stelle bringen
- Gewicht darauf verlagern
- hinstehen
- anderen Fuß vom Boden nehmen

Das Prinzip des Gehens kann man gut beim Transfer eines Menschen von oben nach unten im Bett (oder umgekehrt) einsetzen. Der Bewohner nimmt das Gewicht einer Beckenseite vom Bett, bewegt das Becken etwas nach oben, setzt das Becken wieder ab und verlagert sein Gewicht darauf. Dann hebt er die andere Beckenseite und „geht" so langsam in seinem Bett vor- oder rückwärts.

Ein weiteres Prinzip ist die **Anstrengung als Kommunikationsmittel**. Hier erfährt der Bewohner **Zug** (Gewicht läuft vom Kontaktpunkt weg) und **Druck** (Gewicht läuft zum Kontaktpunkt hin) an seinen Massen und kann dadurch in seiner Bewegung unterstützt werden.
Das sechste Konzept behandelt die **Umgebung**. Hier ist es wichtig, die Umgebung den Bedürfnissen des Menschen anzupassen und nicht umgekehrt. Die Umgebung soll so gestaltet werden, daß sie die menschlichen Funktionen erleichtert.

Lagerungshilfsmittel, die quer gelegt werden, unterstützen beispielsweise Transportbewegungen, längsverlaufende hemmen sie.

5.6 Lagerungen

Durch eine gezielte Beobachtung der Bewohner lassen sich geeignete Lagerungsarten herausfinden. Für eine kurzzeitige Lagerung ist die **physiologische Mittellage** der Extremitäten (s. Abb. 31-3) am besten geeignet. So sollen z.B. das Bein leicht abgespreizt, mit einer leichten Außendrehung, das Knie leicht angewinkelt und der Fuß in 90-Grad-Stellung mit Kontakt der Fußsohle zu einem Widerstand gelagert sein (Kap. 5.7.3.1). Werden Lagerungen längerfristig erforderlich und bestehen zusätzlich Krankheiten oder Krankheitsrisiken (z.B. Oberkörperhochlagerung bei Atemnot), so müssen spezielle Lagerungsarten gefunden werden (Kap. 5.6.3).

5.6.1 Hilfsmittel zur Druckentlastung

• **Schaffelle, synthetische Felle**
– Druckausgleich
– Feuchtigkeitsabsorption
– Temperaturausgleich
– Luftpolster
– hohe Verträglichkeit

Schaffelle sind hautfreundlich, atmungsaktiv, ungebleicht und nicht mit Schadstoffen behandelt. Synthetische Felle sind preiswerter, verfilzen nicht und sind leicht waschbar.

• **Gelkissen** (Abb. 5-2)
– gallertartig-elastisches Synthetikfüllmaterial
– Hülle abwasch- und desinfizierbar
– vor der Anwendung mit Schutzbezug umhüllen

• **Schaumstoffkissen** (Abb. 5-3)
– unterschiedliche Größen
– die Plastikhülle nimmt keinen Schweiß auf, und die Bewohner schwitzen vermehrt

• **Spezialkissen**
– Roha-Flotuationskissen
– Rhombo-Fill (Abb. 5-4) mit Polystyrolkügelchenfüllung

• **Luftring oder Schaumstoffring**
– bei Verletzungen oder Erkrankungen im Kreuzbein-, Anus- und Genitalbereich
– zur Hohllagerung

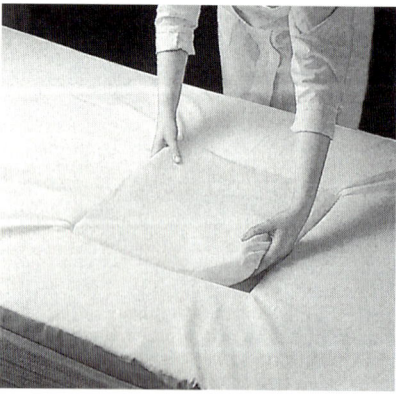

Abb. 5-2 Gelkissen

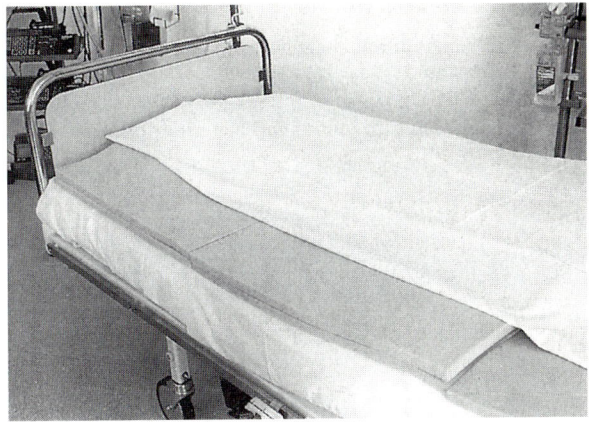

Abb. 5-3 Schaumstoffkissen

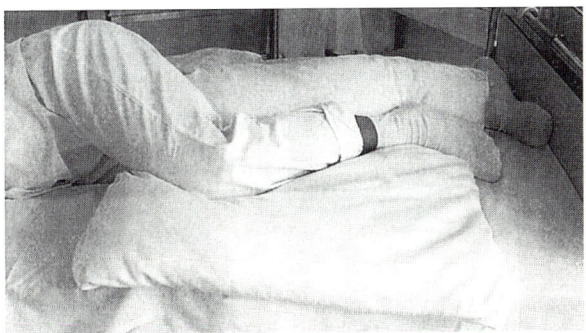

Abb. 5-4 Rhombo-Fill-Kissen

Luftringe dürfen nicht zu prall gefüllt sein. Vor dem Einsatz ist die Luftringfüllung zu prüfen: Den Ring auf eine feste Unterlage legen und mit beiden Unterarmen darauf drücken. Dabei dürfen die Hände die Unterlage nicht spüren.

- **Antidekubitusmatratze (Wechseldruckmatratze)**
- Spezialmatratze mit automatischen, kontinuierlichen Wechseln des Luftdrucks in den längs oder quer angeordneten Luftkammern (Abb. 5-5)

- **Würfelmatratze**
- zur Dekubitusprophylaxe

5

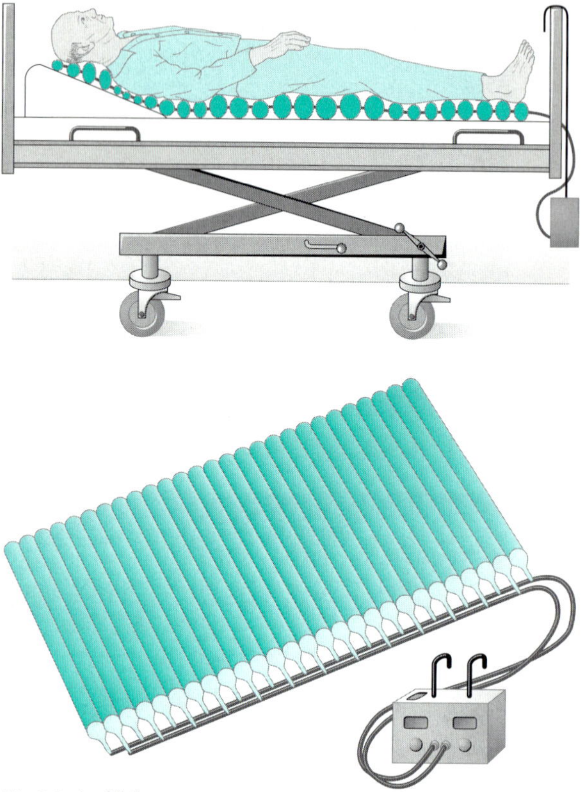

Abb. 5-5 Antidekubitusmatratze

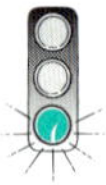

Durch das Entfernen einzelner Würfel kann eine Hohllagerung der gefährdeten Hautbezirke ermöglicht oder zur besseren Hautdurchblutung beigetragen werden.

- **Fersen- und Ellenbogenschoner**
  – bestehen aus den unterschiedlichsten Materialien, meist aus Synthetikfellen (Abb. 5-6)

- **Bettbogen** (Abb. 5-7)
  – aus Holz oder Metall
  – an das Bettende gestellt oder am Fußteil des Bettes eingehängt, dienen der Kontrakturen- und Spitzfußprophylaxe
  – Bettdecke kann die Zehenspitzen nicht nach unten oder zur Seite drücken

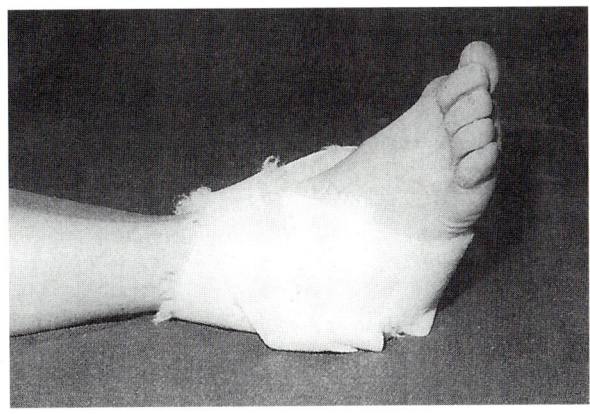

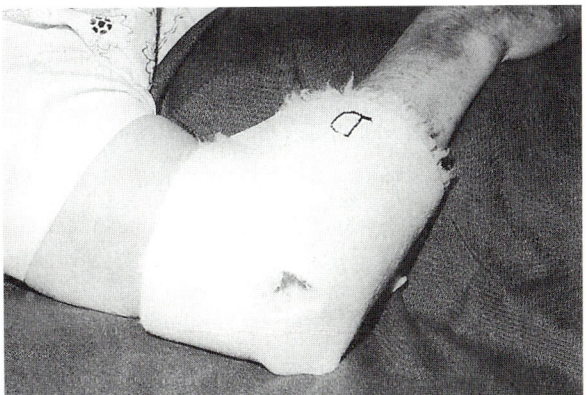

Abb. 5-6 Fersen- und Ellenbogenschoner

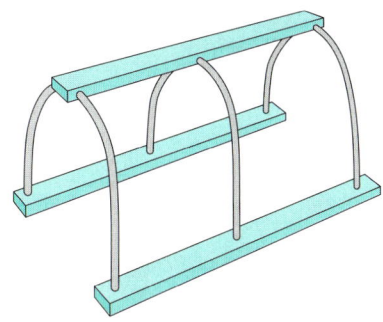

Abb. 5-7 Bettbogen

5

5.6.2 Hilfsmittel zur Ruhigstellung

• **Spreukissen**
– zur Arm- oder Beinhochlagerung
– zur Weichlagerung

• **Sandsäcke**
– kleine Sandsäckchen zur Blutstillung und zur prophylaktischen Kompression
– größere Sandsäckchen zum Ruhigstellen von Extremitäten, zur Kontrakturenprophylaxe und zur Korrektur bei Fehlstellungen

• **Schaumstoffkissen**
– gibt es in jeglicher Form, Größe und Härte für die unterschiedlichsten Lagerungen

• **Schienen**
– zur absoluten Ruhigstellung
– Kontrakturen werden schrittweise in die physiologische Lage zurückgebracht
– bei akuten Beinvenenentzündungen zur Beinhochlagerung

• **Fixiergurte, Fixierdecke**
– in den unterschiedlichsten Materialien und Ausführungen

Fixiergurte dürfen nur nach ärztlicher und richterlicher Anordnung angebracht werden (Freiheitsberaubung). Beispielsweise bei Bewohnern, die aufgrund ihrer Erkrankung sturzgefährdet sind.

Der Bewohner ist sehr stark in seiner Bewegungsfreiheit eingeschränkt, die Klingel muß für ihn gut erreichbar sein.

5.6.3 Lagerungsarten

Der gesunde Mensch ist durch Schmerzselektoren unter der Haut in der Lage zu fühlen, wann der Druck auf das Unterhautgewebe zu stark oder die Durchblutung gestört ist. Er verändert dann unbewußt und selbständig seine Lage.
Der kranke oder bewegungseingeschränkte Mensch spürt den Druck nicht oder kann seine Lage nicht selbständig ändern und ist auf die Hilfe des Pflegepersonals angewiesen.

Folgeerkrankungen
– Wundliegen (Dekubitus)
– Atemnot bei Herzinsuffizienz
– Lungenerkrankungen (Pneumonie)
– Venenerkrankungen (Thrombose)
– Schmerzen
– Gelenkfehlstellungen (Kontrakturen)

- **Normallage** (Abb. 5-8)
- leicht erhöhter Oberkörper bei selbständigen Bewohnern ohne besondere Grunderkrankungen

- **Oberkörperhochlage** (Abb. 5-9)
Der Bewohner erhält durch diese Lagerungsart größere **Bewegungsfreiheit** und kann besser am täglichen Leben teilhaben.
- Herz- und Ateminsuffizienz
- nach Schädel-Hirn-Traumen
- zur Nahrungsaufnahme

5

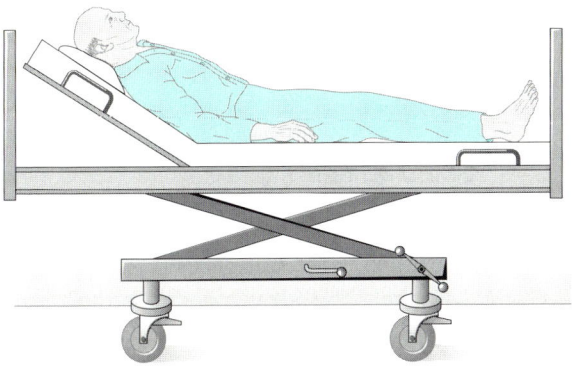

Abb. 5-8 Normallage

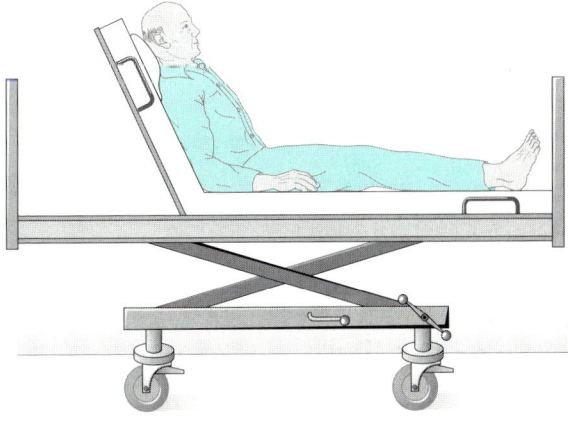

Abb. 5-9 Oberkörperhochlage

71

5

Vorteile
– das Atmen ist erleichtert
– die Lunge ist besser belüftet (Pneumonieprophylaxe)
– Gleichgewichtssinn ist durch den erhöhten Kopf aktiviert
– Krankheitsgefühl ist gemildert
– Heilungsprozeß wird gefördert
– Körperpflege, Lesen, Spielen, Schreiben, Handarbeiten,
  Beobachten sind möglich
– die Orientierung ist erleichtert
– das Selbstwertgefühl und die Selbständigkeit steigen

• **Flache Rückenlage** (Abb. 5-10)
– zum Ruhigstellen und Entlasten der Wirbelsäule und des
  Beckens
– kurzzeitig zum Betten

• **Tieflage der Beine** (Abb. 5-11)
– zum Fördern der arteriellen Durchblutung

• **Hochlage der Beine** (Abb. 5-12)
– zur Förderung des venösen Rückflusses
– zum Ausschwemmen von Ödemen
– bei Venenentzündungen (Thrombophlebitis)
– bei Unterschenkelgeschwüren (Ulcus cruris)
– Thromboembolieprophylaxe bei stark gefährdeten
  Bewohnern (z.B. mit Varikosis)

 Die Beinhochlage sollte bei Herzinsuffizienz nur bedingt zur Anwendung kommen, da die Gefahr der Rechtsherzbelastung besteht.

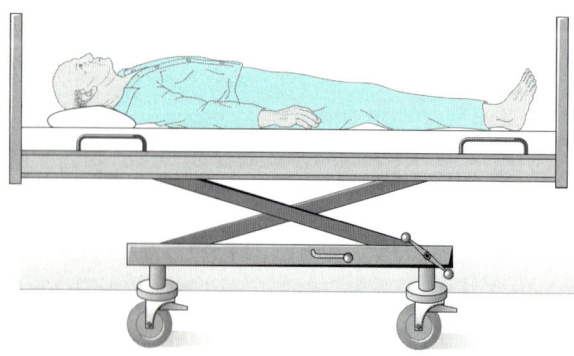

Abb. 5-10 Flache Rückenlage

- **Bauchlage**
– zur Dekubitusprophylaxe
– Entlasten der Wirbelsäule nach Rückenoperationen und bei
  Bandscheibenbeschwerden

Da bei der Bauchlage die Atmung eingeschränkt ist, ist diese
Lagerungsart in der Altenpflege nicht sehr stark verbreitet.

5

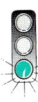

Bei Bewohnern mit Atembeschwerden kann die Bauchlage
Ängste verursachen.

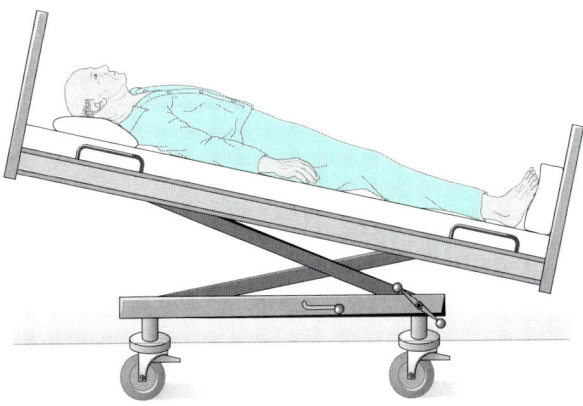

Abb. 5-11 Tieflage der Beine

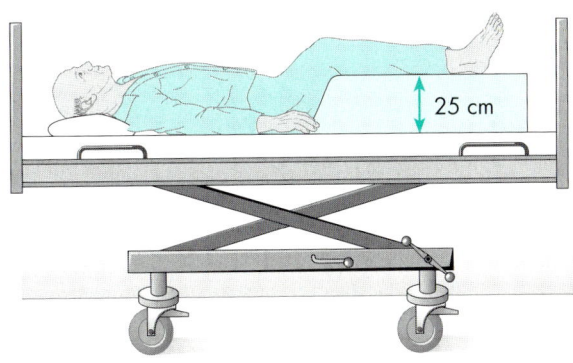

Abb. 5-12 Hochlage der Beine

5

- **Seitenlage** (Abb. 5-13)
- – zur Entlastung einzelner Körperregionen
- – Dekubitusprophylaxe (30-Grad-Lage)
- – Bewußtlosigkeit
- – nach Lungenoperationen
- – Halbseitenlähmungen (Hemiplegie)

Man unterscheidet zwischen der **30-Grad-** und der **90-Grad-Seitenlage**. Da sehr viele alte Menschen unter **Kachexie** (Unterernährung) und **Durchblutungsstörungen** leiden, wird in der Altenpflege meist die 30-Grad-Seitenlage angewandt.

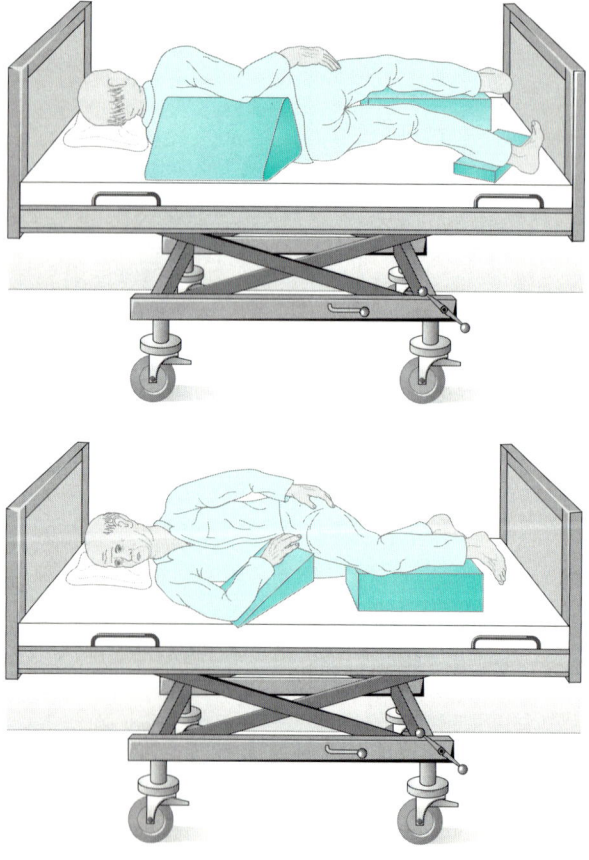

Abb. 5-13 90-Grad-Seitenlage

Bei der 90-Grad-Seitenlage ist besonders die Haut über dem Oberarmkopf und dem Trochanter major sehr stark dekubitus-gefährdet.

5.7 Prophylaxen

5

Prophylaxe bedeutet vorbeugen, verhindern, verhüten. Durch gezielte Prophylaxen soll der Bewohner vor zusätzlichen Krankheiten und Erkrankungen geschützt werden.

Die Wirkung hängt ab von:
– **Intensität**: bewußtes Wahrnehmen und Pflegesorgfalt
– **Regelmäßigkeit**: über 24 Stunden
– **Integration**: alle Prophylaxen sind in die einzelnen Pflege-handlungen einzubinden
– **Kooperation**: der Bewohner muß über die Pflegemaß-nahmen informiert und integriert sein

 Oberstes Ziel bei allen Prophylaxen ist das Gesunderhalten des ganzen Menschen, das Verhüten von Infektionen und Wunden und das Vermeiden von Folgeerkrankungen.

5.7.1 Dekubitusprophylaxe

Dekubitus bedeutet Druckgeschwür. Darunter versteht man eine extrem langsam heilende Hautschädigung.

Ursachen
– länger dauernde Druckeinwirkung auf das Hautgewebe
– kleine Blutgefäße (Arteriolen, Venolen) werden dabei zusammengedrückt (komprimiert)
– die Mikrozirkulation ist unterbrochen (Ischämie)

 Dauert die örtliche Ischämie länger als zwei Stunden, bei Durch-blutungsstörungen auch weniger, so kommt es zum Absterben von Gewebe (Nekrose).

Gefährdete Personen
– mit Immobilität
– mit Sensibilitätsstörungen (z.B. nach einem Schlaganfall)
– Personen, die durch körperliche Einschränkungen (z.B. bei Frakturen) ihre Lage nicht selbständig verändern können

Deutlich verstärkt wird die Dekubitusgefahr, wenn zusätzlich zur Immobilität weitere **Risikofaktoren** bestehen:

• **Schlechter Allgemeinzustand**
– Wasserverlust
– Wassermangel (Exsikkose)
– Altersatrophie der Haut

Viele Bewohner vergessen im Alter das ausreichende Trinken.

5

- **Durchblutungsstörungen**
  - arterielle Durchblutungsstörungen
  - venöse Stauungserscheinungen
  - Blutarmut
  - Herzinsuffizienz

  Schadstoffe können nicht abtransportiert werden und führen so weiter zu einer Schädigung des Gewebes.

- **Stoffwechselstörungen**
  - Diabetes mellitus

  Stoffwechselstörungen vermindern die Abwehrbereitschaft des Körpers.

- **Fieberhafte Erkrankungen**
  - Austrocknung (Exsikkose) des Körpers durch das Schwitzen
  - erhöhter Sauerstoffverbrauch

  Beide Faktoren begünstigen Hautabschürfungen. Zusätzlich bietet die ständige Anfeuchtung der Haut durch das Schwitzen einen idealen Nährboden für zahlreiche Bakterien.

- **Inkontinenz**
  - Feuchtigkeit
  - veränderter pH-Wert der Körperausscheidungen auf der Haut
  - zusätzliche Keimansiedlung und Bakterienvermehrung

- **Übergewicht**
  - schlechtere Hautdurchblutung
  - erhöhte Schweißneigung
  - höherer Auflagedruck

- **Untergewicht (Kachexie)**
  - fehlende Polsterung durch das Unterhautfettgewebe (Subkutangewebe) führt schneller zu Schädigungen der Haut
  - Eiweiß- und Vitaminmangel

- **Hautkrankheiten**
  - Abwehrschwäche
  - bestehende Hautläsionen
  - Hautekzeme mit Juckreiz

- **Fremdkörper im Bett**
  - Falten
  - Krümel
  - Lagerungshilfsmittel
  - Kämme
  - Haarnadeln
  - Schutzkappen von Kanülen oder Infusionsbestecken

 Je älter, kränker, bewegungsärmer und übergewichtiger ein Bewohner ist, je mehr Risikofaktoren zusammentreffen, desto größer ist die Dekubitusgefahr.

Mit der modifizierten **Norton-Skala** (Tab. 5-1) kann jeder Bewohner entsprechend seiner Gefährdung eingestuft werden und

Tabelle 5-1   Modifizierte Norton-Skala

Name des Bewohners: ....

Kooperation, Motivation		Alter		Hautzustand		Zusatzerkrankung		körperlicher Zustand		geistiger Zustand		Aktivität		Beweglichkeit		Inkontinenz		Gesamtzahl
voll	4			normal	4	keine	4	gut	4	klar	4	geht ohne Hilfe	4	voll	4	keine	4	
wenig	3			schuppig trocken	3	Abwehrschwäche Fieber Diabetes Anämie	3	leidlich	3	apathisch teilnahmslos	3	geht mit Hilfe	3	kaum eingeschränkt	3	manchmal	3	
teilweise	2	<60	2	feucht	2	MS, erhöhter Hämatokrit, Adipositas	2	schlecht	2	verwirrt	2	rollstuhlbedürftig	2	sehr eingeschränkt	2	meistens Urin	2	
keine	1	>60	1	Wunder Allergie Risse	1	Arterielle Verschlußkrankheit	1	sehr schlecht	1	stuporös (stumpfsinnig)	1	bettlägerig	1	voll eingeschränkt	1	Urin und Stuhl	1	

je nach Ausprägungsgrad

Datum der Erhebung

5

somit frühzeitig prophylaktische Maßnahmen erhalten. Bei 25 Punkten und weniger müssen entsprechende Maßnahmen eingeleitet werden.

Gefährdete Körperstellen

Grundsätzlich kann es an jeder Körperstelle zu einem Dekubitus kommen. Besonders gefährdet sind Regionen, die nur über einen **dünnen Weichteilmantel** verfügen oder besonders lange größerem Gewicht und/oder Reibung ausgesetzt sind (Abb. 5-14).

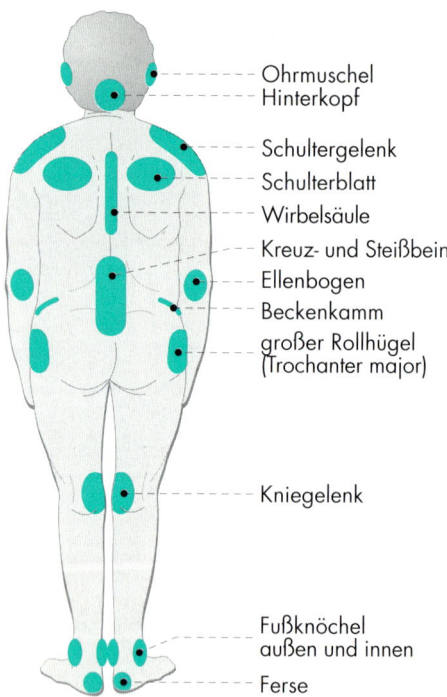

Ohrmuschel
Hinterkopf
Schultergelenk
Schulterblatt
Wirbelsäule
Kreuz- und Steißbein
Ellenbogen
Beckenkamm
großer Rollhügel
(Trochanter major)

Kniegelenk

Fußknöchel
außen und innen
Ferse

Abb. 5-14 Dekubitusgefährdete Hautstellen

Symptome

Die Symptome sind der Tabelle 5-2 zu entnehmen.

Tabelle 5-2 Symptome bei Dekubitus je nach Schweregrad

Schweregrad	Symptome
Schweregrad I	**Hautrötung**, die auf leichten Fingerdruck verschwindet, keine oder nur geringe Schmerzen
Schweregrad II	**Blasenbildung**, mit bläulicher Hautverfärbung, es bestehen heftige Schmerzen
Schweregrad III	**Hautdefekt, Nekrose**, das abgestorbene Hautgewebe verfärbt sich tiefschwarz
Schweregrad IV	**Druckgeschwür (Ulkus)**, offene, nicht selten tiefe Drucknekrose, wobei Haut, Muskel- und Knochengewebe betroffen sein können

5.7.1.1 Pflegerische Maßnahmen zur Dekubitusprophylaxe

• **Druck entlasten**
– Lagewechsel nach individuellem Lagerungsplan
– Bewohner zum regelmäßigen Lagewechsel auffordern
– auf Schaffell lagern
– Einsatz von speziellen Antidekubitusmatratzen
– Hohllagern des betroffenen Hautbezirks
– Polstern gefährdeter Körperstellen
– Frühmobilisation
– Bewegungsanreize bieten

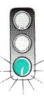

In Superweich-Matratzen verlieren sich alle Bewegungsimpulse. Sollte der Patient darauf gelagert sein, ist es wichtig, ihn zu Bewegungen anzuregen bzw. ihn regelmäßig zu bewegen.

• **Fördern der Hautdurchblutung**
– Hautmassage bei jedem Umlagern
– Haut mit pH-neutralen Hautpflegemitteln eincremen

• **Hautpflege**
– einmal täglich Ganzkörperwaschung
– bei Bedarf Teilwaschungen
– gründliche Intimpflege nach jeder Ausscheidung und bei Inkontinenz
– Inkontinenzeinlagen häufig wechseln, auf Einmalmaterial möglichst verzichten (Kap. 8.1.8)
– sorgfältiges Abtrocknen der Haut
– Einreiben der Haut mit schützenden und hauternährenden Salben
– vorsichtiges Umlagern
– Bett von Falten, Krümeln, Fremdkörpern freihalten

Ringe oder Uhren an den Händen und Armen der Pflegenden können zu Hautläsionen beim Bewohner führen.

5

- **Risikofaktoren erkennen**
- – mindestens einmal täglich Hautkontrolle
- – Grunderkrankungen behandeln lassen
- – angepaßte Ernährung, Kalorienzufuhr oder -reduktion, eiweiß- und vitaminhaltige Nahrung
- – ausgeglichene Flüssigkeitsbilanz
- – regelmäßiges Einschätzen der Gefährdung nach der Norton-Skala (s. Tab. 5-1)

- **Dokumentation des Lagewechsels**
- – Lagewechselplan mit Positionsvorgabe (wie Rücken, rechts, links, Rücken, rechts) für gefährdeten Bewohner anlegen
- – Lagewechsel mit Uhrzeit und Namenszeichen dokumentieren
- – Lagewechsel erfolgt bedürfnisorientiert

5.7.2 Thromboembolieprophylaxe

Thrombus	Blutpfropf, Blutgerinnsel
Thrombose	Blutpfropfbildung in einem arteriellen oder venösen Blutgefäß mit teilweisem oder vollständigem Gefäßverschluß
Thrombophlebitis	Entzündung der Venenwand
Phlebothrombose	Verschluß einer tiefen Vene durch einen Thrombus
Embolus	im Blutstrom mitgeführtes Blutgerinnsel oder Fremdkörper
Embolie	plötzlicher Gefäßverschluß durch einen Embolus

Ursachen (Virchow-Trias)
- **Veränderte Blutzusammensetzung**
- – Zunahme der Blutzellen durch Flüssigkeitsmangel
- – Einfluß von Medikamenten wie Kortikoide, Hormone, Diuretika
- – fettreiche Ernährung
- – Störung der Gerinnungsfaktoren

- **Veränderungen an den Gefäßwänden**
- – Entzündungen
- – sklerotische Veränderungen, Ablagerungen
- – Schädigungen durch Operationen, Verletzungen, Gifte

- **Verlangsamter Blutstrom**
  - lange Bettruhe und Lähmungen
  - verminderte Muskelvenenpumpe
  - Strömungsveränderung durch Wirbelbildung bei Krampfadern (Varizen) und Herzklappenfehlern
  - Strömungsverlangsamung durch Herzinsuffizienz

Symptome
- **Bei der Thrombophlebitis**
  - Schmerzen entlang der betroffenen Venen oder Fußsohlenschmerz
  - **Überwärmung**, später Rötung und Schwellung der betroffenen Extremität
  - Puls- und Körpertemperaturanstieg **(Entzündungszeichen)**
  - Ödembildung, Stauungsödem

Bei einer Thrombophlebitis besteht keine oder sehr geringe Emboliegefahr.

- **Bei der Phlebothrombose**
  - Druck- und Klopfempfindlichkeit an der Fußsohle oder Wadeninnenfläche
  - Unter- und/oder Oberschenkelödeme
  - Schweregefühl im betroffenen Bein
  - betroffenes Bein ist kalt
  - weiße bis bläuliche Hautverfärbung des Beines
  - stark erhöhter Puls
  - Anstieg der Körpertemperatur über 38 °C

Bei einer Phlebothrombose besteht große Emboliegefahr. **Bettruhe** ist unbedingt erforderlich.

- **Bei der Lungenembolie**
  - plötzlich auftretende Schmerzen in der Lunge, evtl. Schonatmung
  - Tachykardie (erhöhter Puls)
  - Atemnot, kurze und beschleunigte Atemzüge
  - Angst bis Todesangst
  - Zyanose der Lippen und Fingernägel, später der ganzen Haut
  - prall gefüllte, sichtbare Halsvenen
  - Kreislaufschock mit Blutdruckabfall, Pulsbeschleunigung, Schweißausbruch, fahlblaue Hautfarbe
  - nach zwei bis drei Tagen Husten mit blutigem Auswurf

Bei geringstem Verdacht auf Lungenembolie sofort den Arzt benachrichtigen.

Sofortmaßnahmen bei Lungenembolie
- Oberkörperhochlagerung
- Flachlagerung bei Schock
- den Kranken nicht alleine lassen
- Verabreichen von Sauerstoff (zwei Liter pro Minute) bis zum Eintreffen des Arztes (Kap. 24.2.1)

5

5.7.2.1 Pflegerische Maßnahmen zur Thrombose- prophylaxe

Die Pflege zielt auf das Vermeiden der drei Faktoren (Virchow-Trias), die zu einer Thromboembolie führen können.

- **Frühmobilisation**
  - den Bewohner so oft und so lange wie möglich aus dem Bett aufstehen lassen
  - Füße sollen dabei immer Bodenkontakt haben, um die Venenpumpe anzuregen
  - Atemübungen

- **Anregen der Muskelvenenpumpe**
  - die unteren Extremitäten gezielt bewegen
  - Einsatz von gymnastischen Hilfsmitteln, wie Bettfahrrad
  - Kippbrett bei sitzenden Bewohnern
  - Beinmassage herzwärts
  - aktive, assistierende und passive Bewegungsübungen

- **Kompression der äußeren Beinvenen**
  Durch die Kompression der äußeren Beinvenen erhöht sich die Strömungsgeschwindigkeit in den tiefliegenden größeren Venen.

 Vor jedem Anlegen eines Kompressionsstrumpfs oder -verbands muß der Bewohner mindestens 20 bis 30 Minuten liegen, um die Venen zu entstauen. Die Beine müssen trocken sein und dürfen keine offenen Stellen haben. Verordnete Salben nur auftragen, nicht einmassieren.

Wickeln der Beine mit elastischen Binden
  - Bewohner informieren und zur Mitarbeit (wie Bein anheben oder anstellen) anregen
  - Bindenbreite auswählen und Elastizität prüfen
  - Unterschenkel abstützen lassen oder Lagerungskissen unter- legen
  - Bindenkopf zeigt nach oben
  - Binde unmittelbar auf der Haut abrollen
  - von vorne außen nach hinten innen wickeln, um die Haut gegen den Knochen zu drücken
  - Druck nach oben hin abnehmend
  - am Zehengrundgelenk mit dem Wickeln beginnen
  - mindestens bis zum Kniegelenk wickeln
  - nicht zu dicke Bindenlagen übereinanderwickeln, der Bewohner muß noch feste Schuhe anziehen können
  - die Ferse mit einbinden
  - Bindenende mit Heftpflaster fixieren, da Bindenklammern zu Verletzungen führen können
  - Bindensitz prüfen
  - Zehendurchblutung prüfen
  - Schmerzen erfragen
  - Dokumentation

Wichtig ist es, den Bewohner zu Mobilisation und Bewegungsübungen anzuregen. Er soll langes Gehen und Sitzen vermeiden
und zwischendurch seine Beine hochlegen.

5

Anziehen von elastischen Strümpfen (Abb. 5-15 a bis l)

– Strumpfgröße durch exaktes Abmessen und Maßtabelle
  feststellen (je nach Strumpftyp): Länge des Unterschenkels,
  Länge des ganzen Fußes, Umfang des Knöchels, der Wade,
  des Oberschenkels (Abb. 5-15 a und b)
– Strümpfe mit dem Namen des Bewohners kennzeichnen
– Strumpf nach links umstülpen (Abb. 5-15 c und d)
– bis zur Ferse und über den Fuß stülpen (Abb. 5-15 e
  bis g)
– Hochstreifen des Strumpfes bis zur Kniekehle oder
  Leiste (Abb. 5-15 h bis l)
– faltenfreies Anlegen
– bei Bedarf Überziehhilfe aus Seide oder Einmalhandschuh
  über die Zehen stülpen

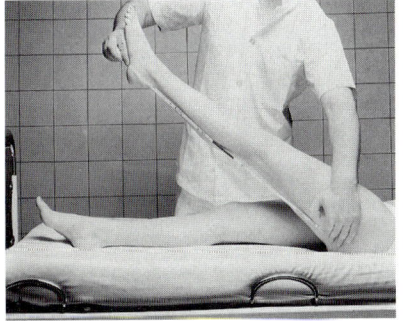

a

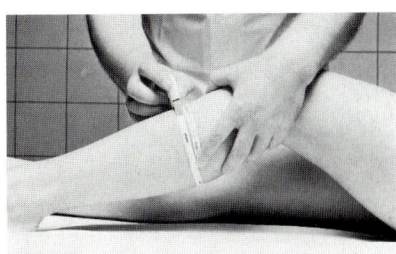

b

Abb. 5-15 a bis l Anziehen von elastischen Strümpfen zur Thromboseprophylaxe
a und b) Abmessen des Beines

5

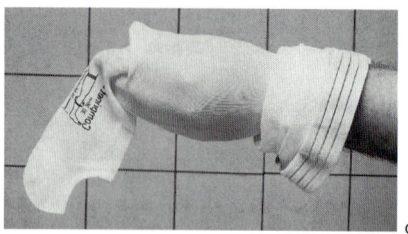

c

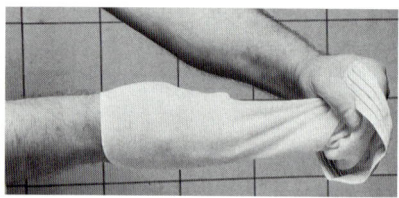

d

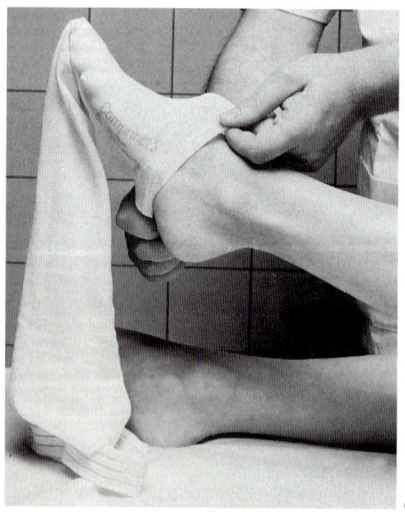

e

Abb. 5-15 a bis l Anziehen von elastischen Strümpfen zur Thromboseprophylaxe
c und d) Vorbereitung des Strumpfes
e bis k) Anziehen des Strumpfes

5

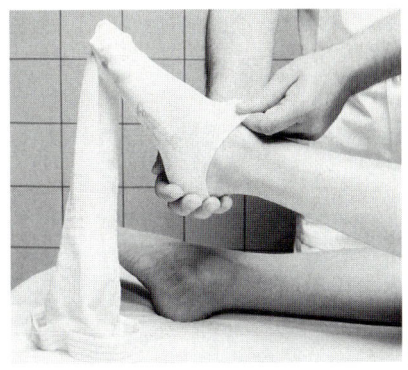

f

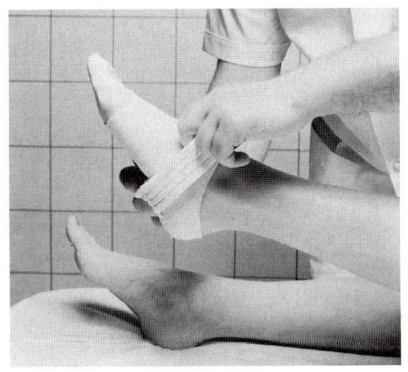

g

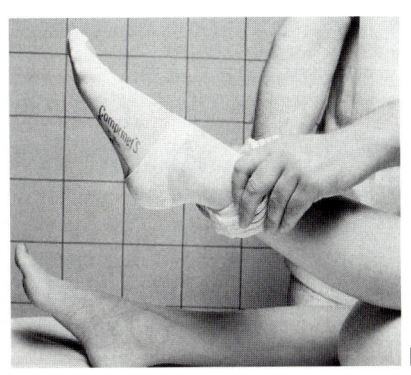

h

5

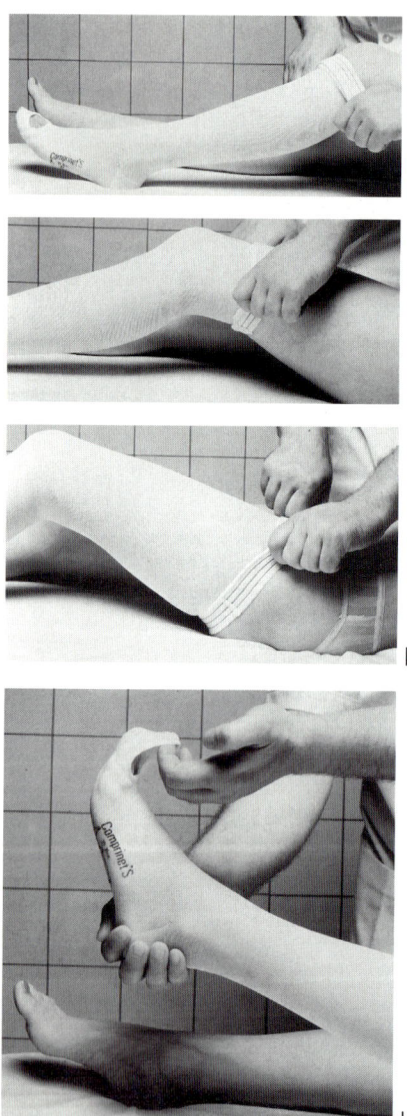

i

j

k

l

Abb. 5-15 a bis l Anziehen von elastischen Strümpfen zur Thromboseprophylaxe
l) Anpassen und Kontrolle des Strumpfes

Gabe von Antikoagulanzien

Antikoagulanzien sind blutgerinnungshemmende Medikamente, die nur auf ärztliche Verordnung verabreicht werden dürfen. Sie dienen der Prophylaxe ebenso wie der Therapie.

– **Heparine** als Sofortantikoagulation, subkutane oder intravenöse Injektion
– **Cumarine** (Marcumar®) als Langzeitantikoagulation
– **Heparin-** oder **Hirudoidsalben** zur lokalen Anwendung
– **Acetylsalicylsäure** (Aspirin®)
– **Streptokinase** zur Thrombolysetherapie, intravenös nur unter intensivmedizinischer Aufsicht

Bewohner mit Marcumar®-Therapie erhalten mit der Behandlung einen speziellen Cumarin-Paß, da sie durch die Wirkung der Antikoagulationen zu anhaltenden Blutungen neigen.

Intramuskuläre Injektionen sind bei Cumarin-Therapie **strengstens verboten.**

5.7.3 Kontrakturenprophylaxe

Eine Kontraktur ist eine Fehlstellung von Gelenken mit Funktions- und Bewegungseinschränkung.

Ursachen
– falsches Lagern
– Schonhaltung
– Schmerzhaltung
– zu langes Ruhigstellen in Gips- oder Streckverbänden
– gestörter Muskeltonus durch Lähmungen oder Nervenstörungen
– Schmerzen und Sensibilitätsstörungen

Besonders gefährdete Personen
– mit entzündlichen oder degenerativen Gelenkerkrankungen
– mit Nervenlähmungen
– mit Verletzungen und Verbrennungen im Gelenkbereich
– mit Bewußtseinsstörungen
– mit Narbenbildung im Gelenkbereich

Symptome
Die Bewohner haben eine sichtbare Zwangshaltung der betroffenen Extremität. Die Bewegung im Gelenk ist sehr schmerzhaft und eingeschränkt.

• **Beugekontraktur** (Abb. 5-16)
– Gelenksteife in Beugestellung (Flexion)
– Muskulatur und Sehnen sind an der Beugeseite verkürzt
– eine Streckung ist nicht möglich

5

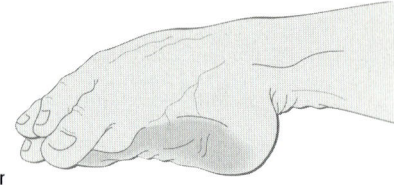

Abb. 5-16 Beugekontraktur

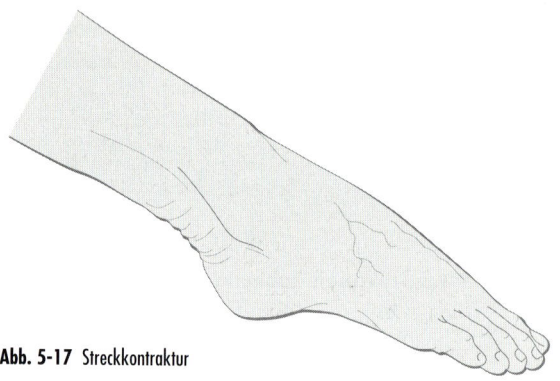

Abb. 5-17 Streckkontraktur

- **Streckkontraktur** (Abb. 5-17)
  - Gelenksteife in Streckstellung (Extension)
  - Muskulatur und Sehnen sind an der Streckseite verkürzt
  - ein Beugen ist nicht möglich

5.7.3.1 Pflegerische Maßnahmen zur Kontrakturen-prophylaxe

- **Physiologisches Lagern in der Mittelgelenkstellung** (s. Abb. 31-3)
  - Handgelenk in leichter Schalenbildung mit dem Handrücken noch oben
  - Finger des Bewohners bei jeder Pflegetätigkeit beugen, spreizen und strecken
  - Handgelenk in allen Ebenen bewegen

Dem Patienten möglichst keinen Gegenstand in die Handinnen-fläche geben, da hierdurch der Greifreflex ausgelöst und eine Faustbildung verursacht werden.

- **Ellenbogengelenk** im Winkel von etwa 100 Grad bei leicht erhöhtem Unterarm
- **Schultergelenk**: den Oberarm in etwa 30-Grad-Abduktions-stellung lagern

– **Hüft- und Kniegelenk** parallel und gestreckt auf fester Unterlage, Außenrotation der Beine verhindern

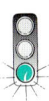

Bei Schmerzen im Kniegelenk kann eine leichte Knierolle helfen.

5

– **Fußgelenk** im 90-Grad-Winkel an einem weichen Polster (Fußstütze) anstoßen lassen. Um dem Bewohner ein Gefühl für seine Beine und Füße zu geben, wird das Polster zwischen weich und hart gewechselt. Ein Bettbogen verhindert einen zusätzlichen Druck der Bettdecke auf die Fußspitzen

• **Bewegungsübungen**
– **passive Bewegungsübungen**: alle gefährdeten Gelenke ohne Mithilfe des Bewohners in allen Bewegungsebenen bewegen
– **aktive Bewegungsübungen**: Bewohner in seinen Bewegungsübungen unterstützen und assistieren, bis er diese selbständig vornehmen kann

Grundsätzlich gehört die **Bewegungstherapie** in den Aufgabenbereich der Krankengymnastik (Physiotherapie). Um diese Übungen in der ganzheitlichen Pflege weiterzuführen, ist hier eine enge Zusammenarbeit gefordert. Ebenso muß das Pflegepersonal alle Veränderungen dokumentieren und an Arzt sowie Physiotherapeuten weitergeben.

5.7.4 Pneumonie- und Atelektasenprophylaxe

Unter einer **Pneumonie** versteht man die Entzündung des Lungengewebes (Lungenentzündung), besonders der Alveolen (Lungenbläschen).
Atelektasen sind Lungenbereiche, die während der Atmung nicht mehr am Gasaustausch teilnehmen und nicht mit Luft gefüllt sind. Die Alveolenwände liegen aneinander.

Ursachen
– Minderbelüftung der Lungenflügel
– unzureichendes Abhusten von Bronchialsekret
– fehlender Schluckreflex
– Aspiration von flüssigen oder festen Stoffen wie Mageninhalt, Blut, Nahrungsmittel
– Infekte der Atemwege

Besonders gefährdete Personen
– bewußtlose und komatöse Menschen
– schwerkranke und abwehrgeschwächte Menschen
– Herz- und Lungenkranke
– bei starken Schmerz- und/oder Beruhigungsmitteln
– betagte, geschwächte und bettlägerige Patienten
– nach Operationen und maschineller Beatmung
– tracheotomierte Menschen

5

5.7.4.1 Pflegerische Maßnahmen zur Pneumonie-
prophylaxe

• **Frühmobilisation**
Kranke und gefährdete Bewohner werden **so oft und so früh wie
möglich** aus dem Bett herausgesetzt. Sie sollen dabei kräftig
durchatmen.

• **Lagerungen**
– Oberkörperhochlagerung (s. Abb. 5-9)
– Seitenlagerung (s. Abb. 5-13)
– Halbmondlagerung, seitliche Dehnlagerung (s. Abb. 10-5)
– V-Lagerung (Kissen werden V-förmig unter den Schulter-
blättern angeordnet)
– T-Lagerung (Kissen werden T-förmig unter den Schulter-
blättern und der Brustwirbelsäule angeordnet, s. Abb. 10-7)
– atemerleichternde Sitz- und Liegepositionen
– Reitsitz (Kissenrolle unter das Gesäß legen)
– Kutschersitz (lockere Sitzhaltung, Beine leicht gespreizt,
Oberkörper leicht nach vorne geneigt, s. Abb. 26-2)
– Quincke-Hängelage (der Bewohner legt sich mit dem Brustkorb quer über das Bett, so daß der Kopf seitlich am Bett
tiefer hängt; so kann er leichter Sekret nach oben transportieren und abhusten)

Hilfe beim Abhusten
– Bewohner zum Abhusten auffordern
– Hygienepapier oder Zellstoff bereithalten
– Thoraxvibration mit der Handfläche
– Thoraxvibration mit Vibrator
– Thoraxkompression beim Abhusten

Vorgehen beim Abklopfen
– mit der hohlen Hand neben der Wirbelsäule
– von unten nach oben
– mit kühlenden Lösungen oder Eiswasser die Einatmung
vertiefen

Nicht die Wirbelsäule und die Nierenbecken beklopfen.
Nicht abklopfen bei: Herz-, Knochen-, Gehirnerkrankungen,
Osteoporose, Gefahr der Embolie oder Kopfverletzungen.

• **Atemgymnastik** (Kap. 10.2.4)
– Atmen gegen einen Widerstand
– Atmen durch einen Totraumvergrößerer, z.B. Giebelrohr
(s. Abb. 10-9)
– Atemübungen mit dem Tri-flow-II-Atemtrainer (Abb. 10-8)

• **Bronchialtoilette**
– Mundpflege (Kap. 5.7.5)
– Absaugen des Mund- und Rachenraumes unter sterilen
Bedingungen (Kap. 23)

- **Einreibungen**
  - sekretlösende Salben
  - ätherische Öle aus Senfkorn, Kampfer, Eukalyptus, Pfefferminz

- **Inhalationen** (Kap. 25)
  - Aerosol-Geräte
  - Ultraschallvernebler
  - Kaltdampfvernebler
  - Verabreichen von Sauerstoff (ärztliche Anordnung)

5

5.7.5 Soor- und Parotitisprophylaxe

Soor ist ein durch **Candida albicans** verursachter, weißlich glänzender Pilzbelag auf der Mundschleimhaut. Unter **Parotitis** versteht man die Entzündung der Ohrspeicheldrüse und damit einhergehender Entzündung der Mundschleimhaut und benachbarter Speicheldrüsen.

Munderkrankungen
- **Stomatitis**
  - Entzündung der Mundschleimhaut
  - gerötete und angeschwollene Mundschleimhaut
  - Schmerzen und Brennen beim Schlucken und Sprechen
  - unangenehmer Mundgeschmack und -geruch

- **Soor**
  - Candida-Pilz-Erkrankung
  - festhaftender, weißer bis grauer Belag auf der Mundschleimhaut

- **Mundaphthen**
  - Defekte in der Mundschleimhaut
  - kleine rund-ovale Schäden in der Mundschleimhaut
  - sehr schmerzhaft, deshalb oft Essensverweigerung

- **Rhagaden**
  - Hauteinrisse im Mund- und Nasenwinkel
  - kleine schmerzhafte Schrunden

- **Herpes labialis**
  - Viruserkrankung der Lippen
  - kleine schmerzhafte Bläschen und Schrunden auf den Lippen
  - häufig bei Fieber oder psychischer Labilität (Abwehrschwäche)

- **Parotitis**
  - Ohrspeicheldrüsenentzündung
  - schmerzhafte Schwellung
  - behinderter Sekret- und Speichelabfluß

5

- **Gingivitis**
  - Zahnfleisch- und Gaumenfleischentzündung
  - bei schlecht sitzendem Zahnersatz
  - starke Rötung des Zahnfleisches
  - Zahnfleischblutungen bei der Mundpflege

Ursachen
  - mangelnde Kautätigkeit
  - mangelhafte Mundhygiene
  - Bakterien-, Viren- oder Pilzbefall
  - gestörte Infektabwehr
  - Medikamente, die das Immunsystem beeinflussen wie Antibiotika, Zytostatika
  - Mangelernährung
  - Bewußtlosigkeit
  - verminderte Speichelproduktion und Speichelfluß

5.7.5.1 Pflegerische Maßnahmen zur Soor- und Parotitisprophylaxe

- **Kautätigkeit und Speichelfluß anregen**
  - Kauen von trockener Brotrinde
  - Dörrobst anbieten
  - Kaugummi kauen lassen (schwierig bei Zahnersatz)
  - mit fester Nahrung die Kautätigkeit fördern
  - Massage des Kieferwinkels am Ausführungsgang der Parotis zur Parotitisprophylaxe

- **Mundpflege**
  - Zahnersatz regelmäßig reinigen (lassen)
  - Mund regelmäßig ausspülen (lassen)
  - Zahnpflege nach jedem Essen

5.7.5.2 Spezielle Mundpflege

Bei Bewohnern, die nicht mehr zur üblichen Mundpflege in der Lage sind, ist es notwendig, eine spezielle Mundpflege vorzunehmen.
Dazu eignen sich Lösungen aus Glyzerin, Zitro-Glyzerin, Kamille, Pfefferminze oder Panthenol. Wirksam sind auch Kamillen- und Salbeitee, Tee mit Zitrone (nicht bei Verletzungen der Mundschleimhaut) und Mundwasser. Es gibt im Handel auch fertige Zitronenstäbchen (Lemonsticks®, Pagavitstäbchen®), die jedoch nicht alle Bewohner tolerieren.

Die Mundpflege mit Salbeitee sollte nicht öfter als zweimal täglich erfolgen, da dieser die Mundschleimhaut austrocknet.

Vorbereiten des Materials
Mundpflegeset
  - Taschenlampe
  - Zungenspatel

- Schale mit Tupfern
- Péan-Klemme oder Stieltupfer
- Mundpflegelösungen
- Lippenpflegesubstanzen
- Abwurfbehältnis
- Papiertaschentücher

5

Das Mundpflegeset täglich und bei Bedarf erneuern.

Vorgehen
- Inspektion der Mundhöhle (Taschenlampe)
- Tupfer auf der Péan-Klemme befestigen
- Kopf der Klemme muß vollständig bedeckt sein
- mit Lösung benetzen
- Mundhöhle unter Sicht (Taschenlampe) einschließlich Zunge, Gaumen, Wangenschleimhaut, Zähnen und Zahnfleisch sorgfältig abwischen
- so oft wie nötig mit frischem Tupfer wiederholen
- vorhandene Borken anfeuchten
- vorsichtig durch Abreiben entfernen
- mit frischem Mundwasser nachwischen
- Massage des Kieferwinkels
- Lippen mit geeignetem Pflegemittel dünn eincremen
- Pflegedokumentation

Verletzungen der Mundschleimhaut sind unbedingt zu vermeiden.

5.7.6 Obstipationsprophylaxe

Unter Obstipation (Verstopfung) versteht man eine **verzögerte Darmtätigkeit** und **erschwerte Stuhlentleerung**.

Ursachen
- falsche Ernährung (zuwenig Ballaststoffe)
- zuwenig Flüssigkeit
- mangelnde körperliche Betätigung
- falsche Eßgewohnheiten, zu hastiges Essen
- Erkrankungen des Magen-Darm-Systems
- Fieber
- regelmäßige Einnahme von Beruhigungsmitteln und Abführmitteln
- psychische Ursachen, wie Bettschüssel, Ekel vor fremden Toiletten
- neurogene Störungen, wie Lähmungen
- Analhämorrhoiden

Symptome
- meist wenig und harter Stuhlgang
- Blähbauch
- kolikartige Bauchschmerzen
- Appetitlosigkeit
- Kopfschmerzen

5

– Zungenbelag
– Mundgeruch

5.7.6.1 Pflegerische Maßnahmen zur Obstipations-prophylaxe

• **Information und Aufklärung des Bewohners**
– über gesunde und regelmäßige Ernährung
– über Verzicht auf Abführmittel
– daß täglicher Stuhlgang nicht immer gegeben und ernährungsabhängig ist

• **Ernährung**
– Zeit zum Essen lassen
– bei unselbständigen Bewohnern Essen langsam eingeben
– gut kauen lassen
– ballaststoffreiche Ernährung
– viel Obst und Gemüse
– regelmäßig Getränke anbieten, mindestens zwei Liter täglich
– frisch zerkleinerte Weizenkleie in Joghurt anbieten
– zum Frühstück eingeweichtes Dörrobst wie Pflaumen und Feigen

• **Bewegung**
– so oft und soviel wie möglich bewegen (lassen)
– Seniorengymnastik
– Aktivierungsmaßnahmen
– Bewegung an der frischen Luft
– Gymnastik und Bauchmuskeltraining im Bett

• **Darmtraining**
– den Darm an regelmäßige Entleerungszeiten gewöhnen
– bei Bedarf Bauchmassage
– rechtzeitigen Gang zur Toilette veranlassen
– Entleerungsäußerungen sofort berücksichtigen
– bei Bedarf Anus vor der Entleerung mit Vaseline eincremen (lassen)
– auf der Toilette oder dem Bettstuhl Zeit lassen

• **Medizinische Maßnahmen**
Medizinische Maßnahmen werden immer vom **Arzt angeordnet**. Das Pflegepersonal ist zuständig für die Umsetzung oder Assistenz.
– Gabe von Abführmitteln (Gefahr der Abhängigkeit)
– Verabreichen von Suppositorien (Abführzäpfchen)
– Klistiere oder Einlauf
Organische Ursachen können chirurgisch behandelt werden, beispielsweise durch Veröden der Hämorrhoiden.

Für den alten Menschen ist neben der Nahrungsaufnahme die Ausscheidung eines der wichtigsten Grundbedürfnisse, worauf er sich sehr konzentriert. Lebenslange Gewohnheiten werden durch den Heimeintritt gestört und können so zu Erkrankungen führen. Das Gespräch mit dem Bewohner über die Bedeutung einer regelmäßigen (nicht immer täglichen) Stuhlentleerung kann Problemen manchmal entgegenwirken. Die zu schnelle Gabe von Abführmitteln oder Einläufen ist sehr problematisch und sollte immer sorgfältig geprüft werden. Die **Dokumentation** der Stuhlausscheidung ist daher zwingend erforderlich und darf nicht vergessen werden.

5

5.7.7 Zystitisprophylaxe

Unter einer **Zystitis** versteht man eine Entzündung der Harnblase. Frauen leiden häufiger darunter. Durch die kurze Harnröhre können Bakterien (meist Staphylokokken oder Streptokokken) schneller in die Harnblase gelangen. Aber auch mechanische Reize, wie Blasenkatheter, Geschlechtsverkehr oder Masturbation, können eine Zystitis verursachen.

Ursachen
- unzureichende Intimpflege
- Inkontinenz
- unzureichende Flüssigkeitszufuhr
- Blasenverweilkatheter
- Unterwäsche, die nicht der Temperatur angepaßt ist
- Nierenerkrankungen, Harnabflußstörungen
- Immunschwäche

Symptome
- Brennen bei der Miktion (Urinausscheidung)
- Unterbauchschmerzen, Nierenstechen
- Blutbeimengungen im Urin
- verfärbter Urin, evtl. mit Flocken
- vermehrter Harndrang
- unwillkürlicher Urinabgang
- Pollakisurie (häufiges Wasserlassen in kleinen Mengen)

5.7.7.1 Pflegerische Maßnahmen zur Zystitisprophylaxe

- **Information des Bewohners über die Ursachen**
  - angepaßte Kleidung
  - auf regelmäßige Urinausscheidung achten
  - lokale Wärmeanwendung, wie Wärmflasche
  - angenehme Zimmertemperatur, etwa 22 °C
  - auf gründliche Intimpflege des Mannes vor dem Geschlechtsverkehr hinweisen

- **Hygiene**
  - Intimpflege nach jeder Miktion und jedem Geschlechtsverkehr
  - Waschrichtung im Intimbereich von der Symphyse zum Anus
  - Inkontinenzeinlage regelmäßig wechseln und kontrollieren
  - einmal täglich Wechsel der Unterhose, bei Inkontinenz häufiger

5

- **Flüssigkeitszufuhr**
  - Ein- und Ausfuhrkontrolle
  - ausreichende Flüssigkeitszufuhr
  - Wunschgetränke verabreichen, um das Trinken anzuregen
  - Nieren- und Blasentee
  - Kamillen- und Pfefferminztee

5.7.8 Intertrigoprophylaxe

Intertrigo bedeutet Wundsein, wundgeriebene Stelle, meist nässende Hautläsion.

Ursachen
- Reibung von Haut auf Haut
- Aufweichen der Haut durch Feuchtigkeit oder Schweißbildung
- Infektion mit Bakterien oder Soorpilzen

Gefährdete Körperstellen
- Leistenbeugen
- unter der weiblichen Brust
- unter den Achselhöhlen
- Bauchfalten und Nabel
- Finger- und Zehenzwischenräume
- zwischen den Gesäßhälften
- Gliedmaßenstumpf bei Prothesenträgern

Besonders gefährdete Personen
- mit Adipositas
- mit Diabetes mellitus
- mit Spastiken
- Frauen mit großen Brüsten
- mit starker Schweißneigung
- mit überhängendem Bruch der vorderen Bauchwand

5.7.8.1 Pflegerische Maßnahmen zur Intertrigoprophylaxe

- **Reinigen und Trockenhalten der Haut**
  - vorsichtiges Waschen gefährdeter Stellen mit pH-neutraler Seife oder Seifenlösung
  - Lotion
  - trockentupfen, nicht reiben
  - Einlegen von Mull- oder Baumwollstreifen zum Schweißaufsaugen

- **Hautpflegemittel**
  - zinkhaltige Salben schützen gegen feinste Hautverletzungen

Fettsalben vermeiden, da sie die Haut luftdicht verschließen und somit intertrigofördernd wirken.

6 Waschen und Kleiden

Das Waschen des Körpers dient verschiedenen Zwecken:
– Pflege des Körpers
– Erhalten der Gesundheit
– Schmücken des Körpers z.B. durch Make-up und Cremes
– Hygiene zum Vermeiden von Infektionen
– Körperbewußtsein durch Berührungen und Hilfsmittel
  (z.B. Wasser und Wassertemperaturen)
– Vorbeugen von Folgeerkrankungen

Die Pflegenden unterstützen den Bewohner individuell bei dieser Aktivität des täglichen Lebens. Der Anteil der Hilfestellung kann dabei von einzelnen Handreichungen oder Anleitungen bis hin zur Übernahme der gesamten Pflegetätigkeit, wie Waschen im Bett, reichen.

 Die Handlungen sind dabei täglich dem allgemeinen Befinden des Bewohners anzupassen und in der Pflegeplanung festzuschreiben.

Das Sauberkeitsempfinden von Bewohnern und Pflegenden kann sehr unterschiedlich sein und ist deshalb bei jeder Pflegehandlung neu in Einklang zu bringen und bewußt zu machen.
Beim Unterstützen der Körperpflege erfolgt häufig ein Eingriff der Pflegenden in die Intimzonen des Bewohners. **Intimzonen** sind Körperstellen, an denen Berührungen von anderen Menschen als angenehm oder unangenehm (Tabuzonen) empfunden werden. Das Pflegepersonal muß um diese Grenzüberschreitung wissen und sich diese Tatsache bei jedem Bewohner neu bewußt machen.

 Der Pflegende muß immer mit Feingefühl, großer Behutsamkeit und persönlichem Respekt vorgehen.

Da das Waschen und auch das Ankleiden sehr in die **Intimsphäre** des Menschen eingreifen, muß die individuelle und rücksichtsvolle Pflege immer im Vordergrund stehen.
Das Tabuverständnis von Bewohner und Pflegepersonal kann sehr unterschiedlich sein. Jeder Beteiligte erlebt das **Schamgefühl** anders. Das Aufeinandertreffen von unterschiedlichen Geschlechtern, Generationen und Nationalitäten mit ihren teils konträren Erziehungsstilen und Ansichten kann zu zwischenmenschlichen Problemen führen.

6.1 Pflegerische Aspekte der Körperpflege

Ziele der täglichen Körperpflege
– Beobachten des Bewohners
– Erkenntnisse über das allgemeine Wohlbefinden
– unmittelbares Erkennen von Veränderungen
– Basale Stimulation®
– Fördern der Körperwahrnehmung
– Sinnesreize
– Hygiene
– Prophylaxen
– Anregen der Blutzirkulation
– Steigern der Widerstandskraft, Abhärten gegenüber Krankheitserregern
– Mobilisieren
– Muskeltraining
– Motivation und Hilfe zur Selbsthilfe
– Massage
– Reize durch das Waschen
– Erhalten der Beweglichkeit
– Erhalten und Ausbau der Ressourcen
– Fördern der Selbständigkeit
– Erhöhung des Selbstwertgefühls
– individuelle Unterstützung

6.1.1 Beobachten des Bewohners

6.1.1.1 Beobachtungen der Augen

Die Beobachtung der Augen umfaßt
– Augenlider
– Augäpfel
– Skleren
– Augenbewegungen

Augenveränderungen können Hinweise auf andere Erkrankungen geben:
– flackernde Augenlider, evtl. bei Nervosität
– angeschwollene Augenlider, evtl. bei Nierenerkrankungen, Ödemen
– glanzlose Augäpfel, evtl. bei Depressionen
– starre Augäpfel, evtl. bei Überfunktion der Schilddrüse
– Spontanbewegungen der Augäpfel (Nystagmus), evtl. bei multipler Sklerose, Psychosen, Kleinhirntumoren
– Verfärbung der Skleren: gelb bei Hepatitis, Leberzirrhose, Ikterus, rot bei Entzündungen, Blutungen, Tränenfluß

6.1.1.2 Beobachtungen der Haut

Hautfunktionen
– Schutz vor mechanischen, thermischen und chemischen Einflüssen

- Schutz vor ultravioletten Strahlen und dem Eindringen von Krankheitserregern
- Speichern von Fett im Unterhautfettgewebe
- Ausscheiden von Talg und Schweiß
- Regulieren der Körpertemperatur
- Sinnesfunktion

6

Veränderungen der Hautfarbe
- Blässe bei Minderdurchblutung der Haut, evtl. bei Krebs-erkrankungen, Schock, Angst, Übelkeit
- Rötung bei verstärkter Hautdurchblutung, evtl. bei Bluthoch-druck, Fieber
- Blaufärbung bei unzureichender Sauerstoffzufuhr im Gewebe, evtl. bei Herzerkrankungen
- Gelbfärbung evtl. bei Hepatitis, Ikterus, Leberzirrhose, Anämie

Veränderungen des Spannungszustandes
Bei verschiedenen Krankheitsbildern kommt es zu **Ödemen**. Hierbei handelt es sich um eine Flüssigkeitsansammlung im Gewebe. Ursache ist meist eine Veränderung im Gleichgewicht der Eiweißstoffe, eine Stauung im venösen System oder eine Durchlässigkeit der Gefäßwände. Kennzeichen ist eine meist schmerzlose, nicht gerötete Schwellung, bei glatter und gespannter Haut. Bei Druck mit dem Finger auf die Schwellung entsteht eine Delle, die sich nur sehr langsam ausgleicht. Verschiedene Ödemarten sind in Tabelle 6-1 nachzulesen.

Tabelle 6-1   Ödemarten, Ursachen und Symptome

Ödemarten	Ursachen	Symptome
Stauungsödem	Thrombose, Stenose, Herzinsuffizienz	geschwollene Fußrücken und Knöchel, Wasseransammlung im Liegen in der Sakralgegend
Renales Ödem	Nierenleiden	Schwellung der Augenlider oder des ganzen Gesichts, besonders am Morgen
Hepatogenes Ödem	Lebererkrankung	Wasseransammlung im Bauchraum (Aszites)
Kachektisches Ödem (Hungerödem)	Magersucht, Karzinom, Anämien, Diabetes mellitus	Wasseransammlung im Bauchraum (Schwellbauch)
Ödem bei gestörtem Lymphabfluß	Zerstörung oder Entfernung der Lymphknoten (z. B. nach Mammaamputation durch Bindegewebsvermehrung)	Wasseransammlung an den Lymphknoten und -bahnen

6

Hautanhangsorgane

Zu den Hautanhangsorganen zählen
- Nägel
- Haare

Nägel dienen dem Schutz der Finger- und Zehenkuppen. Sie sind schmerzunempfindlich, schützen aber darunterliegendes empfindliches Gewebe.
Veränderungen an den Nägeln und die Ursachen dafür sind der Tabelle 6-2 zu entnehmen.

Tabelle 6-2 Nagelveränderungen

Nagelveränderungen	Ursachen
Uhrglasnägel	anhaltender Sauerstoffmangel infolge Herz- und Lungenerkrankungen
Nagelrinnen	Pilzerkrankungen oder Ekzeme
Nagelbrüchigkeit	Stoffwechselstörungen, Calcium-Eisen-Mangel, Erkrankungen der Schilddrüse
Eingewachsene Nägel	falsches Schneiden oder zu enge Schuhe
Nagelfarbveränderungen	bräunlich bei Rauchern, bläulich bei Mangeldurchblutung (Akrozyanose)

Haare dienen dem Schutz der Haut, besonders da, wo Haut auf Haut liegt (in den Achselhöhlen, Leistenbeuge). Die **Kopfhaare** schützen die Kopfhaut vor
- Verletzungen
- Temperaturunterschieden

Kopfhaare haben für die Psyche des Menschen eine große Bedeutung. Haltung und Lebensgefühl werden durch entsprechenden Haarschnitt und -farbe oder Barttracht ausgedrückt und dienen somit auch als Schmuck.
Haarausfall ist eine sichtbare Veränderung, ebenso gespaltenes oder stumpfes Haar. Ursachen sind Hormonumstellungen, Entzündungen oder eine Zytostatikatherapie. Durch Krankheiten können die Haare an Glanz, Fülle und Spannkraft verlieren und wirken dadurch leblos.
Für manche Bewohner bedeutet ein künstliches Haarteil auch die Stärkung des Wohlbefindens.

Künstliche Haarteile benötigen die gleiche Pflege wie das Kopfhaar.

6.1.2 Basale Stimulation®

In den 70er Jahren entwickelte der Sonderpädagoge Andreas Fröhlich das Konzept der Basalen Stimulation® und integrierte es zusammen mit Christel Bienstein in die Pflege.

Bei der Basalen Stimulation® wird durch bewußte Stimulationen die Wahrnehmung verstärkt wie:
– Berühren
– Wärme, Kälte
– vertraute Stimmen
– Lieblingsmusik
– bekannte Gerüche
– Reiben der Hautoberfläche

Besonders kranke und behinderte Menschen verhalten sich oft aufgrund der zu geringen Reize passiv. Durch die Basale Stimulation® kann ein physiologischer und psychologischer Ausgleich geschaffen werden.

Basale Stimulationen können auf verschiedenen basalen Ebenen erfolgen:

- **Somatische Stimulation**
  – Auslösen von positiven Erfahrungen mit dem eigenen Körper
  – mit direkter Berührung
  – durch unterschiedliche Berührungsqualitäten

- **Taktile Stimulation**
  – Berühren von Gegenständen (z.B. Zahnbürste vor dem Zähneputzen, Waschlappen, Handtuch)
  – basalstimulierende Ganzwaschung

- **Vestibuläre Stimulation**
  – Wahrnehmung der Schwerkraft durch Lageveränderungen
  – Mobilisation

- **Vibratorische Stimulation**
  – Wahrnehmung von Schwingungen durch Massage, Zahnbürsten oder Rasierapparat
  – Singen oder Brummen (Bewohner vor sich hinsetzen, brummen, dabei überträgt sich die Vibration)

- **Visuelle Stimulation**
  – klare, einfache Bilder
  – ausreichend groß
  – im richtigen Blickwinkel aufgehängt (bei liegendem Bewohner z.B. an der Decke)

- **Akustische Stimulation**
  – bekannte Musik
  – Tonband mit Stimmen der Angehörigen

 Die Musik sollte nicht länger als 30 Minuten spielen, da sonst der Reiz nicht mehr wahrgenommen wird. Pausen einlegen.

- **Orale Stimulation**
  – bekannte Geschmackstoffe auf die Zunge geben

• **Olfaktorische Stimulation**
– Anbieten von bekannten Gerüchen
– auf Gerüche hinweisen

6

6.2 Prinzipien bei der Körperpflege

Grundsätzlich sollten folgende Punkte in der Hilfestellung bei
der Körperpflege beachtet werden:
– genaue, schrittweise Informationen über alle Pflegehandlungen
– Entscheidungsfreiheit in der Reihenfolge, entsprechend den
 Gewohnheiten, überlassen (Ermitteln der Bedürfnisse, Kap. 3)
– bei Blasenverweilkathetern vor dem Beginn der Pflegehandlungen unbedingt den Urinbeutel vollständig entleeren
– Raumtemperatur rechtzeitig auf etwa 22 °C einstellen
– Intimsphäre wahren, z.B. durch Anbringen eines Sicht-
 schutzes (Vorhang zuziehen, Einschalten der Anwesenheits-
 lampe etc.)
– bei der Körperpflege im Bett nur so viel Körperfläche wie
 nötig aufdecken, soviel wie möglich zugedeckt lassen
– bevorzugte Wassertemperatur und Pflegemittel benützen
– alle benötigten Materialien, Kleidungs- und Wäschestücke
 griffbereit legen
– Handtücher und Unterwäsche wenn möglich auf der
 Heizung vorwärmen
– mit der Mundpflege beginnen und baldmöglichst Zahnprothese einsetzen (lassen)
– zügig waschen und unmittelbar sorgfältig abtrocknen
– Oberkörper bekleiden
– die Augen von außen nach innen waschen
– den Intimbereich von der Symphyse zum Analbereich
 waschen
– für die Intimpflege extra Waschhandschuh und Handtuch
 verwenden
– die Haarpflege nach den Bedürfnissen des Bewohners richten
– die Bartpflege nach Bedarf (auch bei Bewohnerinnen)
– soviel wie möglich selbst vornehmen lassen, fördert das
 Selbstwertgefühl
– alle prophylaktischen Maßnahmen miteinfließen lassen, um
 zusätzliches Umlagern zu vermeiden
– Wohlbefinden erfragen

6.2.1 Pflege- und Pflegehilfsmittel

• **Pflegemittel**
Grundsätzlich werden Pflegemittel verwendet, die der Bewohner wünscht oder die ihm vertraut sind.
– alkalische, unparfümierte Seifen schonen den Hautsäure-
 mantel
– fertige Bade- oder Waschwasserzusätze mit Rückfettungs-
 effekt

6

– Hautcreme oder Hautlotion zur Hautrückfettung oder zur
   Dekubitusprophylaxe
– Zahncreme
– Mundwasser
– Zahnreinigungsmittel
– Zahnbürste
– Make-up
– Parfüm, Rasierwasser, Toilettenwasser
– Shampoo, Haartönung, Haarfestiger, Haarwasser
– Kamm, Bürste zur Haarpflege

● **Pflegehilfsmittel**
– Waschlappen, Waschhandschuh
– Handtücher
– Badetücher
– Lifter
– Haarfön, Haartrockenhaube, Lockenwickler
– Waschbecken, Waschschüssel, Arm-, Fußbadewanne
– Dusche oder Badewanne

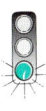

Waschhandschuhe lassen sich fest überstreifen und sind besser
geeignet als Waschlappen, die leichter aus der Hand rutschen.

6.3 Körperpflege

6.3.1 Ganzkörperwäsche im Bett

Vorbereitung der Pflegeperson
– Informationen über den Bewohner einholen
– Hände waschen
– Schutzkleidung (Schürze) anlegen

Vorbereiten des Materials
– Arbeitsfläche richten (Ablage des Nachtkästchens)
– Mund- und Zahnpflcgemittel
– Waschwasser ohne Zusätze
– individuelle Waschwassertemperatur mit Thermometer
   überprüfen
– Waschwasserzusätze
– Pflegemittel für die Prophylaxen (Kap. 5.7) und Behandlung
– Handtücher und Waschhandschuhe
– Kleidung prüfen und in der benötigten Reihenfolge zurecht-
   legen
– evtl. frische Bettwäsche zum Wechseln

Vorbereiten des Raums
– Fenster schließen
– Raumtemperatur durch Zimmerthermometer oder durch
   Rückfrage beim Bewohner prüfen, 21 bis 22 °C
– gute Beleuchtung (Beobachtung)
– Anwesenheitstaste einschalten
– Sichtschutz aufstellen

6

Vorbereitung des Bewohners
– über die Pflegemaßnahme informieren
– besondere Wünsche und Toilettengang erfragen
– Temperatur des Waschwassers kontrollieren lassen

Vorgehen
Der Bewohner soll seine Körperpflege soweit wie möglich selbst übernehmen.
– Bett auf richtige Arbeitshöhe bringen (wenn möglich)
– Kopfteil hochstellen
– Mundpflege (Kap. 6.3.9)
– Gesicht waschen, abtrocknen
– Waschlotion ins Waschwasser geben
– Nachthemd oder Schlafanzugoberteil ausziehen und Oberkörper damit abdecken
– Decke bis zum Bauchnabel zurückschlagen
– Handtuch unter fernliegenden Arm legen (Abb. 6-1 a)
– Arm und Achselhöhle waschen und abtrocknen
– Handtuch unter naheliegenden Arm legen und ebenso waschen
– Brustkorb bis zum Bauchnabel waschen und abtrocknen
– zum Waschen des Rückens den Bewohner aufsitzen lassen oder zur Seite drehen
– Pneumonieprophylaxe (Kap. 5.7.4)
– Hautpflege des Oberkörpers zur Hautrückfettung, Anregen der Hautdurchblutung, Steigern des Wohlbefindens
– Oberkörper ankleiden
– Bettdecke entfernen und den Intimbereich abdecken
– Füße und Beine waschen (Gelegenheit zu einem Fußbad geben), gut die Zehenzwischenräume trocknen (Abb. 6-16)
– Hautpflege der Füße und Beine
– Thromboembolieprophylaxe (Kap. 5.7.2)
– Wechsel von Waschwasser, Waschhandschuh und Handtuch
– Handtuch unter Gesäß legen
– Waschen des Intimbereichs, evtl. Dekubitusprophylaxe
– evtl. Kontrakturenprophylaxe (Kap. 5.7.3)
– Bewohner fertig ankleiden, zudecken
– Handtuch unter das Kopfkissen legen und Haarpflege vornehmen
– Rasur und/oder Bartpflege (Kap. 6.3.6.2)
– Hautpflege im Gesicht
– evtl. Wechsel von verschmutzter Bettwäsche

Intimpflege bei der Frau
– Handschuhe anziehen
– Bauchdecke, Leisten und Oberschenkel waschen und abtrocknen
– Beine anstellen und spreizen lassen
– Waschrichtung immer von der Symphyse weg in Richtung Anus
– äußere Schamlippen waschen und dann mit Daumen und Zeigefinger spreizen

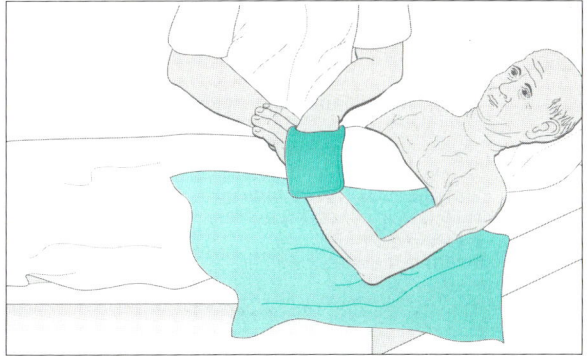

a

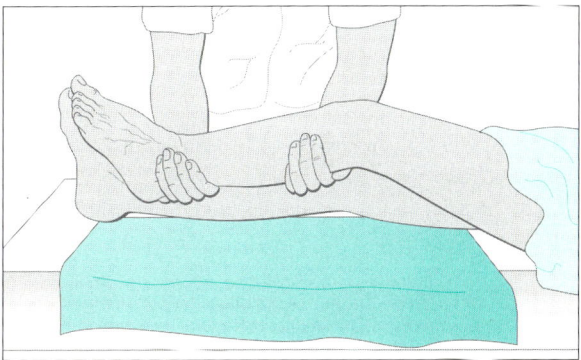

b

Abb. 6-1 a und b Waschen der Extremitäten
a) Waschen der Arme
b) Waschen der Beine

– kleine Schamlippen waschen und vorsichtig abtupfen
– Bewohnerin zur Seite drehen lassen (durch eine zweite
  Pflegeperson oder Bettgitter vor dem Herausfallen sichern
  oder Richtung Pflegeperson drehen lassen)
– Anusregion vom Anus Richtung Kreuzbein waschen und
  abtrocknen
– Gesäß mit Hautpflegemittel eincremen und gut einmassieren,
  Dekubitusprophylaxe (Kap. 5.7.1)
– Schutzhandtuch entfernen
– Intertrigoprophylaxe in der Leiste (Kap. 5.7.8)

6

Intimpflege beim Mann
- Handschuhe anziehen
- Bauchdecke, Leisten und Oberschenkel waschen und abtrocknen
- Penis mit der Hand halten und die Vorhaut vorsichtig zurückziehen
- angesammelten Belag (Smegma) hinter der Eichel mit feuchtem Waschhandschuh entfernen
- Vorhaut wieder nach vorne schieben
- Hodensack (Skrotum) mit der Hand anheben, waschen und gut trocknen
- Bewohner zur Seite drehen lassen, möglichst Richtung Pflegeperson
- Anusregion vom Anus Richtung Kreuzbein waschen und gut abtrocknen
- Gesäß mit Hautpflegemittel eincremen und gut einmassieren, Dekubitusprophylaxe (Kap. 5.7.1)
- Schutzhandtuch entfernen
- Intertrigoprophylaxe in der Leiste, zwischen Penis und Hodensack, zwischen Hodensack und Oberschenkel (Kap. 5.7.8)

 Wenn das Vorschieben der Vorhaut vergessen wird, kann dies eine Paraphimose (Stauungsschwellung) verursachen.

 Die Pflege des Intimbereichs ist bei inkontinenten Personen und Trägern von Blasenverweilkathetern mehrmals am Tag erforderlich.

Nachsorge des Bewohners
- nach Wunsch oder Bedarf lagern (Kap. 5.6)
- Befinden und Wünsche erfragen
- verabschieden

Entsorgen des Materials
- Waschwasser ausleeren
- Waschschüssel reinigen und desinfizieren
- Handtücher und Waschhandschuhe an den Platz hängen oder in die Wäsche geben
- Schmutzwäsche in den Abwurfbehälter oder Wäschesack
- Pflegemittel an den vorgesehenen Platz stellen

Abschluß
- Heizung regulieren, Zimmer lüften
- Vorhänge aufziehen
- Nachtkästchen mit Desinfektionslösung abwischen
- Anwesenheitstaste ausschalten
- Schutzkleidung ablegen
- Hände und Unterarme gründlich waschen, abtrocknen und eincremen
- Pflegehandlung, Beobachtungen und Besonderheiten dokumentieren

6.3.2 Verschiedene Ganzkörperwaschungen

6.3.2.1 Basalstimulierende Bobath-Waschung

Vorbereitung
Siehe Kapitel 6.3.1

6

Vorgehen
Nur eine Pflegeperson wäscht, damit der Bewohner eindeutige
Signale erhält.
– Pflegende steht an der gelähmten Körperseite
– Waschung beginnt an der gesunden Seite und erstreckt sich
  dann auf die betroffene Seite (Abb. 6-2)
– Waschhandschuh benutzen, um die Reize zu verstärken
– Bewohner in die Pflegehandlung miteinbeziehen, er soll den
  Waschhandschuh über die gelähmte Hand streifen
– Gesicht von der gesunden zur gelähmten Seite waschen
  lassen

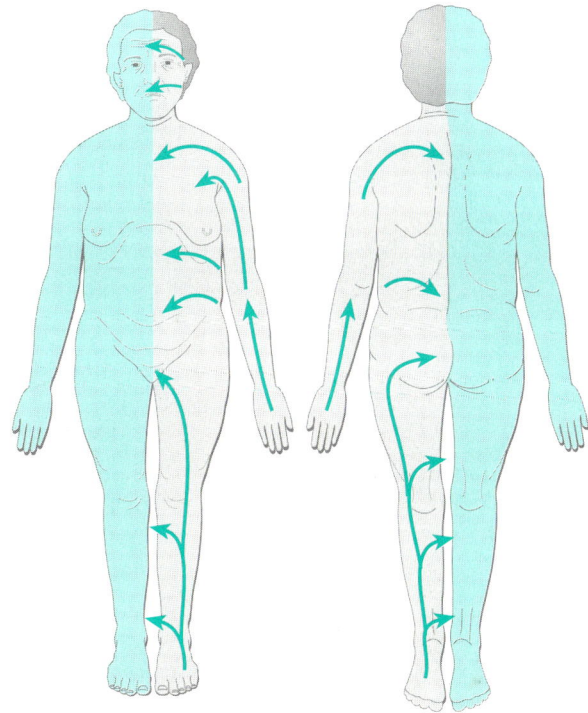

Abb. 6-2 Basalstimulierende Bobath-Waschung

Die verschiedenen Körperbereiche werden immer zuerst auf der gesunden Seite, dann auf der gelähmten Seite gewaschen. Auf keinen Fall darf zuerst die eine und dann die andere Körperhälfte gewaschen werden.

6

6.3.2.2 Belebende Ganzkörperwaschung

Bei der belebenden Ganzkörperwaschung erfolgt das Waschen **entgegen der Haarwuchsrichtung**. Das Ziel ist das Anregen der Körperwahrnehmung und das Steigern der Aktivitäten.

6.3.2.3 Beruhigende Ganzkörperwaschung

Die beruhigende Ganzkörperwaschung eignet sich bei stark desorientiertem, unruhigem und hyperaktivem Verhalten, bei Einschlafproblemen oder starken Schmerzen. Das Waschen erfolgt **entsprechend der Haarwuchsrichtung** (Abb. 6-3).
Die gleichen Prinzipien empfehlen sich auch in der Haarpflege.

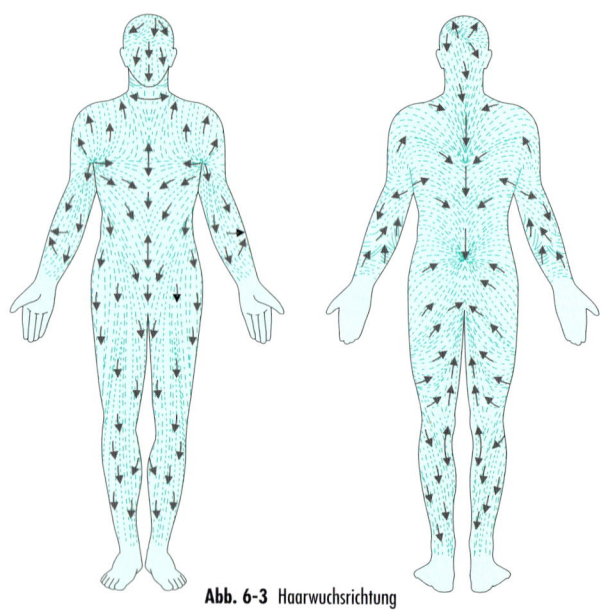

Abb. 6-3 Haarwuchsrichtung

6.3.2.4 Schweißreduzierende Ganzkörperwaschung

Vorgehen
– einen Liter Salbeitee mit fünf Litern Wasser verdünnen
– Wassertemperatur unter der Körpertemperatur (lauwarm)

– gegen die Haarwuchsrichtung waschen
– Waschhandschuh gut auswringen
– Körper des Bewohners nur betupfen
– nach Möglichkeit nur mit einem Handtuch bedecken
– zum Abschluß Hautpflege mit einem Wasser-in-Öl-Produkt

6

6.3.2.5 Fiebersenkende Ganzkörperwaschung

Vorgehen
– ein Liter Pfefferminztee auf fünf Liter Wasser
– Wassertemperatur etwa 10 Grad unter der Körpertemperatur
– gegen die Haarwuchsrichtung waschen
– mit gut ausgewrungenem Waschhandschuh waschen
– Bewohner nicht abtrocknen
– evtl. mit einem Tuch bedecken

Füße müssen bei der fiebersenkenden Waschung immer warm sein, evtl. Socken anziehen. Kann auch als Teilwäsche erfolgen.

6.3.3 Waschen am Waschbecken

Soweit es der Gesundheitszustand erlaubt, sollte der Bewohner die Körperpflege am Waschbecken im Zimmer oder in der Naßzelle vornehmen, ggf. mit Unterstützung durch das Pflegepersonal. Den Gefahren der Bettlägerigkeit, wie Dekubitus, Pneumonie, Kontrakturen, Desorientierung, wird somit entgegengewirkt. Das Aufstehen regt Atmung und Kreislauf an, aktiviert den Gleichgewichtssinn, die Gelenke werden bewegt und belastet, die Selbständigkeit und somit das Selbstwertgefühl gestärkt. Das Gefühl des Krankseins tritt nicht so stark auf.

Vorbereitung der Pflegeperson
– Bewohner über die Maßnahme informieren
– Befinden des Bewohners beurteilen
– Hände waschen
– bei Bedarf Blutdruckkontrolle
– Schutzkleidung (Schürze) anlegen

Vorbereiten des Materials
– bequemen Stuhl mit Unterlage ans Waschbecken stellen
– frische Wäsche auf Vollzähligkeit und Beschädigungen prüfen
– in der benötigten Reihenfolge zurechtlegen
– Pflegemittel und Pflegehilfsmittel kontrollieren
– evtl. Nachtstuhl oder Rollstuhl
– rutschfeste Schuhe (z. B. geschlossene Hausschuhe)

Vorbereiten des Raums
– Fenster schließen
– Raumtemperatur kontrollieren
– für helles Licht sorgen
– Anwesenheitstaste drücken
– Sichtschutz anbringen oder Türe zur Naßzelle schließen

6

Vorbereitung des Bewohners
– über die einzelnen Pflegehandlungen informieren und zur Mithilfe anregen
– besondere Wünsche erfragen
– Toilettengang erfragen
– Thromboembolieprophylaxe (z. B. Beine wickeln) im Bett (Kap. 5.7.2)
– Bett auf richtige Aufstehhöhe
– Beine des Bewohners über die Bettkante lagern
– beim Aufrichten über die Seite helfen und beobachten
– kurze Zeit am Bettrand sitzen lassen und beobachten
– rutschfeste Schuhe anziehen
– bei Bedarf Transfer zum Rollstuhl
– zum Waschbecken begleiten oder fahren

Vorgehen
Bewohner unterstützen, wo er Hilfe benötigt.
– Mund- und Zahnpflege
– genügend Wasser mit der richtigen Temperatur
– Gesichtswäsche
– bei Bedarf beim Auskleiden helfen
– mit dem Nachthemd oder Schlafanzugoberteil den Rücken abdecken
– Hände, Arme, Brustkorb waschen und abtrocknen lassen
– Rücken waschen und abtrocknen
– Hautpflege
– Oberkörper ankleiden
– Schuhe ausziehen, Füße und Beine waschen, abtrocknen
– evtl. gegen Kälte Strümpfe anziehen
– Waschwasserwechsel
– Bewohner auf eine Unterlage hinstellen (lassen)
– soweit wie möglich soll sich der Bewohner den Intimbereich selbst waschen, während das Pflegepersonal beim Stehen unterstützt
– Unterkörper fertig ankleiden und bei Bedarf in den Rollstuhl setzen
– Oberbekleidung anziehen
– Handtuch über die Schulter legen und Haarpflege
– Rasur und/oder Bartpflege
– Hautpflege im Gesicht und an den Händen

Nachsorge des Bewohners
– Schmuck anlegen lassen
– Parfüm erfragen, Make-up, Lippenstift auftragen lassen
– Aussehen im Spiegel kontrollieren lassen
– Befinden und sonstige Wünsche erfragen

Entsorgen des Materials
– Handtücher und Waschhandschuhe an den Platz hängen
– Pflegemittel und Pflegehilfsmittel an ihren Platz stellen
– Schmutzwäsche in den Abwurfbehälter
– Bett richten
– Ordnung im Zimmer kontrollieren und wiederherstellen

Abschluß
– Heizung regulieren
– Zimmer lüften
– Vorhänge aufziehen
– Waschbecken mit Desinfektionslösung reinigen
– Anwesenheitstaste ausschalten
– Schutzkleidung ablegen
– Hände und Unterarme gründlich waschen
– Dokumentation

6.3.4 Das Vollbad

Als Alternative zu den täglichen Waschungen kann dem Bewohner auch ein Bad angeboten werden (Kap. 9.4.3). Es erfrischt,
reinigt und ist für viele Menschen ein angenehmes Ritual. Selbst
für bettlägerige Bewohner kann durch geeignete Hilfsmittel
(Lifter) ein Bad ermöglicht werden.

Vorbereitung der Pflegeperson
– Informationen über den Bewohner
– Hände waschen
– Schutzkleidung, evtl. Schutzschuhe anziehen

Vorbereiten des Badezimmers
– Fenster schließen
– Zimmertemperatur regulieren
– Badewanne (Abb. 6-4) mit Wasser reinigen
– rutschfeste Matte in die Badewanne einlegen,
  evtl. Badewannensitz
– Anwesenheitstaste einschalten
– Badetuch zurechtlegen, bei Bedarf anwärmen
– Kleider vorbereiten, Unterwäsche anwärmen

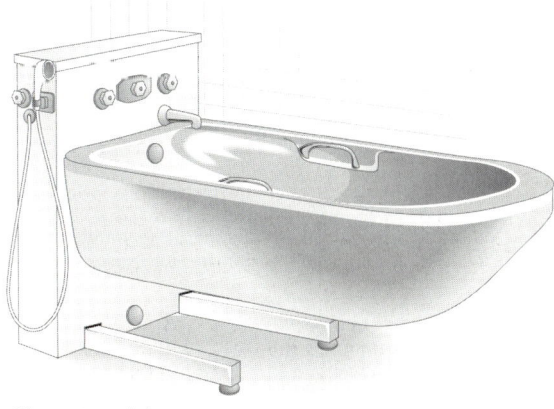

Abb. 6-4 Stationsbadewanne

6

Vorbereitung des Bewohners
– Bewohner informieren
– Toilettengang erfragen
– evtl. Vitalzeichenkontrolle vor dem Vollbad
– mit Bewohner zum Bad gehen

Vorgehen
– Wasser einlaufen lassen, etwa 37 °C, individuelle Temperaturwünsche berücksichtigen
– Bewohner einsteigen lassen (auf Wannenrand setzen) oder mit Hilfsmittel hineinheben
– gefährdete Bewohner nicht alleine lassen
– evtl. bei der Körperpflege helfen, Rücken waschen
– zum Abschluß Bewohner duschen lassen bzw. dies übernehmen
– Haare waschen
– aus der Wanne heraushelfen
– beim Abtrocknen helfen
– Hautpflege
– beim Ankleiden unterstützen

Abschluß
– Wasser aus der Badewanne herauslassen
– Badewanne reinigen und desinfizieren
– Heizung zurückdrehen
– Anwesenheitstaste ausschalten
– Schutzkleidung ablegen
– Hände und Unterarme waschen, abtrocknen und eincremen
– Pflegehandlung und Reaktion des Bewohners dokumentieren

6.3.5 Hand-, Fuß- und Nagelpflege

Im allgemeinen pflegt man die Nägel nach einem Vollbad oder nach dem Duschen. Da dies nicht immer möglich ist, muß vor der Nagelpflege immer ein Hand- oder Fußbad erfolgen. Dadurch werden die Nägel weicher, und auch die Haut des Nagelbettes läßt sich leichter pflegen. Bei starken Verschmutzungen, z.B. mit eingetrocknetem Kot, ist manchmal ein Handbad aus hygienischen Gründen notwendig. Bei Nagel- und Nagelbetterkrankungen dient die Hand- und Fußpflege auch zur Therapie.
Jeder Bewohner sollte über ein **eigenes Nagelpflegeset** verfügen. Ein Hand- oder Fußbad benötigt etwas Zeit, die sinnvoll mit Kommunikation und Wassergymnastik verbunden werden kann. Nach der Nagelpflege ist immer eine ausgiebige Hautpflege angebracht.

Vorbereitung
– Hand- oder Fußbadewanne
– Handtuch, Waschlotion
– Nagelpflegeset mit Nagelzange, Nagelschere, Feile, Holz- oder Plastikstäbchen, Nagelbürste

– Hautpflegemittel
– Bewohner informieren und entsprechend lagern
– Füße entkleiden

Vorgehen
– Hände oder Füße etwa zehn Minuten im wohltemperierten
Wasser bewegen lassen
– bei Bedarf die Nägel mit der Nagelbürste reinigen oder die
Durchblutung durch Reiben fördern
– abtrocknen
– Handtuch unterlegen
– Fingernägel rund, nach der Fingerkuppenform, schneiden
und feilen
– Zehennägel gerade schneiden und feilen
– Nagelrand immer nur in eine Richtung feilen
– Nagelhaut vorsichtig mit Holz- oder Plastikstäbchen zurück-
schieben
– Hautpflegemittel gut einmassieren

Abschluß
– Bewohner wieder richtig lagern oder ankleiden
– gebrauchtes Material reinigen und desinfizieren
– Pflegehilfsmittel an ihren Platz stellen
– Hände waschen
– Dokumentation

In vielen Einrichtungen der Altenhilfe wird die Fußpflege grundsätzlich durch **medizinische Fußpfleger** vorgenommen. Auch
die Behandlung von eingewachsenen Nägeln und das Abtragen
von Hühneraugen und Hornhaut gehören in deren Aufgabenbereich.

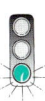

Besonders bei Diabetikern oder Bewohnern mit Durchblutungsstörungen ist große Vorsicht bei der Fußpflege angebracht.
Die Nagelbetthaut darf nicht abgeschnitten werden, da es dabei
leicht zu Verletzungen mit anschließender Entzündung und
Wundheilungsstörungen kommen kann.

6.3.6 Haarpflege und Rasur

Die tägliche Haarpflege beschränkt sich bei den meisten Bewohnern auf das Bürsten und/oder Kämmen der Kopfhaare. Vorher
sollte immer ein Tuch über die Schulter gelegt werden, um aus-
fallende Haare aufzusammeln. Während der Haarpflege kann
der Bewohner den Vorgang im **Spiegel** (Handspiegel, kippbarer
Wandspiegel) beobachten.
Das Frisieren der Haare geschieht individuell und bedürfnisorientiert. In der Altenpflege werden häufig die Haare der Bewohnerinnen in Zöpfe geflochten oder als Knoten gesteckt.

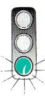

Die Haarnadeln oder Befestigungskämme müssen so angebracht
werden, daß es zu keinen Verletzungen der Kopfhaut kommt.

6

Jeder Bewohner sollte über ein eigenes, beschriftetes Haarpflegeset verfügen, das nach jedem Gebrauch gereinigt und wieder an seinen Platz gelegt wird.

Perücken und Haarteile sind wie Kopfhaar zu pflegen.

Die Haarwäsche bei mobileren Bewohnern geschieht meist am Ende des Badens oder Duschens.

6.3.6.1 Haarewaschen im Bett

Bei bettlägerigen Menschen müssen die Haare ebenfalls regelmäßig und gründlich gewaschen werden. Dies erfordert vom Pflegepersonal etwas Kreativität. Die regelmäßige Haarwäsche ist für den Bewohner besonders wohltuend.

Vorbereitung des Materials
– zwei Handtücher
– ein Waschlappen
– Haarpflegemittel
– Haarwaschvorrichtung (Spezialgefäß mit Ableitung, Abb. 6-5, oder aufgeschnittenen Abfallsack, der in einen Eimer geleitet wird)
– Fön
– Kamm oder Bürste
– evtl. Haarnadeln

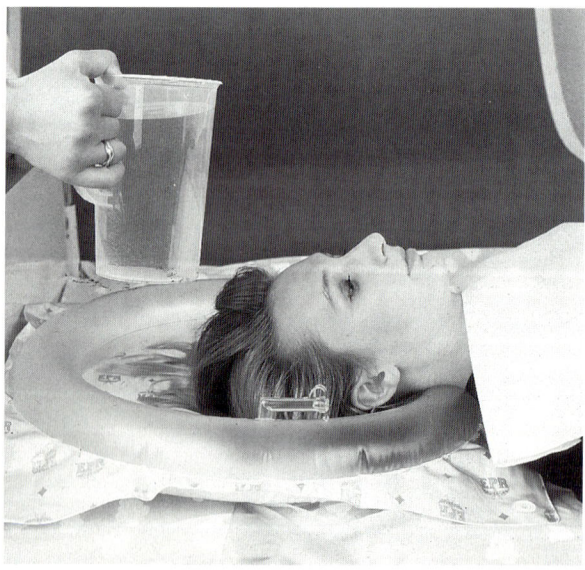

Abb. 6-5 Haarwaschbecken

6

Vorbereitung
– Bewohner informieren und auf dem Rücken lagern
– benötigtes Material griffbereit legen
– Bett auf richtige Arbeitshöhe bringen
– Wasser mit gewünschter Temperatur bereitstellen, vom
  Bewohner prüfen lassen

Vorgehen
Mit zwei Pflegekräften arbeiten, eine zum Kopfhalten, die zweite
übernimmt die Haarwäsche.
– Kopf des Bewohners anheben
– Bettschutz unter Schultern und Kopf legen
– Haarwaschvorrichtung unterschieben
– Nacken gut polstern, evtl. Kissen unter die Schulterblätter
– Augen mit Waschlappen bedecken (Schutz vor Nässe)
– Haare waschen und gut frottieren (schnell arbeiten, da das
  Halten des Kopfes sehr anstrengend ist)
– Auffangbehälter entfernen
– Haare fönen, kämmen und frisieren

Abschluß
– Bewohner lagern und Befinden erfragen
– Material aufräumen
– Haarwäsche dokumentieren

6.3.6.2 Die Rasur

Bei den meisten männlichen Bewohnern müssen täglich die
Barthaare durch Rasur entfernt werden. Auch Bewohnerinnen
benötigen manchmal eine Rasur der Barthaare.

Rasieren mit dem Elektrorasierer
Jeder Bewohner sollte über einen eigenen Rasierapparat ver-
fügen. Die Rasur erfolgt meist morgens, nach der Körperpflege.
Wenn möglich rasiert sich der Bewohner selbst.
– das elektrische Kabel immer vom Gesicht fernhalten
  Kontrolle der Rasur: Mit dem Handrücken streicht die Pfle-
  geperson entgegen der Bartwuchsrichtung des Bewohners
– Rasierrückstände im Gesicht abwaschen
– After shave nach der Rasur auf der Hand verteilen und auf
  der rasierten Fläche auftragen
– Rasierapparat nach jeder Benutzung mit dem Reinigungs-
  pinsel gründlich reinigen

Menschen nach Schlaganfall vergessen beim Rasieren häufig die
gelähmte Gesichtshälfte und müssen daher mit Einverständnis
beim Nachrasieren unterstützt werden. Dabei hält der Bewohner den Rasierapparat in der Hand, die Pflegeperson führt diese.

Naßrasur
– Barthaare mit Rasierschaum gut anfeuchten
– Barthaare von unten nach oben, entgegen der Wuchs-
  richtung entfernen

6

– Rasierer zwischendurch in klarem Wasser auswaschen
– Kontrolle wie bei der Trockenrasur beschrieben
– Rasierrückstände im Gesicht abwaschen
– After shave auftragen
– Naßrasierer zerlegen, reinigen, trocknen, zusammenbauen und an seinen Platz zurücklegen
– Einmalrasierer im Restmüllbehälter entsorgen

6.3.7 Nasenpflege

Schwerkranke sind häufig nicht mehr in der Lage, die Nase durch Schneuzen zu reinigen. Besonders Bewohner mit einer nasalen Sonde bedürfen einer speziellen Nasenpflege.

Vorbereiten des Materials
– Wattestäbchen, Watteträger
– physiologische Kochsalzlösung oder Kamillenlösung
– Babyöl, Vaseline oder Wund- und Heilsalbe
– Abwurfbehälter

• **Bei Sondenträgern zusätzlich**
– hautfreundliches Pflaster
– Schere
– Waschbenzin
– Tupfer
– Hautcreme, Vaseline

Vorgehen
– Watteträger in Babyöl tränken
– Borken im vorderen Nasendrittel damit aufweichen
– Naseneingang vorsichtig mit physiologischer Kochsalzlösung reinigen
– Nasensalbe nach Verordnung auftragen

• **Bei Magensonden**
– Fixierung lösen
– Haut mit Waschbenzin reinigen
– Naseneingang auf Wundsein kontrollieren
– Sonde an Markierungsstelle neu fixieren
– Naseneingang mit Vaseline oder Salbe eincremen

Bei sehr unruhigen Patienten sollte auf Watteträger verzichtet werden, da die Verletzungsgefahr groß ist. Bei diesen Bewohnern ist es sinnvoll, sich selbst Watte zu drehen, die dann in den Naseneingang eingeführt wird.

6.3.8 Augenpflege

Die Augen werden meist beim täglichen Waschen gepflegt.
Bei starker **Tränensekretabsonderung** und bei **Entzündungen** muß mehrmals täglich eine spezielle Pflege der Augen erfolgen.

Vorbereiten des Materials
– Kompressen
– Lösungsmittel (Aqua dest., NaCl 0,9% oder Kamillenlösung)
– Abwurfbehälter

6

Vorgehen
– Bewohner informieren
– Kompresse mit Lösungsmittel befeuchten
– Augen schließen lassen
– Lidränder vorsichtig von außen nach innen reinigen, bis alle Verkrustungen entfernt sind
– bei Bedarf Verkrustungen mit nasser Kompresse kurz anfeuchten
– Augenlider mit trockener Kompresse nachreinigen
– nach Verordnung Augentropfen oder -salbe in die Tasche zwischen Augenlid und Augapfel tropfen oder streichen
– Überreste mit neuer Kompresse abtupfen

 Für jede Handlung eine frische Kompresse verwenden.

Das Einsetzen und Entfernen von Kontaktlinsen und Augenprothesen muß in der Praxis gezeigt und geübt werden, da dies sehr individuell gehandhabt wird (Kap. 33.1.2 und 33.1.4).
Zur Augenpflege gehört selbstverständlich auch das Reinigen der Brille und Sehhilfen am Morgen und bei Bedarf.

6.3.9 Mund- und Zahnpflege

Mit der Mund- und Zahnpflege sollte der Tag für den Bewohner beginnen. Da die meisten alten Menschen über einen Zahnersatz verfügen, den sie nachts herausnehmen, ist dessen Einsatz eine der ersten Pflegehandlungen des Tages. Fehlender Zahnersatz verändert das Aussehen, führt zu Verständigungsschwierigkeiten und stört somit das Wohlbefinden.
Soweit es dem Bewohner möglich ist, sollte er die Mund- und Zahn- oder Zahnersatzpflege selbständig übernehmen.

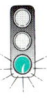 Jeder Bewohner hat sein eigenes und beschriftetes Zahnpflegeset. Das Einsetzen und Herausnehmen des Zahnersatzes ist für viele Menschen peinlich und sollte daher selbständig und nicht in der Öffentlichkeit vorgenommen werden. Die Mundpflege ist nach jeder Nahrungsaufnahme wichtig.

Vorbereiten des Materials
– Zahnbürste
– Zahncreme
– Wasser zum Mundspülen
– evtl. Mundwasser
– Becher zum Einlegen des Zahnersatzes
– bei Bedarf Haftpulver oder -creme

6

Vorgehen
– etwas Wasser ins Waschbecken einlaufen lassen, falls der Zahnersatz aus der Hand gleiten sollte
– Zahnersatz aus dem Mund nehmen (Abb. 6-6)
– Zahnersatz mit Bürste und Zahncreme unter fließendem, kaltem Wasser reinigen
– in den Becher für den Zahnersatz ablegen
– evtl. Reinigungstablette nach Gebrauchsanweisung mit einlegen
– Zähne und Zahnfleisch mit Bürste und Zahncreme reinigen und massieren
– Mund gut ausspülen
– Wasser im Waschbecken wechseln
– Zahnersatz unter fließendem, kaltem Wasser gründlich abspülen
– zuerst Unterkieferzahnersatz einsetzen, da ein schlecht sitzender Oberkieferzahnersatz das Einsetzen erschweren könnte
– bei Bedarf Haftpulver oder -creme auf dem Zahnersatz anbringen

Abschluß
– richtigen Sitz des Zahnersatzes überprüfen
– Mundrand mit Waschlappen reinigen und mit Handtuch abtrocknen
– Lippenpflege
– Reinigung des benutzten Materials und des Waschbeckens (Kap. 5.7.5)

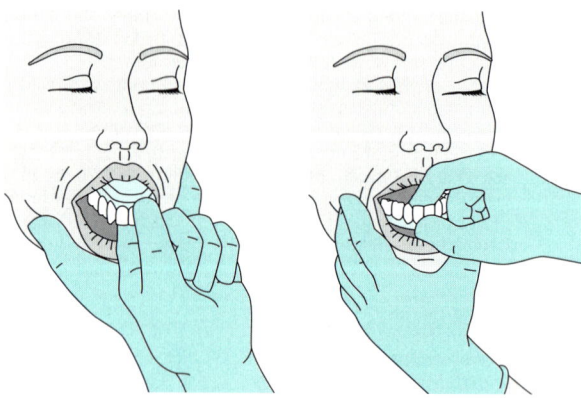

Abb. 6-6 Entnahme der Zahnprothese

6.4   Kleiden

Die geeignete Kleidung unterstützt zusätzlich die Schutzfunktionen der Haut.

Bedeutung der Kleidung
– Schmücken des Körpers
– Modebewußtsein
– Ausdruck momentaner psychischer Bedürfnisse
– Schutz des Körpers (z.B. Schutzhelm bei Epileptikern, Sicherheitsschuhe)
– Ausdruck von Gruppenzugehörigkeit (z.B. Uniformen)
– Ausdruck von Freude oder Trauer
– Ausdruck von Persönlichkeit und Image

Die **Kleiderauswahl** ist abhängig von:
– Klima (Temperatur, Feuchtigkeit, UV-Strahlung)
– Zweckmäßigkeit (Arbeit, Sport, Freizeit, Schlafen)
– der sozialen Zugehörigkeit (Mode)
– dem Befinden

Körperpflege und Kleidung sind immer Ausdruck einer inneren Haltung. So kann der Verlust des Ehepartners so weit führen, daß der Mensch kein Interesse mehr auf sein Aussehen legt.
Mit seiner Körperpflege und seiner Kleidung drückt der Mensch sein momentanes Befinden, sein Geschlecht, aber auch seine Individualität aus.

6.4.1 Kleiderwahl

In der Kleiderwahl des verwirrten Menschen kommt dem Pflegepersonal eine **beratende Funktion** zu. Die Auswahl der geeigneten Kleidung sollte jeden Tag neu zusammen mit dem Bewohner getroffen werden.
Auch beim **Kleiderkauf** müssen der Bewohner oder auch die Angehörigen richtig **beraten** werden. Häufig bevorzugen ältere Personen dunkle Kleidungsstücke, die jedoch bei den Aktivitäten außerhalb der Einrichtung oder im Straßenverkehr ungeeignet sind. Hierfür sind **hellere Farben** zu **bevorzugen**. Nicht verwirrte Bewohner wählen ihre Kleidung individuell aus, nach ihrer Gewohnheit, ihrem Geschmack und ihrer Befindlichkeit.

6.4.2 Material und Kleidungsverschlüsse

Bei der Kleidung sollte auf leicht zu reinigende Stoffe in freundlichen Farben, möglichst mit viel Naturfaseranteilen, geachtet werden.
Die Verschlüsse müssen der Erkrankung und den Ressourcen des Bewohners angepaßt sein. Besonders bei inkontinenten Menschen sollten die Verschlüsse leicht und schnell zu öffnen sein.

Leicht zu öffnende Kleidungsverschlüsse
– Reißverschluß
– Klettverschluß
– große Knöpfe

6

Für den alten und kranken Menschen in den Einrichtungen der Altenpflege, aber ebenso für den Bewohner in seiner häuslichen Umgebung ist es für das Gesundheitsempfinden wichtig, tagsüber **Straßenkleidung** zu tragen, also vollständig angezogen zu sein.
Das Nachthemd oder das hinten offene Krankenhemd erinnert ständig an Kranksein und läßt den Bewohner oftmals auch so fühlen und handeln.

Bei bettlägerigen Bewohnern wirkt sich das Wechseln der Nachtkleidung nach der morgendlichen Körperpflege in andere Kleidung (z.B. Schlafanzug oder Sportanzug im Tausch gegen Nachthemd) meist positiv auf die Psyche und die Gesundheitsentwicklung aus.

7 Essen und trinken

Jeder Mensch benötigt für seine Entwicklung und für die Erhaltung der Organfunktionen eine **ausgewogene Ernährung**. Die Nahrung liefert die für die Stoffwechselvorgänge notwendigen **Energiestoffe** in Form von **Eiweiß**, **Fett**, **Kohlenhydraten**, **Ergänzungsstoffe** wie **Vitamine**, **Mineralien** und **Spurenelemente**. Zusätzlich benötigt der Körper **Wasser** und **Ballaststoffe**.

- **Eiweiß**
- – Baustein der Körperzellen
- – nicht speicherbar, tägliche Zufuhr ist notwendig
- – 10 bis 15 Prozent der Gesamtkalorien sollen mit Eiweißen gedeckt sein
- – enthalten in Fleisch, Fisch, Milchprodukten, Kartoffeln, Hülsenfrüchten, Getreide

- **Fett**
- – Energielieferant
- – 30 Prozent des Gesamtbedarfs sollen mit Fett gedeckt sein
- – enthalten in Butter, Öl, Fleisch, Milch

- **Kohlenhydrate**
- – Energiespender
- – Monosaccharide (Fruktose, Glukose, Galaktose)
- – Disaccharide (Saccharose, Maltose, Zellobiose, Laktose)
- – Polysaccharide (Amylose, Amylopektin, Glykogen, Zellulose)
- – 50 bis 60 Prozent des Gesamtenergiebedarfs sollen durch Kohlenhydrate gedeckt sein

- **Vitamine**
- – lebensnotwendige Wirkstoffe
- – Einteilung in wasserlösliche (B_1, B_2, B_6, B_{12}, H, C, Folsäure, Pantothensäure) und fettlösliche (A, D, E, K) Vitamine (Tab. 7-1)

- **Spurenelemente, Mineralien**
- – Mineralstoffe (Calcium, Phosphor, Magnesium, Natrium, Kalium, Chlorid) werden mit der Nahrung aufgenommen
- – sie sind Baustoffe (Knochen, Zähne)
- – bewirken die Festigkeit der Gewebe
- – beeinflussen den Wasserhaushalt, Erregbarkeit von Nerven und Muskeln, osmotischen Druck, Säure-Basen-Gleichgewicht

7

Tabelle 7-1   Das Vorkommen von Vitaminen und Mangelerscheinungen

Vitamin	Vorkommen	Mangelerscheinungen
Vitamin A	Leber. Eigelb, Butter, Karotten, grünes Blattgemüse, Paprika	Nachtblindheit
Vitamin B_1	Vollkornprodukte, Schweinefleisch Kartoffeln, Hefe	Müdigkeit, verminderte Leistungsfähigkeit, Nervenstörungen, Muskelschwäche
Vitamin B_2	Milch, Milchprodukte, Fleisch Gemüse, Hefe	Schuppenbildung
Vitamin B_{12}	tierische Lebensmittel	gestörte Zellbildung, perniziöse Anämie
Vitamin C	Obst, Gemüse, Kartoffeln	Appetitlosigkeit, verzögerte Wundheilung, geschwächte Immunabwehr, Skorbut
Vitamin D	Lebertran, Fischöle, Butter, Eier	Rachitis, Knochenerweichung
Vitamin E	Getreidekeime, Keimöle, Vollkornprodukte, Blattgemüse, Butter	beim Erwachsenen selten
Folsäure	Innereien, eiweißreiche Lebensmittel Gemüse, Hefe	Anämie, verringerte Antikörperbildung
Vitamin H	Hefe, Eier, Getreide	gestörter Hautstoffwechsel
Vitamin K	grünes Blattgemüse, Salat, Leber, mageres Fleisch	Blutgerinnungsstörungen
Niacin	Fleisch, Kartoffeln, Getreide, Gemüse, Hefe	Hautveränderungen, Nervenstörungen

– zu den Spurenelementen zählen Eisen, Zink, Kupfer, Mangan, Jod, Fluor, Chrom, Selen, Nickel und Molybdän, Bor, Brom und Aluminium

- **Ballaststoffe**
– in Zellwänden von Pflanzen als Strukturelement
– wasserbindende Eigenschaft, unverdaulich, regen die Darmperistaltik an

- **Wasser**
– der Mensch besteht aus etwa 60 Prozent Wasser
– es dient als Baustoff, Lösungsmittel, Transportmittel und Wärmeregulator

7

Die Menge der Nahrungszufuhr ist abhängig vom individuellen **Grund- und Arbeitsumsatz**, berechnet in **Kalorien** bzw. **Joule**. Der Mensch kann mehrere Wochen ohne feste Nahrung überleben. Die benötigte Energie wird dabei aus den Fettreserven gewonnen. Es kommt je nach Dauer des Zustandes zu Gewichtsabnahme und **Mangelerscheinungen**.

Bei einem extremen Flüssigkeitsmangel über mehr als drei Tage stirbt der Mensch.

Ältere Menschen vergessen oft das Trinken oder haben keinen Durst. So kommt es zu **Elektrolytverschiebungen** und Mangelerscheinungen.

Eine ausgewogene Ernährung und eine ausreichende Flüssigkeitszufuhr sind daher für den menschlichen Körper lebensnotwendig.

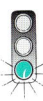

Oft kennen ältere Frauen sehr viele Koch- und Backrezepte, die sie im Laufe des Lebens gesammelt und erprobt haben. Manche Küchenchefs von Altenpflegeeinrichtungen machen sich dieses Wissen zunutze. In wöchentlich stattfindenden Besprechungen erarbeiten Heimbeirat, Koch, Pflegedienstleitung und Heimleitung mit diesen Kenntnissen den Speiseplan.

Bei bestimmten Anlässen, wie Geburtstag oder Feiertag, können sich Bewohner ihr Lieblingsessen wünschen. Dieses wird dann im Speiseplan mit dem Namen des Wünschenden aufgenommen.

7.1 Die Ernährung des alten Menschen

Das allgemeine Wohlbefinden hängt sehr eng mit der Nahrungsaufnahme zusammen. Das Wissen um eine altersgerechte Ernährung ist deshalb aktive Gesundheitsvorsorge.

Ernährungsbedingte Krankheiten
- Rheuma
- Diabetes mellitus
- Adipositas
- Hypertonie
- Gelenkerkrankungen und Gicht
- Osteoporose
- Darmkrebs

Bei der Zusammenstellung der Nahrung und deren Verabreichung sind folgende Punkte zu beachten:
- Getränke zum Essen feuchten die Schleimhäute an und lassen die Speise leichter gleiten
- regelmäßige Essenszeiten
- fünf bis sechs kleinere Mahlzeiten
- nachts die Möglichkeit zum Trinken bieten
- Eß- und Trinkgewohnheiten berücksichtigen

7

- vitaminhaltiges Obst und Gemüse
- ballaststoffreiche Vollkornprodukte
- eiweißhaltige Nahrungsmittel wie Milch, Käse, Joghurt oder Quarkprodukte (nicht bei Menschen mit Gicht)
- appetitanregend servieren
- bei Bedarf in mundgerechte Stücke schneiden

In der Gemeinschaftsverpflegung ist es häufig sehr schwer, auf die individuellen Gewürz- und Geschmacksgewohnheiten einzugehen. Soweit es möglich ist, sind Essens- und Getränkewünsche zu berücksichtigen und Abwechslung in den Diätformen zu bieten.

7.1.1 Nahrungsaufnahme und -verwertung

Die aufgenommene Nahrung wird im Körper in ihre verwertbaren Bestandteile zerlegt. Dabei werden körperfremde Stoffe in körpereigene Stoffe umgewandelt. Diesen Vorgang nennt man **Verdauung**. Die Verdauung der aufgenommenen Nahrung beginnt bereits im Mund. Die **Zähne** zerkleinern die Nahrung. Der **Speichel** macht den Nahrungsbrei gleitfähig und wandelt mit Hilfe der Enzyme **Amylase** oder **Ptyalin** die wasserunlöslichen Stärken in wasserlösliche Zucker um.

Über die **Speiseröhre** (Ösophagus) gelangt der Speisebrei in den **Magen** (Gaster). Dort werden **Pepsine**, **Magenlipase** und **Salzsäure** zugeführt. Das Pepsin spaltet die wasserunlöslichen Eiweißteile in wasserlösliche. Die Magenlipase hilft bei der Fettspaltung.

Der wichtigste Bestandteil des Magensekrets ist die **Salzsäure**.

Aufgaben der Salzsäure

- Desinfizieren des Speisebreis
- Aufquellen der Eiweißstoffe und Förderung der Enzymabspaltung
- Ansäuern des Speisebreis und damit Förderung der Enzymbildung

Viele Menschen leiden unter einer verstärkten Salzsäureproduktion im Magen (z. B. durch Streß, Ärger, schwere Krankheit). Da die Säure extrem aggressiv ist, bildet die Magenschleimhaut einen besonderen Schleim, der das Organ vor Selbstandauung schützt.

Der Speisebrei wird durch die Peristaltik des Magen-Darm-Traktes in den **Zwölffingerdarm** weitertransportiert. Enzyme aus der Leber und aus der Bauchspeicheldrüse (Pankreas) wie **Amylase**, **Lipase** und **Trypsin** werden zugeführt. Diese Enzyme zerlegen im **Dünndarm** Fette, Eiweiße und Kohlenhydrate in die Grundbaustoffe **Glycerin**, **Fettsäuren**, **Aminosäuren** und **Einfachzucker**, um sie über die Blut- und Lymphbahnen in den Körper zu transportieren.

Der restliche Speisebrei gelangt durch die Peristaltik in den **Dickdarm**. Hier wird dem Brei **Wasser entzogen**, der dadurch eindickt. Die Reststoffe werden bis zum **After** vorgeschoben. Bei ausreichender Ansammlung erfolgt ein **Entleerungsreiz** auf den Afterschließmuskel.

Die Verdauung geschieht in vielen kleinen, differenzierten Einzelschritten. Schon die geringsten organischen oder psychischen Störungen reichen aus, um die Verdauung zu stören.

7

7.1.2 Störungen der Nahrungsaufnahme

Ursachen einer gestörten Nahrungsaufnahme
– andere Zubereitung als bisher gewohnt
– Abneigung gegen bestimmte Nahrungsmittel
– Verdauungsstörungen infolge organischer Erkrankungen des Magen-Darm-Traktes
– Geschmackstörungen durch Medikamenteneinnahme
– Zahn- und Zahnersatzprobleme
– mangelndes Durstgefühl durch trockene Schleimhäute
– mangelndes Durstgefühl infolge zerebraler und hirnorganischer Störungen
– Wahnvorstellungen, Angst vor Vergiftungen

7.2   Kontrolle des Körpergewichts

Für die Beurteilung des idealen Körpergewichts benötigt man die Körpergröße und das Gewicht des entsprechenden Menschen.
Zum Berechnen des Gewichts gibt es verschiedene Formeln. Eine sehr einfache Einschätzung gibt folgende Berechnung:
Normalgewicht: Körperlänge minus 100.
Idealgewicht: Körperlänge minus 100 minus 10% beim Mann, minus 15% bei der Frau.

Exakter erfolgt die Berechnung des Idealgewichts nach dem **Body-Mass Index** (Abb. 7-1). Hier wird anhand einer Tabelle eine Querlinie zwischen der Größe und dem Gewicht gezogen. Dabei kreuzt man eine Längslinie, die dem Index entspricht. Dieser kann dann dem entsprechenden Lebensalter und Geschlecht zugeordnet werden. So erfährt man, ob der Betreffende Über-, Normal- oder Untergewicht hat.

Wichtig ist für jeden Menschen meist das **Wohlfühlgewicht**.

Das Körpergewicht ist in regelmäßigen Abständen zu kontrollieren. Dabei sollten immer die gleichen Voraussetzungen gegeben sein. Ideal ist die Feststellung des Körpergewichts in unbekleidetem Zustand, möglichst immer zur gleichen Uhrzeit.
Das Gewicht wird mit einer **Personenwaage**, **Sitzwaage** (Abb. 7-2), **Bettwaage** oder **Federwaage am Lifter** ermittelt und entsprechend dokumentiert.

7

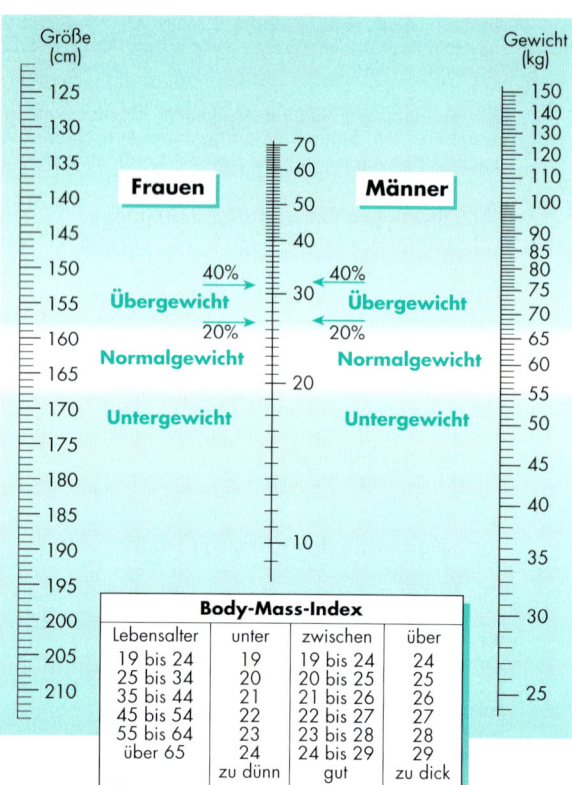

Abb. 7-1 Body-Mass-Index. Durch eine Verbindungslinie von Größe und Gewicht ergibt sich der Body-Mass-Index

7.2.1 Abweichungen vom Normalgewicht

Gewichtsabnahmen sind häufig Begleiterscheinung bei Erkrankungen.

Mögliche Gewichtsabnahme bei
– verschiedenen Erkrankungen des Magen-Darm-Traktes
– Infektionskrankheiten
– hohem Fieber
– starkem Erbrechen
– Kummer
– Schmerz

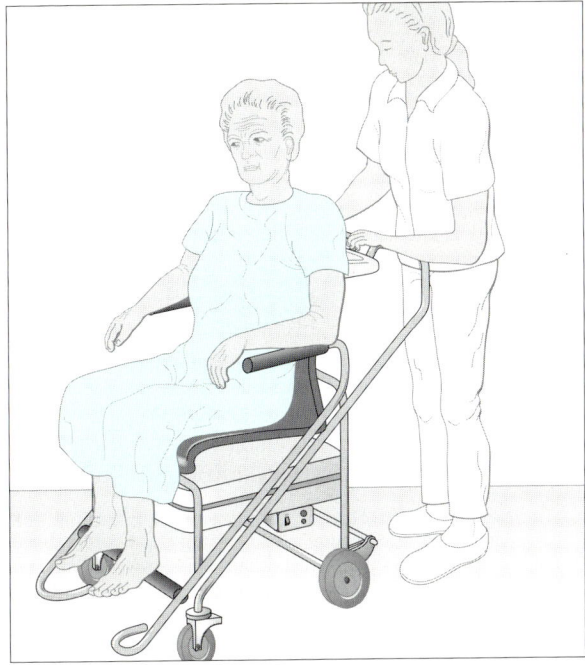

Abb. 7-2 Sitzwaage

Folgen der Gewichtsabnahme
– Müdigkeit
– Mattheit
– Leistungsschwäche
– Traurigkeit

In der Altenpflege sieht man häufig Menschen mit hochgradiger Abmagerung durch den Altersabbau. Dabei ist die Haut schlaff, faltig, und die Wangen sind eingefallen. Das Unterhautfettgewebe fehlt fast völlig. Man spricht von **Kachexie**.
Eine weitere Form ist die, meist bei älteren Frauen auftretende, **zerebralsklerotisch bedingte** Gewichtsabnahme mit vermindertem Hunger- und Durstempfinden **(Anorexia senilis)**. Diese Symptomatik kann durch die Unterernährung lebensbedrohlich sein.

Eine übermäßige **Gewichtszunahme** kann zu Fettleibigkeit, auch **Adipositas** genannt, führen.

7

Ursachen der Adipositas
- übermäßige Zufuhr von Nährstoffen
- Ablagerung von Fett im subkutanen Gewebe
- Störung im Fettstoffwechsel

Die Gewichtszunahme birgt besonders im Alter große gesundheitliche Gefahren.

Durch den erhöhten Fettanteil im ganzen Körper können Bluthochdruck, Herzinfarkt, Hirninfarkt oder Stoffwechselstörungen wie Diabetes mellitus auftreten.

Daneben werden die Muskeln, Sehnen, Bänder und Gelenke durch das hohe Gewicht außerordentlich belastet. **Gelenkerkrankungen** und Abnutzungserscheinungen sind die Folge.

In der Altenpflege ist es wichtig, durch Informationen und Beratung von Bewohnern und/oder der Angehörigen eine gesundheitsbewußte Ernährung herbeizuführen.

7.3 Unterstützen der Nahrungsaufnahme

Häufig ist der Speisesaal die **Kommunikationszentrale** der Altenpflegeeinrichtung. Hier besteht die Möglichkeit, sich mit anderen Menschen zu unterhalten, Neuigkeiten auszutauschen, sich gegenseitig kennenzulernen.
In manchen Einrichtungen der Altenhilfe ist es aus baulichen Gegebenheiten nicht immer möglich, das Essen in einer größeren Gemeinschaft einzunehmen. Manchmal hindern auch Erkrankungen an der Teilnahme bei der Gemeinschaftsverpflegung. Deshalb erhält der Bewohner sein Essen in seinem Zimmer.

Vorbereitung der Pflegeperson
- Informationen über Eßgewohnheiten einholen
- Hände waschen
- Schutzkleidung anlegen
- Informationen über den Speiseplan

Vorbereiten des Materials und Raums
- geeignetes Besteck bereitlegen (evtl. behindertengerechtes Besteck)
- Tisch- oder Nachttischfläche abwischen
- Getränke bereitstellen
- Serviette
- Sitzmöglichkeit vorbereiten

Vorbereitung des Bewohners
- über den Speiseplan informieren oder diesen mit dem Bewohner lesen
- Ernährungsumstellung und verordnete Diäten rechtzeitig besprechen, Bewohner wiederholt darauf hinweisen

7

- rechtzeitig auf die Essenszeiten hinweisen
- Toilettengang und sonstige Wünsche erfragen
- Möglichkeit zum Händewaschen geben
- evtl. zum Tisch begleiten
- gute Sitzposition einnehmen lassen, notfalls mit Lagerungshilfsmittel unterstützen
- evtl. Zahnersatz auf richtigen Sitz prüfen
- Serviette umbinden oder bereitlegen
- Getränk anbieten

Verabreichen von Nahrung am Tisch

- richtige Kost und Kostform überprüfen und appetitlich servieren
- auf Wunsch beim Zerkleinern oder Brotstreichen helfen
- Sitzgelegenheit mit Blickkontakt zum Bewohner gegenüber oder seitlich hinstellen
- Temperatur von Speisen und Getränken prüfen lassen
- Eßtempo berücksichtigen, Zeit zum Kauen und Schlucken lassen
- bei Bedarf Medikamente verabreichen
- ausreichend trinken lassen

Verabreichen von Nahrung im Bett

- Bett auf richtige Arbeitshöhe bringen
- vorhandenes Bettgitter entfernen
- Bewohner möglichst in sitzender Position lagern, sein Gewicht muß auf dem Becken liegen (in halbsitzender Position fällt das Schlucken schwer)
- Nachttisch auf geeignete Höhe einstellen
- Bettschutz auflegen
- Serviette umbinden oder bereitlegen
- Getränk anbieten
- Essen prüfen und servieren
- auf Wunsch zerkleinern oder Hilfe anbieten
- Temperatur von Speisen und Getränken kontrollieren
- Eßhilfe anbieten, evtl. Hand führen
- falls notwendig, dem Bewohner das Essen eingeben
- Eßtempo berücksichtigen, Zeit zum Kauen und Schlucken lassen
- Schluckvorgang kontrollieren
- bei Bedarf Medikamente verabreichen
- ausreichend trinken lassen

Besonderheiten

- es muß gewährleistet sein, daß jeder Bewohner das für ihn bestimmte Essen erhält und die Portionsgröße individuell angerichtet ist
- Bewohnern, die nicht mehr in der Lage sind, selbständig das Essen einzunehmen, die Hand führen, unterstützen oder das Essen eingeben
- jeder Bewohner benötigt individuelle Zuwendung und Zeit, keine Hektik

7

– durch schnelles Eingeben und hastiges Essen erhöht sich die Gefahr des Verschluckens, besonders bei Bewohnern nach Schlaganfall
– Tassen und Becher nur halbvoll füllen, besonders bei stark zitternden Bewohnern
– Wünsche für die Reihenfolge der Speisen berücksichtigen
– kurzzeitige Appetitlosigkeit akzeptieren
– keine Eß- und Trinkgefäße aus Kunststoff verwenden, da diese leicht umfallen und evtl. den Geschmack beeinträchtigen können
– Bewohner mit Halbseitenlähmung oder Störung der Feinmotorik benötigen geeignetes Behindertenbesteck mit verstärkten Griffen, feststehende Teller mit Rand oder sonstiges geeignetes Hilfsmittel (Kap. 12.3.2)

Nachsorge des Bewohners

– nachfragen, ob es geschmeckt hat und ausreichend war
– Sitzposition möglichst noch etwa 15 Minuten belassen (bessere Verdauung)
– Toilettengang erfragen
– Händewaschen ermöglichen
– Mundpflege anbieten
– bei Bettlägerigen bei Bedarf das Bettgitter wieder befestigen

Entsorgen des Materials

– Eßplatz aufräumen und reinigen
– Eßtablett in den Speisewagen stellen
– Serviette weglegen oder in die Wäsche geben
– Speisewagen entfernen

Abschluß

– Schutzkleidung ablegen
– Hände waschen
– Nahrungsmenge und Besonderheiten dokumentieren

7.4 Darreichungssysteme

In Altenpflegeeinrichtungen gibt es verschiedene Darreichungssysteme.

• Tablettsystem

– Bewohner bestellt bereits Tage im voraus sein Essen und seine Portionsgröße
– Speisen werden je nach Wunsch in der Küche auf einem Tablett zusammengestellt
– individuelle kurzfristige Änderungen sind schwer möglich
– schnelles Verteilen, da jedes Tablett mit dem Namen des Bewohners gekennzeichnet ist
– Vor-, Haupt-, Nachgericht und Zwischenmahlzeit werden gleichzeitig serviert

7

- **Serviersystem**
  - individuelles Eingehen auf kurzfristige Essenswünsche
  - Bewohner wird vor dem Servieren nach dem Appetit, der gewünschten Zusammenstellung, ob Suppe oder Nachtisch, befragt
  - System ist zeitaufwendiger
  - Pflegekraft muß über Kostform oder Diäten der Bewohner informiert sein

- **Speisegruppen**
  - Tischgemeinschaften im Speisesaal
  - Servieren auf Platten und in Schüsseln
  - Bewohner kann entsprechend seinem Hunger und Geschmack schöpfen
  - soziale Kontakte durch Absprachen und gegenseitiges Helfen werden gefördert

- **Fertigmenüs**

Für Bewohner in der häuslichen Pflege wird vielerorts **Essen auf Rädern** von unterschiedlichen Organisationen angeboten.

  - Lieferung von vorgekochten und tiefgefrorenen Menüs oder frisch zubereitetem Essen in Warmhalteboxen direkt ins Haus

Mehrere Altenpflegeeinrichtungen bieten die Möglichkeit für ältere Menschen an, das Mittagessen in der Küche der Einrichtung abzuholen oder an der Gemeinschaftsverpflegung teilzunehmen. Dadurch werden Ängste vor den Altenpflegeeinrichtungen abgebaut und Kontakte geknüpft.

8 Ausscheiden

Zu den menschlichen Ausscheidungen zählen
- Urin
- Stuhl
- Erbrechen
- Schweiß
- Sputum
- Ausfluß

Der Mensch lernt in den ersten drei bis vier Lebensjahren, seine Urin- und Stuhlausscheidung selbst zu regulieren, und behält diese Fähigkeit bis ins Alter. **Psychische Einflüsse** (Streß, Trauer, Freude) und **physische Faktoren** (Blasenentzündungen, Darminfektionen) können diese Fähigkeit ebenso beeinflussen wie eine Änderung der bisherigen **Ernährungsgewohnheiten** (wenig Flüssigkeit, Sondenkost).
Jeder Mensch entwickelt abhängig von Erziehung und Kultur individuelle **Ausscheidungsgewohnheiten**. Werden diese verändert (z.B. alleine zur Toilette zu gehen, bestimmte Tageszeit), stellt dies einen Einschnitt in sein **Wohlbefinden** dar.

Besonders für alte Menschen ist eine regelmäßige und störungsfreie Ausscheidung sehr wichtig. Eine Veränderung des bisherigen Ausscheidungsverhaltens beeinträchtigt das Wohlbefinden des Bewohners stark. Kommt es zu (evtl. chronischen) Störungen in diesem Bereich, konzentrieren sich die Gedanken der Bewohner verstärkt auf die Lösung dieses Problems. Die Pflegeperson muß dies erkennen und Problemen bei der Ausscheidung entgegenwirken.

Die Unterstützung bei den Ausscheidungen greift sehr stark in die **Intimsphäre** ein. Deshalb sind hierbei viel **Einfühlungsvermögen** und **Rücksicht** gefordert. Durch das individuell unterschiedliche Schamverhalten und den erziehungsbedingten Umgang mit dem eigenen Körper werden dabei hohe Anforderungen an alle an der Pflege beteiligten Personen gestellt.
Da die meisten Ausscheidungen auch eine mehr oder weniger starke Geruchsbildung mit sich bringen, kann dies sehr oft mit **Peinlichkeit** und **Überwindung** für die Pflegenden verbunden sein.

8.1 Urinausscheidung

Urin (Harn) wird in den Nieren durch physikalische Vorgänge aus dem Blut ausgefiltert und über die **Nierenbecken** und die **Harnleiter** in die **Harnblase** transportiert. Hier bleibt der Urin, bis die Harnblase eine bestimmte Füllmenge aufweist. **Rezeptoren** (sensible Nervenzellen) nehmen diese in der Blasenwand wahr.

Der Harndrang tritt beim Erwachsenen meist bei einer Füllmenge von 200 bis 400 Millilitern auf.

Sobald der Mensch in der Lage ist, die Blasenentleerung zu kontrollieren, und der Blasenschließmuskel den Urin bis zur kontrollierten Blasenentleerung zurückhält, spricht man von **Kontinenz**.
Die Fähigkeit zur **Kontinenz** kann im Alter durch Erkrankungen oder altersbedingten Abbau des Nervenleitsystems abnehmen, und es kommt zu unfreiwilligem Urinabgang, zur **Inkontinenz**.

Zusammensetzung des Urins
– 95 bis 98 Prozent Wasser
– Harnstoff
– Harnsäure
– organische und anorganische Salze wie Kochsalz, Phosphor, Schwefelsäure, Zitronen- und Oxalsäure

Pathologische Beimengungen
– Zucker (**Glykurie**)
– Eiweiß (**Albuminurie**)
– Azeton (**Azetonurie**)
– Blut (**Hämaturie**)
– Gallenfarbstoffe (**Urobilin, Bilirubin**)
– Nierensteine (**Konkremente**)
– Schleim
– Bakterien

8.1.1 Beobachten der Urinmege

Die normale Urinausscheidung beim Erwachsenen beträgt zwischen 1000 und 2000 Milliliter in 24 Stunden.

Urinausscheidung
Sie ist abhängig von:
– Flüssigkeitsaufnahme
– Flüssigkeitsabgabe über die Haut, Atmung, Darm
– Blutdruck
– Nierenfunktion (Kap. 30)
– Funktion des Herz-Kreislauf-Systems

8

Oligurie	Harnmenge unter 500 ml in 24 Stunden, bei großem Wasser- oder Blutverlust
Anurie	Harnmenge unter 100 ml in 24 Stunden, bei Nierenversagen
Polyurie	Harnmenge über 2000 ml in 24 Stunden, bei Diabetes mellitus, Schrumpfniere oder großer Flüssigkeitszufuhr

8.1.2 Beobachten der Miktion

Die **Miktionen** (Blasenentleerungen) sind abhängig von der Trinkmenge und der Nierenfunktion und finden zwischen vier- bis achtmal in 24 Stunden statt.

Miktionsstörungen

Dysurie	schmerzhaftes und erschwertes Wasserlassen, häufig bei Harnblasenentzündungen (Zystitis)
Pollakisurie	häufiges Wasserlassen jeweils in kleinen Mengen, bei Prostataerkrankungen, während der Schwangerschaft, bei Kältereiz
Harnretention	starke Restharnmengen (Harnzurückhaltung), z.B. bei Abflußbehinderung
Nykturie	häufiges nächtliches Wasserlassen, besonders bei Herzinsuffizienz
Strangurie	schmerzhafter, oft erfolgloser Urindrang, bei Prostataerkrankungen

8.1.3 Beobachten der Harnfarbe

Aussehen des Urins
– hell, durchsichtig bis dunkelgelb
– je konzentrierter der Harn, um so dunkler
– wolkig, bei längerem Stehen des Urins

Veränderungen der Harnfarbe
– rötlich-violett durch verschiedene Medikamente
– rötlich durch Nahrungsmittel wie Rhabarber, Rote Bete
– fleischfarben bis rotbraun durch Blut

– bierbraun mit Schüttelschaum durch Gallenfarbstoffe
– dunkelgelb, konzentriert durch Flüssigkeitsdefizit
– helle Farbe bei Diabetes mellitus

8.1.4 Beobachten des Harngeruchs

8

Der Harn des gesunden Menschen riecht unauffällig.

Veränderungen des Harngeruchs
– übelriechend durch Gärprozesse bei längerem Stehen des
  Urins (Ammoniak)
– obstartig, stechender Azetongeruch bei Diabetes mellitus
– faulig bei bösartigen Tumoren der ableitenden Harnwege

8.1.5 Messen des spezifischen Gewichts

Die Harnkonzentration läßt sich mit einem **Urometer** (Senk-
waage, Abb. 8-1) und einem genormten **Meßzylinder** feststellen.

 Die Normalwerte des spezifischen Gewichts schwanken zwischen **1010** und **1030 relative Dichte**.

Vorgehen
– frisch ausgeschiedener Urin in den Meßzylinder gießen
– Urometer schwimmt im Urin
– an der Skala läßt sich das spezifische Gewicht ablesen

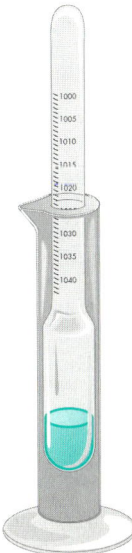

Abb. 8-1 Urometer

8

Das Urometer ist auf 15 oder 20 °C warmen Urin geeicht,
- bei jeweils 3 °C **unter** 15 oder 20 °C ist ein Teilstrich abzuziehen
- bei jeweils 3 °C **über** 15 oder 20 °C ist ein Teilstrich dazuzuzählen

 Das Urometer darf den Zylinderrand nicht berühren. Das spezifische Gewicht ist am unteren Rand des Flüssigkeitsspiegels in Augenhöhe abzulesen.

8.1.6 Urinteststreifen

In der Praxis haben sich Urinteststreifen zur schnellen Urinkontrolle durchgesetzt. Der Umgang ist sehr einfach und daher auch von alten Menschen leicht zu handhaben. Aufgabe des Pflegepersonals ist es hauptsächlich, das Vorgehen genau zu erklären und gegebenenfalls zu überwachen und den Teststreifen auszuwerten.

 Teststreifen gibt es in unterschiedlichen Ausführungen. Da die Farbskala und die Ablesezeit je nach Firma verschieden sein können, ist die mitgelieferte Packungsbeilage vor der Anwendung zu lesen.

Für die Urinkontrolle wird ein möglichst keimarmer **Mittelstrahlurin** benötigt.

Vorgehen
- gründliche Intimpflege
- erste Urinportion in die Toilette verwerfen
- ausreichende Menge (Mittelstrahl) in einem sauberen Gefäß auffangen
- Resturin in die Toilette lassen
- Teststreifen in den Urin tauchen (Abb. 8-2 a)
- nach der angegebenen Zeit aus dem Urin nehmen (Abb. 8-2 b)
- eventuelle Farbveränderungen mit dem Kontrollfeld vergleichen (Abb. 8-2 c)
- Ergebnisse in die Dokumentation eintragen und dem Arzt mitteilen

8.1.7 Unterstützung bei der Urinausscheidung

Die Ausscheidungen im Bett verrichten zu müssen, ist für die meisten Menschen sehr unangenehm. Verstärkt wird dieses Gefühl durch die Anwesenheit des Helfers oder der Mitbewohner.
Dadurch können die Ausscheidungsvorgänge erschwert sein bis hin zu Harn- oder Stuhlverhalten. Auch die ungewohnte Position wirkt sich hinderlich aus.

 Diskretion, Rücksichtnahme und Einfühlungsvermögen sind deshalb selbstverständlich.

8

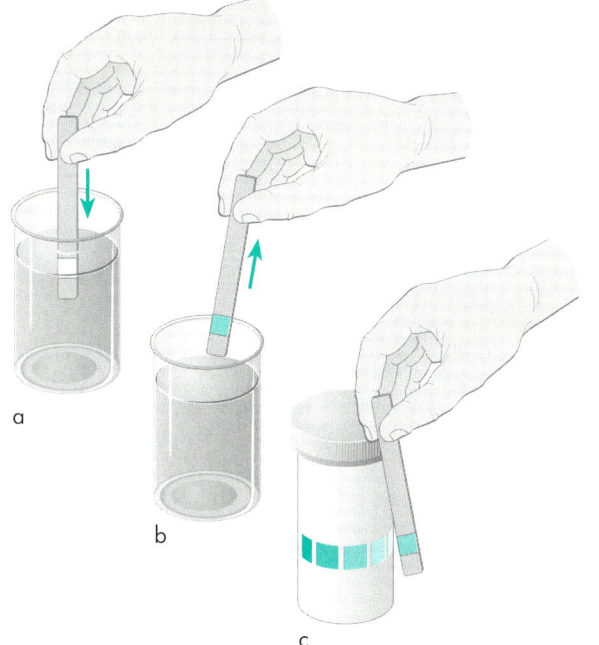

Abb. 8-2 a bis c Bestimmung von Glukose im Urin mit Teststreifen
a) Teststreifen in Urin tauchen
b) Teststreifen entnehmen
c) Vergleich der Farbe des Teststreifens mit den Kontrollfarben

Für Frauen stehen neben Steckbecken spezielle Urinflaschen
zur Verfügung. Für Männer gibt es Steckbecken und Urinflaschen aus Kunststoff oder Glas (Abb. 8-3 a bis c).
Sobald und soweit es der Gesundheitszustand erlaubt, sollte der
Bewohner Urin- und Stuhlausscheidungen außerhalb des Bettes
vornehmen.

Steckbecken anreichen
– Steckbecken (Abb. 8-4) anwärmen oder mit warmem Wasser
  ausspülen, Rand abtrocknen
– Beine anstellen und Gesäß anheben lassen oder Bewohner
  zur Seite drehen
– Steckbecken schräg halten und ins Bett stellen
– das Kreuzbein muß auf dem Beckenrand liegen
– Beckengriff seitlich plazieren
– Bewohner möglichst zum Sitzen bringen

8

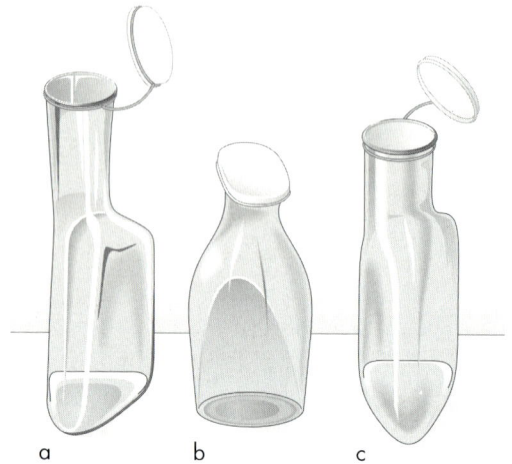

Abb. 8-3 a bis c Urinflaschen
a) Urinflasche aus Glas für Männer
b) Urinflasche aus Kunststoff mit Verschluß für Frauen
c) Urinflasche aus Kunststoff für Männer

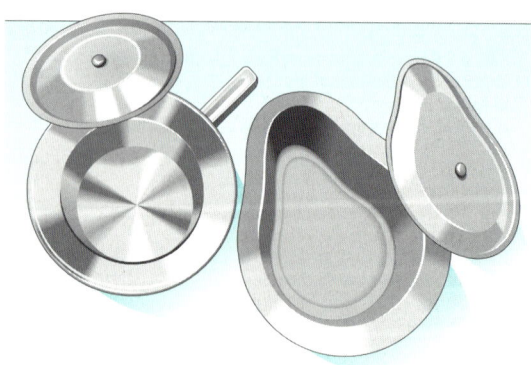

Abb. 8-4 Steckbecken

– Steckbeckenposition überprüfen
– Beine ausstrecken lassen, falls es für den Bewohner bequem ist
– Klingel in Griffnähe anbringen

Auf Klingelruf sofort reagieren, da das Sitzen auf dem Steckbecken sehr unangenehm ist.

Steckbecken entfernen
– Kopfteil evtl. etwas flacher stellen
– Handschuhe anziehen
– Steckbecken festhalten und Bewohner zur Seite drehen lassen

8

Damit der Bewohner nicht das Gefühl hat, zur Seite zu fallen, eignet es sich, Handtücher in Keilform ins Bett zu legen. Der schmale Teil wird unter den Steckbeckenrand gelegt. Der Bewohner kann sich zur Seite drehen und benützt die Handtücher wie eine Rampe. Das Steckbecken läßt sich dann leicht entfernen, ohne zu kippen. Wichtig ist es, daß der geformte Keil nicht weich ist, da sonst der Sicherheitseffekt verlorengeht.

– äußeres Genitale mit Zellstoff abtupfen (lassen)
– Ausscheidungen kontrollieren
– Steckbecken mit Deckel verschließen
– im Spülautomaten reinigen und desinfizieren, bei Bedarf mit Bürste reinigen
– in die Steckbeckenhalterung am Nachtkästchen einschieben

Bei gleichzeitiger Darmentleerung
– Analbereich mit weichem Toilettenpapier reinigen
– mit Wasser und Waschlotion Analgegend säubern, bei Hämorrhoiden vorsichtig vorgehen
– gute Hautpflege der Gesäßregion

– Steckbecken nicht auf dem Boden abstellen
– den Deckel nicht auf den Boden legen, sondern zwischen Bett und Matratze schieben oder auf einen bereitgestellten Stuhl legen
– jeder bettlägerige Bewohner sollte über ein Steckbecken verfügen, das nur für ihn bestimmt ist
– Steckbecken nach jedem Gebrauch reinigen und desinfizieren

Verwendung von Urinflaschen
– Deckel der Urinflasche öffnen
– Penis an der Wurzel fassen und in die Öffnung einführen
– Urinflasche nicht über längere Zeit anlegen, da die Gefahr von Druckstellen besteht

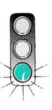

Bei sehr unruhigen Bewohnern muß die Flasche festgehalten oder mit Sandsäckchen bis nach dem Urinieren fixiert werden.

Urinflasche entfernen
– Urinflasche entfernen
– Harnröhrenöffnung mit weichem Toilettenpapier abtupfen (lassen)

8

– Urinflaschen nach dem Urinieren bis zum Entleeren mit einem Deckel verschließen
– Urinflasche regelmäßig entleeren und im Spülkasten desinfizieren
– mit Deckel im Urinflaschenhalter griffbereit am Bett anbringen
– jeder Bewohner sollte über eine eigene Urinflasche verfügen

8.1.8 Harninkontinenz

Wenn der Mensch die Fähigkeit verliert, Urin oder auch Stuhl zu halten oder den Zeitpunkt der Entleerung zu bestimmen, spricht man von **Inkontinenz**. Dabei handelt es sich nicht um eine Erkrankung, sondern nur um ein Symptom, das eine Störung im Organismus des Menschen anzeigt.

Laut Schätzungen leiden in Deutschland mehr als fünf Millionen Menschen an Harninkontinenz. Dies führt bei vielen Personen zu schweren körperlichen und seelischen Belastungen.

Da es sich bei der Inkontinenz immer noch um ein Tabuthema handelt, sprechen die Betroffenen meist nicht über das Leiden und verbergen es. Sie ziehen sich immer mehr aus ihrem sozialen Umfeld zurück.

Besonders alleinlebende Menschen isolieren sich auf Grund ihrer Inkontinenz, sie schließen sich selbst vom gesellschaftlichen Leben aus. Vielfach wird dies sehr spät durch die Umwelt wahrgenommen. Mit einer zeitigen Behandlung kann diese Außenseiterposition jedoch verhindert werden. Auch die Ansprache und Nachfrage durch den Hausarzt hilft dem Menschen, seine Beschwerden anzusprechen und geeignete Maßnahmen einzuleiten.

Probleme durch Inkontinenz
• **Soziale Probleme**
– durch Kontaktmeidung nimmt die Lebensqualität ab
– Geruchsbelästigungen führen zu Isolierung und Vereinsamung
– Ablehnung durch die Gesellschaft
– Angehörige sind bei Inkontinenz oft überlastet und beschämt und überreden deshalb schneller zum Umzug ins Heim
– meist Abhängigkeit von fremder Hilfe

• **Hygienische Probleme**
– altersbedingte Hautveränderungen und Inkontinenz führen schneller zu Hautreizung
– längere Sitz- und Liegezeiten fördern die Schweißbildung, mit Ausscheidungen verbunden entstehen schneller Hautschädigungen
– schlechte oder problematische Hautpflege fördert die Bakterienbildung, erhöhte Infektionsgefahr

• **Psychische Probleme**
– Vereinsamung
– Rückzug

– Isolation
– Eingriff in Tabuzonen

Ursachen der Inkontinenz
– Störung der Funktion der Blasenmuskulatur
– Störung der Blasenschließmuskelfunktion
– Störung des Nervenreizleitungssystems zwischen Gehirn, Rückenmark und Blase mit teilweiser oder vollständiger Reizunterbrechung

8

Diese Störungen werden durch unterschiedliche **Grunderkrankungen** ausgelöst:
– Harnwegsinfektionen
– Prostatavergrößerungen
– Scheiden-, Blasen-, Gebärmuttersenkungen
– Durchblutungsstörungen einzelner Gehirnabschnitte
– Schlaganfall
– Stoffwechselerkrankungen
– Rückenmarkverletzungen

Symptome
Das Ausmaß der Störung ist abhängig von der Ursache der Inkontinenz und ist Tabelle 8-1 zu entnehmen.

Therapie
Um eine entsprechende Behandlung bei Inkontinenz einzuleiten, bedarf es einer genauen ärztlichen Diagnostik. Wahlweise stehen dann **operative** und **konservative Methoden** zur Verfügung.
Operative Eingriffe kommen beim alten Menschen nur zur Anwendung, wenn ein entsprechender medizinischer Erfolg vorhersehbar ist, z.B. bei Gebärmuttersenkung.
Meist behandelt man eine Inkontinenz konservativ, beispielsweise mit Blasen- oder Beckenbodentraining. Damit sind die Beschwerden meist nicht zu beheben, aber zu mildern.
Der Erfolg der **Blasen- und Beckenbodenübungen** hängt von der konsequenten Einhaltung der **Trainingszeiten**, von einer guten **Anleitung** und der **Zusammenarbeit** zwischen Bewohner und Pflegepersonal ab.

• **Toilettentraining**
– Blase wird an bestimmte Entleerungszeiten gewöhnt, um einem spontanen Urinabgang durch rechtzeitiges Wasserlassen zuvorzukommen
– der Bewohner muß am Anfang des Trainings etwa alle zwei Stunden zur Toilette
– bei Bedarf geschieht dies mit Hilfe eines Weckers oder eines Trainingsplanes mit Stundenangaben zum Gegenzeichnen durch das Pflegepersonal
– je nach Erfolg sind die Zeiten individuell zu verlängern oder zu verkürzen

8

Tabelle 8-1   Inkontinenzformen

Inkontinenzform	Ursachen	Symptome
Streßinkontinenz	Erschlaffung der Beckenbodenmuskulatur durch schwere Geburten, schwere körperliche Arbeit, Übergewicht, hormonelle Umstellungen	Tröpfeln bei Husten, Niesen, Lachen, Heben, Bücken
Dranginkontinenz	Übererregbarkeit der Blasenmuskulatur mit starkem Harndrang und spontanen Blasenentleerungen durch Blasenentzündungen, Tumoren, Steinleiden oder: Degeneration des zentralen Nervensystems, Demenz, Morbus Alzheimer, Apoplexie, Medikamente (Diuretika, Schmerz- und Schlafmittel)	Blase entleert sich ganz oder sturzartig, spontan. Zwang zu häufiger Miktion
Überlaufinkontinenz	Einengung der Harnröhre, Vergrößerung der Prostata, Überdehnung der Blasenwand durch häufige Überfüllungen, neurogene Störungen, Diabetes mellitus. Nierenrückstau führt zu Nierenversagen, Urämie	Ständig abgehender tröpfelnder Urin, ständiger Harndrang, schwacher Harnstrahl, häufige Miktion, Pollakisurie
Reflexinkontinenz	Neurologische Erkrankungen am Rückenmark oder Gehirn. Multiple Sklerose, Parkinson-Syndrom, Tumoren	Harn geht unkontrolliert ab, Miktion nicht bewußt zu unterbrechen, fehlender Harndrang

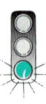

Die Kooperationsfähigkeit des Bewohners muß gegeben sein.

- **Blasentraining**
  – Trainieren des Füllvermögens der Harnblase
  – vollständige Entleerung der Blase soll erreicht werden
  – der Betroffene muß die Blase immer in sitzender Stellung entleeren und anschließend noch einmal pressen

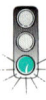

Das Blasentraining ist für alte Menschen meist weniger geeignet. Es kann immer wieder vorkommen, daß sie zwischendurch einnässen und durch Negativerlebnisse entmutigt werden.

- **Blasenklopftraining**
  – überwiegend bei Bewohnern nach hohen Querschnittslähmungen oder in der Rehabilitation nach Schlaganfall

– das Beklopfen der Blasengegend löst Schwingungen des
  Blasenurins aus
– durch einen Reflex in der Blasenwand zieht sich diese
  zusammen
– es kommt zu einer vollständigen Blasenentleerung

8

• **Beckenbodentraining**
– erfolgversprechend bei leichteren Formen der Streß-
  inkontinenz
– mit speziellen gymnastischen Übungen werden die Bauch-
  decken- und die Beckenbodenmuskulatur gestärkt, der
  Blasenschließmuskel besser beeinflußbar

Einige der Übungen, z.B. das Anspannen der unteren Beckenbodenmuskulatur, können auch während anderer Tätigkeiten
(z.B. Fernsehen) trainiert werden und nehmen wenig Zeit in
Anspruch.

Eine Sonderform des Beckenbodentrainings ist die sogenannte
Elektrotherapie, bei der die Beckenbodenmuskulatur durch
schwache elektrische Reize gekräftigt wird. Beide Therapie-
formen werden ärztlich verordnet und von geschulten Kran-
kengymnasten mit dem Inkontinenten trainiert.

• **Kondomurinalsysteme**
– besonders für Männer geeignet
– spezielle Kondomurinale (Abb. 8-5) fangen dabei den Urin
  auf
– über Schlauchverbindungen läuft der Urin in einen Auffangbeutel
– das Kondom täglich wechseln
Kondomurinale sind meist selbsthaftend und aus hautfreundlichem Latex (Vorsicht bei Latexallergie).
Diese Methode ist für mobile und für bettlägerige Bewohner
gleichermaßen anzuwenden.

Pflege bei Inkontinenz
– Aufbau einer Vertrauensbasis

– Probleme ernst nehmen und die Bedürfnisse akzeptieren

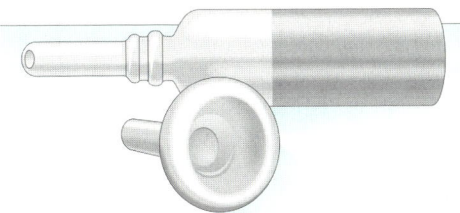

Abb. 8-5 Kondomurinal

143

8

– offen über die Probleme sprechen
– Wahrung der Intimsphäre und Diskretion
– Interesse für die Probleme signalisieren und Zeit für
  Gespräche lassen
– gezielte Fragen stellen
– mögliche Hilfestellungen besprechen und übernehmen
– Absprachen dokumentieren
– Angehörigen und den Bewohner in die Pflege einbeziehen

– Mobilität weitgehendst erhalten
– Intimpflege möglichst eigenständig vornehmen lassen
– Umgang mit Inkontinenzhilfsmittel trainieren
– Selbständigkeit und Unabhängigkeit fördern
– in tägliche Aktivitäten einbeziehen
– am Alltag teilnehmen lassen

Kontinenzfördernde Maßnahmen
– geeignete Raumtemperatur in der Toilette
– Toilette freundlich gestalten, nicht als Abstellraum
  mißbrauchen
– leicht zu öffnende Kleidungsverschlüsse, wenig Knöpfe
  (Kap. 6.4.2)
– bequeme, nicht einengende Kleidung
– wärmende Unterwäsche
– ausreichendes Trinkangebot zur Zystitisprophylaxe
– Toilettentraining
– Blasenklopftraining
– Blasen- und Beckenbodentraining

Inkontinenzslips sind zum Kontinenztraining weniger geeignet, da sie der Bewohner schlecht öffnen und schließen kann.

– sorgsame und vorsichtige Hautreinigung
– sparsames Verwenden von neutralen Hautpflegeprodukten
– Intimbereich nach jeder Ausscheidung mit lauwarmem
  Wasser reinigen
– hautpflegende Emulsionen oder Lotionen verwenden
– hochsaugfähige Einlagen
– bei Männern Einlage in Taschenform anwenden

Es steht eine große Auswahl an geeigneten Hilfsmitteln zur Verfügung. Je nach Schweregrad der Inkontinenz, Gesundheitszustand und Befinden muß die Auswahl immer wieder individuell überdacht und besprochen werden. Durch die Einhaltung eines gemeinsam erarbeiteten Pflegeplans sind Pflegefehler zu vermeiden, und die Selbständigkeit des Bewohners wird gefördert.

Anforderungen an Inkontinenzpflegemittel
– unauffällig
– Geruchsbelästigung vermeiden
– Sicherheit vermitteln

- Tragekomfort
- Folgeerkrankungen vermeiden helfen
- leichte Anwendung und Handhabung
- finanziell erschwinglich
- umweltverträgliche Herstellung und Entsorgung

8

8.2 Beobachten der Stuhlausscheidung

Bei der Verdauung gelangt der Speisebrei vom Magen in den Dünndarm. Dort werden Fett, Eiweiße und Kohlenhydrate durch Enzyme aufgespalten und resorbiert. Der Inhalt wird dann in den Dickdarm weitergeschoben und dem **Stuhl** Wasser entzogen, bis er zum Enddarm gelangt und ausgeschieden wird. Die Ausscheidungsprodukte des Darmes werden als **Fäzes**, **Kot** oder **Exkrement** bezeichnet.

Zusammensetzung des Stuhls
Je nach Nahrungsaufnahme und -verwertung variiert die Zusammensetzung des Stuhls
- etwa 75 Prozent Wasser
- zehn Prozent Abfallprodukte, unverdaute Nahrungsreste
- sieben Prozent abgeschliffene Darmepithelien, Salze, Schleim
- acht Prozent Darmbakterien

Die Menge schwankt im Durchschnitt zwischen **125 und 300 Gramm** pro Tag.

8.2.1 Beobachten der Stuhlfarbe

Bei ausgeglichener Ernährung sieht der Stuhl hell- bis dunkelbraun aus.

Veränderungen der Stuhlfarbe
- sehr dunkel: Spinat, Heidelbeeren, Brombeeren
- schwarz: eisenhaltige Medikamente, Kohlepräparate
- weiß-grau: Fehlen von Gallenfarbstoff
- blutigrot: Blutungen im unteren Darmabschnitt, Tumoren, Divertikel
- aufgespritztes Blut: Hämorrhoidenblutungen
- Teerstuhl: Magenblutungen oder Blutungen im oberen Darmabschnitt

8.2.2 Beachten des Geruchs

Der Geruch des Stuhls ist normalerweise säuerlich. Ändert sich aber ebenfalls durch die Nahrung.

Veränderungen des Geruchs
- sauerriechend, stinkender Gärungsstuhl: Kohlenhydratdyspepsie (Verdauungsstörung)
- übel nach faulen Eiern riechender Fäulnisstuhl: Eiweißdyspepsie

8

8.2.3 Beobachten von Konsistenz und Form

Der normale Stuhl ist je nach Ernährung geformt bis dickbreiig.

Veränderungen
– dünnflüssig bis breiig: Dünn- und Dickdarmerkrankungen
– erbsenpüreeartig: Typhus
– reiswasserähnlich: Cholera
– bleistift-, bandartig: Tumoren des Dick- und Mastdarms
– hart: Obstipation

8.2.4 Beobachten von Beimengungen

Entsprechend der Nahrungsaufnahme, Zerkleinerung, Verdauung oder Erkrankungen können unterschiedliche Beimengungen sichtbar werden. Unklare Stuhlbeimengungen sowie Blut im Stuhl müssen dem Arzt gezeigt werden.

Sichtbare Beimengungen
– **Blut** beigemengt oder aufgespritzt: Alarmsignal für Erkrankungen des unteren Darmabschnitts
– **Schleim**: Entzündungen der Darmschleimhaut, z.B. bei Colitis ulcerosa
– **Eiter**: Colitis ulcerosa, Entzündungen des Darms, Abszesse
– **unverdaute Nahrungsmittel** wie ganze Leinsamen, Mandarinen
– verschluckte **Fremdkörper** wie Nadel, Zähne, Obstkerne, Gräten, Nägel
– **Madenwürmer:** bis zwölf Millimeter lange Parasiten, erzeugen starken Juckreiz am After, häufig viele auf einem Knäuel
– **Spulwürmer:** 10 bis 25 Zentimeter lang, regenwurmähnliches Aussehen, etwa bleistiftdick
– **Bandwürmer:** bestehen aus Kopf und vielen Gliedern, zwischen zwei und zehn Meter lang. Im Stuhl meist nur die abgestoßenen weißen, flachen, fingernagelgroßen Glieder sichtbar

Mikroskopisch nachweisbare Beimengungen
– verstecktes, okkultes, Blut nachweisbar bei Magen-Darm-Krebs
– Wurmeier
– Bakterien, Viren, Pilze

Haemoccult®-Schnelltest
Bei der Suche nach verstecktem Blut zur Krebsvorsorge ist in der Altenpflege der Arzt meist auf die Hilfe des Pflegepersonals angewiesen.

Vor der ersten Stuhlprobe sollte der Bewohner drei Tage keine Fleischspeisen, keine Bananen und andere Südfrüchte essen.

– Entnahme jeweils zweier Proben von drei aufeinanderfolgenden Stühlen

– Entnahme von verschiedenen Stellen der Stuhlportion
– auf Testfläche auftragen
– alle drei Testkärtchen mit Namen des Bewohners und dem
  Entnahmedatum versehen und ans Labor weitergeben

8.2.5 Beobachten von Ausscheidungsstörungen

8

8.2.5.1 Obstipation

Unter einer Obstipation (Verstopfung) versteht man die verzögerte Entleerung des eingedickten, harten und trockenen Stuhls.

Ursachen
– Bewegungsmangel
– unzureichende, einseitige oder falsche Ernährung
– Flüssigkeitsmangel
– Hämorrhoiden oder Analeinrisse (Fissuren)
– organische Veränderungen am Darm, Ausstülpungen,
  Verengungen
– langjähriger Mißbrauch von Abführmitteln mit Störung der
  Peristaltik
– Einnahme von Medikamenten wie Schmerzmittel,
  Beruhigungsmittel, flüssigkeitsausschwemmende Mittel,
  Medikamente mit Wirkung auf den Parasympathikus
– Stoffwechselstörungen wie Diabetes mellitus oder Schild-
  drüsenunterfunktion
– psychische Ursachen, z.B. bei Depression
– Querschnittlähmung oder Rückenmarkerkrankungen
– Erkrankungen des Nervensystems

8.2.5.2 Diarrhö

Bei gestörter Stuhleindickung kommt es zu mehrfachem Absetzen von Stuhl (Durchfall). In schweren Fällen bis über zwanzigmal am Tag.

Mögliche Ursachen
– falsche Ernährung, z.B. Diätfehler
– Nervosität oder psychische Erkrankungen (Angst)
– Essen von verdorbenen oder infizierten Speisen
  (z.B. Salmonellen)
– Nahrungsmittelvergiftungen durch Pilze und Toxine
– Darmentzündungen (Colitis ulcerosa)
– Fehlen von Verdauungssäften des Pankreas und/oder Galle

Begleiterscheinungen
– Übelkeit, Appetitlosigkeit
– Bauchschmerzen, Darmkrämpfe, Blähungen
– schlechtes Allgemeinbefinden
– großer Durst durch Flüssigkeitsmangel
– Elektrolytverschiebungen

8

8.2.6 Stuhlinkontinenz

Bei der Stuhlinkontinenz führt die Erschlaffung des Afterschließmuskels zum Unvermögen, den Stuhlgang zurückzuhalten.

Ursachen
– neurologische Störungen
– Tumoren im Enddarmbereich
– Lähmungen wie Querschnittlähmung, Schließmuskellähmung
– vorübergehend bei infektiösen Darmschleimhautentzündungen, wenn der Stuhlreiz stärker ist als das Schließmuskelvermögen

Pflege bei Stuhlinkontinenz
Wichtig ist dabei, den Bewohner trotz des ständigen Stuhlabgangs weiter aktiv am Alltagsleben teilnehmen zu lassen. Unsicherheiten müssen abgebaut und das Selbstvertrauen gestärkt werden.
– Inkontinenteneinlagen
– sofortige gründliche Reinigung nach jeder Stuhlausscheidung
– sorgfältige Hautpflege im Bereich des Anus und Gesäßes
– Kontinenztraining durch regelmäßigen Toilettengang

8.3 Beobachten von Ausfluß

Unter Ausfluß **(Fluor vaginalis)** versteht man den **gesteigerten Sekretausfluß** aus dem **weiblichen Genitale.**

Aussehen und Ursachen,
– gelblich-weiß, brennend, stark juckend: vaginale Entzündungen durch Candida albicans (Soorpilz)
– gelblich-grün, fadenziehend, übelriechend: Scheideninfektionen durch Trichomonaden, Streptokokken und Staphylokokken, Gonokokken, Kolibakterien
– eitrig: Gonorrhö (Geschlechtserkrankung)
– schleimig: besonders häufig bei Diabetes mellitus
– bernsteingelb-eitrig mit schubweiser Entleerung: Tubenkarzinom
– blutig: hormonelle Störungen

Begleiterscheinungen
– Juckreiz im Genitalbereich
– Nässegefühl in der Scheide
– Brennen in der Scheide
– Rötung der Gebärmutterschleimhaut
– Wundsein im Genitalbereich

Pflege bei Ausfluß
Da die betroffenen Frauen häufig Angst haben, daß man ihren Ausfluß riechen kann, ist es wichtig, ihnen diese Angst zu neh-

men. Jeder Ausfluß muß von einem Arzt angesehen und mikroskopisch untersucht werden.
– Ausführen der ärztlichen Anordnungen
– sorgfältige Intimpflege
– Einmalwaschlappen verwenden
– häufiger Wäsche- und Bettwäschewechsel
– bei allen pflegerischen Tätigkeiten Handschuhe und Schutzkleidung tragen

8

8.4 Beobachten von Erbrechen

Das Erbrechen ist eine wichtige Schutzreaktion des Körpers. Dabei wird durch Zusammenziehen der Speiseröhre unter Mithilfe der Bauchpresse der Mageninhalt durch den Mund entleert. Die Steuerung des Vorgangs wird durch das **Brechzentrum** im verlängerten Rückenmark ausgelöst. Die **Häufigkeit** und **Menge** sind sehr unterschiedlich.

Ursachen

habituelles Erbrechen	gewohnheitsmäßiges Erbrechen nach dem Essen (meist nur bei Säuglingen)
nervöses Erbrechen	durch schaukelnde Bewegungen und in Spannungssituationen wie Auto- oder Busfahren, Ärger, Angst, Aufregung
gastrisches Erbrechen	nach dem Genuß von verdorbenen Lebensmitteln, bei Gastritis, Magengeschwüren, übermäßigem Lebensmittel- und Alkoholgenuß
zerebrales Erbrechen	bei Gehirnerschütterung, Schädelverletzungen, Anstieg des Hirninnendrucks

Zeitpunkt des Erbrechens
Der Zeitpunkt des Erbrechens ist für die ärztliche Diagnostik von ausschlaggebender Bedeutung und muß deshalb genau beobachtet und dokumentiert werden. Besonders der Zusammenhang mit der Nahrungsaufnahme ist hierbei wichtig.
– erbricht der Bewohner gleich oder erst später nach dem Essen oder Trinken
– erbricht er nach allen Mahlzeiten
– nur auf bestimmte Speisen
– auf nüchternen Magen
– bestehen Vorzeichen wie Übelkeit, Völlegefühl, Bauchschmerzen, Würgen, verstärkter Speichelfluß

8

Beimengungen
– Nahrung und unverdaute Speisereste
– Speichel und Schleim bei Gastritis und nervösem Erbrechen
– Blut bei Erbrechen aus der Speiseröhre, Ösophagusvarizen-
  blutungen
– kaffeesatzartige Beimengung (Blut) bei Magenblutungen
– Galle bei leerem Magen
– Kot bei Darmverschluß und Darmverschlingung

 Starkes und andauerndes Erbrechen führt sehr schnell zur
Verschiebung des Stoffwechselgleichgewichtes und Elektrolyt-
mangelerscheinung bis hin zur physischen und psychischen
Erschöpfung. Es entwickelt sich ein akutes Krankheitsbild, das
schnelle ärztliche Hilfe erfordert.

 Pflege bei Erbrechen
Durch die starke physische und psychische Belastung während
des Erbrechens benötigt der kranke Mensch **Zuwendung**, **Hilfe**
und **Unterstützung**.

Lagerung
– Oberkörper hochlagern oder aufsitzen lassen
– Bewußtlose zur Seite drehen (stabile Seitenlage)
– Kopf zur Seite drehen

 Während des Erbrechens besteht die Gefahr der Aspiration
(Einatmung) von Erbrochenem.

Material
– Nierenschale, Eimer oder Plastiktüte
– Taschentuch, Zellstoff, Handtuch
– Schutz der Kleidung und Bettwäsche
– Handschuhe für das Pflegepersonal

 – Zuwendung geben
– Kopf beim Erbrechen stützen
– Auffanggefäß halten
– zwischendurch den Mund abwischen (lassen)
– beruhigen

Nach dem Erbrechen
– Erbrochenes beseitigen oder für den Arzt zum Begutachten
  aufheben
– Gebiß reinigen und Mund ausspülen (lassen)
– Gesicht und Hände abwaschen (lassen)
– bei Bedarf Bettwäsche und/oder Kleidung wechseln
– Zimmer lüften
– je nach Befinden baldmöglichst den Flüssigkeitshaushalt
  ausgleichen
– Dokumentation und Arztinformation

8.5   Beobachten von Schweiß

Schweiß **(Sudor)** ist ein klares, farbloses Sekret der Schweiß-drüsen des Unterhautfettgewebes (Subkutis), die sich am ganzen Körper befinden. Schweiß entsteht bei Körperarbeit, erhöhter Außentemperatur, Angst und Aufregung.
Schweiß verdunstet durch die Außentemperatur oder die Luft-bewegung, dadurch kommt es zur Absenkung der Körpertempe-ratur (Kap. 9). Der Mensch empfindet diesen Vorgang als Küh-lung, man spricht auch von **Verdunstungskälte**.

8

Schweißzentren
– Handinnenflächen
– Fußsohlen
– Achselhöhlen
– Stirn
– Nasenrücken
– Oberlippe

Aufgaben der Schweißdrüsen
– die Haut sondert ständig Schweiß ab
– der Körper verliert dadurch täglich bis zu 500 ml Flüssigkeit
– Regulieren der Körpertemperatur
– gemeinsam mit dem Hauttalg der Talgdrüsen bildet der Schweiß den Säuremantel der Hautoberfläche

Zusammensetzung von Schweiß
– 99 Prozent Wasser
– Kochsalz, Harnsäure, Harnstoff, Ammoniak
– Milch- und Fettsäuren
– Duftstoffe

8.5.1 Beobachten von veränderter Schweißproduktion

8.5.1.1 Verstärkte Absonderung von Schweiß

Die verstärkte Schweißabsonderung (Schwitzen, Transpiration, Hyperhidrosis) tritt in verschiedenen Formen auf:
– vermehrtes Schwitzen im Sommer
– lokal begrenztes Schwitzen, wie auf der Stirn als Angst-schweiß
– Schwitzen einer Körperhälfte **(Hemihyperhidrosis)**, wie bei Bewohner mit Schlaganfall

Mögliche Ursachen
– vermehrte Anstrengung
– erhöhte Außentemperatur
– Fettleibigkeit (Adipositas)
– Fieber (Wärmeausgleichsversuch)
– Schwäche, Kreislaufzusammenbruch, Schock
– schwere Erkrankungen, Unterzucker, Erbrechen
– Schilddrüsenüberfunktion
– Störung des ZNS, organisch oder durch Medikamente

8

8.5.1.2 Verminderte Schweißproduktion

Eine verminderte Schweißproduktion **(Hypohidrosis)** ist von unterschiedlichen Faktoren abhängig.

Ursachen
- Verlegung der Schweißdrüsengänge durch Ekzeme oder Schuppenflechte
- Schilddrüsenunterfunktion
- nach der Verabreichung von Atropin
- feuchtwarme Witterung, wenn kein Schweiß verdunsten kann

8.5.2 Beurteilen der Schweißbildung

Wichtig für die Beurteilung der Schweißbildung (Transpiration), für die gezielte Bewohnerbeobachtung und für die Dokumentation sind:
- Zeitpunkt
- Beschaffenheit
- Ort
- Schweißmenge
- Geruch

- **Zeitpunkt**
  - starkes Schwitzen vor, während oder nach einer bestimmten Tätigkeit
  - Begleiterscheinungen, wie Zittern oder Schwächegefühl
  - Nachtschweiß (bei Tbc, chronischen Entzündungen, Nieren-erkrankungen, Schilddrüsenüberfunktion, Karzinomen)

- **Beschaffenheit**
  - warm und großperlig: große Hitze, Fieber, Störungen des ZNS, nach der Aufnahme von heißen Speisen und Getränken
  - kalt, klebrig, kleinperlig: Schock, Ohnmacht, Unterzucker, Lungenödem

- **Ort**
  - auf der Stirn, der Oberlippe bis über das ganze Gesicht ausbreitend, schnell lokalisierbar
  - in den Achselhöhlen, auf dem Rücken
  - an den Händen, Füßen bei psychischen Ursachen

- **Schweißmenge**
  Die Schweißmenge kann nicht in Millilitern angegeben werden.
  Nässezustand von
  - Kleidungsstücken, Bettwäsche, Handtüchern
  - Abwiegen der schweißgetränkten Teile

- **Geruch**
  Frischer Schweiß riecht leicht säuerlich, aber nicht unangenehm.

Individueller Schweißgeruch entsteht durch:
– bakterielle Schweißzersetzung an schlecht belüfteten
  Körperstellen
– wo Haut auf Haut liegt, besonders bei adipösen Menschen
– Beimischung von Duftstoffen der Genital- oder Analregion,
  sogenannte Geschlechtsdüfte
– Aromastoffe durch die Nahrung (z.B. Knoblauchgeruch)

 Pflege bei übermäßiger Schweißproduktion
Der Bewohner fühlt sich wohl, wenn er bei Schweißausbrüchen
unterstützt wird.
– Schweiß abwischen
– vor Auskühlung und Zugluft schützen
– bei Bedarf Wäschewechsel
– intensive Körperwaschung und Körperpflege
– Ausgleich des Flüssigkeitsverlustes
– Dekubitus- und Intertrigoprophylaxe (Kap. 5.7.1und 5.7.8)
– schweißreduzierende Ganzkörperwaschung (Kap. 6.3.2.4)

8.6 Beobachten des Sputums

Vermehrtes Sputum **(Auswurf, Expektoration)** bildet sich bei
Infektionen der Atemwege. Reizstoffe wie Rauch, Staub, Umweltgifte können ebenfalls zu einer vermehrten Sputumproduktion führen. Die Sekrete der Bronchial-, Mund- und Rachen-
schleimhaut sowie der Nebenhöhlen werden normalerweise
unbemerkt verschluckt. Erst bei einer vermehrten Produktion
und Ansammlung werden sie als Sputum durch Husten nach
außen befördert.
Die genaue Beobachtung des Sputums hilft, rechtzeitig Atemwegserkrankungen festzustellen oder vorzubeugen. Dabei beachtet man **Beschaffenheit**, **Menge** und **Geruch**.

● **Beschaffenheit**
– schleimig, durchscheinend: leichte Atemwegserkrankungen
– zäh, schleimig, glasig: Asthma bronchiale
– eitrig bis gelblichgrün: Infektionen der Luftwege
– schaumig: Lungenödem, die eingeatmete Luft vermischt sich
  mit der Flüssigkeit in den Lungenbläschen
– blutig: Lungenkrebs, Geschwüre, Abszesse, Tbc und schwere
  Lungenerkrankungen

● **Menge**
– verschieden, von wenig bis zur „maulvollen" Expektoration

● **Geruch**
– unauffällig bis übelriechend: Lungenkrebs

8.6.1 Beobachten von Husten

Durch Reizung des Flimmerepithels der Bronchialschleimhaut
kommt es zum krampfhaften Zusammenziehen des Brustkorbs

8

mit teils heftiger Ausatembewegung. Dabei werden Sekretan-
sammlungen oder Fremdkörper explosionsartig nach oben befördert.

- **Trockener Husten**
  - keine Sekretentleerung, auch **Reizhusten** genannt
  - überwiegend bei Rauchern, bei Kehlkopferkrankungen und
    Rippenfellentzündungen
  - bei beginnender Bronchitis oder Linksherzinsuffizienz mit
    Lungenrückstau

- **Produktiver Husten**
  - Husten mit Sekretentleerung
  - Abhusten von angesammeltem Staub, Schleimhautzellen,
    Schleim, Blut und anderen Substanzen

 Pflege bei Sputumabgang
(siehe auch Pneumonieprophylaxe, Kap. 5.7.4)

 Sputum ist grundsätzlich als infektiös zu behandeln. Aus Sicherheitsgründen sind deshalb beim Umgang damit immer Handschuhe zu tragen.

- Sputumbecher mit Deckel bereitstellen
- Hilfe bei der Lagerung
- aufsetzen lassen und Rücken massieren
- Anleiten zu Atemübungen und Atemgymnastik
- Inhalationen
- Mundpflege nach dem Auswurf
- atemstimulierende Einreibungen (Kap. 10.2.5)
- Sekretentleerung unterstützen (Kap. 10.2.4)

 Eine Erleichterung beim Sammeln des Sputums bietet der
Einsatz eines mit etwas Desinfektionsmittel gefüllten Joghurt-
bechers, der im Sputumbecher steht. Dieser wird nach Gebrauch zusammen mit dem Sputum im Restmüll entsorgt (nicht
in den Plastikmüll geben).

9 Regulieren der Körpertemperatur

Der Mensch ist wärme- und kälteempfindlich. Der Organismus ist jedoch in der Lage, selbst bei extremen Temperaturveränderungen der Umgebung die **Körperkerntemperatur** (um 37 °C) konstant zu halten. Die Regulierung der Körpertemperatur geschieht über das Temperaturzentrum im zentralen Nervensystem. Bei körperlicher Arbeit oder Anstrengung, bei vermehrter Muskelarbeit und bei hoher Außentemperatur erhöht sich die Temperatur des Körpers. Dieser reagiert mit **Schweißabsonderung** und **Gefäßerweiterung** (gut durchblutete Haut). Durch die Außentemperatur oder die Umgebungsluft verdunstet der Schweiß und die dabei entstehende **Verdunstungskälte** kühlt den Körper ab und schützt ihn so vor Überhitzung.

Bei kühleren Außentemperaturen reagiert der Körper mit **Muskelkontraktionen** (Zittern). Die Blutgefäße und die Hautporen verengen sich (die Haut wird blaß), es entsteht die sog. **Gänsehaut**. Die vermehrte Muskelarbeit erwärmt wiederum die Muskulatur, was den Menschen vor Auskühlung schützt.

Durch geeignete Kleiderauswahl ist der gesunde Mensch zusätzlich in der Lage, sich der Umgebungstemperatur und dem individuellen Wärmeempfinden anzupassen. Zwischenmenschliche Beziehungen und das Leben in der Gemeinschaft wirken für viele alte Menschen entspannend und sorgen somit für ein **inneres Wärmegefühl**.

Die Temperatur an der **Körperoberfläche** unterscheidet sich von der im Körperinnern.

An der Körperoberfläche befinden sich unterschiedliche Temperaturzonen. So erhöht sich die Oberflächentemperatur von den Extremitäten in Richtung Körpermittelpunkt. Die höchsten Hauttemperaturen finden sich in Körperregionen, wo Haut auf Haut liegt.

Schwankungen der Körpertemperatur werden auch durch **innere Faktoren** verursacht:
– psychische Erregung bei Schädel- und Hirnerkrankungen (z.B. nach Schädelfrakturen), Angst, Streß, Aufregung, psychogenen Anfällen
– physische Belastungen bei der Arbeit
– Tag- und Nachtschwankungen

Der Körper des Menschen ist in der Lage, seine Temperatur durch unterschiedliche Mechanismen auszugleichen.
Wärmeabgabe reguliert der Körper durch:
– vermehrte Schweißabsonderung
– Ruhigstellen der Muskulatur

9

– gesteigerte Hautdurchblutung
– schnelleren Atemrhythmus

Wärmebildung reguliert der Körper durch:
– Erhöhen des Grundumsatzes und der Nahrungsaufnahme
– Muskelzittern, Frieren, Schütteln, Zähneklappern
– Gefäßverengungen und Vermindern der Durchblutung

Bei älteren Menschen ist meist durch die reduzierten Körperfunktionen der Grundumsatz erniedrigt und deshalb die Wärmebildung verringert. Zusätzlich ist die Mobilität und somit die Muskelarbeit verlangsamt. Alleine aus diesen Gründen ist erklärbar, warum **alte Menschen** oft **schneller frieren als jüngere**.

9.1 Beobachten der Körpertemperatur

Die Körpertemperatur kann mit einem Thermometer festgestellt werden.

9.1.1 Thermometerarten

• **Maximalthermometer**
– Glaskörper mit einer luftleeren Kapillarröhre
– auf dem Glaskörper ist eine Skala aufgebracht, die in Zehntelgrade von 35 bis 42 °C unterteilt ist
– am unteren Ende der Kapillarröhre befindet sich das Flüssigkeitsdepot, das mit Quecksilber oder einer anderen chemischen Flüssigkeit gefüllt ist
– durch Erwärmung dehnt sich die Flüssigkeit aus und steigt in der Kapillarröhre hoch
– sobald sie ihren höchsten Stand anzeigt, ist die Körpertemperatur abzulesen

• **Rektalthermometer**
– das Rektalthermometer unterscheidet sich vom Maximalthermometer durch die kugelförmige Thermometerspitze

• **Sublingualthermometer**
– Spezialthermometer für die Temperaturmessung im Mund unter der Zunge
– funktioniert wie ein Maximalthermometer
– es besteht aus einem dreieckigen Glasstäbchen mit einem Flüssigkeitsdepot und einem Griffstück

• **Digitalthermometer**
Dieses Thermometer hat den Vorteil, daß es nicht abbrechen kann und somit kein Quecksilber freigesetzt wird.
– das Digitalthermometer (Abb. 9-1) registriert über einen in der Spitze angebrachten Sensor die Temperatur
– mit einem akustischen und/oder optischen Signal wird das Meßende angezeigt

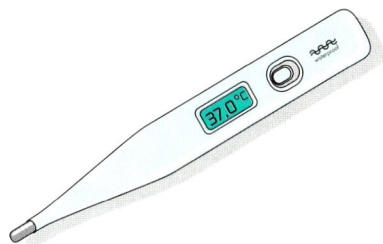

9

Abb. 9-1 Digitalthermometer

– die Messung ist nach 60 bis 90 Sekunden beendet
– durch einen Knopfdruck wird das Meßergebnis gespeichert
  oder gelöscht

Umgang mit Fieberthermometern
– vor jedem Messen Quecksilberstand kontrollieren
– nach jedem Gebrauch desinfizieren
– unter kaltem Wasser reinigen
– Quecksilber ins Depot zurückschütteln
_ Digitalthermometer mit Flächendesinfektionsmittel
  abwischen
– Thermometer aus hygienischen Gründen nur mit Schutzhülle (Abb. 9-2) benutzen

 Unruhige, desorientierte Personen und Kinder beim Messen nie
alleine lassen.

9.1.2 Meßmethoden

Die Körpertemperatur kann an verschiedenen Körperstellen
ermittelt werden.

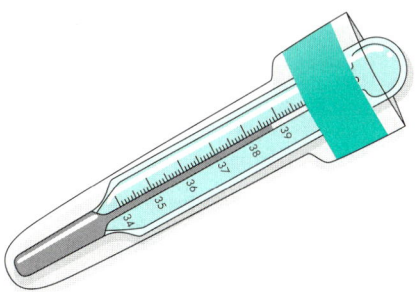

Abb. 9-2 Thermometer mit Schutzhülle

- **Axillare Körpertemperatur**
  - Thermometer mit der Spitze in die Mitte der Achselhöhle legen
  - Thermometerspitze muß von der Achselhöhle umschlossen sein
  - die Messung dauert acht bis zehn Minuten, da sie sonst ungenau ist

Die Achselhöhle vor dem Messen abtrocknen, damit durch bestehende Verdunstungskälte keine falschen Werte entstehen.

- **Rektale Körpertemperatur**
  - Thermometer mit einer Schutzhülle versehen
  - etwa zwei Zentimeter tief in den Enddarm einführen
  - bei Hämorrhoiden ist das Thermometer besonders vorsichtig einzuführen, damit keine Blutungen oder Schmerzen entstehen

Die rektale Körpertemperatur wird in der Intensivpflege häufig kontinuierlich mit einer elektronischen rektalen Meßsonde überwacht.

Zum besseren Gleiten ist der After oder die Thermometerspitze mit etwas Vaseline einzufetten.

- **Sublinguales Messen**
  - Spitze des Spezialthermometers auf den Mundboden unter die Zunge legen
  - die Lippen müssen geschlossen bleiben
  - die Messung dauert etwa fünf Minuten

Diese Methode ist nicht für unruhige und desorientierte Personen geeignet, da die Gefahr besteht, daß sie die Thermometerspitze abbeißen oder abbrechen.

9.2 Fieber

Fieber entwickelt sich durch verschiedene Ursachen.

Mögliche Ursachen
- bakterielle und virale Infektionen
- psychische Faktoren wie Anspannung oder Aufregung
- Erkrankungen des Gehirns, z.B. zentrales Fieber bei Hirntumoren

In der Altenpflege sollte nur eine Messung der Körpertemperatur erfolgen, wenn der Bewohner dies wünscht, Fieberzeichen äußert, Fiebersymptome erkennbar sind oder Fieber vermutet wird.

Objektive Fieberzeichen
- erhöhte Pulsfrequenz

– beschleunigte Atmung durch erhöhten Stoffwechsel und
vermehrten Sauerstoffbedarf
– Frösteln und blasse Extremitäten
– Gesichtsrötung und heiße Hauttemperatur
– starke Schweißbildung
– belegte, trockene Zunge
– Unruhe und Schlaflosigkeit
– reduzierte Urinausscheidung
– Obstipation
– Muskelzittern, Zähneklappern, Schüttelfrost
– Fieberdelirium, Phantasieren, Bewußtseinseintrübung

9

Die Körpertemperatur erhält, je nach gemessener Gradzahl, eine
besondere Bezeichnung, die aus Tabelle 9-1 ersichtlich ist.

Tabelle 9-1 Bezeichnung der Körpertemperaturen

Bezeichnung	Körpertemperatur
Untertemperatur	unter 36,5 °C
normale Temperatur	36,5 bis 37,4 °C
subfebrile Temperatur	37,5 bis 38,0 °C
mäßiges Fieber	38,1 bis 39,0 °C
hohes Fieber	39,1 bis 41,0 °C
sehr hohes Fieber	über 41,0 °C

9.2.1 Fieberarten

Je nach Verlauf der Körpertemperatur bezeichnet man das Fieber unterschiedlich (Abb. 9-3).

kontinuierliches Fieber	Temperaturschwankungen bis 1 °C in 24 Stunden (z. B. bei Pneumonie)
remittierendes Fieber	Temperaturschwankungen bis 2 °C in 24 Stunden (z. B. bei Lungentuberkulose)
intermittierendes Fieber	immer wieder ansteigendes Fieber, das zwischendurch Normwerte aufzeigt (bei Sepsis)
rekurrierendes Fieber	Temperaturschwankungen über 2 °C in 24 Stunden, fieberfreie Zeit und Fieberanfall wechseln ab (z. B. bei Tropenkrankheiten wie Malaria)

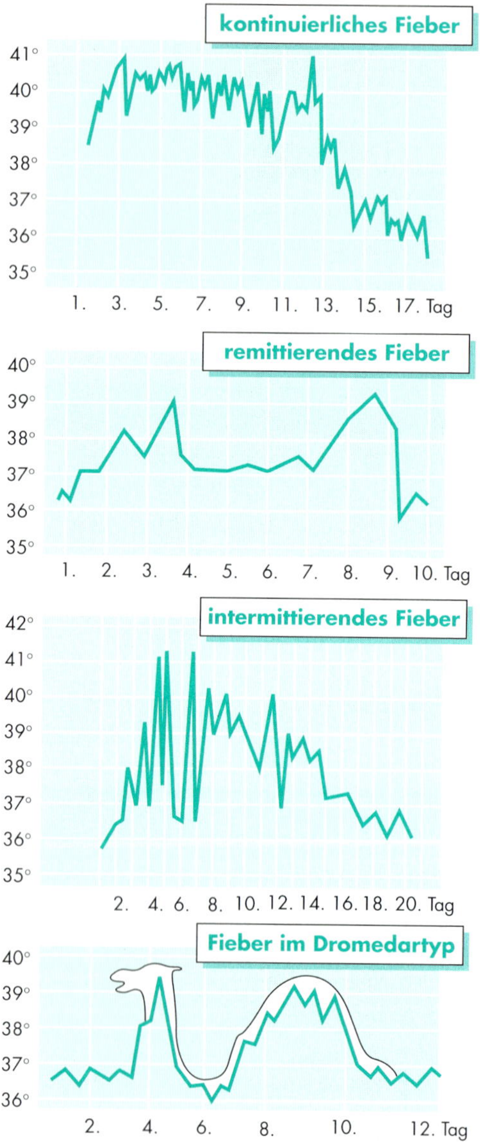

9

kontinuierliches Fieber

remittierendes Fieber

intermittierendes Fieber

Fieber im Dromedartyp

Abb. 9-3 Fieberformen

9.2.2 Fieberverlauf mit Schüttelfrost

Bei einem schnellen Fieberanstieg kommt es häufig zu **Schüttel-frost** (Frieren, Zähneklappern, Muskelzittern). Dieser entsteht z.B. durch die Überschwemmung des Blutes mit Toxinen und verläuft in der Regel in vier aufeinanderfolgenden Stadien, die der Tabelle 9-2 zu entnehmen sind.

9

Tabelle 9-2 Stadien des Schüttelfrostes

Stadium	Symptome
Stadium 1	**rascher Fieberanstieg**, verbunden mit Schüttelfrost. Der Bewohner ist blaß, der Puls schnell (tachykard) und hart
Stadium 2	**höchste Fieberhöhe**, der Schüttelfrost hört auf, die Körpertemperatur kann gemessen werden. Der Bewohner hat Durst, ist unruhig und ängstlich
Stadium 3	**Fieberabfall**, meist mit starkem Schweißausbruch verbunden. Die Körpertemperatur fällt langsam (Lysis) oder schnell (Krisis) ab
Stadium 4	**Regeneration** (Erholung), der Körper erholt sich von der Belastung. Meist schläft der Bewohner und benötigt viel Ruhe

9.2.3 Pflege bei Fieber

Bewohner mit Fieber benötigen **kontinuierliche Beobachtung** und **Unterstützung bei der Temperaturregulierung**. Eine naht-lose Dokumentation ist für die Beobachtung des Krankheits-verlaufs und des Heilungsprozesses wichtig.
Je nach Fieberstadium konzentriert sich die Unterstützung auf die **Wärmezufuhr** oder den **Wärmeentzug**.

Lysis	langsamer Fieberabfall
Krisis	schneller, kritischer Fieberabfall innerhalb von 24 Stunden

Fiebersenkung

– Wadenwickel, nur bei heißen Waden und nach ärztlicher Anordnung (Kap. 9.4.1.1)
– fiebersenkende Ganzkörperwaschungen (z.B. mit Pfeffer-minztee, Kap. 6.3.2.5)
– viel Flüssigkeit anbieten (Lindenblütentee wirkt fieber-senkend)
– Ernährung leicht verdaulich, fettarm und eiweißreich

9.2.4 Pflege bei Fieber mit Schüttelfrost

Die Pflege ist vom Stadium des Schüttelfrostes abhängig.

9

- **Stadium 1**
  - vor Zugluft schützen, Fenster schließen
  - evtl. Heizung höherstellen
  - Bett anwärmen
  - Bewohner mit angewärmten Decken eng einschlagen
  - warme Flüssigkeiten anbieten
  - Wärmflasche auflegen
  - Bewohner benötigt **Zuwendung**
  - Arzt benachrichtigen
  - evtl. bei der Blutabnahme zum Erregernachweis assistieren

- **Stadium 2**
  - alle Wärmespender entfernen
  - Kontrolle und Dokumentation der Vitalzeichen und Körpertemperatur
  - kühlende (keine eiskalten) Getränke wie Lindenblütentee anbieten
  - fiebersenkende Ganzkörperwaschung
  - Hautpflege und Intertrigoprophylaxe
  - Zimmertemperatur auf 17 bis 19 °C senken
  - leichte Kleidung und Zudecke
  - Wadenwickel nach ärztlicher Verordnung bei heißen Waden

- **Stadium 3**
  - Kontrolle von Atmung, Puls, Blutdruck, Körpertemperatur
  - Getränke wie Früchtetee, Fruchtsäfte, Mineralwasser anbieten
  - Ganz- oder Teilkörperwaschungen
  - bei Bedarf Kleidung und Bettwäsche wechseln

- **Stadium 4**
  - Ruhephasen ermöglichen
  - Krankenbeobachtung in größeren Zeitabständen
  - Bewohner bei seinen Bedürfnissen unterstützen
  - langsame Mobilisation
  - kohlenhydrat- und eiweißreiche, leicht verdauliche Nahrung
  - Flüssigkeitshaushalt ausgleichen

9.3 Untertemperatur

Zu Unterkühlungen bei älteren Menschen kann es durch anhaltende bzw. langzeitige Kälteeinwirkung (z.B. durch ungenügende Kleidung oder ungenügende Wärme im Wohnraum) kommen.

Pflege bei Untertemperatur
- langsame Erwärmung, nicht mehr als 0,5 °C in der Stunde
- engmaschige Kontrolle der Vitalzeichen
- Raumtemperatur bei 25 bis 30 °C
- in Decken oder wärmereflektierende Folien einwickeln
- warme Getränke anbieten

– evtl. Erfrierungen steril abdecken und zur langsamen
  Erwärmung in Watte einpacken
– bei Bedarf Notarzt benachrichtigen zur intensivmedizini-
  schen Versorgung

9.4 Physikalische Therapie

9

Unter Physiotherapie versteht man alle Maßnahmen, bei denen
physikalische Faktoren, wie Wasser, Wärme, Bewegung, auf
den Körper einwirken. Die bekanntesten Therapien sind die
Wasseranwendungen (Hydrotherapie) nach **Sebastian Kneipp**
(1821 bis 1897). Als Pfarrer in Bad Wörishofen hatte er mit Kalt-
wasserkuren, Anwendungen von (meist) kalten Wassergüssen,
körperlicher Betätigung, Barfußgehen und Wassertreten Heiler-
folge besonders bei Kreislauf-, Haut- und Stoffwechselerkrankungen. Die Kneipp-Anwendungen dienen der Kräftigung von
Herz und Kreislauf.
Bei der physikalischen Therapie wirken mehrere Heilfaktoren
auf den Körper des Menschen ein.

• **Trockene Wärme**
– bewirkt eine Gefäßerweiterung, Erwärmung und örtliche
  Stoffwechselerhöhung

• **Feuchte Wärme**
– vermindert die Schweißverdunstung, dadurch intensivere
  Tiefenwirkung der Wärme

• **Anhaltende Kälte**
– bewirkt eine Gefäßengstellung, Wärmeentzug und ver-
  langsamten Stoffwechsel

• **Kurzzeitige Kälte**
– bewirkt eine Gefäßengstellung mit nachfolgend verstärkter
  Durchblutung, eignet sich deshalb zur örtlichen Schmerzbehandlung

9.4.1 Anwendung von Kälte

Kälte verengt die Blutgefäße, und der Stoffwechsel wird im behandelten Gebiet herabgesetzt. Kälte setzt man zur örtlichen
Anästhesie ein (z.B. bei Vereisen), Entzündungen werden zeitlich verzögert.

Bei chronischer Arthritis bewirkt Kälte kurz eine Schmerzlinderung, die Anwendung ist daher vor der Bewegungstherapie günstig.

Grundsätzlich keine Anwendung von Kälte bei chronischen
Entzündungsprozessen.

9

9.4.1.1 Wadenwickel

Wadenwickel sollten nur nach ärztlicher Anordnung bei einer Temperatur über 39 °C angelegt werden. Durch den kalt-feuchten Umschlag wird dem Körper durch Verdunstung Wärme entzogen. Deshalb ist es wichtig, vorher die **Durchblutung der Beine** zu kontrollieren.

Bei **kalten Waden**, **Kreislaufstörungen** und / oder **Durchblutungsstörungen** darf kein Wadenwickel angelegt werden.

Vorbereitung des Materials
– zwei Leinen- oder Baumwolltücher
– evtl. zwei Zwischentücher aus Baumwolle
– zwei Hand- oder Wolltücher
– Gummituch als Bettschutz
– Schüssel mit Wasser, etwa 30 °C bzw. einige Grade unter der Körpertemperatur
– evtl. Zugabe von Zitrone oder Essig

Vorgehen
– Bewohner informieren
– Unterschenkel aufdecken
– Hautdurchblutung kontrollieren
– wärmende Socken anziehen
– Bettschutz einlegen
– Baumwolltücher im kalten Wasser auswringen, sie dürfen nicht mehr tropfen
– kalte Wickel um die Unterschenkel legen, es dürfen keine Falten entstehen
– die trockenen Tücher darüberlegen, sie müssen gut abschließen (Abb. 9-4), beide Unterschenkel gleichzeitig behandeln
– nach etwa acht bis zehn Minuten Wadenwickel, bevor sie warm sind, erneuern
– Kontrolle der Körpertemperatur (Körpertemperatur soll nicht mehr als um ein Grad absinken)
– zwischendurch **Kontrolle** der **Vitalzeichen**
– Dokumentation der laufenden Beobachtungen und Veränderungen

Bei Unwohlsein und kalten Beinen Wadenwickel sofort entfernen.

Kühlelemente in der Leiste können kurzzeitig zur Fiebersenkung beitragen. Bei längerer Anwendung verengen sich die Blutgefäße, und die Behandlung ist unwirksam.

9.4.1.2 Kältespender

• **Eisbeutel**
– Eisbeutel passen sich gut den Körperformen an
– feste Gummi- oder Plastikbeutel mit zerkleinertem Eis füllen

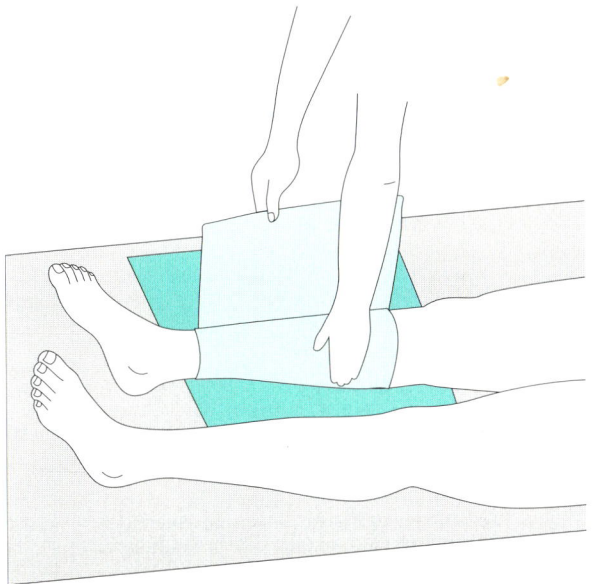

Abb. 9-4 Wadenwickel

– Beutel in ein dicht verschließbares und trockenes Tuch
  hüllen
– sobald die Eisstückchen geschmolzen sind, Beutel erneuern

● **Kühlelemente**
– Kühlelemente speichern Kälte über längere Zeit
– im Handel sind Fertigelemente mit Gel-Füllung zu erhalten
– im Gefrierfach lagern
– Kühlelemente erreichen dann nach drei Stunden eine
  Temperatur von minus 25 °C
– Anwendungstemperatur beträgt minus 4 bis minus 8 °C
– Kühlelemente sind so elastisch, daß sie sich den Körperformen anpassen lassen
– auswechseln, sobald sie weich sind und der Kälteeffekt
  nachläßt

 – nach Gebrauch außen reinigen und desinfizieren.

 Kühlelement nicht direkt auf die Haut aufbringen, sondern
immer in ein Tuch einhüllen.

9

9.4.2 Anwendung von Wärme

Eigenschaften der Wärme
– Wärme erweitert die Gefäße, auch in tieferen Gewebe-
  schichten, der Blutdruck sinkt
– der Stoffwechsel wird örtlich angeregt und Entzündungsvorgänge beschleunigt
– die Sensibilität erhöht sich im behandelten Gebiet
– trockene Wärme ist angenehmer als feuchte Wärme
– entspannt die Muskulatur
– sorgt für Wohlbefinden

 Zu lange und zu intensive Wärmeanwendung kann das Gewebe
schädigen oder zerstören.

9.4.2.1 Wärmespender

• **Gummibettflasche**
– eignet sich gut zum Auflegen, da sie formbar ist
– nur zur Hälfte mit heißem Wasser füllen und die restliche
  Luft entfernen
– auf Dichtheit prüfen

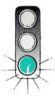 Die Gummibettflasche immer in einen Bezug hüllen, da bei
direktem Hautkontakt die Gefahr der Verbrennung besteht.

 Nicht anwenden bei Bewohnern nach Schlaganfall, bei Sensibilitätsstörungen und Bewußtlosen, da die Sensibilität der Tempe-
raturrezeptoren teilweise oder ganz gestört sein kann (Verbren-
nungsgefahr).

• **Heizkissen und -decken**
– eignen sich gut zum Bettanwärmen
– Bewohner nie unbeaufsichtigt lassen

 Nässe, auch bei Inkontinenz, und Beschädigungen der Heiz-
decke können einen Schwelbrand auslösen. In der Hauskrankenpflege sind Benutzer und Angehörige über die Gefahren aufzuklären.

9.4.3 Bäder

Bei den Bädern unterscheidet man zwischen Teil- (Extremi-
täten-) oder Vollbädern (Kap. 6.3.4)

9.4.3.1 Armbad

Das Armbad dient der verbesserten Durchblutung. Das Armbad
regt an, ohne aufzuregen, und ist deshalb auch bei nervösen
Herzbeschwerden anwendbar.

 Da Armbäder auf den ganzen Körper beruhigend wirken, ist der
frühe Nachmittag die beste Anwendungszeit.

Das Armbad nicht bei Durchblutungsstörungen in den Händen und Armen anwenden. Bei arteriellen Durchblutungsstörungen und bei Herzerkrankungen ist das Einverständnis des Arztes einzuholen.

9

Vorgehen
– Armbadewanne, große Waschschüssel oder ein größeres Waschbecken mit kaltem Wasser füllen, beide Unterarme bis über die Ellenbogen müssen hineinpassen
– den rechten Unterarm (wegen der größeren Entfernung zum Herzen) ins kalte Wasser tauchen
– dann den linken Unterarm, bis ein Kältereiz auftritt, höchstens jedoch 30 Sekunden lang
– danach das Wasser abstreifen
– Arme wieder bekleiden
– Arme kräftig schwingen lassen, um die Durchblutung anzuregen

9.4.3.2 Wechselfußbad

Das Wechselfußbad dient der Durchblutungsförderung bei
– chronisch kalten Füßen
– Kopfschmerzen
– Migräne
– hohem Blutdruck
– Vorbeugung von grippalen Infekten

Wechselfußbäder sind verboten bei Krampfadern und Thromboemboliegefahr.

Vorgehen
– Fußbadewanne oder großen Eimer mit 37 °C warmen Wasser füllen
– zweites Behältnis mit kaltem Wasser füllen
– evtl. Badezusätze im warmen Wasser, wie Fichtennadel, Heublumen oder Rosmarin
– beide Füße fünf Minuten im warmen Wasser erwärmen
– anschließend beide Füße etwa zehn Sekunden ins kalte Wasser tauchen
– Vorgang wiederholen
– mit dem kalten Wasser das Fußbad beenden
– Wasser abstreifen und Füße abtrocknen
– Woll- oder Baumwollsocken anziehen
– für Bewegung zur Wiedererwärmung sorgen

9.4.3.3 Kräuterbäder

Kräuterbäder haben eine vielschichtige **Wirkung**:
– warmes Wasser entspannt
– durch den Wasserauftrieb sind Bewegungen leichter möglich
– Zusatz von Kräutern oder Kräuterölen erhöht das Wohlbefinden

9

– Sinnesreize durch Kräutergeruch
– Heilwirkung der Zusätze

Heilwirkung der Kräuter

• **Lorbeerblätter**
– Schmerzlinderung besondes bei rheumatischen Beschwerden und Gelenkschmerzen

• **Rosmarin, Wacholder, Heublumen**
– anregende und durchblutungsfördernde Wirkung
– deshalb überwiegend vormittags anwenden

• **Fichtennadel, Hopfen, Melisse, Baldrian**
– schlaffördernd
– besonders am Spätnachmittag oder am Abend angebracht
– eignen sich auch bei unruhigen und überaktiven Personen

• **Thymian, Eukalyptus**
– zur Vorbeugung und Behandlung von Erkältungskrankheiten

Die **Wassertemperatur** sollte zwischen 36 und 38 °C liegen, ist aber auch abhängig vom **Wärmeempfinden** des Bewohners.

Da Kräuterbäder eine starke körperliche Wirkung haben, sollte man sie höchstens **einmal wöchentlich** anbieten.

Kräuterbäder bei Bewohnern mit niedrigem oder zu hohem Blutdruck, mit Krampfadern oder Herzerkrankungen nur nach vorheriger ärztlicher Absprache anwenden.

Vorgehen

– Badewanne höchstens zur Hälfte mit warmem (36 bis 38 °C) Wasser füllen
– Wasser sollte bei sitzendem Bewohner bis zum Bauchnabel, bei liegendem bis zur Brustmitte reichen
– Badezusätze dem einlaufenden Wasser zugeben
– Badezeit beträgt zehn bis höchstens zwanzig Minuten
– anschließend, je nach Bedürfnis des Bewohners, Körper kurz mit kühlem Wasser abduschen
– Körper abtrocknen, abfrottieren
– anschließend etwa eine Stunde Bettruhe

Durch die sich an das Kräuterbad anschließende Dusche werden die Hautdurchblutung angeregt, die Wärme erhalten und der Kreislauf stabilisiert.

10 Atmen und Blutkreislauf

Zwischen der Ein- und Ausatmung besteht ein enges Gleichgewicht, das durch einen gleichmäßigen Rhythmus lebensbeeinflussend wirkt. Der **Sauerstoffaustausch** beim Atmen ist für das Erhalten der Organfunktionen notwendig. Aber auch seelische Wechselwirkungen sind damit verbunden, wie einige Beispiel aus dem Sprachgebrauch verdeutlichen:
– etwas ist atemberaubend schön
– da bleibt einem die Luft weg
– es ist zum in die Luft Gehen
– es raubt einem jemand die Luft

Auch Umwelteinflüsse wirken sich sehr stark auf die Atmung aus. So versucht der Mensch, bei unangenehmen Gerüchen die Luft anzuhalten, während er bei aromatischen Düften tief durchatmet. Dieser Vorgang kann in der Pflege, zum Anregen der Atmung und in der Pneumonieprophylaxe gut genutzt werden. Auch das Atmen im Wald oder beim Wandern wird als erholsamer und befreiender empfunden als bei verbrauchter Zimmerluft. Dies bedeutet, daß sich der Mensch viel an der frischen Luft aufhalten und bewegen soll und somit Atemwegs- und Herz-Kreislauf-Erkrankungen **vorbeugen** kann.
Viele Gifte wie Nikotin und Abgase wirken sich schädigend auf den menschlichen Organismus aus. Es ist zu beobachten, daß Erkrankungen wie Bronchial- und Lungenkrebs sowie chronische Bronchitis in der Bevölkerung stetig zunehmen.

10.1 Beobachten der Atmung

Ein- und Ausatmung sind **lebenswichtige Vorgänge**. Ein Stillstand der Atmung führt zur Minderversorgung der Zellen mit Sauerstoff. Langanhaltender Sauerstoffmangel führt zum Absterben von ganzen Organsystemen und damit zum Tod. Die Atembewegung geschieht unwillkürlich, ist aber auch willentlich steuerbar.

- **Die äußere Atmung**
- durch Heben des Brustkorbs wird über Nase, Kehlkopf, Bronchien bis zu den Lungenbläschen (**Alveolen**) Luft eingesaugt
- in der Lunge nehmen rote Blutkörperchen (**Erythrozyten**) den Sauerstoff der Luft in den Lungenkapillaren auf und transportieren ihn weiter in den Körper
- gleichzeitig wird Kohlendioxyd an die Ausatemluft abgegeben

10

- **Die innere Atmung**
  - Gasaustausch zwischen den Kapillaren und den Körper-zellen
  - Erythrozyten geben den Sauerstoff an die Zellen ab und nehmen gleichzeitig Kohlendioxyd auf

- **Einatmung**
  - die eingesaugte Luft wird in der Nase **gereinigt**, **angewärmt** und **angefeuchtet**
  - bei der Einatmung **(Inspiration)** wird der Organismus mit Sauerstoff (O_2) versorgt
  - Sauerstoff ist für den Abbau von Nährstoffen lebensnot-wendig
  - durch die Energiegewinnung entsteht bei der Verbrennung Kohlendioxyd
  - bei ausreichender Sättigung mit Kohlendioxyd ziehen sich die Zwischenrippenmuskeln zusammen
  - dadurch hebt sich der Brustkorb, das Zwerchfell spannt sich, und die Lunge entfaltet sich durch Adhäsionskraft

Je höher der Energieverbrauch des Körpers ist, desto mehr Sau-erstoff benötigt er, der Mensch atmet zum Ausgleich schneller. Die Steuerung dieses Vorgangs geschieht über das Atemzentrum im verlängerten Rückenmark.

- **Ausatmung**
  - mit der Ausatmung **(Exspiration)** wird Kohlendioxyd (CO_2) abtransportiert
  - während der Ein- und Ausatemphase findet unbewußt eine kurze Atempause statt, um den äußeren Gasaustausch zu gewährleisten
  - die Zwischenrippenmuskulatur entspannt sich dabei, das Zwerchfell hebt und die Rippen senken sich
  - die Luft wird aus den Lungen gedrückt
  - dieser Vorgang kann durch die Bauchmuskulatur verstärkt werden

Zusammensetzung der Atemluft
- 21 Prozent Sauerstoff
- 0,03 Prozent Kohlendioxyd
- 78 Prozent Stickstoff
- Edelgase, Wasser, Schwebstoffe

10.1.1 Atemfrequenz

Je nach Alter verändert sich die Atemfrequenz des Menschen (Tab. 10-1).

Störungen in der Atemfrequenz
- **Bradypnoe**
  - verlangsamte Atmung bei Gehirnerkrankungen, Vergiftun-gen, Koma, Schlafmittelwirkung

Tabelle 10-1   Atemfrequenz je nach Lebensalter

Lebensalter	Atemfrequenz pro Minute
Säuglinge	40 bis 50 Atemzüge/Minute
Kleinkinder	20 bis 30 Atemzüge/Minute
Erwachsene	15 bis 20 Atemzüge/Minute

10

- **Tachypnoe**
  - beschleunigte Atmung bei Anstrengung, Lungenerkrankungen, Anämie, Fieber

- **Hyperventilation**
  - übermäßig schnelle, oberflächliche Atmung, somatisch oder psychisch bedingt, bei psychogenen Anfällen oder Angst

- **Hypoventilation**
  - stark verlangsamte Atmung bei Atemdepressionen infolge Angst oder Vergiftungen, bei starken Schmerzen in den Atmungsorganen

10.1.2 Atemtiefe und -rhythmus

Der gesunde Mensch atmet gleichmäßig tief und ruhig in rhythmischen Abständen (Abb. 10-1).

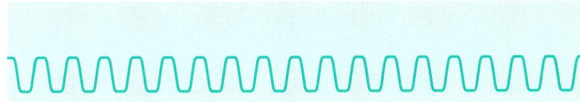

Abb. 10-1   Normale Atmung

Störungen in der Atemtiefe und im Atemrhythmus
- **Cheyne-Stokes-Atmung** (Abb. 10-2)
  - an- und abschwellende Atmung mit dazwischenliegenden Atempausen, bei Hirnerkrankungen, Urämien, sterbenden Menschen

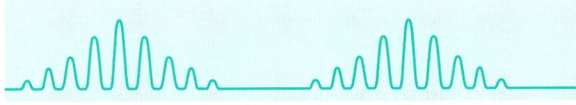

Abb. 10-2   Cheyne-Stokes-Atmung

10

- **Biot-Atmung** (Abb. 10-3)
- große, tiefe, stoßweise, periodische Atmung, die durch Atempausen unterbrochen wird, bei Hirndrucksteigerung

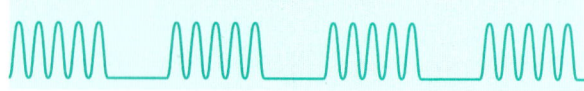

Abb. 10-3 Biot-Atmung

- **Kussmaul-Atmung** (Abb. 10-4)
- ist besonders tief, verlangsamt und regelmäßig, bei komatösen Zuständen. Beim Coma diabeticum meist verbunden mit Azidose und Ketose, dabei ist starker Azetongeruch der Ausatemluft wahrnehmbar

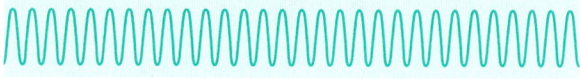

Abb. 10-4 Kussmaul-Atmung

- **Schnappatmung**
- sie stellt sich kurz vor dem Tod ein, einzelnen Atemzügen folgt eine längere Atempause

10.1.3 Atemgeräusche

Die Ein- und Ausatmung funktioniert bei gesunden Menschen geräuschlos. Atemgeräusche entstehen vorwiegend bei Verengungen oder Verlegungen der Atemwege.

Qualität der Atemgeräusche
- rasselnd
- brodelnd
- brummend
- pfeifend
- keuchend
- schnarchend

Mögliche Ursachen
- Entzündungen
- Schleimhautschwellungen
- Schleimansammlungen in den Luftwegen
- Fremdkörper in den Luftwegen
- aspirierte Speisen

Stridor	Pfeifen bei Verengung der Luftwege
Singultus	Schluckauf durch unwillkürliches Zusammen-ziehen des Zwerchfells; kann bei dauerhaftem Zustand zu schweren psychischen Störungen führen

10.1.4 Gerüche der Ausatemluft

Bei verschiedenen Erkrankungen oder körperlichen Zuständen kann die Ausatemluft riechen.

Mögliche Ursachen
– schlechte Mundhygiene
– Magen- und Lebererkrankungen
– Azetongeruch bei diabetischem Koma
– Fäulnisgeruch bei Lungenkrebs, eitrigen Lungen-
  erkrankungen
– Ammoniakgeruch bei Ösophagusblutungen oder Leberkoma

10.1.5 Atemnot

Atemnot (**Dyspnoe**) wirkt sich sehr stark auf die psychische Verfassung aus. Die Angst vor dem Erstickungstod ist dabei vorrangig.

Arten der Dyspnoe
• **Inspiratorische Dyspnoe**
– erschwerte Einatmung
– bei Verlegung der oberen Atemwege
– der Betroffene ringt nach Luft
– bei Thoraxverletzungen

• **Exspiratorische Dyspnoe**
  erschwerte Ausatmung
– bei verengten Bronchien, Asthma bronchiale und Lungenemphysem

• **Arbeitsdyspnoe**
– Atemnot nach einer Anstrengung, auch Schaufensterkrank-
  heit genannt, da Betroffene oft stehenbleiben müssen, um
  wieder zu Atem zu kommen

• **Ruhedyspnoe**
– Atemnot im Ruhezustand, besonders nachts

• **Orthopnoe**
– Atemnot beim ruhigen Stehen
– Atmung nur mit der Atemhilfsmuskulatur möglich
– bei Asthma bronchiale

10

10.2 Pflege bei Atemstörungen

Aufgaben der Pflegenden
– Vorbeugen von Atembeschwerden durch Pneumonieprophylaxe, Mobilisation
– Lindern der Atemprobleme durch Lagern und Überwachen der Schmerzmedikation, Einreiben mit ätherischen Ölen
– Atemtraining mit Atemgymnastik, Giebelrohr, Tri-flow-meter
– den Bewohner zu bewußtem Atmen anhalten
– Entspannungsübungen, Yoga, Unternehmungen oder Anregungen, die den Betroffenen wieder durchatmen lassen
– zum Abhusten von Sekret anregen
– atemstimulierende Einreibungen (ASE, Kap. 10.2.5)

10.2.1 Mobilisation
Jede Körperbewegung aktiviert den Blutkreislauf und bewirkt somit eine **Verstärkung** der **Atmung**. Durch körperliche Aktivitäten steigt der Sauerstoffbedarf in den Körperzellen, und der Mensch atmet tiefer ein. Die verstärkte Atmung bewirkt eine Belüftung der tiefer liegenden Lungenteile.

Je früher die Mobilisation erfolgt, desto geringer ist das Risiko für den Bewohner an einer Komplikation (z.B. Lungenentzündung) zu erkranken.

10.2.2 Sorge für bewußtes Atmen
Besonders während der einzelnen Pflegetätigkeiten oder bei der Atemgymnastik kann man den Bewohner zu bewußtem Atmen anhalten. Häufig hilft schon ein kleiner Impuls durch das Pflegepersonal.

Ursachen der Minderbelüftung der Lungen
die pflegerisch schnell erkannt und korrigiert werden können:
– schlechte Körperhaltung
– Einsinken im Stuhl
– falsche Sitzhaltung
– falsche Lagerung
– Mundatmung verhindert das Reinigen und Anfeuchten der Atemluft, die Mundschleimhaut trocknet schneller aus
– Atem anhalten beim Aufsitzen, Aufstehen, beim Treppensteigen oder bei Anstrengung

Pflege
– Korrektur der Lage- oder Sitzhaltung
– Anhalten zum tieferen Einatmen, z.B. mit ätherischen Ölen (wie Eukalyptus, Pfefferminz, Kampfer)
– Beobachten der Atmung und Anregen zum Weiteratmen während einer Belastung
– gymnastische Übungen zur Dehnung und Lockerung der Zwischenrippenmuskulatur

– Ängste durch Gespräche abbauen helfen
– Entspannungsübungen anbieten

Durch eine einfache Übung kann die Zwischenrippenmuskulatur gedehnt und gelockert werden. Dabei streckt der Bewohner die Arme hoch über seinen Kopf, streckt sie dann seitlich
aus, rudert damit, zieht die Schultern hoch und läßt sie wieder
fallen.

10

10.2.3 Lagerungsarten

10.2.3.1 Oberkörperhochlagerung

Die Oberkörperhochlagerung (Kap. 5, Abb. 5-9) erleichtert das
Atmen.
Bewohner mit **Linksherzinsuffizienz** gewöhnen es sich meist
infolge zunehmender Atemnot an, mit erhöhtem Oberkörper zu
ruhen und zu schlafen.

Vorgehen
– Kopfteil des Bettes hochstellen oder Matratzenkeile unter
  die Matratze am Kopfteil einlegen
– Knickstelle muß in der Leiste sein, da sonst der Patient
  in seiner Atmung beeinträchtigt wird (vgl. Kap. 5.5.4,
  kinästhetische Prinzipien von Massen und Zwischen-
  räumen), sein Gewicht liegt auf dem Becken und den Beinen
– Füße mit Bettverkürzung (Kiste, Matratzenteil, Fußstütze)
  stabilisieren
– leichte Knierolle entspannt die Bauchmuskulatur
– Hoch- und Weitlagerung der Arme verstärkt die Lungenbelüftung
– Teilgitter in Höhe des Oberkörpers verhindert Angst vor dem
  Herausfallen
– die Lagerung darf nicht zu weich sein, ein Einsinken des
  Brustkorbs verhindert die freie Lungenentfaltung
– keine einengenden Lagerungshilfsmittel wie Kissen

10.2.3.2 Halbmondlage

Diese Lagerung bewirkt eine Dehnung des oberen Lungen-
anteils, die betroffene Seite ist besser belüftet (Abb. 10-5).
– bei der Halbmondlage wird eine Körperseite gestreckt und
  sichelförmig gelagert
– abwechselnd die rechte und die linke Seite mehrmals täglich
  für fünf bis 15 Minuten dehnen
– Lage ist vorteilhaft für Vibrationsmassagen

10.2.3.3 V- und A-Lagerung

Durch die V-Lagerung werden die unteren Lungenbezirke gedehnt, durch die A-Lagerung (Abb. 10-6) die oberen.

10

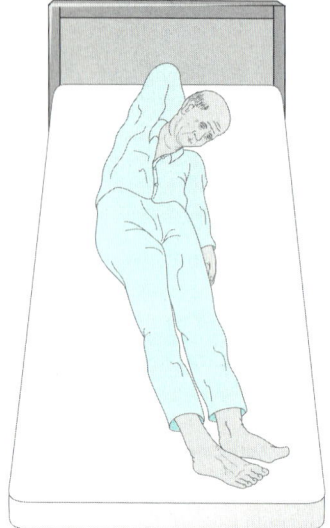

Abb. 10-5 Halbmondlage

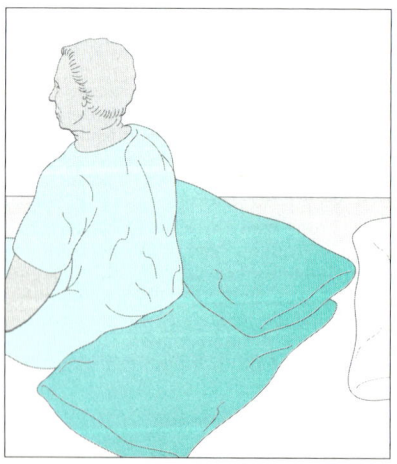

Abb. 10-6 A-Lagerung, der Bewohner liegt auf den A-förmig angebrachten Kissen, der Kopf ist unterstützt

– zwei Kissen (40 × 80 Zentimeter) zu sog. Schiffchen
  formen
– Bewohner aufsitzen lassen
– Kissen V- bzw. A-förmig hinter den Bewohner legen
– Spitzen der Kissen überlappend unter den Schulterblättern
  oder dem Sakralbereich
– der Bewohner legt sich zurück und erhält eine Unterstützung
  (Kissen) für den Kopf
– Lagerung mindestens dreimal täglich, für 10 bis 20 Minuten

10.2.3.4 T-Lagerung

Die T-Lagerung (Abb. 10-7) eignet sich zum Dehnen der unteren, mittleren und oberen Lungenbezirke.

Vorgehen
– der Bewohner setzt sich auf
– ein Kissen (40 × 80 Zentimeter) so legen, daß es unter der
  Wirbelsäule des Bewohners liegt
– das zweite Kissen (40 × 80 Zentimeter) quer über das Längs-
  kissen legen, in Höhe der Schulterblätter
– der Bewohner legt sich zurück über die T-förmig angebrachten Kissen und erhält eine Unterstützung für den Kopf
  (Kissen)

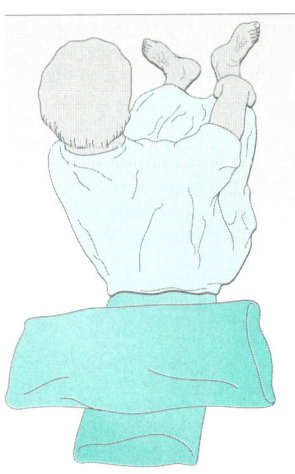

Abb. 10-7 T-Lagerung, der Bewohner liegt mit der Wirbelsäule auf dem unteren Kissen;
der Brustkorb wird durch das querliegende Kissen gedehnt

10

Da diese Lagerungen meist sehr ungewohnt sind, sollte man am Anfang neben dem Bewohner sitzen bleiben. Wichtig ist es, immer wieder die Atmung zu kontrollieren und bei Unwohlsein, die Kissen zu entfernen.

10.2.3.5 30- und 90-Grad-Seitenlage

Bei der 90-Grad-Seitenlagerung liegt der Bewohner auf einer Seite. Die freiliegende Brustkorbseite wird so besser belüftet und der Schleim leichter transportiert. Bei gleichzeitiger Freilagerung des oberen Armes verstärkt sich die Belüftung.

Bei bestehender Dekubitusgefahr sollte diese Lagerung nicht länger als 30 Minuten dauern, da der Bewohner dabei mit seinem Gewicht voll auf seinem Oberschenkelknochen liegt.

Die 30-Grad-Seitenlage eignet sich besonders für ältere Menschen, da keine der dekubitusgefährdeten Körperstellen mit Gewicht belastet wird. Die Lage ist auch angenehmer und daher bei alten Menschen sinnvoller als die 90-Grad-Lagerung.

10.2.4 Atemgymnastik

Atemgymnastische Übungen sind grundsätzlich Aufgabe von ausgebildeten Atem- und Physiotherapeuten. Das Pflegepersonal kann hier nur unterstützend anleiten.

Der natürliche Atemrhythmus muß bei allen Übungen beachtet werden und erhalten bleiben.

Ein- und Ausatemübungen
steigern die Ein- und Ausatemtiefe
– tief einatmen durch die Nase
– Einatmung evtl. durch Kältereiz auf dem Rücken intensivieren
– alle Lungenbezirke sollten belüftet sein
– kurz die Luft anhalten
– ganz tief durch die zusammengepreßten Lippen ausatmen (Dehnung des Lungengewebes)
– verstärkte Bauchatmung zur Kräftigung der Zwerchfellmuskulatur
– Flankenatmung mit den Händen erfahren lassen, der Bewohner legt dabei seine Hände rechts und links an den Brustspitzen an und atmet dabei bewußt ein und aus

Stoßweises Ausatmen fördert den Hustenreiz und somit die Sekretentleerung.

Ausatmen gegen Widerstand
– Plastikbeutel oder Papiertüten aufblasen lassen
– Sekretbeutel aufblasen
– Tischtennisball über die Bettdecke oder auf dem Tisch wegblasen lassen

– Wegblasen von leichten Gegenständen wie Federn oder
Luftballons, Luftballons aufzublasen ist alten Menschen
meist nicht mehr möglich

 Ausatmen gegen Widerstand empfiehlt sich nicht bei Patienten
mit Lungenemphysem, da die Gefahr besteht, daß Lungenbezirke überbläht und geblähte Alveolen zerstört werden.

10

Atemtrainer

Mit dem Atemtrainer (Tri-flow-meter, Abb. 10-8) werden die
Einatemtiefe und das Luftanhalten geübt.
– Alveolen erweitern sich
– der dadurch ausgelöste Hustenreiz läßt angesammeltes
Sekret leichter ausscheiden
– das Gerät motiviert zur Leistungssteigerung
– bei kooperativen Bewohnern sehr leicht anwendbar

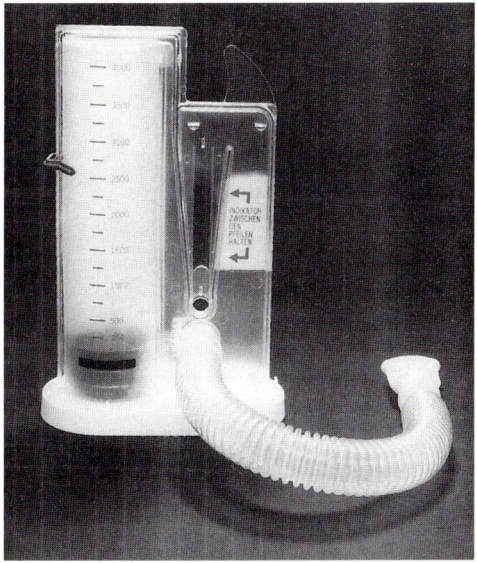

Abb. 10-8 Atemtrainer (Tri-flow-meter)

Totraumvergrößerung

Als Totraum bezeichnet man den Luftraum in den Atmungsorganen, der nur gering an der äußeren Atmung beteiligt ist.
Durch die Vergrößerung dieses Raumes steigt der CO_2-Gehalt
im Blut, und das Atemzentrum wird zum vermehrten Sauer-

10

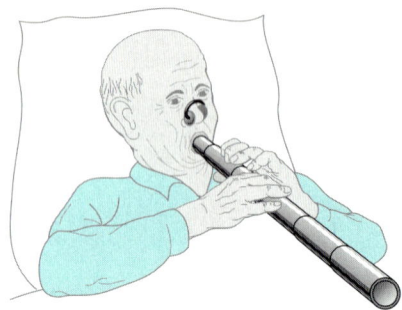

Abb. 10-9 Atemtraining mit dem Giebelrohr

stoffaustausch angeregt. Dazu benutzt man ein **Giebelrohr**
(Abb. 10-9). Die Übung ist nur bei kooperativen Bewohnern
anzuwenden, nachdem eine ärztliche Verordnung vorliegt. Die
Anleitung und Überwachung obliegen dem Pflegepersonal.
– gut ausatmen lassen
– Nasenklemme aufsetzen, um Nasenatmung auszuschließen
– Mundstück (50 ml Totraumvergrößerung) vom Mund fest
  umschließen lassen
– Verlängerung (100 ml Totraumvergrößerung je Teil) je nach
  Verfassung des Bewohners auf das Mundstück aufsetzen
– durch das Giebelrohr 15- bis 20mal ein- und ausatmen lassen
– Atemfrequenz höchstens 25 Atemzüge pro Minute

Da mit der Übung die Sekretproduktion ebenfalls angeregt wird,
ist für gutes Abhusten und Sekretbeseitigung zu sorgen.

Bei beginnender Zyanose (blaue Lippen und blaue Fingernägel)
ist die Übung abzubrechen.

Unterstützen der Sekretentleerung
Dazu eignen sich Einreibungen mit kühlenden Lösungen wie
Eiswasser oder Franzbranntwein und mit ätherischen Ölen und
Salben aus Kampfer, Eukalyptus, Lavendel, Sandelholz oder
Thymian (durchblutungsfördernd, atmungsanregend, sekret-
lösend).

Ätherische Öle und Salben höchstens einmal täglich anwenden,
da sie bei großzügigem Einsatz die Lungenfunktion beeinträchtigen können.

– Bewohner sitzt mit aufgestützten Armen auf dem Stuhl
– tief einatmen lassen
– leichte Atemstöße zur Ausatmung, um das Sekret zu lockern
– Pflegeperson unterstützt die Ausatmung mit den Händen
  durch leichte Thoraxkompressionen

– Bewohner beugt den Kopf leicht nach vorne und hustet ab
– Auffanggefäß und Zellstoff zum Abwischen bereitlegen

Franzbranntwein trocknet die Haut aus, deshalb nach dem Einreiben die Haut eincremen.

10

10.2.5 Atemstimulierende Einreibung

Besonders effektiv ist die atemstimulierende Einreibung (ASE),
wie sie Christel Bienstein beschreibt.
Ziel dieser Maßnahme ist es, dem Bewohner zu einer tiefen,
ruhigen und gleichmäßigen Atmung zu verhelfen.

Anwendungsmöglichkeiten
– Schmerzen
– depressive Zustände
– Einschlafstörungen
– Wahrnehmungsverluste des Körpers, z.B. bei Morbus
  Alzheimer oder Multipler Sklerose
– psychische Unruhezustände

Vorbereitung
– genügend Zeit planen, mindestens fünf Minuten
– warme Hände, ohne Handschuhe, ohne Schmuck
– Bewohner sitzt auf der Bettkante, Hocker, Stuhl, bettlägerige
  Bewohner in 90-Grad-Seitenlage
– weich lagern, z.B. Kissen vor die Brust
– Rücken muß frei zugänglich sein

Vorgehen
– Pflegende trägt Wasser-in-Öl-Lotion auf ihren Handflächen
  auf
– Lotion auf den Rücken des Bewohners vom Nacken bis zum
  Steiß auftragen
– möglichst beide Hände kreisförmig auf dem Rücken führen
  (Abb. 10-10)
– jeder Kreis erfolgt synchron zur Atmung
– an den Schultern beginnen
– mit Druck bei der Einatmung nach unten gleiten
– bei der Ausatmung mit wenig Druck kreisförmig nach oben
– ist man am Ende des Rückens angelangt, bringt man die
  Hände versetzt wieder an die Schultern
– fünf- bis achtmal wiederholen

10.3 Puls und Pulskontrolle

10.3.1 Der Puls

Die Bezeichnung Puls leitet sich aus dem lateinischen Wort **pul-
sus**, **der Stoß**, ab.
Mit jedem Zusammenziehen der Herzkammern **(Systole)** werden ungefähr 70 bis 100 ml Blut in die Arterien gedrückt. Von

10

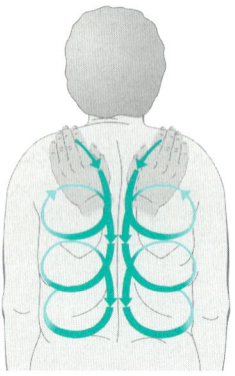

Abb. 10-10 Atemstimulierende Einreibung, ASE

der rechten Herzkammer gelangt das Blut in die Lunge. Von der linken Herzkammer gelangt es in die Aorta. Die Taschenklappen schließen sich wieder **(Diastole)**. Durch die Gefäßelastizität erweitert sich die Aorta und zieht sich gleich wieder wellenförmig zusammen. Das angesammelte Blut wird vom Herzen wegtransportiert. Dieser Vorgang wird als **Windkesselfunktion** bezeichnet. Beim nächsten Blutausstoß dehnt sich die Aorta wieder und drückt das vorhandene Blut weiter. So wird das Blut wellenförmig durch die Arterien bis zur Peripherie transportiert. Diese Pulswelle verläuft dabei schneller, als das Blut fließt. Die Geschwindigkeit der Pulswelle hängt von der Gefäßwanddicke und der Gefäßelastizität ab. Je enger und verzweigter die Arterien in der Peripherie werden, desto mehr nimmt die **Blutfließgeschwindigkeit** ab.
Die Pulswelle läßt sich an verschiedenen Körperstellen, an denen die Arterien nahe der Hautoberfläche verlaufen, mit den Fingern tasten und ist bei vielen alten Menschen auch optisch zu erkennen.
Bei Nachlassen der Elastizität der Gefäßwände infolge Ablagerungen (Arteriosklerose) oder altersbedingt erhöht sich die Geschwindigkeit der Pulswelle.

Arterien zur Pulskontrolle
Alle oberflächlichen Arterien, die leicht gegen Knochen oder Muskulatur zu drücken sind, eignen sich zur Pulskontrolle (Abb. 10-11). Besonders geeignet sind:
– **Arteria radialis**, die Speichenschlagader
– **Arteria carotis**, die Halsschlagader
– **Arteria temporalis**, die Schläfenschlagader
– **Arteria femoralis**, die Leistenschlagader

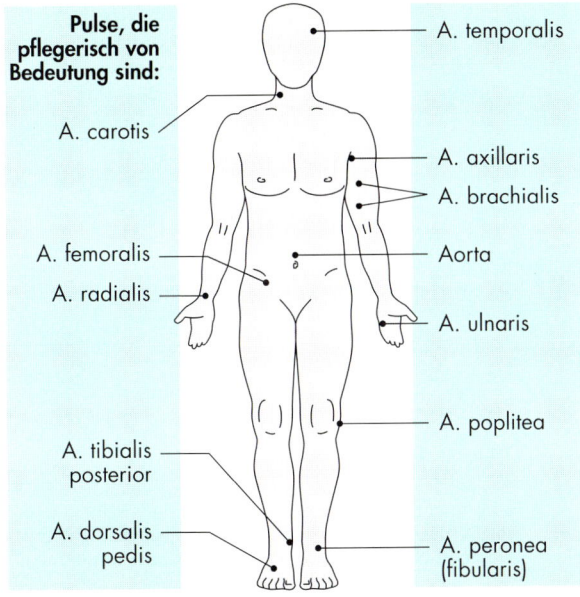

Pulse, die pflegerisch von Bedeutung sind:

- A. carotis
- A. femoralis
- A. radialis
- A. tibialis posterior
- A. dorsalis pedis
- A. temporalis
- A. axillaris
- A. brachialis
- Aorta
- A. ulnaris
- A. poplitea
- A. peronea (fibularis)

Abb. 10-11 Tastbare Arterien zur Pulskontrolle

10.3.2 Pulskontrolle

Bei allen Herz-Kreislauf-Erkrankungen, Schockzuständen, Schädel-Hirn-Verletzungen oder nach ärztlicher Verordnung muß zur Überwachung der Herz- und Kreislauffunktion der Puls gezählt und beurteilt werden.
Mit dem Auffinden der geeigneten Arterie werden der Puls ertastet, die Anzahl der Schläge festgestellt, der Rhythmus erfühlt und die Pulsqualität beurteilt.

Aufsuchen der Arteria radialis (Abb. 10-12)
- Information des Bewohners
- Unterarm des Bewohners auf der Höhe des Handgelenks umfassen
- Hand des Bewohners in die andere Hand legen
- mit dem Mittelfinger die Erhöhung des Handwurzelknochens tasten
- durch leichtes Verschieben der Fingerkuppen von Zeige-, Mittel- und Ringfinger nach unten ist die Speichenschlagader bei mittelmäßigem Fingerdruck meist sofort tastbar

10

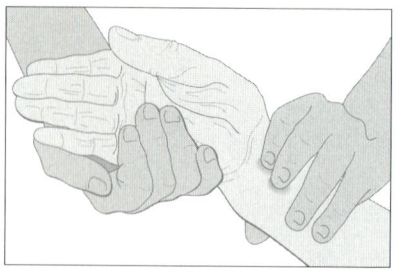

Abb. 10-12 Pulsmessen am Handgelenk (Arteria radialis)

Da der eigene Daumen einen besonders stark fühlbaren Puls hat, ist er für das Pulszählen ungeeignet.

10.3.2.1 Pulsfrequenz

Bei regelmäßigem Puls zählt man die Pulsschläge 15 Sekunden lang und multipliziert sie mit vier. Dies ergibt die Anzahl der Pulsschläge in einer Minute. Die durchschnittliche Pulsfrequenz je nach Lebensalter ist der Tabelle 10-2 zu entnehmen.

Tabelle 10-2 Durchschnittliche Pulsfrequenz je nach Lebensalter

Lebensalter	Pulsfrequenz pro Minute
Säuglinge	120 bis 140 Schläge/Minute
Kleinkinder	90 bis 100 Schläge/Minute
Jugendliche	70 bis 90 Schläge/Minute
Erwachsene	60 bis 80 Schläge/Minute

Unregelmäßiger und sehr langsamer Puls muß eine ganze Minute lang ausgezählt werden, und die bemerkten Unregelmäßigkeiten sind unbedingt für den Arzt zu dokumentieren.

Veränderungen der Pulsfrequenz
Die angegebenen Frequenzen beziehen sich auf die Werte von Erwachsenen.

- **Tachykardie**
  - mehr als 100 Pulsschläge pro Minute

- **Bradykardie**
  - weniger als 60 Pulsschläge pro Minute

10.3.2.2 Pulsrhythmus

Der physiologische Pulsrhythmus ist regelmäßig, die Pulswellen erfolgen in gleichem Abstand.

Veränderungen des Pulsrhythmus (Tab. 10-3)
- **Sinusarrhythmie**
  - unregelmäßige Reizbildung im Sinusknoten des Herzens

- **Extrasystolen**
  - vorzeitiger Sonderschlag („Herzstolpern")

- **Zwillingspuls oder Bigeminus**
  - es folgen immer zwei Schläge kurz aufeinander (Doppelschlag), z.B. bei Digitalisüberdosierung

- **Absolute Arrhythmie**
  - der Pulsschlag ist absolut unregelmäßig und sehr schnell

10

Tabelle 10-3 Beobachten des Pulsrhythmus.

Pulsrhythmus	Amplitute
regelmäßig	• • • • • • • • • • • • •
Sinusarrhythmie oder respiratorische Arrhythmie	• •• • • • • • • •• • • •• •
Extrasystolen (ES)	• • •• • • • • •• • • •
Zwillingspuls oder Bigeminus	•• •• • •• •• • • •• •• •• •• •
absolute Arrhythmie	•• ••• •• ••••• ••• • •••••• • • •• • •••

10.3.2.3 Pulsqualität

Die Pulsqualität hängt von der Gefäßfüllung und von der Härte der Pulswelle ab.
Die **Gefäßfüllung** ist abhängig von der
- zirkulierenden Blutmenge
- Elastizität der Gefäßwände
- ausgestoßenen Blutmenge aus den Herzkammern

Die **Härte der Pulswelle**, auch als Gefäßspannung bezeichnet, ist abhängig vom
- Kontraktionsvermögen der Herzkammern
- Druck des Blutes in den Gefäßen

Veränderungen in der Pulsqualität
- **Harter Puls**
  - die Arterie fühlt sich sehr hart an, z.B. bei Bluthochdruck (Hypertonie), Hirntumor, Hirnödem

10

- **Weicher Puls**
  - die Arterie fühlt sich weich und schwammig an,
    z.B. bei niedrigem Blutdruck (Hypotonie), hohem Fieber,
    Herzinsuffizienz

- **Druckpuls**
  - der Pulsschlag kann sichtbar sein, die Arterie fühlt sich voll
    und hart an, z.B. bei Druckerhöhung im Gehirn oder nach
    schwerer körperlicher Betätigung und Sport

- **Fadenförmiger Puls**
  - der Puls ist schwer tastbar, beschleunigte Pulszahl,
    schwach gefüllte Gefäße z.B. bei Schock, hohem Blutverlust,
    Kreislaufversagen, kurz vor dem Tod

10.4   Blutdruck und Blutdruckkontrolle

10.4.1 Der Blutdruck

Durch das Zusammenziehen der linken Herzkammer wird das
Blut durch die **Taschenklappe** in die Hauptschlagader **(Aorta)**
gedrückt. Damit entsteht ein Druck auf die Wände der Arterien.
Durch die Elastizität der Gefäßwände dehnen sich diese aus,
und die Druckwelle setzt sich fort. Sie kann in der Peripherie als
Systole gemessen werden.
Mit dem Nachlassen des Gefäßdruckes ziehen sich diese wieder
in die Ausgangsstellung zurück. Dieser Endstand wird als **Dia-
stole** gemessen.
Den Bereich zwischen der Systole und der Diastole nennt man
Blutdruckamplitude.
Im Alter und bei Ablagerungen an der Gefäßwand, wie bei der
Arteriosklerose, findet eine zunehmende Umwandlung der Arte-
rien in starre Röhren statt. Dieses Nachlassen der Gefäßelasti-
zität bewirkt eine Erhöhung der Druckwelle, der **Systole.**

Der systolische Wert bezeichnet den höchsten meßbaren Gefäßwiderstand, der diastolische Wert bezeichnet den niedrigsten
meßbaren Gefäßwiderstand.

Abhängigkeit des Blutdrucks
- Elastizität der Gefäßwände. Mit zunehmendem Alter und
  durch Ablagerungen an der Gefäßwand nimmt die Elastizität
  ab, und der Blutdruck steigt
- Kraft des Herzmuskels. Je schwächer das Herz, z.B. bei
  Herzinsuffizienz, desto höher der Blutdruck, je kräftiger der
  Herzmuskel trainiert ist, desto niedriger der Blutdruck
- Flüssigkeitsmenge in den Gefäßen. Je weniger Wasseranteile
  vorhanden sind, desto zähflüssiger und dicker wird das Blut,
  der Blutdruck steigt, nach Flüssigkeitsausgleich sinkt er
  wieder
- psychische Faktoren, z.B. Streß, Anstrengung, Ärger

– physische Faktoren, wie Bewegung, Ruhe, Schlaf, körperliche Belastung, Verdauung

Die durchschnittlichen Blutdruckwerte sind in Tabelle 10-4 nachzulesen. Die Werte sind abhängig von Alter, Geschlecht, Körperlage, Konstitution, Erkrankung, Aktivität, Ruhe, Schlaf oder Stimmung.

Meist wird der Blutdruck in mmHg (Millimeter/Quecksilbersäule) angegeben. International gilt die Bezeichnung in kPa (Kilopascal).

7,5 mmHg entsprechen 1,0 kPa.

Der noch tolerierbare Blutdruck eines Erwachsenen liegt bei 160/90 mmHg (21/12 kPa).

Tabelle 10-4 Durchschnittliche Blutdruckwerte je nach Lebensalter

Lebensabschnitt	Blutdruckwerte in mmHg (kPa)	
Säuglinge	75/45 mmHg	(10/6 kPa)
Kleinkinder	95/60 mmHg	(13/8 kPa)
Jugendliche	120/75 mmHg	(16/10 kPa)
Erwachsene	120/80 mmHg	(16/11 kPa)

Abweichungen
Die Werte sind alle auf Erwachsene bezogen.

• **Hypertonie**
– erhöhter Blutdruck
– die Systole liegt über 160 mmHg (über 21 kPa)
– die Diastole liegt über 90 mmHg (über 12 kPa)
– bei Adipositas, Arteriosklerose, Nierenerkrankungen

• **Hypotonie**
– niedriger Blutdruck
– die Systole liegt unter 100 mmHg (unter 13 kPa)
– die Diastole liegt unter 50 mmHg (unter 7 kPa)
– bei hohem Blutverlust, Schock, Herz-Kreislauf-Versagen, vegetativer Labilität

10.4.2 Geräte zur Blutdruckkontrolle

Für die Beurteilung des Blutdrucks und der Herzleistung benötigen die Ärzte klinische Parameter. 1890 erfand der italienische Pädiater und Internist **Scipione Riva-Rocci** eine aufblasbare Armmanschette und empfahl die Palpationsmethode. 1905 entwickelte der russische Chirurg **Nikolai Korotkow** die Auskultationsmethode. **Pachon** verbesserte 1909 die Ergebnisse durch die Verwendung eines Oszillometers.

10

- **Blutdruckgerät nach Riva-Rocci**

RR ist die Abkürzung für Riva-Rocci und gleichzeitig das Zeichen für die Blutdruckmeßverfahren.

Utensilien

– Quecksilbermanometer als Stand- oder Wandgerät
– Stethoskop mit Flach- oder Trichtermembran (auch stereo hörbar)
– Haken- oder Klettmanschette
– Aufblasballon

- **Blutdruckgerät nach Recklinghausen**

Ähnliches Prinzip wie bei der Riva-Rocci-Methode, nur daß das Manometer uhrförmig ist.

Utensilien

– Haken- oder Klettmanschette
– Aufblasballon kombiniert mit Manometer und Stethoskop

- **Elektronisches Blutdruckmeßgerät**

– optische und akustische Anzeige, teils mit Datenspeicher, Drucker, analoger oder digitaler Werteanzeige
– zur Selbstmessung geeignet

Umgang mit Meßgeräten

– nach jedem Gebrauch reinigen, desinfizieren und prüfen
– in regelmäßigen Abständen vom Eichamt zu überprüfen
– an den Stethoskopen die Membran und die Verbindungsschläuche auf Beschädigungen kontrollieren
– Ohrenstopfen reinigen und desinfizieren (Herstellerangaben)

10.4.3 Meßarten

10.4.3.1 Auskultatorische Kontrolle

Bei dieser Methode werden der systolische und der diastolische Wert mit einer Blutdruckmanschette und einem Stethoskop, oder elektronisch, ermittelt. Das Prinzip der Meßmethode ist in Abbildung 10-13 verdeutlicht.

Vorbereiten des Materials

– Blutdruckgerät
– aufblasbare Manschette, auf richtige Manschettengröße achten (schmalere Manschette bei Kachexie), da sonst die Werte verfälscht werden
– Gummiballon mit Ventilschraube und Manometer
– Stethoskop

Vorbereitung des Bewohners

– stets zur gleichen Tageszeit messen, am besten vor dem Aufstehen
– fünf Minuten vor der Messung entspannen lassen
– der Bewohner sollte möglichst nicht essen, trinken oder rauchen
– Arm freimachen

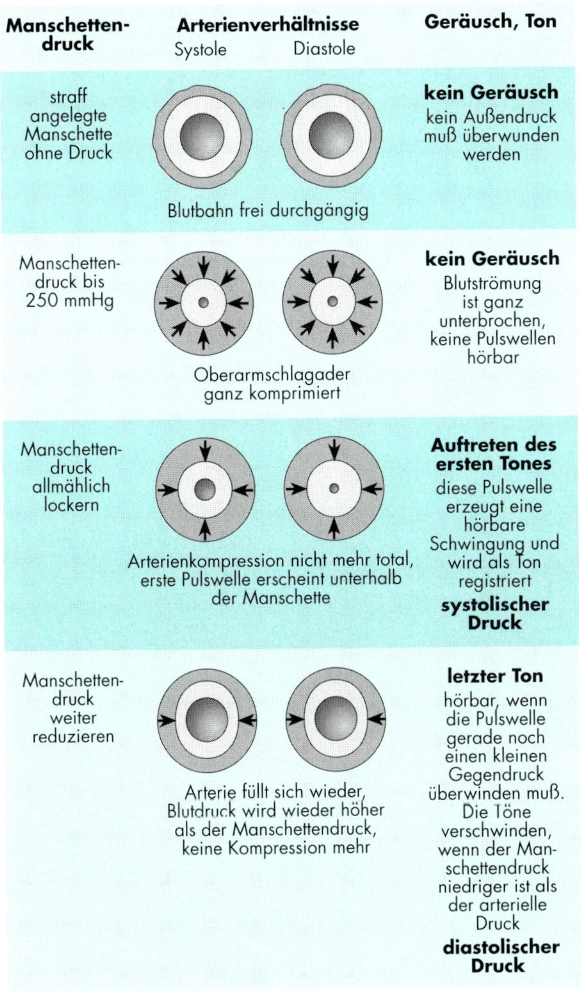

Manschetten-druck	Arterienverhältnisse		Geräusch, Ton
	Systole	Diastole	

straff
angelegte
Manschette
ohne Druck

Blutbahn frei durchgängig

kein Geräusch
kein Außendruck
muß überwunden
werden

Manschetten-
druck bis
250 mmHg

Oberarmschlagader
ganz komprimiert

kein Geräusch
Blutströmung
ist ganz
unterbrochen,
keine Pulswellen
hörbar

Manschetten-
druck
allmählich
lockern

Arterienkompression nicht mehr total,
erste Pulswelle erscheint unterhalb
der Manschette

**Auftreten des
ersten Tones**
diese Pulswelle
erzeugt eine
hörbare
Schwingung und
wird als Ton
registriert
**systolischer
Druck**

Manschetten-
druck
weiter
reduzieren

Arterie füllt sich wieder,
Blutdruck wird wieder höher
als der Manschettendruck,
keine Kompression mehr

letzter Ton
hörbar, wenn
die Pulswelle
gerade noch
einen kleinen
Gegendruck
überwinden muß.
Die Töne
verschwinden,
wenn der Man-
schettendruck
niedriger ist als
der arterielle
Druck
**diastolischer
Druck**

Abb. 10-13 Prinzip der Blutdruckmessung

– immer am gleichen Arm messen
– Arm entspannt lagern lassen
– in der Regel nicht im Stehen messen, außer bei Belastungs-
  kontrolle
– Störungen durch Radiomusik, Fernsehgeräusche vermeiden

Bei Bewohnern mit passageren Herzschrittmachern darf nie am linken Arm der Blutdruck gemessen werden.

10

Vorgehen
– Manschette luftleer und eng an den Oberarm anlegen
– Ventil am Manometer schließen
– Stethoskop in der Ellenbeuge aufsetzen oder leicht unter die Manschette schieben (Abb. 10-14)
– Manschette aufpumpen
– ist kein Puls mehr hörbar, Manschettendruck etwa um 20 mmHg (3 kPa) erhöhen
– Ventil öffnen, Luft **langsam** entweichen lassen
– ersten hörbaren Ton (systolischer Wert) auf Manometer ablesen
– letzten hörbaren Ton (diastolischer Wert) auf Manometer ablesen
– Luft ganz ablassen und Manschette entfernen
– Bewohner wieder ankleiden lassen oder helfen
– ermittelte Blutdruckwerte dokumentieren
– Meßgeräte reinigen und desinfizieren

 Jeder Mensch bestimmt über seinen Körper selbst und trägt die Verantwortung dafür. Aus diesem Grund ist es wichtig, daß er das Meßergebnis, von der Pflegekraft bewertet, erfährt.

 Bei sehr hohem Blutdruck sollte immer fünf bis zehn Minuten später erneut gemessen werden, da das Ergebnis sehr stark den psychischen Schwankungen unterworfen ist.

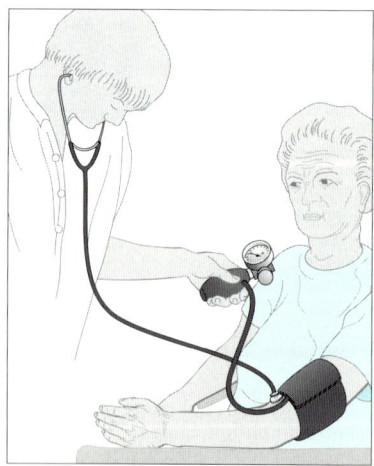

Abb. 10-14 Auskultatorisches Blutdruckmessen nach der Riva-Rocci-Methode

10.4.3.2 Palpatorische Kontrolle

Bei der palpatorischen Kontrolle wird nur der systolische Arteriendruck festgestellt.

Vorgehen
– Anlegen der Blutdruckmanschette
– Tasten der Arteria radialis
– Aufpumpen der Manschette
– sobald der Manschettendruck höher ist als der Arteriendruck, verschwindet der Pulston
– beim Ablassen der Luft aus der Manschette ist der Puls wieder tastbar
– der beobachtbare Zeigerstand auf dem Druckmanometer ist als systolischer Blutdruckwert zu dokumentieren

10

10.4.3.3 Intravasale Messung

Diese Methode ist überwiegend im Intensivbereich üblich. Dabei erhält der Patient einen venösen oder arteriellen Gefäßzugang, unter sterilen Kautelen, gelegt. Die Blutdruckmessung erfolgt direkt in dem Gefäß und wird über Monitore digital angezeigt.

11 Für Sicherheit sorgen

Für eine **vertrauensvolle Zusammenarbeit** zwischen Bewohner und Pflegeperson ist **Zuverlässigkeit** Voraussetzung. Dazu gehören auch das Vermitteln von Geborgenheit und der Schutz vor Gefahren.

In der Altenpflege und in der Pflege im häuslichen Bereich sind die **Bedürfnisse** des alten Menschen ausschlaggebend für die Betreuung. Dazu gehören:

– Sicherheit der Person
– Recht auf Leben und Freiheit
– soziale Sicherheit
– eigene Lebenshaltung
– Gesundheit
– Wohlbefinden

Je nach Entwicklung, Bildung, Gesundheitszustand oder Sozialisation ist das Bedürfnis nach Sicherheit unterschiedlich stark ausgeprägt. Ein Verlust des Sicherheitsempfindens führt zu psychischem oder physischem Leiden. Der Kranke ist oftmals nicht mehr in der Lage, für seine eigene Sicherheit zu sorgen. Er benötigt dann Hilfe in vielen Lebensbereichen.

Gesetze und **Verordnungen** dienen dem Schutz und der Sicherheit von Personal und Bewohner.

Nur über **Weiterbildungen,** eigenes **Bewußtmachen der Gefahren** und durch laufende Übungen entwickelt sich das Sicherheitsbewußtsein der betreuenden Person.

 Für die Sicherheit ist jeder verantwortlich. Die Aufsicht führt der Gesetzgeber, unterstützt durch Verordnungen der Berufsgenossenschaften.

11.1 Vorschriften der Berufsgenossenschaft

In diesem Kapitel sind die wichtigsten Vorschriften der Berufsgenossenschaft für Gesundheitsdienste und Wohlfahrtspflege dargestellt.

„Ist es durch betriebstechnische Maßnahmen nicht ausgeschlossen, daß die Versicherten Unfall- oder Gesundheitsgefahren ausgesetzt sind, so hat der Unternehmer geeignete persönliche Schutzausrüstungen zur Verfügung zu stellen und diese in ordnungsgemäßem Zustand zu halten."

Der **Unternehmer** muß entsprechende **Schutzausrüstungen** zur **Verfügung** stellen. Dazu gehören z.B. **medizinische Einmalhandschuhe** (nach E. DIN 58994), wenn mit oder in der Nähe von Stoffen gearbeitet wird, die zu Hautverletzungen führen oder durch die Haut in den menschlichen Körper eindringen können.

Die Arbeitnehmer müssen alle der Arbeitssicherheit dienenden Maßnahmen unterstützen.

11

Die Arbeitnehmer sind verpflichtet, Weisungen des Unternehmers zur Unfallverhütung zu befolgen und müssen die zur Verfügung gestellten Schutzausrüstungen auch tragen.

Die **Arbeitskleidung** muß so gestaltet sein, daß durch sie keine Unfälle möglich sind. Dazu gehören auch die ordnungsgemäßen **Schuhe**:
– vorne geschlossen
– an der Ferse mit einem Riemen befestigt
– oder den Fuß ganz umschließend.

Offene Schuhe, Sandalen und Schuhe mit überdicker Laufsohle sind bei der Arbeit verboten. Schmuckstücke (Ringe, Armreifen, Ketten, lange Ohrringe), Armbanduhren oder ähnliche Gegenstände dürfen beim Arbeiten nicht getragen werden, wenn sie zu einer Gefährdung führen können.

Die Begründung hierfür ist, daß beim Händereinigen an den Stellen, an denen sich die Schmuckstücke befinden, kein Waschen möglich ist und sich daher ein idealer **Nährboden** für **Bakterien** bildet. Zierringe können bei Pflegetätigkeiten zu Verletzungen führen, ebenso Armreifen und Armbanduhren. Ketten und Ohrringe führen besonders Verwirrte oder psychisch Kranke zum Festhalten und Reißen.

Dies **gilt** für Unternehmen und Teile von Unternehmen, in denen:
– Menschen stationär medizinisch untersucht, behandelt oder gepflegt werden
– Menschen ambulant medizinisch untersucht oder behandelt werden
– Rettungs- und Krankentransporte stattfinden
– Hauskrankenpflege angeboten wird

Hier schreibt die Berufsgenossenschaft vor:
– der Unternehmer darf die genannten Tätigkeiten nur Personen übertragen, die eine abgeschlossene Ausbildung in Berufen des Gesundheitswesen haben
oder
– die von einer geeigneten Person unterwiesen sind und beaufsichtigt werden
Einer **Unterweisung** und **Aufsicht** bedürfen insbesondere
– Personen, die in Berufen des Gesundheitswesens ausgebildet werden
– Praktikanten sozialer Berufe

11

– Zivildienstleistende
– Hilfskräfte für besondere Aufgaben
Zur Unterweisung gehören sachbezogene **Übungen**, einführende sowie wiederholte **Unterrichtung** über
– persönliche Hygiene
– Verhalten bei Infektionsgefährdung
– Maßnahmen zur Desinfektion und Sterilisation

Ebenfalls ist vorgeschrieben, daß den Beschäftigten folgende Utensilien **zur Verfügung** stehen müssen:
– leicht erreichbare Händewaschplätze
– mit fließendem warmen und kaltem Wasser
– Direktspender mit hautschonendem Waschmittel
– Händedesinfektionsmittel
– Hautpflegemittel
– Handtücher zum einmaligen Gebrauch
– dünnwandige und flüssigkeitsdichte Handschuhe, wenn die Hände mit Blut, Ausscheidungen, Eiter oder hautschädigenden Stoffen in Berührung kommen können
– feste, flüssigkeitsdichte Handschuhe zum Desinfizieren und Reinigen benutzter Instrumente, Geräte und Flächen
– flüssigkeitsdichte Schürzen, wenn damit zu rechnen ist, daß die Schutzkleidung durchnäßt wird
– flüssigkeitsdichte Fußkleidung, wenn mit Durchnässen des Schuhwerks zu rechnen ist

 Das Unternehmen hat für die Desinfektion, Reinigung und Instandhaltung der Schutzkleidung zu sorgen.

Vorgeschrieben ist auch, daß der Unternehmer ermöglichen muß, daß die **getragene Schutzkleidung getrennt** von der anderen Kleidung **aufbewahrt** werden kann.

 Die Beschäftigten müssen vor dem Betreten der Aufenthaltsräume, einschließlich der Speiseräume, die getragene Schutzkleidung ablegen.

Den Beschäftigten müssen **gesonderte**, für Patienten nicht zugängliche **Toiletten** zur Verfügung stehen.

Die Unternehmen sind **verpflichtet**
– für das Heben und Umlagern von Patienten leicht bedienbare, stand- und fahrsichere **Hebevorrichtungen** oder sonstige geeignete Hilfsmittel bereitzustellen
– dafür zu sorgen, daß benommene oder unruhige Patienten gegen Herausfallen aus den Betten gesichert werden

In den **„Festlegungen für die Hauskrankenpflege"** (Merkblatt M 768) ist geregelt:
– vor der Aufnahme einer Tätigkeit sind alle Personen, die Hauskrankenpflege ausführen sollen, durch fachlich geeignete Personen zu unterweisen

– die Unterweisung ist jährlich zu wiederholen
– sie ist dem Kenntnisstand und der Aufnahmefähigkeit des zu
Unterweisenden anzupassen

Inhalte der Unterweisung
- **Arbeitsmedizinische Vorsorge**
– Notwendigkeit einer Erstuntersuchung vor Aufnahme einer
Tätigkeit und regelmäßiger Nachuntersuchungen
– Notwendigkeit arbeitsmedizinischer Vorsorge bei konkreter
Gefährdung
– Notwendigkeit und Möglichkeit der Immunisierung

- **Übertragbare Krankheiten**
– Anzeichen schwerwiegender übertragbarer Krankheiten
– Verfahren zur Meldung solcher Krankheiten

- **Schutzkleidung**
– Zweck der Schutzkleidung
– Art und Anzahl der gestellten Schutzkleidung
– Aufbewahrung
– Häufigkeit des Wechselns
– Verfahren der Reinigung
– Anwendungsfälle für zusätzliche Schutzkleidung,
z.B. Handschuhe

- **Hygienische Maßnahmen**
– Schutz vor Verletzungen und Kontamination mit Blut und
Körperflüssigkeiten
– Händereinigung, -desinfektion und -pflege, Mittel, Verfahren
und Häufigkeit
– Tragen von Schmuck
– staubbindende Reinigungsverfahren
– Reinigung, Desinfektion und Pflege von Instrumenten und
Geräten
– Umgang mit Arzneimitteln und medizinischen Hilfsstoffen
– Umgang mit Wäsche
– Abfallbehandlung

- **Umgang mit medizinisch-technischen Geräten und
Hilfsmitteln**

11.2   Hygiene des Pflegepersonals

Zur **persönlichen Hygiene** gehören:
– tägliches Duschen
– gepflegtes Kopfhaar, langes Haar muß zusammengebunden
und hochgesteckt sein (Kontamination von Wunden)
– kurzgeschnittene Fingernägel, die Nägel dürfen nicht über
die Fingerkuppen hinausreichen (Verletzungsgefahr für
Bewohner)
– täglicher Wechsel der Dienstkleidung, der Unterarm sollte

11

unbekleidet sein, da lange Ärmel eine große Kontamina-
tionsgefahr darstellen
– Verzicht auf Nagellack, da sich unter einem schadhaften
Lack ein Nährboden für Bakterien bilden kann
– Schutzkittel beim Betten und Baden von Bewohnern

Die Dienstkleidung sollte bei einer Temperatur von mindestens
60 °C gereinigt werden können.

Sicherheitsbestimmungen für Dienstkleidung
– Hosenanzüge sind besser geeignet als Kleider, da diese z.B.
beim Bücken die Schrittlänge begrenzen
– Kittel müssen immer geschlossen sein, mit wehenden
Kleidungsstücken bleibt man sehr schnell an Gegenständen
hängen
– Schuhe sollten den Fuß schützen und müssen vorne
geschlossen sein, an der Ferse muß sich ein Fersenriemen
befinden
– wegen der Rutschgefahr sind beim Baden oder Duschen der
Bewohner wasserdichte Schuhe oder Überschuhe zu tragen

11.3   Umgang mit Hilfsmitteln

Der richtige und sichere Umgang mit Hilfsmitteln muß systematisch gelernt und immer wieder geübt werden. Nur bei ausreichender Sicherheit in der Handhabung ist eine Gefährdung des
Bewohners und des Personals so gut wie ausgeschlossen.
Die folgende **Prüfliste** (modifiziert nach der Prüfliste aus der
Broschüre „Heben und Tragen im Gesundheitsdienst" der Berufsgenossenschaft) für Heben und Umlagern mit Arbeitshilfen
dient der Kontrolle der Sicherheit des Arbeitsplatzes, aller Mitarbeiter und der Bewohner.
– ist eine ausreichende Zahl arbeitsplatzspezifischer Arbeitshilfen vorhanden?
– gibt es bauliche Voraussetzungen zum Einbau der Arbeitshilfen?
– sind Mitarbeiter im Umgang (Technik und Bedienung) mit
den Arbeitshilfen vertraut?
– gibt es Unterweisung neuer Mitarbeiter in die Arbeitshilfen?
– gibt es Information der Patienten über den Einsatz von
Arbeitshilfen?
– werden Arbeitshilfen regelmäßig eingesetzt?
– werden Hilfsmittel regelmäßig eingesetzt?
– wird die richtige Arbeitstechnik bei Arbeitshilfen angewandt?
– gibt es geeignete Ausgleichsgymnastik oder -sport für eine
Kräftigung der Muskulatur und für Entspannung?

11.3.1 Heben und Tragen von Bewohnern mit Hilfsmitteln

Zum Heben und Tragen stehen die unterschiedlichsten Hilfsmittel zur Verfügung. Vor dem Gebrauch ist der Bewohner genau über die Anwendung zu informieren.

11

11.3.1.1 Lifter

Es gibt verschiedene **Lifterarten**:
– stationäre Lifter
– mobile Lifter
– Deckenlifter
Lifter werden mechanisch oder elektronisch bedient. Es stehen unterschiedliche Geräte zur Verfügung. Welches Gerät das geeignetste ist, muß individuell entschieden werden. Vor jedem Kauf sollten einzelne Geräte auf ihre individuelle Eignung geprüft werden.
Sinnvoll ist es, wenn die Pflegenden selbst einmal das Schweben im Lifter spüren. Nur so können Ängste im Umgang mit den Liftern abgebaut sowie sicherheitsbedingte Aspekte erkannt und übertragen werden.

Vorteile der Lifter
– höhenverstellbar
– Schonung von Rücken und Muskulatur des Pflegepersonals
– Lageveränderungen sind mit nur geringem Kraftaufwand möglich
– schmerzarme bis -freie Umlagerungen möglich
– Lifterbedienung ist meist durch nur eine Pflegekraft möglich
– schwerere Bewohner sind gut zu transportieren
– die Sicherheit vor dem Ausrutschen in der Badewanne ist gewährleistet
– nach der Gewöhnungsphase finden Bewohner den Liftertransport als körperlich sehr angenehm

• **Stationäre Lifter**
– stationäre Lifter (Abb. 11-1) sind fest an einem Ort befestigt, meist am Badewannenrand, um die Bewohner ins Badewasser zu heben
– Sitzlifter bestehen aus einem Stahlrohrrahmen und einer gepolsterten Sitzauflage aus Kunststoff
– die Funktion ist je nach Herstellerfirma unterschiedlich
– die Bedienungsanleitung mit der Sicherheitsbeschreibung ist genau zu beachten
– bei unruhigen Bewohnern müssen immer der Haltebügel vorgelegt und wenn nötig der Haltegurt angebracht werden
– durch das Bewegen des Bedienhebels ist es möglich, den Sitz in jede gewünschte Position zu heben oder zu senken

• **Mobile Lifter**
Die mobilen Lifter (Abb. 11-2) haben Räder und sind leicht zu transportieren.

11

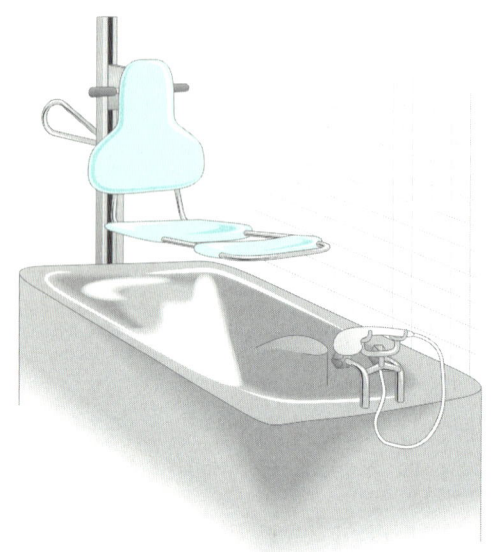

Abb. 11-1 Stationärer Lifter

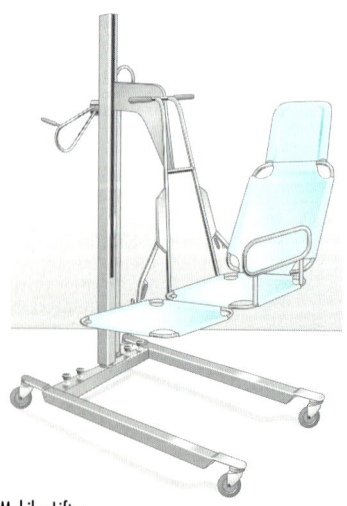

Abb. 11-2 Mobiler Lifter

Mobile Lifter dienen zur
– Hilfe beim Aufstehen und Zubettgehen
– Hilfe beim Lagern
– rückenschonenden Arbeitsweise beim Baden und
  Duschen
Mobile Lifter gibt es auch mit einem Tuch (Abb. 11-3), in dem
liegende Patienten gut transportiert werden können. Teilweise
gibt es diese Modelle auch mit integrierter Waage zur Gewichtskontrolle.

11

Mobile Lifter können auch zur Übung der Gangkoordination
eingesetzt werden. Dabei stabilisiert man den Bewohner mit
dem Lifter unter den Achselhöhlen, seine Wirbelsäule, das
Becken und die Beine sind frei beweglich.

• **Deckenlifter**
– sie sind über Schienen an der Decke befestigt
– meistens elektronische Bedienung
– eignen sich zur physikalischen Therapie in Praxisräumen

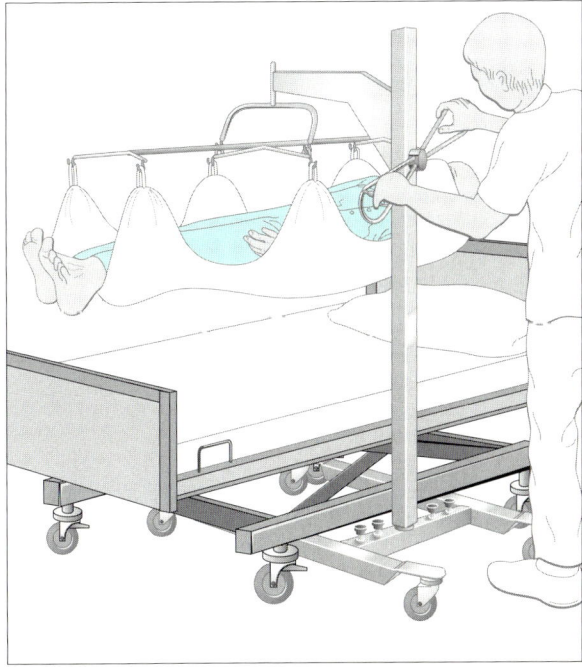

Abb. 11-3 Liegelift mit Tuch

11

Umgang mit dem Lifter

Um Unfälle zu vermeiden und dem Bewohner ein Sicherheits-
gefühl zu vermitteln, sind folgende Regeln zu beachten:
– vor jedem Benutzen die Feststellbremsen sichern
– Haltebügel vorlegen
– unruhige und verwirrte Menschen mit dem Haltegurt sichern
– mit der Hydraulik gefühlvoll und nicht ruckartig anheben

Vorgehen beim Einsatz an der Badewanne

– Bewohner auf Lifter bringen
– mit dem Lifter an den Badewannenrand heranfahren
– Feststellbremsen sichern
– Badewanne wenn möglich anheben lassen, der Lifter darf die
  Wanneninnenseite nicht beschädigen
– Bewohner in das Wasser sinken lassen
– Haltegurt und Bügel individuell entfernen, um größt-
  mögliche Bewegungsfreiheit zu gewährleisten
– Bügel und Haltegurt am Ende des Bades wieder anlegen
– zum Duschen den Lifter anheben und die Wanne absinken
  lassen
– Feststellbremsen lösen
– Bewohner mit dem Lifter aus der Wanne heben
– zum Abtrocknen und Ankleiden die Feststellbremsen sichern

Vorgehen beim Einsatz am Bett

– Bewohner zur Seite drehen und mit dem Liftersitz auf
  Gesäßhöhe fahren
– Lifter ins Bett sinken lassen
– Feststellbremsen sichern
– Bewohner auf den Sitz drehen und den Oberkörper
  aufrichten lassen
– Rückenstütze, Haltegriff und evtl. Haltegurt anbringen
– Feststellbremsen lösen
– Lifter anheben und Bewohner aus dem Bett nehmen

 Vorsicht ist bei kachektischen Bewohnern geboten. Es ist darauf
zu achten, daß keine Haut und bei Männern nicht Penis und
Hoden eingeklemmt werden.

11.3.1.2 Weitere Hilfsmittel

• **Tragegurt**

Beim Anheben des Bewohners mit Tragegurten wird die Wirbelsäule des Pflegenden weniger belastet.
– Gurt vom Kopf her unter die Schulterblätter des Bewohners
  legen
– einen weiteren Gurt von den Beinen her unter das Becken
  legen
– zwei Pflegekräfte können so den Bewohner anheben
– eine dritte Pflegekraft kann dann z.B. das Bett richten, den
  Bewohner von Stuhlgang säubern oder die Dekubitusprophylaxe vornehmen.

11

Eine längere Anwendung verursacht Druckschmerzen, besonders bei kachektischen Bewohnern.

Weniger anstrengend und für den Bewohner angenehmer ist das Bewegen des Bewohners nach kinästhetischen Prinzipien (Kap. 5.5.4)

- **Tragetuch**
  - der Bewohner sitzt auf dem Tragetuch
  - Anheben des Beckens
  - Bewohner kann den Oberkörper selbst an der Aufrichthilfe anheben

- **Drehbrett, Drehscheibe**
  - Einsatz des Drehbretts zum leichteren Transfer vom Bett in den Stuhl, Roll- oder Toilettenstuhl
  - Füße des Bewohners auf das Drehbrett stellen
  - Bewohner aufrichten
  - mit nur geringem Krafteinsatz dreht man den Bewohner in die richtige Position

Durch das leichte Gewicht des Drehbretts (etwa 1,5 Kilogramm) kann man es überall mitführen.

11.4 Hygienemaßnahmen

Nach der Definition der Weltgesundheitsorganisation (WHO) ist unter Hygiene die **vorbeugende Maßnahme zur Gesunderhaltung** zu verstehen.

Ziele der Hygiene
- Krankheiten verhüten
- Infektionen bekämpfen
- Krankheiten frühzeitig erkennen
- Schäden vermeiden
- Leistungsfähigkeit des Organismus steigern

Die größte Gefährdung des alten, kranken und von Hilfe abhängigen Menschen geht von den Händen des Pflegepersonals, der Ärzte, der Besucher aus.

Die Kontaminationsgefahr durch die Hände erfordert eine sorgfältige und fachgerechte Händedesinfektion, um einer nosokomialen Infektion vorbeugen zu können.

11.4.1 Begriffe aus der Infektionslehre

- **Präventivmedizin**
  - die Vorsorge durch Krankheitsfrüherkennung
  - Aufklärung über die Krankheitsentstehung
  - Vorbeugemaßnahmen

11

– Ausschalten von Risikofaktoren
– Forschung

• **Kontamination**
– Übertragung von Krankheitserregern durch Kontakt,
  Verunreinigung, Verschmutzung, Verseuchung

• **Nosokomiale Infektion**
– im Krankenhaus erworbene Infektion
– entsteht meist durch Nichtbeachtung der Hygienevorschrif-
  ten oder durch Resistenzentwicklung (Anpassungsfähigkeit)
  der Keime

Prophylaxe gegen nosokomiale Infektionen
– angepaßte Hygiene
– Vermeiden von Pflegefehlern (mangelnde Prophylaxe)
– fachgerechte Behandlung
– Verhindern von Infektionen (z.B. durch sachgerechtes
  Desinfizieren vor Injektionen)

• **Infektion**
– Übertragung, Haftenbleiben und Eindringen von Mikroorganismen und deren Vermehrung

• **Tröpfcheninfektion**
– Erreger werden durch Husten, Niesen, Sprechen direkt
  übertragen

• **Schmierinfektion**
– fäkal-oraler Infektionsweg (von der Ausscheidung zum
  Mund) durch kontaminierte Hände, Gegenstände,
  Lebensmittel oder Medikamente

• **Kontaktinfektion**
– Infektion durch direkten Kontakt mit kontaminierten
  Gegenständen, Instrumenten

• **Sepsis**
– Blutvergiftung mit Erregeranhäufung im Gefäßsystem
– Eindringen pathogener Bakterien und ihrer Gift aus dem
  Krankheitsherd (z.B. Wunde) in die Blutbahn
– Erregerabwehr und Spontanheilung bleiben wegen herab-
  gesetzten körperlichen Allgemeinzustands meist aus
– Erregernachweis durch Blutkultur
– 50 Prozent der Sepsen gehen vom Urogenitalsystem aus
– Blasenverweilkatheter sind die häufigste Ursache für eine
  Sepsis

• **Antisepsis**
– Maßnahmen zum Erzielen einer bedingten Keimfreiheit
  (Keimarmut), z.B. durch Händedesinfektion
– Verhinderung des Eindringens bzw. Einschleppens schädi-
  gender Keime in Wunden, z.B. durch Hautdesinfektion

- **Asepsis**
  - Keimfreiheit aller Gegenstände (Hände, Instrumentarium, Verbandmittel), die mit einer Wunde oder Körperhöhle direkt in Berührung kommen

- **Desinfektion**
  - das Versetzen eines Gegenstandes in einen Zustand, daß er nicht mehr infizieren kann

11

- **Sterilisation**
  - Vernichtung aller lebenden Erreger einschließlich ihrer Dauerformen (Sporen, Zysten)

- **Sanitation**
  - Reinigungsmethoden, die das Ausbreiten pathogener Keime vermindern

- **Mikrobizidie**
  - Abtötung aller Mikroorganismen

11.4.2 Infektionsverursacher

Infektionen werden durch Mikroorganismen (Mikroben) ver- ursacht, die in den Körper oder eine Wunde eindringen, sich vermehren, ausbreiten und somit die natürlichen Abwehrkräfte des Körpers schwächen und schädigen.

11.4.2.1 Bakterien

Bakterien sind einzellige Lebewesen und die am häufigsten vor- kommenden Krankheitserreger (Tab. 11-1).
- sie bestehen aus relativ fester Zellwand, zytoplasmatischer Membran, Zytoplasma mit Ribosomen, Kernäquivalent
- sind bereits mit 1000facher Vergrößerung im Mikroskop erkennbar
- vermehren sich durch Zellteilung und haben einen eigenen Stoffwechsel

Tabelle 11-1 Die wichtigsten Hospitalismuserreger und ihre Folgen

Hospitalismuserreger	Infektion
Streptokokken, Kolibakterien (Enterokokken)	Harnwegsinfektionen
Pseudomonas aeruginosa (begeißelte Stäbchen)	Atemwegs- und Wundinfektionen
Staphylococcus aureus	Wundinfektionen
Staphylococcus aureus, Candida albicans (Sproßpilz)	Haut- und Schleimhautinfektionen
Staphylococcus aureus und andere Kokken	Sepsis
Salmonellen (Enterokokken)	Salmonellose

11

– Unterscheidung je nach Form und Anordnung, z.B.
kugelförmige Zellen: Kokken
stäbchenförmige Zellen: Stäbchen
spiralförmige Zellen: Schraubenbakterien oder Spirochäten
Haufenkokken: z.B. Staphylokokken
paarweise Lagerung: z.B. Diplokokken (wie Gonokokken)
Kettenbildung: z.B. Streptokokken

11.4.2.2 Viren

Viren sind die kleinsten Mikroorganismen.
– sie sind nur unter dem Elektronenmikroskop erkennbar
– Viren haben keinen eigenen Stoffwechsel und sind auf die Hilfe einer Wirtszelle angewiesen
– sie bestehen überwiegend aus Nukleinsäuren, der **DNS** (Desoxyribonukleinsäure) oder auch der **RNS** (Ribonukleinsäure)
– befallene Zellen nehmen Geninformationen der Viren auf und produzieren umprogrammierte Zellen, dabei geht die Wirtszelle zugrunde
– bisher sind etwa 500 bis 600 Virusarten nachgewiesen (Tab. 11-2)

Gegen die meisten Virusarten ist der alte Mensch durch eine im Laufe des Lebens erworbene Viruserkrankung oder durch Schutzimpfungen immunisiert. Sein Körper besitzt genügend Antikörper, um eindringende Viren oder deren Toxine zu bekämpfen.

Eine Viruserkrankung kann schon alleine durch eine **momentane Immunschwäche**, z.B. bei Fieber das **Herpes-labialis-Virus** (Lippenbläschen), ausgelöst werden. Aber auch **psychische Labilität** kann sich krankheitsfördernd auswirken. Besonders bei alten Menschen ist eine Virusinfektion durch körperliche Schwäche und reduziertem Allgemeinzustand besonders **gefährlich**.

Tabelle 11-2   Die bekanntesten Virusarten, die beim Menschen Infektionen auslösen können

Virusart	Infektion
DNS-Viren	Hepatitis
	Herpes
	Pocken
RNS-Viren	Influenza
	HIV-Infektion, Aids
	Mumps, Masern, Röteln
	Enzephalitis, Tollwut

Das **Influenza-(Grippe-)virus** ist in den Altenpflegeeinrichtungen sehr häufig für Todesfälle verantwortlich.

Im Falle einer **HIV-Infektion** dringt das Virus in die Helferzelle des Immunsystems ein und vermehrt sich dort. Durch die ständige Produktion neuer Viren geht die Helferzelle zugrunde. Dadurch können Erreger, die der Körper normalerweise bekämpfen kann, zu ständigen Infektionen führen, z.B. Herpes-Viren oder Pilze im Mundbereich. Erst wenn es jedoch zu schwerwiegenden, nicht eindämmbaren Erkrankungen kommt, spricht man vom **Aids-Vollbild** (**A**cquired **i**mmuno-**d**eficiency **s**yndrome, erworbene Abwehrschwäche). Dies kann jedoch erst Jahre nach diagnostizierter HIV-Infektion der Fall sein. Der Mensch stirbt dann an den **Sekundärinfektionen**, nicht an der HIV-Infektion selbst.

 In der Altenpflege spielt Aids noch keine Rolle. Potentiell können aber auch die Bewohner im Altenheim HIV-infiziert sein. Deshalb sollten Hygienemaßnahmen (Mundschutz, Handschuhe, Schutzkittel) beim Umgang mit Ausscheidungen (Urin, Blut, Scheidensekret, Sperma, Sputum) korrekt ausgeführt werden.

11.4.2.3 Pilze

Pilze haben einen anderen Zellaufbau und andere Zellformen als die Bakterien. Typisch sind die Geflechte, die durch die Pilzfäden gebildet werden. Sie legen sich um die Wirtszellen und leben so als **Schmarotzer**.

Ideale Lebensbedingungen
bieten meist
– feuchte, warme und dunkle Körperhöhlen
– Haare
– Nägel
– Schleimhäute

Häufig vorkommende Pilzarten
– Hefepilze
– Schimmelpilze
– Haut- und Haarpilze
– Sporenpilze

11.4.3 Eintrittspforten für Krankheitserreger

Die Eintrittsstellen, in den die Erreger eindringen können, sind vielseitig:
– Mund und Nase
– Darm
– Genitale
– Auge und Ohr
– Einstichstellen durch Punktionen, Injektionen, Infusionen
– Sonden und Katheter

11

   – Wunden, Hautläsionen, Hautulkus, Dekubitus,
     Operationsnarben
   – Kolostoma, Urostoma, Tracheostoma

Infektionswege

von Bewohner	zu	Bewohner
von Bewohner	zu	Pflegeperson
von Pflegeperson	zu	Bewohner
von Geschirr, Besteck, Essen	zu	Bewohner
von Besucher	zu	Bewohner

 Die Pflegekräfte müssen sich der vielen Infektionswege bewußt sein und entsprechend handeln.

Infektionsüberträger
– Hände
– Kleidung
– Luft
– Instrumentarium
– Arbeitsflächen
– Material
– Fußboden
– Türklinken
– Wasserhähne
– Nahrungsmittel

11.4.4 Desinfektionsmaßnahmen

In den Einrichtungen der Altenpflege leben viele Menschen über einen längeren Zeitraum miteinander. In diesem Lebensraum entwickelt sich ein **eigenes Spektrum von Mikroorganismen**. Auch in der häuslichen Pflege befindet sich ein individuelles Erregermilieu. Die Bewohner sind gegen diese spezifischen Erreger größtenteils immun, so daß ein Einsatz von Desinfektionsmitteln nur in wenigen Fällen (z.B. bei der Versorgung offener Wunden) notwendig ist.

Umgang mit Desinfektionsmitteln

Die Wirkung von Desinfektionsmitteln ist beeinträchtigt, wenn das Instrumentarium nicht richtig gereinigt wird, eiweißhaltige Teile (z.B. Blut) anhaften (**Eiweißfehler**) oder Seife zur Reinigung benutzt wurde (**Seifenfehler**).
– Handschuhe tragen, um Hautreizungen zu vermeiden
– Wirkstoffkonzentration richtig dosieren
   (keine Schußmethode)
– Lösung mit kaltem Wasser herstellen, da bei warmem Wasser
   Dämpfe entstehen
– Haltbarkeit der hergestellten Lösung beachten
   (Gebrauchsanweisung)
– Verfallsdatum ist auf dem Lösungsmittelbehälter zu
   vermerken

11

Wirkung von Desinfektionsmitteln

bakterizid	gegen Bakterien
fungizid	gegen Pilze
tuberkulozid	gegen Tuberkulose
virusinaktivierend	gegen Viren
sporozid	gegen Sporen

– für jede Pflegeeinrichtung ist ein Desinfektions- und Hygieneplan zu erstellen, aus welchem zu erkennen ist, **was**, **wann**, **wie** und **womit** desinfiziert werden muß
– der Plan muß von demjenigen unterzeichnet sein, der für die Einhaltung der Hygienerichtlinien verantwortlich ist
– in Einrichtungen ohne Hygienebeauftragten ist der Heimleiter verantwortlich

Der Einsatz von Desinfektionsmitteln sollte immer gut überlegt sein und ist nur bei bestimmten Tätigkeiten notwendig. Bei der Desinfektion kommt es zur Abtötung, Hemmung oder Entfernung aller Mikroben, also auch der zum Teil lebenswichtigen Organismen auf der Haut oder im Abwasser (wenn Desinfektionsmittel in die Kanalisation gelangen).

Vor und nach vielen Tätigkeiten hilft häufig bereits ein gründliches Händewaschen.

Händewaschen
– bei Dienstantritt
– vor dem Verlassen des Krankenzimmers
– vor dem Umgang mit Medikamenten
– vor dem Essenausteilen
– nach jedem Toilettengang
– vor und nach jeder Pause
– bei Dienstende

Vorgehen bei der hygienischen Händereinigung
– Wasserhahn öffnen
– Flüssigseife aus dem Wandspender entnehmen
– Hände waschen, auch zwischen den Fingern
– Seife gut abspülen
– Hände mit Einmalhandtuch abtrocknen
– Wasserhahn mit gebrauchtem Einmalhandtuch verschließen
– Einmalhandtuch entsorgen

Handschuhe als Infektionsschutz
– Umgang mit Ausscheidungen
– Intimpflege
– Entfernen von Wundauflagen
– Kontakt mit Blut

11

– Kontakt mit Antibiotika (Aufnahme von Antibiotika über
die Haut)
– Umgang mit Flächendesinfektionsmitteln

11.4.4.1 Hygienische Händedesinfektion

Notwendig ist die hygienische Händedesinfektion:
– vor jeder behandlungspflegerischen Maßnahme
– nach jedem Umgang mit Ausscheidungen
– vor jeder aseptischen Arbeit
– vor Manipulationen an den Ableitungssystemen
– bei vorliegender Infektionskrankheit bei Bewohnern

Vorgehen
– Desinfektionsmittel aus dem Spender in die hohle Hand
geben (je nach Herstellerangaben)
– auf den trockenen Händen und Unterarmen 20 bis 30
Sekunden lang verreiben (Herstellerangaben beachten)
– Fingerkuppen und -nägel besonders sorgfältig behandeln

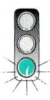

Da der Alkohol des Desinfektionsmittels die Haut austrocknet,
ist es wichtig, mehrmals täglich die Hände einzucremen, da ris-
sige Hände das Eindringen von Erregern erleichtern.

11.4.4.2 Hautdesinfektion

Die Haut muß immer dann desinfiziert werden, bevor sie z.B.
durch Injektionen oder Blutentnahmen verletzt wird.

• **Sprühdesinfektion**
– das Desinfektionsmittel direkt auf die Haut sprühen
– abwischen (Fett und Keime)
– erneut aufsprühen
– trocknen lassen

• **Wischdesinfektion**
– Tupfer mit Desinfektionsmittel benetzen
– mit getränktem Tupfer einmal über die Haut wischen
– Einwirkzeit unbedingt einhalten (Gebrauchsanweisung
lesen)

11.4.4.3 Oberflächendesinfektion

Die Flächendesinfektion ist immer notwendig nach einer Kon-
tamination mit Stuhl, Eiter, Blut oder Urin.
Fußböden oder Arbeitsflächen sind mit einer **Feucht-Wisch-
Methode** zu desinfizieren. Die verwendeten Desinfektionsmittel
und ihre Konzentration müssen in der **DGHM-Liste** (Deutsche
Gesellschaft für Hygiene und Mikrobiologie) aufgelistet sein. Es
eignen sich in der Regel Mittel mit den Wirkstoffen Phenole oder
Aldehyde.

11

Zu beachten sind die richtige Dosierung, daß man die Fläche nicht trockenreiben darf und daß die Einwirkzeit eingehalten wird.

Zwei-Eimer-Wischmop-Verfahren zur Bodenreinigung
– ungebrauchten Mop in Eimer mit frisch zubereiteter Desinfektionslösung tauchen
– Zimmerboden vom Fenster in Richtung Tür wischen
– Mop im zweiten Eimer auspressen
– in den Wäschesack geben
– mit neuem Mop die restliche Feuchtigkeit aufwischen

11.4.5 Sterilisation

Unter **Sterilisation** versteht man **völlige Keimfreiheit**, die in speziellen Apparaturen, in Autoklaven, oder in zentralen Sterilisationsanlagen erreicht wird. Alle Geräte zur Sterilisation sind mindestens alle zwei Jahre, nach einer Reparatur oder nach einer Mängelfeststellung von einem Fachmann zu überprüfen.

Gerätekontrollen
– Temperaturmessung durch ein Maximalthermometer oder elektronische Meß-, Speicher- und Schreibgeräte
– regelmäßige biologische Tests mit eingebrachten Sporen oder Keimen
– laufende Prüfung durch Farbindikatorpapier, das sich bei erreichten Temperaturen farblich verändert

Vor der Sterilisation ist das Sterilisiergut zu desinfizieren, zu reinigen und zu trocknen.

Verpackungen
– Sterilisierbehälter mit Filtern oder Ventilen
– Tücher aus Baumwolle
– Beutel aus Sterilisationspapier
– verschweißte Kunststofffolien
– spezielles Sterilisationspapier

Nach der korrekten Verpackung, Sterilisation und bei trockener, staub- und keimarmer Lagerung ist Sterilgut im allgemeinen bis zu 30 Tagen lagerfähig. Sterilgut in offenen oder beschädigten Verpackungen darf nicht verwendet werden.

11.4.5.1 Heißluftsterilisation

Im Heißluftsterilisator gelangt erhitzte, trockene Luft, mit Hilfe einer laufenden Luftumwälzung, in Apparaturen oder Metallkästen. Die heiße Luft muß dabei ungehindert zum Sterilgut gelangen und den ganzen Innenraum des Gerätes gleichmäßig erhitzen.

Temperatur: 180 °C
Einwirkzeit: 30 Minuten
Druck: 3 bar

Die **Sterilisationszeit** besteht aus:
– Erwärmungs- und Steigzeit
– Sterilisierzeit (Ausgleichs-, Abtötungs- und Sicherheitszeit)
– Abkühlzeit

11 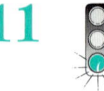 Durch die hohen Temperaturen ist die Heißluftsterilisation nur für einteilige Instrumente aus Metall, Messerklingen, Glas sowie für Öle, Fette, Salben und Puder geeignet.

11.4.5.2 Dampfsterilisation

Sobald Wasser in einem geschlossenen System erhitzt wird, entsteht erhöhter Druck durch den **Wasserdampf** (gespannter Dampf). Gleichzeitig steigt durch die Spannung die Temperatur des Dampfes. Im **Autoklaven** wird zuerst die Vorkammer erhitzt, um eine Kondenswasserbildung im Sterilisierraum zu vermeiden. Damit der **gespannte Wasserdampf** alles Sterilgut erreichen kann, darf der Autoklav nicht zu stark gefüllt werden.

Temperatur:	134 bis 136 °C	oder	121 bis 124 °C
Einwirkzeit:	mindestens sechs	bzw.	15 bis 20 Minuten
Druck:	3,04 bar	bzw.	2,05 bar

Die **Sterilisationszeit** teilt sich auf in
– Anheizzeit
– Entlüftungszeit
– Steigezeit
– Sterilisierzeit
– Druckentlastungszeit
– Trockenzeit

Der Vorteil dieser Methode liegt in der Schonung des Instrumentariums durch niedrige Temperaturen und kurze Sterilisierzeiten.

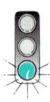 Die Dampfsterilisation kann im Bedarfsfall auch im normalen Dampfdrucktopf mit Thermometer vorgenommen werden.

11.4.5.3 Gassterilisation

Die Gassterilisation geschieht im Krankenhaus in großen Apparaturen mit Ethylenoxid (EO) oder Formaldehyd. Besonders hitze- und feuchtigkeitsempfindliche Materialien wie Instrumente mit Optiken oder elektrische Geräte werden gassterilisiert.

Nachteile
– Gefährdung des Bedienungspersonals durch Gasrückstände
– Gefährdung des Patienten bei Nichteinhaltung der Ausgaszeit (bis eine Woche) und damit verbundene erhöhte Infektionsgefahr

 Eine Auslüftung des Sterilguts ist immer erforderlich. Die Regeln des Arbeitsschutzes sind streng einzuhalten.

12 Sich beschäftigen

Ein Teil der alten Menschen geht heute in eine Altenpflegeeinrichtung, da sie ihren Kindern nicht zur Last fallen wollen. Andere gehen in solch eine Institution, da sie keine Angehörigen mehr haben, die sie versorgen könnten. Wieder andere wollen sich auf ihre „alten Tage" verwöhnen lassen.
Vielfach ist die Einstellung von Jüngeren, daß sie den alten Menschen alles abnehmen, damit sie sich nicht so abmühen müssen. Ratschläge zum Ausruhen, Schonen, Abschalten, Ruhigverhalten fordern aber den alten Menschen dazu auf, sich möglichst ruhig und passiv zu verhalten. Doch genau das will die moderne Altenpflege nicht.

 Ein alter Mensch, der weder geistig noch körperlich gefordert wird, hat keine Motivation zum Leben mehr.

Durch Krankheiten, Wohnungsaufgabe, Lebensumstellung, Einzug in eine Einrichtung der Altenhilfe finden für den alten Menschen einschneidende Umstellungen statt, die den Bewohner passiv machen, da er sich überfordert fühlt. Um den Lebensabend mit Inhalt zu füllen, ist ein ausreichendes Angebot für Aktivitäten wichtig.

12.1 Ressourcen erkennen und nutzen

Wenn ein Bewohner in eine Altenpflegeeinrichtung einzieht, müssen seine **Ressourcen** festgestellt werden.
Inhalte der Ressourcenanalyse
- was kann der Bewohner noch selbst tun
- welchen Beruf hatte er
- welche Hobbys, ehrenamtliches Engagement
- welche individuellen Fähigkeiten hat er
- welche körperlichen Ressourcen hat er noch
- welche Hilfestellung benötigt er

Hilfreich ist dabei eine Tages- und Wochenbeobachtung. Sehr gut ist, wenn der alte Mensch auch in den Heimalltag integriert wird und Tätigkeiten übernehmen kann, die ihm liegen.
Auf Grund der Individualität der Pflegekräfte ergeben sich weitere Möglichkeiten. Es gibt Pflegende, die gerne singen, oder solche, die lieber basteln, andere interessieren sich für die Natur. In einer guten Teamarbeit werden diese Fähigkeiten in die Pflege und Betreuung miteinbezogen.

12

12.2 Ganzheitlich aktivierende Pflege

In der ganzheitlich aktivierenden Pflege ist der Bewohner über alle Pflegehandlungen informiert, um **eigenverantwortlich** mitzuhelfen. Er ist in die Pflege und Betreuung einbezogen. Seine **Aussagen** und sein **Verhalten** werden **akzeptiert** und **respektiert**.

Ganzheitliche Pflege bedeutet, daß der Bewohner mit seinen körperlichen, seelisch-geistigen, individuellen und sozialen Bedürfnissen respektiert wird.

In der aktivierenden Pflege übernimmt der Bewohner alles, wozu er selbst in der Lage ist, er erhält bei Bedarf Hilfe und/oder Anleitung.

Ganzheitlich aktivierende und rehabilitative Pflege beinhaltet, daß der Bewohner sein **Selbstvertrauen** stärken kann, z. B. wenn er nach längerer Krankheit wieder zum erstenmal beim Essen am Tisch sitzt.

Ganzheitlich aktivierende Pflege bedeutet für den Bewohner,
– Mitentscheiden, was an und mit ihm gemacht wird
– Selbständigkeit behalten bei allen Lebensaktivitäten nach seinen individuellen Möglichkeiten
– Aktivierung und Förderung der geistigen und körperlichen Ressourcen
– gestärktes Selbstwertgefühl
– Unabhängigkeit
– Körperfunktionen und Bewegungsabläufe bleiben länger erhalten
– unterstützende Pflege
– Erhalt der Selbständigkeit und Entscheidungsfreiheit

12.3 Aktivierende Maßnahmen zum Erhalt der Selbständigkeit und Mobilität

Neben dem Einbeziehen des Bewohners in die Pflegetätigkeiten unterstützen folgende Maßnahmen seine Selbständigkeit und Mobilität:
– Brett- und Kartenspiele
– Singen
– Lesen, Vorlesen, Zeitungslektüre
– Lesezirkel
– Informationen über Kino-, Theater- und Konzertprogramme
– Herstellen von Dekorationen (Abb. 12-1)
– Vorbereiten und Feiern von Festen
– Tanz und Gymnastik
– Stuhlgymnastik (Abb. 12-2)
– Spaziergänge, Wanderungen
– Ausflüge
Diese Aktivierungsangebote können in den Pflegealltag miteingebaut werden.

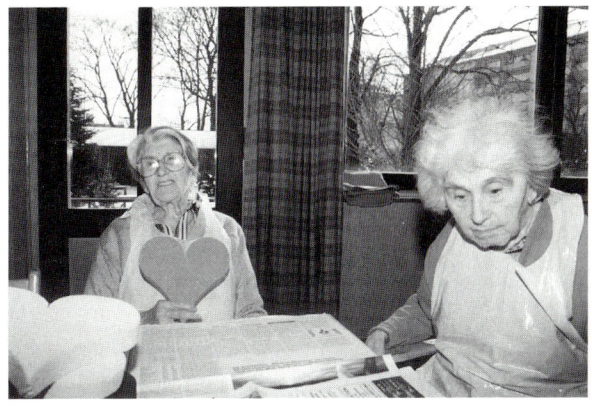

Abb. 12-1 Zwei alte Damen stellen Dekorationen für ein Fest her

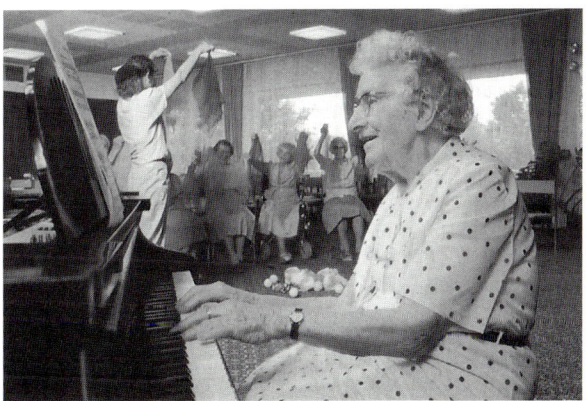

Abb. 12-2 Stuhlgymnastik, die von einer Mitbewohnerin am Klavier begleitet wird

12.3.1 Aktivieren aller Sinne

Jede Aktivierung sollte nach einem feststehenden Konzept immer gleich ablaufen. Dabei müssen möglichst alle Sinne (Hören, Sehen, Riechen, Schmecken, Tasten, Bewegen) während der Handlungen aktiviert werden.

Sehbehinderte Personen benötigen z.B. größere Nadeln mit größeren Ören für Handarbeiten oder Großdruckbücher beim Lesen oder Singen.

12

Überlegungen zur Planung
- individuelle Biographie der Bewohner
- körperliche und geistige Probleme berücksichtigen
- persönliche Möglichkeiten und Erfahrungen des Pflegepersonals
- Zusammensetzung der Gruppe
- benötigtes Material oder Gerät zusammenstellen
- schwierige Arbeiten, z.b. komplizierte Ausschneidearbeiten,
  vorbereiten
- Sicherheitsbestimmungen beachten: z.b. bei Umgang mit
  offenem Feuer muß eine Löschdecke griffbereit liegen,
  suizidgefährdete Personen dürfen nicht unbeaufsichtigt mit
  scharfen Gegenständen arbeiten
- Bewohnerinteressen
- zeitlicher Rahmen
- Raumvorbereitung

Einleiten der Aktivierung
- Lied oder Musik zum Thema spielen oder singen lassen
- alle Teilnehmer begrüßen
- Vorstellen des Themas
- geplanten Ablauf beschreiben
- geplante Ziele vorstellen
- evtl. leichte Gymnastik zum Auflockern und Entspannen

Vorgehen
- das fertige Produkt oder angestrebte Ergebnis zeigen
- Interesse wecken
- Erfahrungen der Bewohner erfragen
- Handlungsablauf in groben Schritten erklären
- Handlungen in Teilschritte gliedern und nachmachen lassen
- Bewohnererfahrungen miteinbeziehen
- Anforderungen bei Bedarf verändern
- bei Bedarf Hilfe anbieten oder andere Bewohner um Hilfe
  bitten
- möglichst viele Sinne gleichzeitig ansprechen

Beenden der Sitzung
- Bastelarbeiten müssen nicht in einer Sitzung abgeschlossen
  sein
- evtl. Ergebnisse und Erfahrungen zusammenfassen
- Gelungenes hervorheben
- Fragen klären
- weiteres Vorgehen besprechen
- Lied oder Musik zum Abschluß
- verabschieden

Wenn in diesen Beschäftigungsgruppen handwerklich (Malen,
Nähen, Seidenmalerei, Schnitzen etc.) gearbeitet wird, empfiehlt
es sich, in regelmäßigen Abständen Ausstellungen zu organi-
sieren, um den anderen Bewohnern Anreiz zum Mitarbeiten zu
schaffen. Gleichzeitig ist es für die Akteure eine gute Selbst-
bestätigung, wenn ihre Arbeiten öffentlich ausgestellt werden.

12.3.2 Ergotherapie, Selbsthilfetraining

Die Ergotherapie setzt sich zusammen aus Arbeits- und Beschäftigungstherapie. In der Alten- und in der häuslichen Pflege stehen das funktionelle Training (Übungen des Bewegungsapparates), das Selbsthilfetraining sowie die Übungen zur Haushaltsbewältigung im Vordergrund.

In der Ergotherapie sind vielfältige aktivierende und rehabilitative Übungen zur Alltagsbewältigung enthalten. Diese werden in **Einzel- oder Gruppentherapien** trainiert.

Die **Ergotherapie** wird grundsätzlich vom **Arzt verordnet** und von speziell ausgebildeten **Ergotherapeuten** übernommen. Da der Ergotherapeut mit dem Bewohner nur zu festgelegten Zeiten übt, muß das Altenpflegepersonal diese Übungen in die täglichen Pflegehandlungen integrieren. Eine enge Zusammenarbeit zwischen Arzt, Ergotherapeuten, Bewohner und Altenpflegepersonal ist für den Therapieerfolg wichtig.

12

Training der Gelenkfunktionen
- aktives und passives Gelenktraining durch Bewegungsübungen
- Kräftigung der Muskulatur
- Förderung der Oberflächen- und Tiefensensibilität
- Koordinationsübungen der Extremitäten

In besonders eingerichteten Therapieräumen lernt der Betroffene z.B. die Koordination des Bewegungsapparates nach Schlaganfall oder bei Morbus Parkinson. Der **Aufbau der Muskulatur** gelingt mit speziellen krankengymnastischen Geräten. Der Betroffene lernt, daß seine Gelenkschmerzen evtl. mit Wärme- oder Kälteanwendungen beeinflußbar sind.

Training zur Selbständigkeit
- Selbständigkeit fördern beim Waschen, Kleiden, Essen
- Umgang mit Hilfsmitteln (Abb. 12-3)
- Zusammenarbeit mit Angehörigen, Selbsthilfegruppen, Institutionen
- Anleitung zum Umgang mit Krankheit und Behinderung

Im Selbsthilfetraining, besonders bei **Multipler Sklerose**, **Parkinson-Erkrankung** oder nach **Schlaganfall** trainieren die Bewohner das An- oder Auskleiden, die Selbständigkeit beim Essen, Trinken, Waschen oder den Toilettengang.

Training zur Haushaltsbewältigung
- Haushaltshilfen
- Umgang mit den Haushaltshilfen (Abb. 12-4)
- Anleitung von Angehörigen
- individuelle Gestaltung des Beschäftigungsplatzes
- Hilfen anbieten, z.B. Essen auf Rädern, Nachbarschaftshilfe

In speziell eingerichteten **Übungsküchen** lernt der Betroffene technische Hilfen zur Haushaltsbewältigung bei Bewegungs- oder Koordinationsstörungen kennen, und durch Übungen erreicht er weitestgehend Unabhängigkeit von fremder Hilfe.

12

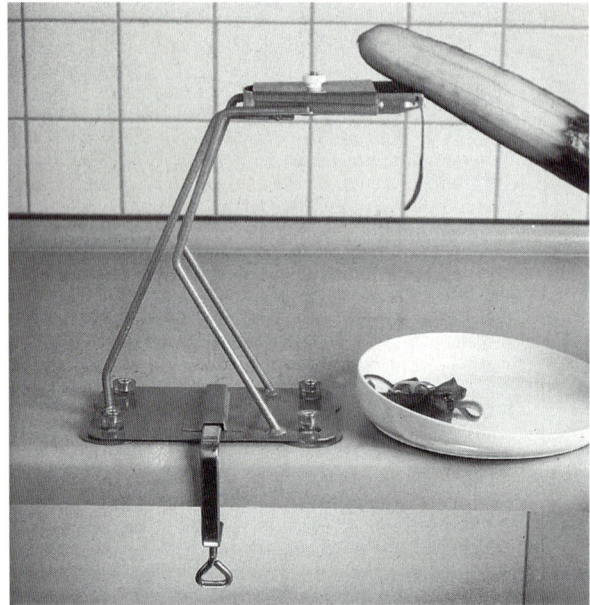

Abb. 12-3 Allzweckschälmesser

12.4   Auswirkungen des Pflegeversicherungs-
gesetzes

Mit der Einführung des **Pflegeversicherungsgesetzes**, besonders
für die stationäre Pflege seit dem 1. Juli 1996 befürchten Pflege-
experten die Rückkehr zur „Satt-Sauber-Warm-Pflege". Das hät-
te zur Folge, daß die ganzheitliche Pflege nicht mehr bezahlbar
wäre. In der Praxis bedeutet dies, daß eine Spezialisierung der
Beschäftigten um den Bewohner erfolgt. Nicht mehr die för-
dernde und begleitende Pflege, sondern ein eingeschränktes und
gezieltes Handeln zur Befriedigung der menschlichen Bedürfnisse wäre damit verbunden.

Trennung der Leistungen im stationären Bereich
- hauswirtschaftliche Leistungen, nur von hauswirtschaft-
  lichem Personal
- pflegerische Leistungen, nur von pflegendem Personal
- begleitende Leistungen, nur von Beschäftigungs-, Alters-, Ergotherapeuten, Nachbarschaftshilfe oder Angehörigenarbeit

Die Bewohner erleben dadurch einen häufigen Wechsel der be-

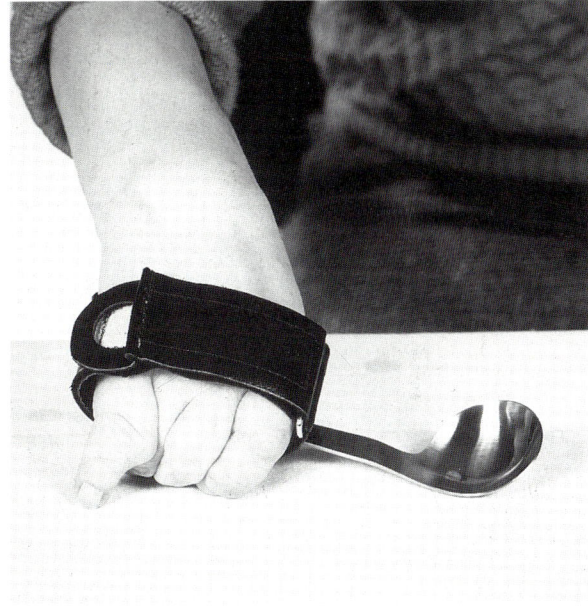

Abb. 12-4 Besteckhalter als Hilfsmittel im Haushalt

treuenden Personen, was die Gefahr einer Verwirrung noch verstärkt.

Um die Kosten für die Pflegekassen niedrig zu halten, soll qualifiziertes Pflegepersonal nur noch in leitenden Positionen eingesetzt werden. Die anderen Pflegetätigkeiten sind durch Nichtausgebildete auszuführen.

Für die **ganzheitliche aktivierende und rehabilitative Altenpflege** könnte dies zur Folge haben:

– Pflegehandlungen sind auf ein Minimum einzuschränken
– für Gespräche ist kaum Zeit
– Einsparung von qualifiziertem Pflegepersonal
– für Aktivierungen stehen spezielle Therapeuten zur Verfügung
– für aktivierende Pflegehandlungen ist keine Zeit mehr
– Befriedigung der Grundbedürfnisse

Ein solcher Rückschritt ist sicherlich nicht im Sinne von Betroffenen, Angehörigen und den Beschäftigten in der Pflege des alten Menschen. Eine Überarbeitung des Gesetzes im Interesse einer ganzheitlich, aktivierenden und rehabilitativen Pflege nach dem Motto **Gesundheit 2000** der Weltgesundheitsorganisation (WHO) ist daher zwingend erforderlich.

13 Kommunizieren

Menschen verständigen sich vorwiegend über die Sprache. Nichts führt jedoch so oft zu Mißverständnissen wie das gesprochene Wort. Besonders für die Mitarbeiter in Pflegeberufen ist es wichtig, die Zusammenhänge zwischen gesprochener **(verbaler)** und nichtausgesprochener **(nonverbaler)** Nachricht zu erkennen.

Friedemann Schulz von Thun beschreibt in seinem Buch „Miteinander reden" die vier Aspekte einer Nachricht wie folgt:

* **Sachinhalt**
– das, worüber ich informieren möchte

* **Selbstoffenbarung**
– das, was ich selbst von mir preisgebe

* **Beziehung**
– das, was ich von Dir halte und wie wir zueinander stehen

* **Appell**
– das, wozu ich Dich veranlassen möchte

Der Empfänger muß die Nachricht mit diesen vier möglichen Aspekten entschlüsseln. Je nach Bildungsstand, Fachkenntnis, momentanem Befinden interpretiert er die Nachricht sehr unterschiedlich. Je nachdem, mit welchem „Ohr" (Aspekt) der Gesprächspartner die Mitteilung wahrnimmt, dementsprechend versteht er sie auch.

Ein **Beispiel** soll dies verdeutlichen:
Während der Dienstübergabe äußert die Schichtleitung, daß die Bewohnerwäsche noch eingeräumt werden muß. Je nachdem, mit welchem „Ohr" die Mitarbeiter gerade hören, können folgende Aussagen bei ihnen ankommen:

* **Sachebene**
– „die Wäsche ist noch nicht eingeräumt, dies sollte noch erledigt werden"

* **Selbstoffenbarungsebene**
– „ich hatte so viel zu tun, ich kam nicht dazu"

* **Beziehungsebene**
– „Wäscheeinräumen ist unter meiner Würde, dafür sind die anderen zuständig"

218

13

- **Appell**
  – „Mach Du das"

Zu jedem Gespräch gehören:
- **Sender**
- **Überträger**
- **Empfänger**

Der Sender muß **eindeutige** Worte (verbal) benutzen und sein Verhalten (nonverbal) den Worten angleichen.
Der „Überträger" (Sprache, Gestik, Mimik) sollte nicht zweideutig sein.
Der Empfänger muß die gesandten Signale wie Sprache, Dialekt, Symbole, Nonverbales kennen und erkennen.

Störungen bei einer dieser drei Komponenten führen unweigerlich zu Mißverständnissen und Schwierigkeiten in der Kommunikation.

 Zu Problemen kann deshalb auch die Kommunikation bei einer Behinderung des Gesprächspartners (Hör- oder Sprachfehler) führen.

Die **psychische Verfassung**, das **körperliche Empfinden** oder die **Beziehungen** untereinander können sich ebenfalls störend auf die Kommunikation auswirken. Wenn der Empfänger einer Nachricht sich selbst sehr negativ sieht, interpretiert er evtl. eine positive Mitteilung falsch. **Unterschiedliches Sprachniveau** oder auch der Gebrauch von Fremdwörtern und/oder von Fachbegriffen (z.B. medizinische Ausdrücke) führt sehr oft zu Mißdeutungen. Hinzu kommen noch **Vorurteile** des Senders oder Empfängers, das **Fremdbild** (Wertschätzung des Kommunikationspartners), mit dem das Gegenüber betrachtet wird, und das **Selbstbild** (Eigeneinschätzung der Gesprächspartner).
Je nach Beziehung untereinander und dem Verhältnis zu seinen Vorgesetzten oder Untergebenen kann eine Wahrnehmung unterschiedlich interpretiert und gefühlt werden. Ein Beispiel aus dem Pflegealltag soll dies verdeutlichen:

- **Wahrnehmung**
  – zwei Kolleginnen unterhalten sich auf dem Flur. Die Pflegedienstleitung geht vorbei, ohne etwas zu sagen, sieht die beiden aber an

- **Interpretation der Wahrnehmung**
  – „sie denkt jetzt bestimmt, wir haben nichts zu tun und unterhalten uns privat"

- **Gefühle**
  – den Kolleginnen ist es peinlich, daß die Pflegedienstleitung denken könnte, sie hätten nichts zu tun und würden sich privat unterhalten. Sie bekommen einen roten Kopf und gehen schnell in ein naheliegendes Bewohnerzimmer

13

Einflüsse auf die Kommunikation

- Wortwahl, unterscheidet sich nach Herkunft, Erziehung, Entwicklung, Bildung und ist abhängig von Sympathie oder Antipathie
- die Sprache verändert sich je nach Bedarf, wie Bürokratendeutsch oder persönlicher Briefwechsel
- Sprache verändert sich durch die Sprechweise, den Sprachrhythmus, die Stimmqualität und Lautstärke
- bei Beeinträchtigung von Zunge, Kehlkopf, Mund und Zähnen verändert sich die verbale Ausdrucksweise
- nonverbales Verhalten (Körpersprache) wie Mimik, Gestik, Blick, Körperhaltung und -kontakt, Bewegung
- Sozialprestige, ausgedrückt durch Kleidung, Frisur, Make-up, Parfum, Schmuck, Einrichtung, Auto, Haus
- Abstand zwischen den Kommunizierenden
- Muttersprache, Dialekt, Fremdsprache, Fachsprache

13.1 Kommunikation bei Einschränkung der Sinne

Entsprechend ihrem körperlichen Zustand sind Menschen mehr oder weniger stark in der Kommunikation behindert. Erkennt das Umfeld diese Beeinträchtigung nicht, kann das für den Betroffenen zu Problemen führen.
Deshalb ist die **Beobachtung der Sinnesfunktionen** in der Pflege und Betreuung wichtig.
Die menschlichen Sinnesorgane können vollständig oder teilweise gestört oder behindert sein.

Mögliche Störungen

- **Erkrankung des zentralen Nervensystems**
Veränderungen von
- Sprache
- Bewegung
- Wahrnehmung

- **Erkrankung an den Sprechorganen**
Veränderungen von
- Stimme
- Sprachstärke
- Vokal- und Stimmbildung

Durch das **Fehlen der vorderen Schneidezähne** können Zischlaute nur noch schwer gebildet werden, die Verständigung ist dadurch eingeschränkt. Neben der organischen Störung kann sich eine **psychische Störung** entwickeln. Die unterschiedlichen Arten der Behinderungen erfordern Kommunikationshilfen, die sehr individuell zu gestalten und einzusetzen sind.

13.2 Umgang mit sprechgestörten Menschen

Sprechgestörte Menschen neigen sehr schnell zu Ungeduld und
raschen Gefühlsäußerungen, wenn sie sich unverstanden fühlen.

Aspekte der Betreuung bei Sprechstörungen

13

– Ausschalten von störenden Nebengeräuschen
– deutlich sprechen und gut artikulieren
– kurze Sätze bilden und wiederholen lassen
– der sprechgestörte Mensch soll möglichst ihm bekannte
  Wörter benutzen (z.B. bei S-Z-Störung Wörter ohne diese
  Buchstaben einsetzen)
– keine „oder"-Fragen stellen
– Vertrauen schaffen
– nonverbales Verhalten beobachten
– Sprache des Bewohners benutzen und verstehen lernen
  (z.B. Dialektbegriffe)
– logopädischen Sprechunterricht anbieten und unterstützen
– Kommunikationsmittel wie Radio, Fernsehen, Film, Video,
  Tonband, CD-Player anbieten
– auf gute Pflege der Zahnprothese und deren Einsatz achten
– bei fehlender Sprechkraft Lautstärkehilfsmittel anbieten und
  zeigen, z.B. Hand zu Trichter formen oder technische
  Sprechhilfsmittel
– evtl. Hörgeräteakustiker einbeziehen, bei Behandlung einer
  gleichzeitigen Hörstörung
– schriftliche Kommunikationsmittel einsetzen
– Sprech- und Bildtafeln

Hilfsmittel für sprechgestörte Menschen

– Bildtafeln, Wortkarten
– Buchstabensetzkästen
– Computer, Schreibmaschine, Schreibmaterial, Tafel und
  Kreide
– technische Lautverstärker und Sprechhilfen
– Abc-Zeigetafel

13.3 Umgang mit schwerhörigen Menschen

Beim Umgang mit schwerhörigen Personen gilt das gleiche wie
bei Sprechgestörten. Schwerhörigkeit im Alter wird häufig sehr
spät erkannt, da viele Menschen ihre Schwerhörigkeit gut verbergen und so tun, als ob sie alles verstünden.

Mögliche Ursachen der Schwerhörigkeit

– anhaltender Lärm während der Berufstätigkeit
– Fehlernährung
– Komplikation einer Erkrankung, z.B. Entzündungen des
  Innenohrs
– verminderte Durchblutung des Innenohrs
– Alterserscheinung

13

– erbliche Belastung
– Medikamente (z.B. verschiedene Antibiotika)

Der schwerhörige Mensch ist nicht krank. Er ist aber im direkten Umgang und in der Kommunikation mit seinen Mitmenschen stark beeinträchtigt.

Viele ältere Menschen haben Schwierigkeiten im Umgang mit Hörgeräten, auch das richtige Einsetzen bereitet Probleme. In solchen Fällen muß der Altenpfleger für den fachgerechten Einsatz, die Reinigung und für den Batteriewechsel sorgen.

Manche ältere Menschen empfinden den Einsatz des Hörgerätes als lästig und äußern sich nicht selten ablehnend und unzufrieden darüber.
Mit viel **Einfühlungsvermögen** und **Diplomatie** kann der Altenpfleger die Kommunikationsfähigkeit erhalten und fördern. Eine gute Einweisung in die Funktion und Bedienung der unterschiedlichsten Geräte durch einen Hörgeräteakustiker kann dem Altenpfleger die Angst vor dem falschen Umgang und vor dem Einsetzen des Gerätes nehmen.

Pflege bei Schwerhörigkeit
• **Sichtkontakt halten**
– der hörbehinderte Mensch muß die Mundbewegung und das Gesicht des Sprechenden gut sehen können

Falls der schwerhörige Mensch die sprechende Person nicht wahrnimmt, sollte diese sich an einer hellen Stelle des Raumes hinstellen.

Niemals beim Umgang mit hörgestörten Menschen die Mundpartie mit der Hand verdecken oder diese Personen von hinten ansprechen.

• **Geeignete Sprechweise finden**
– langsames Sprechtempo
– Worte mittellaut und gut artikuliert aussprechen

Hörgestörte Menschen verstehen nichts, wenn der Sprechpartner zu schnell oder zu laut spricht und Fremdwörter oder unbekannte Begriffe verwendet.

• **Einfache Sätze wiederholen**
– der Hörbehinderte ist dadurch in der Lage, die Zusammenhänge zu erkennen, selbst wenn er akustisch nicht alle Wörter versteht

Beim Wiederholen eines Sachverhaltes diesen mit anderen Worten umschreiben. Sehr wichtige Dinge sind schriftlich mitzuteilen.

- **Von der unbeeinträchtigten Seite aus ansprechen**
  - Hörbehinderte, bei denen nur ein Ohr betroffen ist, immer von der besser hörenden Seite aus ansprechen
  - Mitbewohner darauf aufmerksam machen

13

- **Hörprobleme dokumentieren**
  - welches Ohr betroffen ist
  - über welche Hilfsmittel der Bewohner verfügt
  - wie er die Behinderung kompensiert

Hilfsmittel für schwerhörige Menschen
- Hörgerät
- Hörbrille
- Filme mit Untertiteln
- Videotexttafel
- Bildtafeln, Wortkarten
- Buchstabensetzkästen
- Computer, Schreibmaschine, Schreibmaterial, Tafel und Kreide
- technische Lautverstärker und Sprechhilfen
- Abc-Zeigetafel

Für gehörlose Bewohner gelten die gleichen pflegerischen Hilfen wie bei Schwerhörigkeit. Die **schriftlichen Kommunikationshilfen** sind bei Bedarf stärker einzusetzen.

13.4 Umgang mit sehbehinderten Menschen

Sehbehinderungen haben unterschiedliche Ausprägungsgrade. **Leichte Einschränkungen** sind meist mit Hilfe einer **Brille** oder **Kontaktlinsen** auszugleichen. Die **schwere Sehbehinderung** kann unter Umständen so weit führen, daß der Betroffene, trotz Sehhilfe, seine Umwelt nur noch schatten- oder schemenhaft wahrnimmt. Von **Erblindung** spricht man, wenn kein Sehvermögen mehr vorhanden ist oder die Einschränkung so stark ist, daß ein Zurechtfinden in fremder Umgebung nicht möglich ist. Das völlige Fehlen oder die Minderung des Sehvermögens kann angeboren oder im Laufe des Lebens erworben sein.
Bei alten Menschen spielt hauptsächlich die **alters- oder diabetesbedingte Abnahme der Sehfähigkeit** eine Rolle.
Der Umgang mit sehbehinderten Menschen fordert vom Pflegepersonal sehr viel Einfühlungsvermögen und gegenseitiges Vertrauen.

 Durch die Abnahme der Sehfähigkeit nimmt als Ausgleich die Aufnahmefähigkeit der anderen Sinne zu. Besonders Hör- und Tastsinn kompensieren den Ausfall der Augen. Das Pflegepersonal muß diese Fähigkeiten erkennen, unterstützen und fördern.

 ### Pflege bei Sehbehinderung
- **Vertrauen schaffen**
  - nur wenn der Bewohner Vertrauen zur Pflegeperson hat, vertraut er sich ihr „blind" an

13

Auf keinen Fall darf der Bewohner ohne vorherige Ansprache angefaßt werden.

- **Viel sprechen**
  - alle Handlungen sind vorher zu erklären und anzukündigen
  - beim gemeinsamen Gehen Gegenstände und deren Standort beschreiben und tasten lassen
  - außerhalb der bekannten Umgebung alle Beobachtungen beschreiben und miterleben lassen

- **Sicherheit vermitteln**
  - auf alle Unebenheiten und scharfe Kanten (z.B. Tischecken) achten, Griffleisten tasten lassen
  - die Umgebung den Bedürfnissen des Bewohners anpassen
  - Informationen über Pflegehandlungen und Veränderungen in der Umgebung

- **Selbständigkeit erhalten**
  - beim Essen und Trinken den Bewohner nur so weit unterstützen wie nötig
  - Information über den Speise- und Getränkeplan
  - das Essen erklären und ertasten lassen, wo es steht
  - Fleisch bei Bedarf im Beisein und auf Wunsch des Bewohners schneiden

 Nachdem der Bewohner Teller, Besteck und Glas getastet hat, kann es sinnvoll sein, zu Beginn des Essens seine Hand zu den Gegenständen zu führen.

- **Orientierungshilfen geben**
  - mit dem Tastsinn gezielte Orientierungshilfen beim Zurechtfinden geben
  - alle Gegenstände im Zimmer immer an den gleichen Platz zurücklegen oder -stellen
  - Markierungsbänder an den Kleidungsstücken zeigen, wo hinten und innen ist

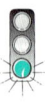 Eine kleine Figur, am Türgriff angebracht, kann das Bewohnerzimmer kennzeichnen.

- **Beschäftigung**
  - Verstärken der anderen Sinneseindrücke (Hören, Sprechen, Tasten)

Hilfsmittel bei sehbehinderten Menschen
- Brille, Kontaktlinsen
- Lupe
- Großdruckbücher
- Filme, Fernsehen, Video, Radio
- Tonträger wie Tonbänder, Kassetten, CDs, Schallplatten
- auf Band gesprochene Bücher und Hörspiele

14 Sinn finden

14.1 Sinn des Lebens

Im Alltag vergessen die Menschen manchmal die Frage nach dem Sinn des Lebens. Wer in der Pflege und Betreuung von älteren Menschen arbeitet, wird jedoch häufig mit dieser Frage konfrontiert. Je älter und kränker ein Mensch ist, desto eher stellt er an sich und an seine Umwelt die Frage nach dem Sinn des Menschenlebens.

So individuell der Mensch ist, so individuell können dabei auch die Antworten auf die Sinnfrage sein. Für viele Menschen bedeutet der Sinn des Lebens:
– Arbeit
– Geld verdienen
– Karriere machen
– gesellschaftlicher Status
– Anerkennung und Akzeptanz von Freunden und Nachbarn
– Familie gründen und erhalten
– Kinder
– die Natur erhalten
– Reisen, andere Kulturen kennenlernen
– Liebe und Nächstenliebe
– Verantwortung übernehmen

Manches von dem, was für Menschen in jungen Jahren der „Sinn des Lebens" war, wofür sie gerne gelebt haben, entfällt im Alter. Alte Mitbürger können nicht mehr arbeiten, die Kinder sind weggezogen, der Partner ist gestorben. Vielleicht steht auch nur eine kleine Rente zur Verfügung. Dazu kommen
– Krankheit
– Tod der Freunde und Angehörigen
– Verlust von Vitalität
– Veränderung des Aussehens
– Abhängigkeit von fremder Hilfe

 Je nach Gesundheitszustand muß der Bewohner in seiner Sinnfrage unterstützt und gefördert werden, um leichter mit Schmerz, Leid und Tod umgehen zu können.

Jedoch bedeutet nicht für alle Menschen im Alter, daß sie alleine und unglücklich sind. Viele alte Menschen geben ihrem Leben einen **neuen Sinn**.

14

Unterstützung beim Sinnfinden
- Religion und Glauben
- Verantwortung für sich und für andere übernehmen
- die Belange der Altenpflegeeinrichtung selbst in die Hand nehmen
- politisches Engagement
- Besuchsdienste einrichten
- Kinderbetreuung oder Babysitten
- Besuch von Enkeln und Urenkeln (Abb. 14-1)
- malen, schreiben, Sprachen lernen, Kurse besuchen
- einen neuen Lebensinhalt finden, sich neu verlieben, Reisen, soziale Aufgaben

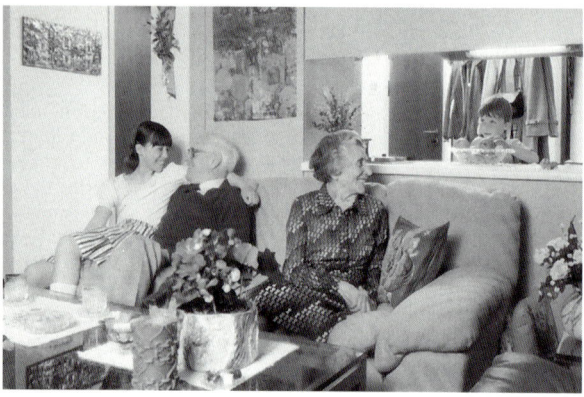

Abb. 14-1 Die Zuneigung der Enkel aktiviert und motiviert ältere Menschen

Altenpflege beinhaltet auch die Begleitung sterbender Menschen und ihrer Angehörigen, die pflegerische Versorgung nach dem Tod. Durch die lange pflegerische Betreuung wachsen Bindungen. Das Sterben ist immer mit Abschiednehmen und Loslassen verbunden. Sterben kann großen Schmerz bei den Angehörigen und dem Pflegepersonal verursachen. Die ständige Konfrontation mit Sterben und Tod zwingt auch den Altenpfleger zur eigenen Sinnfrage.

Das Sterben ist in den westlichen Gesellschaften ein Tabuthema geworden. Die meisten Menschen in unserem Kulturkreis sterben in Kliniken oder Altenheimen, obwohl der Wunsch nach dem Abschiednehmen im häuslichen Bereich sehr groß ist. Hilfe für das Pflegepersonal zur **Sterbebegleitung** bieten Weiterbildungen (Sterbeseminare) und innerbetriebliche Supervisionen (Bearbeitung von Problemen unter fachkundiger Anleitung).

14.2 Glauben als Sinn des Lebens

Der Glauben hilft vielen Menschen, sich mit der Sinnfrage auseinanderzusetzen. Da in den Altenheimen, in Zukunft noch vermehrt, auch ausländische Bewohner betreut werden, ist es wichtig, die Inhalte verschiedener Glaubensrichtungen zu kennen.
Die religiöse Überzeugung eines Sterbenden ist die Grundlage
des pflegerischen Handelns. Viele Menschen suchen bei existen-
tiell bedrohenden Situationen Hilfe, Hoffnung und Halt in ihrer
bisherigen oder auch einer anderen Religion.

14

14.2.1 Das Christentum

Zu den christlichen Glaubensrichtungen zählen besonders die
römisch-katholische und evangelisch-protestantische Kirche.
Der christliche Glaube vermittelt die Hoffnung auf das Leben
nach dem Tod. Das irdische Leben wird von Gott geschenkt und
wieder genommen, die Seele geht in das Himmelreich ein. Auferstehung der Menschen am jüngsten Tage.
Schwerkranke erhalten eine **Krankensalbung**, damit sie, durch
den Glauben gestärkt, die Krankheit meistern können.
Zur Vorbereitung auf das Sterben ist ein christlicher Priester zu
rufen.
Der römisch-katholische Pfarrer nimmt die Beichte ab, erteilt
die **Kommunion** in Form einer Hostie und gibt die letzte Ölung.
Sollte der Bewohner nicht mehr schlucken können, bestreicht
der Priester die Zunge des Sterbenden mit Hostienteilen. In der
evangelischen Kirche gibt es keine besonderen Sterberiten.

14.2.2 Das Judentum

Die Juden sind ursprünglich die Angehörigen des Königreiches
Juda in Israel. Das Judentum ist eine Offenbarungsreligion. Sie
wird bestimmt vom Glauben an den einen wahren Gott und an
den kommenden Erlöser **(Messias)**. Grundlage ist die Lehre des
Moses durch die Schriftgelehrten im 1. Jh. v. Chr. Jesus Christus
dient als Vorbereitung der Ankunft des Erlösers und wird nicht
als Messias anerkannt.
Im Glauben der Juden ist das Blut das Leben, das nach dem Tod
als ein Schatten weiterlebt. Die Sünde wird als die Ursache des
Todes gesehen.
Der Jude ist nach seinem Glauben immer auf die Ankunft des
Erlösers vorbereitet und hat sein Leben so zu gestalten, daß er
möglichst lange auf dieser Welt Gott dienen kann. Um dieses
Leben zu ermöglichen, unterzieht der strenggläubige (orthodo-
xe) Jude sich bestimmten Wasch- und Reinigungsriten. Genaue
Ernährungs- und Speisegebote bestimmen sein Leben. Die Hoffnung auf Heilung darf dem Schwerkranken nicht genommen
werden, deshalb teilt man ihm eine Diagnose wie Krebs nicht
mit. Eine gute Absprache über die Besonderheiten der Sterbebegleitung mit den Angehörigen ist wichtig. Die Begleitung des
sterbenden Juden übernimmt meist ein **Rabbiner** (Prediger und

Schriftenlehrer). Die zuständige jüdische Gemeinde ist aus diesem Grunde rechtzeitig zu benachrichtigen.

14.2.3 Der Buddhismus

Die Buddhisten glauben, daß beim Sterben der Geist erleuchtet (er sieht seine Zukunft in einer anderen Welt) und die Begierden vernichtet (die Grundbedürfnisse verlöschen) werden. Der Verstorbene findet im **Nirwana** die Vollendung seines Lebens. Nirwana ist die absolute Ruhe des gläubigen Buddhisten, der frei ist für eine **Wiederauferstehung**, allerdings in einer anderen Daseinsform.

14.2.4 Der Hinduismus

Durch seine Geburt wird der Hindu in eine bestimmte Kaste (Gesellschaftsschicht) hineingeboren. Jede Kaste glaubt an einen eigenen Gott, erkennt aber auch die Götter der anderen Kasten an. Die Anerkennung der **Brahmanen** (Angehörige der obersten, edelsten Kaste) und der von ihnen überlieferten Schriften ist für den Glauben entscheidend. Die älteste religiöse Literatur Indiens, der **Veda**, bildet die Grundlage des Hinduismus. Im Veda steckt die Kraft des Wortes, eine Allgottheit, die sich überall zugleich in rein geistigem Zustand aufhält. Durch den Glauben verwandelt sich der Hindu nach dem Tod in ein Tier oder eine Pflanze. Deshalb werden auch Tiere (Kühe) und Pflanzen (Bäume) wie Götter verehrt. Diese Seelenwanderung vollzieht sich so lange, bis der Besitzer sein **Nirwana**, seine Ruhe und Selbstvollendung, gefunden hat.

14.2.5 Der Islam

Allah ist der einzige Gott. Er hat die Welt erschaffen, er erhält und regiert sie. Das Leben ist daher vorbestimmt. Dennoch folgt bei der Auferstehung ein Gerechtes Gericht. Die Gesetzesreligion schreibt das Bekenntnis des alleinigen Gottes Allah, fünfmal täglich ein Gebet, Fasten im Monat Ramadan, Almosengeben und die Pilgerfahrt nach Mekka einmal im Leben zwingend vor. Alkohol, Glücksspiel und der Genuß von Schweinefleisch sind verboten. Dafür werden ein Weiterleben bei Allah im Paradies und eine Entlohnung für die Entbehrungen in Aussicht gestellt. Stifter des Islam war **Mohammed** (arabisch, der Gepriesene). Seine Offenbarungen sind im **Koran** (Heilige Schrift des Islam) zusammengefaßt. **Schiiten** sind die Anhänger der zweiten Hauptkonfession des Islam. Sie erkennen nur die Nachkommen Alis als rechtmäßige Oberhäupter der islamischen Gemeinde an. Den Gegensatz bilden die **Sunniten**, welche die aufgezeichneten Gewohnheiten Mohammeds verehren.
Der sterbende Moslem ist so zu lagern, daß seine Füße nach Südosten zeigen und er mit dem Gesicht Richtung Mekka blicken kann. Andersgläubige und Ungläubige dürfen mit ihm kein Gebet sprechen. Der Sterbende spricht meist selbst das isla-

mische Sterbegebet (Shahada). Dabei erhebt er den Finger zum Himmel. Ist er selbst nicht mehr dazu in der Lage, halten ihm die Sterbebegleiter den Finger hoch. Ein Moslem darf nicht durstig sterben, deshalb muß ihm immer etwas zu trinken angeboten werden.

14

14.2.6 Glauben der Zeugen Jehovas

Gott wird die Erde richten und in ein Paradies umwandeln. Nur derjenige, der fest an den Gott **Jehova** glaubt, wird weiterleben und auch von den Toten auferstehen. Verbrechen, Armut, Hunger, Krankheit, Leid und Tod gibt es dann nicht mehr. Alle menschlichen Probleme werden in der neuen Welt endgültig gelöst.

Unter den Mitgliedern dieser Glaubensgemeinschaft bestehen enge Verbindungen. Für den Zeugen Jehovas ist es wichtig, daß sein Glaube respektiert wird. Dies bedeutet, daß er keine Bluttransfusionen oder Blutersatzmittel mit Blutbestandteilen erhält.

14.3 Bewältigen von Schmerz

Menschen empfinden Schmerz sehr unterschiedlich. Der akute Schmerz dient als **Warnsignal**. Wie Schmerz wahrgenommen wird, darüber entscheiden Veranlagung, Erziehung und gesellschaftliche Normen. Jeder Mensch verfügt über ein **persönliches Schmerzgedächtnis**, in dem alle erlebten Schmerzsituationen gespeichert sind.

Der Schmerz ist meist ein Symptom einer Krankheit. Er macht diese bewußt. Schmerz ist nicht meßbar, er wird unterschiedlich stark empfunden, beschrieben und ausgedrückt.

Ältere Menschen drücken Schmerz häufig nonverbal aus. So können beispielsweise abnorme Bewegungsabläufe, Schonhaltungen, Veränderungen der Mimik bei Berührung oder Bewegung Schmerzzeichen sein.

Das **Schmerzempfinden** ist abhängig von:
– Sensibilität und Schmerzeinstellung
– Schmerzwahrnehmung von Stärke, Ort und Dauer
– früheren Schmerzerfahrungen
– momentaner Gefühlslage und Schmerzeinstellung

Schmerzarten
• **Oberflächenschmerz**
– ausgelöst durch die feinen Nervenendigungen in der Hautoberfläche
– schnelles Weiterleiten über Nervenzellen zum Rückenmark
– Auslösen einer Flucht- und Abwehrreaktion, z.B. bei einem Nadelstich, schnelles Wegziehen des Fingers

• **Tiefenschmerz**
– ausgelöst durch Nervenzentren in den Muskeln, Weichteilen und auf der Knochenhaut
– schwer lokalisierbar, strahlt häufig aus, z.B. Kopfschmerz

14

- **Organschmerz**
  - ausgelöst z.b. durch Krämpfe, Blähungen, Sauerstoffmangel
  - Schmerzleitung über langsam leitende Nervenfasern
  - teilweise Schädigung des vegetativen Nervensystems mit Schweißausbrüchen, Übelkeit, Blutdruckanstieg

Beschreibungen für Schmerz
  - bohrend, z.b. bei Knochenhaut- und Organschmerz
  - brennend, z.b. bei Magenbeschwerden
  - stechend, z.b. bei Organschmerz
  - ziehend, z.b. bei Unterleibserkrankungen
  - kolikartig, z.b. bei Gallen- oder Nierensteinleiden
  - wellenartig, peristaltisch, z.b. bei Wehen- oder Organschmerz
  - beklemmend, einengend, z.b. bei Herzerkrankungen
  - ausstrahlend, z.b. bei Nervenerkrankungen oder Herzinfarkt
  - unspezifisch, z.b. Oberflächenschmerz
  - dumpf, z.b. Eingeweideschmerz

Schmerzreaktionen
  - weinen, schreien, wimmern, jammern
  - Schonhaltung
  - Druck auf die Schmerzstelle oder Beine anziehen bei Bauchschmerzen
  - häufiger Lagewechsel und Unruhe
  - Angst bis zur Todesangst
  - Rückzug in ein abgedunkeltes Zimmer, besonders bei Kopfschmerzen

14.3.1 Schmerzbehandlung

Um dem **chronisch** schmerzgeplagten Menschen ein lebenswertes Leben zu ermöglichen, muß der Schmerz behandelt werden. Schmerzen jeder Art bedürfen der dringenden fachlichen Hilfe. Dies gilt besonders für Krebskranke und Sterbende. Schon mit einfachen pflegerischen Maßnahmen kann dem Bewohner Hilfe zuteil werden.

Lagerungen
  - bei Bauchschmerzen leichte Oberkörperhochlagerung und eine Knierolle zum Entspannen der Bauchdecke
  - schmerzende Körperteile mit Schienen und Verbänden ruhigstellen
  - anatomische Lagerungen bei Spannungsschmerzen
  - Weichlagerung bei Auflageschmerz
  - Ruhigstellen durch Wundverbände bei Wundschmerzen

Physikalische Maßnahmen
  - Wärme wirkt krampflösend und durchblutungsfördernd, z.b. bei Nierenschmerzen
  - Kälte hat eine anästhesierende Wirkung, je größer der Kältereiz, desto stärker die Schmerzreduzierung, z.b. bei Prellungen

– Massagen zum Lockern von verspannter Muskulatur
– Auflagen und Wickel wirken durchblutungsfördernd

– Autogenes Training
– Progressive Muskelentspannung nach Jakobsen
– Beschäftigung und kreatives Arbeiten
– Gespräche über die Krankheit und über die Schmerz-
  ursachen, um Schmerzen verstehen und akzeptieren zu
  können

14

14.3.2 Medikamentöse Schmerzbehandlung

Medikamente zur Schmerzbehandlung dürfen nur nach ärztlicher Anordnung verabreicht werden. Mittel zur Schmerzbekämpfung **(Analgetika)** können die Schmerzursachen verwi-
schen und dadurch die Diagnose erschweren.

Die ständige, unkontrollierte Einnahme von Medikamenten zur
Schmerzbekämpfung birgt ein hohes Suchtpotential, kann ge-
sundheitsschädigende und persönlichkeitsverändernde Wirkung haben.

Medikamentöse Schmerzbekämpfung
– Beruhigungsmittel
– Schmerzmittel, die das zentrale Nervensystem beeinflussen
– Lokalanästhetikum zur örtlichen Schmerzbekämpfung
– Spinalanästhesie zur andauernden Schmerztherapie
  bestimmter Bezirke
– Infusionen mit Zusatz von Schmerzmitteln zur kontinuier-
  lichen Therapie

Durchaus üblich ist heute bei chronischem oder krebsbedingtem
Schmerz die Gabe von starken Schmerzmitteln über einen im-
plantierten Katheter. Über eine Pumpe kann der Betroffene seine Medikamentenzufuhr selbst steuern.

14.4 Umgang mit Leid und Trauer

Leid und Trauer sitzen häufig tiefer als körperlicher Schmerz.
Der organisch bedingte Schmerz ist deshalb leichter zu behandeln. Leid und Trauer müssen erst verarbeitet werden, bevor dieser Schmerz nachläßt. Die meisten Leiden unterliegen einem
Entstehungs- und einem Verarbeitungsprozeß.
Leiden werden meistens durch langwierige Krankheiten ausgelöst und stehen in sehr engem Zusammenhang mit psychischem und physischem Schmerz.

Mögliche psychische Ursachen
– nicht vollständig verarbeitete Trauer
– Trennungsschmerz bei Verlust eines geliebten Partners

14

– lang anhaltende, chronische Schmerzen
– chronische Erkrankungen mit Schmerzen
Leid steht somit auch immer in Zusammenhang mit Schmerz und Trauer.

Trauer wird häufig durch Trennung oder Tod eines nahestehenden Menschen ausgelöst.
Die Bewältigungsprozesse von Leid und Trauer laufen bei allen Menschen individuell sehr unterschiedlich ab.

- **Die aktiv-sachliche Bewältigung**
– besonders selbständige und vor dem Trauer- oder Todesfall aktive Menschen sind bereits nach drei bis sechs Monaten in der Lage, die Trauer zu verarbeiten, die Trennung zu versachlichen und sich somit wieder aktiv am gesellschaftlichen Leben zu beteiligen
– kaum Forderung nach fachlicher Hilfe

- **Verharren in emotionaler Betroffenheit**
– bei sehr enger personeller Fixierung auf den Partner führt der Verlust häufig zu Untätigkeit, Enttäuschung, Niedergeschlagenheit und Hilflosigkeit
– die Emotionen sind vorhanden
– dies führt häufig zu psychosomatischen Beschwerden, schweren Depressionen, Suizid
– hat häufig den schnellen Tod des übriggebliebenen Partners zur Folge

- **Verdrängung und Neuorientierung**
– ungeplante Steigerung von Aktivitäten
– aggressive Reaktionen
– Hadern zuerst mit dem Schicksal
– evtl. seelische und körperliche Beschwerden
– durch Hyperaktivität Verdrängung des Schicksalsschlages
– Erkennen von neuen Zielen, eigenen Bedürfnissen und bisher verdrängten Interessen
– Neuorientierung

In der Altenpflege kommt es sehr oft zu sehr intensiven Bindungen zwischen Bewohnern und Pflegepersonal. Bedingt durch das lange Leben im Heim und das gegenseitige Vertrauen, entstehen enge Freundschaften. Beim Verlust einer solchen Vertrauensperson, z.B. beim Tod eines nahestehenden Bewohners, kann es beim Pflegenden zu den gleichen Verlaufsformen kommen. Fachliche Hilfe leistet am besten eine **Supervisionsgruppe**, manchmal kann auch ein gutes Arbeitsteam bei der Trauerbewältigung helfen.

14.5 Begleiten und Pflegen eines Sterbenden

Durch die soziale Änderung der Familienstruktur von der Groß-
zur Kleinfamilie ist es in unserer Gesellschaft häufig nicht mehr
möglich, zu Hause zu sterben. Viele Menschen sterben einsam
in Krankenhäusern und Pflegeheimen.

In der ganzheitlichen Altenpflege ist die Grundlage des pflegerischen Handelns, den Sterbenden und seine Angehörigen bis
über den Tod hinaus zu begleiten.
Für einen Altenpfleger ist es daher unerläßlich, sich mit dem
Sterben und dem Tod auseinanderzusetzen. Häufig haben sich
die alten Menschen besser auf das eigene Sterben vorbereitet, als
dies den Helfern möglich ist.
Viele alte Menschen äußern dies auch während der täglichen
Pflege:
– „dies ist meine letzte Wohnung"
– „das Sterben beginnt mit der Geburt"
– „wenn ich nur sterben könnte, ich habe doch mein Leben
  gelebt"
– „wenn mich doch der Herr erlösen würde"
– „der da oben wartet schon auf mich"
– „das Leben ist doch so sinnlos geworden"
– „laßt mich doch sterben"
– „können Sie mir nichts geben, damit ich sterben kann"

Neben den individuellen Emotionen ist ein sachliches Wissen
über das Sterben Voraussetzung für gezielte, fachliche Sterbebegleitung.

14.5.1 Definitionen des Todes

• **Psychischer Tod**
– Übergang vom Wachsein in Bewußtlosigkeit als Vorstufe des
  Todes
– dem Bewußtlosen sind die gleiche Achtung und Wertschätzung entgegenzubringen wie einem Menschen bei Bewußtsein

• **Natürlicher, biologischer Tod**
– organischer Abbau aller Körperzellen bis zum Erlöschen
  aller Lebens- und Körperfunktionen
– eine Wiederbelebung ist nicht möglich

• **Klinischer Tod**
– beim Erlöschen der Herz- und Atemfunktion sind die Zellen
  noch eine kurze Zeit in der Lage, sich am Leben zu erhalten
– mit maschineller Hilfe können diese Funktionen evtl.
  wiederhergestellt werden

• **Juristischer Tod**
– nach dem Erlöschen der Hirnströme gilt der Mensch
  juristisch als nicht mehr lebensfähig

14

– ab diesem Zeitpunkt können Organe zur Transplantation entnommen werden (bei Einwilligung)
– man spricht auch von **Hirntod**

• **Krankheitsbedingter Tod**
– Krankheiten können Teile oder den ganzen Körper befallen
– der Mensch stirbt dann durch den Tod seiner Organe

14.5.2 Sterbephasen nach Elisabeth Kübler-Ross

Die Sterbeforscherin **Elisabeth Kübler-Ross** hat nach vielen Gesprächen mit sterbenden Erwachsenen und Kindern fünf unterschiedliche Phasen des Sterbens oder Trennens herausgearbeitet (Tab. 14-1).
Diese Phasen laufen **nicht kontinuierlich** ab und sind **individuell** ausgeprägt. Manche Teile des Sterbeprozesses werden mehrfach durchlaufen oder übersprungen.

Tabelle 14-1 Sterbephasen nach Elisabeth Kübler-Ross

Phasen	Verhalten	Merkmal
Erste Phase	nicht wahrhaben wollen	Verneinen
Zweite Phase	Aggressionen gegen sich selbst oder die anderen	Ablehnen
Dritte Phase	Hoffnung auf Besserung oder Wende, Versprechungen	Verhandeln mit Gott
Vierte Phase	tiefes Trauern, Anerkennen von Lebensschuld	Depression
Fünfte Phase	Annahme des Todes, Loslösen von der Mitwelt, Loslassen	Akzeptieren

Elisabeth Kübler-Ross spricht bei der letzten Sterbephase auch von dem „**Erledigen von unerledigten Geschäften**". Sie meint damit, daß der Mensch erst sterben kann, wenn er von seinen Mitmenschen losläßt, wenn er Ungetanes zurücklassen kann und auch die Angehörigen den Sterbenden loslassen.

Das Pflegepersonal muß rechtzeitig dafür sorgen, daß nahe Angehörige, Freunde und ehemalige Nachbarn noch einmal vorbeikommen können und der Sterbende seine unerledigten Geschäfte erledigt.

Das außergewöhnliche und ausgiebige Verabschieden vom Pflegepersonal, oft verbunden mit einem herzlichen Dank für die lange Pflege, ist meist ein Zeichen dafür, daß die Angelegenheiten erledigt sind und der Mensch zum Sterben bereit ist.

14

14.5.3 Pflegerische Begleitung eines Sterbenden

Jeder Sterbende benötigt eine individuelle Begleitung, für die es kein festes Raster gibt. Durch den Stimmungswandel, entsprechend den Sterbephasen, wird eine hohe Anforderung an das Pflegepersonal gestellt. Wünschenswert wäre es, wenn in der letzten Lebensphase der Sterbende **nicht alleine** ist. Eine rechtzeitige Information der nahen und gewünschten Angehörigen ist Grundbedingung.

Schwerpunkte der pflegerischen Begleitung
- Unterstützung bei der Körperpflege und allen Bedürfnissen
- Aufrechterhalten der bisherigen Gewohnheiten
- Schmerzlinderung und Hilfe bei körperlichen Beschwerden
- Angehörige in die Pflege und Begleitung einbeziehen
- auf Wunsch über Sinn des Lebens und Sterbens sprechen
- mit dem Sterbenden entsprechend seiner Glaubensrichtung beten
- bei Wunsch Seelsorger informieren
- Wünsche des Sterbenden akzeptieren
- dabeisein und dabeibleiben, möglichst nicht alleine lassen, berühren, Hand halten, streicheln, Körperkontakt
- Intimsphäre wahren
- der Sterbende soll in seinem Zimmer sterben dürfen, notfalls Mitbewohner in ein anderes Zimmer verlegen
- nicht flüstern
- mit dem Bewohner und nicht über ihn sprechen, nicht in der Vergangenheitsform sprechen

Wünsche eines Sterbenden an seinen Begleiter
(Quelle unbekannt)
Laß mich in den letzten Stunden meines Lebens nicht allein. Bleibe bei mir, wenn mich Zorn, Angst, Traurigkeit und Verzweiflung heimsuchen, und hilf mir, zum Frieden hindurchzugelangen.
Denk nicht, wenn Du ratlos an meinem Bett sitzt, daß ich tot sei. Ich höre alles, was Du sagst, auch wenn meine Augen gebrochen scheinen. Darum sage jetzt nicht irgendetwas, sondern das Richtige. Das Richtige wäre, mir etwas zu sagen, was es mir nicht schwerer, sondern leichter macht, mich zu trennen. So vieles, fast alles, ist jetzt nicht mehr wichtig.
Ich höre, obwohl ich schweigen muß und nun auch schweigen will. Halte meine Hand. Ich will es mit der Hand sagen.
Wische mir den Schweiß von der Stirn. Streiche mir die Decke glatt.
Wenn nur noch Zeichen sprechen können, so laß sie sprechen. Dann wird auch das Wort zum Zeichen. Und ich wünsche mir, daß Du beten kannst. Klage nicht an, es gibt keinen Grund. Sag Dank.
Du sollst von mir wissen, daß ich der Auferstehung näher bin als Du selbst.
Laß mein Sterben Dein Gewinn sein. Lebe Dein Leben fortan etwas bewußter.

Es wird schöner, reifer, tiefer, inniger und freundlicher sein, als es zuvor war, vor meiner letzten Stunde, die meine erste ist.

14

14.5.4 Zeichen des nahenden Todes

Die Zeichen des nahenden Todes sind der Tabelle 14-2 zu entnehmen.
Die Sterbenden sind häufig unruhig, etwas verwirrt und nesteln an ihrer Bettdecke.

Unsichere Todeszeichen
– Atemstillstand
– Herzstillstand
– fehlender Pupillenreflex
– Weichwerden des Augapfels

Sichere Todeszeichen
– Leichenstarre (nach vier bis zwölf Stunden)
– Leichen- und Todesflecken an den aufliegenden Körperteilen
– Fehlen jeglicher Hirnströme
– Trübung der Augenhornhaut

Tabelle 14-2 Zeichen des nahenden Todes

Körperfunktion	Veränderungen
Atmung	flacht ab, setzt kurz aus, unregelmäßig, Cheyne-Stokes-Atmung, Schnappatmung
Puls	flach, schwach, rasch, unregelmäßig
Blutdruck	fallend, Abnahme der peripheren Durchblutung
Haut	fleckig, bläulich marmoriert
Schweiß	kalt, klebrig
Bewußtsein	eingetrübt, schwindend
Augen	glasig, trüb, matt
Geruch	teilweise verwesender Atemgeruch

14.5.5 Pflegerische Aufgaben nach Eintritt des Todes

Aufgaben
- Todeszeit feststellen für amtliche Urkunden und Geldforderungen
- Arzt benachrichtigen, nur er darf den Tod feststellen und bescheinigen
- Verwaltung informieren

14

Auch die letzten Pflegehandlungen am Toten müssen unter **Achtung der Menschenwürde** geschehen. Für manchen Angehörigen erleichtert es das Abschiednehmen, wenn er in die Pflegehandlungen einbezogen wird.

Nachdem die Angehörigen und die Mitbewohner Abschied genommen haben, sind in den meisten Einrichtungen folgende **Pflegehandlungen** vorzunehmen:
- Lagerungshilfsmittel entfernen
- Punktionsnadeln, Katheter, Sonden etc. entfernen
- Ganzkörperwäsche
- nach dokumentiertem Wunsch oder nach Anordnung des Hauses kleiden
- Bewohner flach lagern und Hände seitlich legen oder über dem Bauch kreuzen (Hände nicht falten, da bei einsetzender Totenstarre der Beerdigungsunternehmer Schwierigkeiten beim Ankleiden des Toten hat)
- evtl. Zahnprothese einlegen, dann Unterkiefer hochbinden oder mit Polster unterlegen
- Augenlider schließen durch Auflegen eines feuchten Tupferbällchens
- Haare und Barthaare kämmen
- je nach dokumentiertem Wunsch Schmuck anlegen oder entfernen
- Zettel mit Name, Geburts- und Sterbedatum am Fußende anbringen
- Verstorbenen mit Leinentuch ganz zudecken
- einen Blumenstrauß auf den Oberkörper legen
- religiöse Sitten und Gebräuche berücksichtigen
- Inventarliste der persönlichen Gegenstände erstellen und nur gegen Unterschrift die Gegenstände aushändigen
- Angehörige begleiten und beraten

Da diese Pflegehandlungen in den Einrichtungen der Altenhilfe unterschiedlich gehandhabt werden, sollte zur Orientierung des Pflegepersonals ein standardisierter Pflegeplan mit Ablaufplan vorhanden sein. Die persönliche Betroffenheit des Pflegepersonals ist oftmals sehr groß. Mit Pflegestandards können Handlungsfehler und Mißverständnisse vermieden werden.

15 Kind, Frau, Mann sein

Jeder Mensch verfügt über eine mehr oder weniger stark ausgeprägte **Identität als Mann oder Frau**. So individuell der Mensch ist, so individuell lebt er seine Geschlechtlichkeit. In der Hilfe bei der Körperpflege und Abhängigkeit von fremder Hilfe erlebt der Kranke oder Behinderte oft Blicke und Handlungen an seinem Körper, die er je nach seiner Erziehung und Sozialisation als angenehm oder unangenehm empfindet.

Im täglichen Umgang mit dem alten und kranken Menschen müssen Pflegende Tätigkeiten übernehmen, die einen **Eingriff in die Intimsphäre** darstellen. Vielen alten Menschen ist es unangenehm, wenn sie von andersgeschlechtlichen Pflegenden berührt werden. Andere wiederum benutzen diese Kontakte, um ihre sexuellen Phantasien zu befriedigen.

Dies müssen sich die Pflegenden bewußt machen, indem sie auch ihre eigenen Einstellungen und Bedürfnisse zur Sexualität und zur Identität als Mann oder Frau prüfen.

15.1 Die Geschlechtlichkeit bei alten Menschen

Liebe, Zuneigung und Sexualität spielen auch im Alter noch eine große Rolle. Das wird deutlich, wenn man die Aussagen alter Menschen hört:
- „es ist etwas sehr Schönes, im Lebensherbst Frühlingsgefühle zu haben"
- „Sexualität beginnt zuerst im Kopf und läuft dann durch bis zu den Zehen"
- „Sex gehört zum Leben wie die Butter zum Brot"
- „es ist schön zu wissen, daß es noch jemanden gibt, der Liebe schenkt"
- „nicht das Bett, sondern das Miteinander ist wichtig, auch im Alter"
- „wir brauchen Zuneigung, Freunde und Freude"

Hieran erkennt man, daß das Bedürfnis nach Liebe, Zuneigung, Geborgenheit, Nähe und Zärtlichkeit auch im Alter vorhanden ist (Abb. 15-1).

Die Häufigkeit des Geschlechtsverkehrs nimmt im Laufe der Lebensjahre ab. Jedoch haben 60jährige mit konstantem Partner genauso häufig Sex wie 20 Jahre vorher.

Dabei verändert sich jedoch die Art der Sexualität. Für 93 Prozent der Senioren sind **Zärtlichkeiten**, **körperliche Nähe**, **Streicheln** und **Küssen** ebenso wichtig wie der Geschlechtsverkehr.

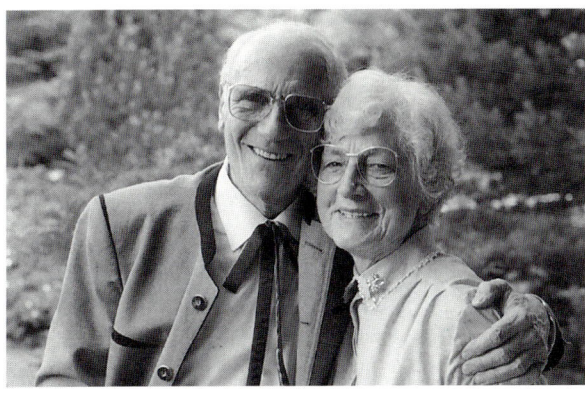

15

Abb. 15-1 Glück und Liebe strahlt dieses ältere Paar aus

15.2 Das Sexualbedürfnis im Alten- und Altenpflegeheim

Im Laufe der letzten hundert Jahre hat sich in der Anschauung zur Sexualität ein starker Wertewandel vollzogen. Die „Alten" mit 90 Jahren haben ein anderes Bild von der Sexualität als jüngere mit 70 Jahren.

Auch die Bedürfnisse nach Zuwendung, Harmonie, Liebe, Streicheln, Berührung und Verständnis zählen zur Sexualität. **Intimität** braucht **Geborgenheit** und **Rückzugsmöglichkeit**. Leider läßt der Heimalltag diese Freiräume nicht immer zu, oder diese werden aus falschverstandener Fürsorge unterbunden.

Liebe und Sexualität im Alter ist immer noch ein gesellschaftliches **Tabu**. Wenn sich zwei ältere Menschen in der Öffentlichkeit küssen oder Zuneigung zeigen, drehen sich viele Mitmenschen um oder sehen verschämt vorbei.

Sexualität richtet sich nach
– gesellschaftlichen Normen, Verhaltensmodellen
– Situation im frühen Erwachsenenalter
– Partnerbeziehung (verheiratet, ledig, häufiger Partnerwechsel)
– körperlichen Voraussetzungen (Gesundheit, Kondition, Wechseljahre)
– Befinden
– kognitiven Prozessen (Rollenverhalten, Selbst- und Fremdbild, Bewertung)

Im Alter lassen viele Körperfunktionen nach oder verlangsamen sich. Viele alte Menschen sind bewegungseingeschränkt. Bei

den Frauen verändert sich nach den Wechseljahren die Schei-
denschleimhaut. Die Scheide wird trockener. Beim Mann verringert sich die Samenproduktion.

15

Viele Menschen sind heute immer noch zu wenig auf die körperlichen Veränderungen im Alter vorbereitet. Diese Unwissen-
heit kann zu Versagensängsten und zu Liebesverzicht führen.

In den Einrichtungen der Altenpflege, sowie in der ambulanten
Altenpflege, leben etwa 80 Prozent Frauen und 20 Prozent Männer. Über Sexualität wird in vielen Altenheimen nicht gesprochen, oder die Hausordnung läßt es nicht zu.
In der Regel dürfen nur verheiratete Paare das Zimmer teilen.
Liebe zwischen unverheirateten Paaren geschieht meist heim-
lich und angstbesetzt, da immer die Gefahr besteht, daß Personal oder Mitbewohner stören könnten. Aber auch verheiratete
Paare müssen oftmals das Zimmer abschließen, damit sie sich
ungestört lieben können.

Der Mensch ist als soziales Wesen auf das Zusammenleben mit
seinen Mitmenschen angewiesen. Gemeinsamkeiten, Zuneigung
und Freundschaften zu unterstützen und zu fördern ist eine Aufgabe in der Pflege und Betreuung der älteren Menschen. Besonders in der ambulanten Altenpflege ist es für alleine lebende
Menschen wichtig, außer zu der betreuenden Pflegeperson Kontakte zu Nachbarn oder anderen Mitmenschen zu erfahren.

15.3   Sexualität erleben und fühlen

Sexualität ist eine notwendige Brücke in der zwischenmenschlichen Beziehung. Überall, wo sich Menschen begegnen, entsteht Sympathie oder Antipathie zu Gleich- und Andersgeschlechtlichen. So kommt es, daß man sich in der Gegenwart
eines Menschen oder auch einer Gruppe besonders wohl fühlt,
geachtet und geschätzt, bei anderen Menschen dagegen Ablehnung merkt.

Auch als Pflegender erlebt man diese zwischenmenschlichen
Brücken und kann Zuneigungen oder Abneigungen unter den
Bewohnern beobachten und spüren.
So unterhalten sich häufig die gleichen Bewohner, unternehmen
gemeinsame Aktivitäten und halten konstant ihre Sitzordnung
bei. Viele Bewohner lassen sich aus den gleichen Gründen gerne von einer bestimmten Pflegekraft helfen und haben zu ihr
eine besondere Beziehung. Auch zwischen Bewohner und Pflegendem kann es zu sexuellen Kontakten kommen, durch Zuneigung, Umarmungen, evtl. auch Küssen.

Die alten Menschen, aber auch das Pflegepersonal erleben heute
Sexualität anders als die Generationen vorher. Durch die frei-
zügigen Publikationen in der Presse und eine zeitige Sexual-

erziehung in den Schulen bedeutet Sexualität kein Tabu mehr.
Ein anderes Sexualverständnis hat sich entwickelt.

15.4 Schamgefühl und Tabuzonen

15

Jeder Mensch verfügt über ein individuelles Körper- und Schamgefühl. Besonders stark wird das Schamgefühl durch die Erziehung geprägt. Das Verhalten gegenüber Gleich- und Andersgeschlechtlichen entwickelt sich zu einem frühen Zeitpunkt.

In der Pflege ist ein taktvolles Umgehen mit dem Schamverhalten des auf Hilfe Angewiesenen wichtig.

Beachtung des Schamgefühls
– bei jeder körperlichen Berührung
– beim Umgang mit den Ausscheidungen
– in Gesprächen
– bei der Wortwahl
– beim Eintritt ins Zimmer des Bewohners
– beim Umgang mit persönlichen Gegenständen des
  Bewohners

Jeder Bewohner bestimmt, wer und wie weit jemand in seine
Intimsphäre eindringen darf.

Ein Mißachten der intimen und persönlichen Zonen führt zu ag-
gressivem körperlichem (nonverbalem) oder verbalem Verhalten.

Der Bewohner will sich durch diese Reaktionen vor ungebe-
tenen Übergriffen schützen. Die Abwehrreaktionen müssen
durch das Pflegepersonal, auch wenn sie unverständlich sind,
unbedingt respektiert werden. Ein Nichtbeachten erniedrigt den
Bewohner und führt zu Verletzungen des Selbstwertgefühls.

15.4.1 Abstandszonen nach Edward Hall

● **Öffentliche Zone**
– 3,4 bis 4,5 Meter Abstand vom eigenen Körper
– gilt für alle unbekannten Personen

● **Gesellschaftliche Zone**
– 1,2 bis 3,5 Meter Abstand
– ist für oberflächliche soziale Kontakte bestimmt
– eine zu starke oder zu schnelle Annäherung ohne Einverständnis äußert der Betreffende meist nonverbal mit
  einem Schritt zurück

● **Persönliche Zone**
– 45 bis 75 Zentimeter Abstand
– für enge Freunde, Familienmitglieder, Menschen, mit denen
  man sich gut versteht

15

- **Intimzone**
  - bis 45 Zentimeter Abstand
  - sie ist nur für Menschen des Vertrauens, wie den Partner oder enge Familienangehörige

15.4.2 Berührungskategorien

Eine weitere Einteilung der Körperzonen des Menschen geben **Christel Bienstein** und **Andreas Fröhlich**. Hier geht es nicht um den räumlichen Abstand der Menschen untereinander, sondern sie richtet sich nach den berührten Körperstellen.

- **Öffentlicher Bereich**
  - diese Körperstellen dürfen von jedem berührt werden
  - dazu gehören Hände, Schultern und Hinterkopf

- **Halböffentlicher Bereich**
  - nötige Berührungen von bekannten und unbekannten Personen
  - Rücken, Schienbeine und Unterarme

- **Privater Bereich**
  - Bereich für Familienangehörige oder Freunde
  - Brustkorb, Gesicht, Oberarme, Gesäß, Waden und Fußsohlen

- **Intimer Bereich**
  - Bereich für sehr nahestehende Personen, wie den Partner oder enge Familienangehörige
  - Genital- und Intimbereich, Innenseiten der Oberschenkel

Durch Erziehung und Sozialisation können sich die einzelnen Zonen verschieben. Für manche Menschen können Gesicht und Gesäß zum intimen Bereich gehören. Pflegende müssen dies erkennen und danach handeln.

Der gesunde Mensch ist in der Lage, seine Schutzzone selbst zu bestimmen. Er definiert selbst **Nähe** und **Distanz**. Der im Heim lebende Mensch hat häufig diese Möglichkeit nicht. Durch das Zusammenleben muß er evtl. das Zimmer mit einem ihm fremden Menschen teilen. Er muß erleben, daß andere Mitbewohner oder die Pflegenden in seinen Intimbereich eingreifen, seine persönlichen Sachen berühren, ansehen oder damit umgehen. Selbst sein Bett und sein Wohnbereich sind den Blicken der Mitbewohner ausgesetzt.

15.5 Berührungen

Für viele Bewohner sind krankheitsbedingt viele Körpererfahrungen nicht mehr möglich.
Berührungen gehen vorwiegend von den Pflegepersonen aus.

Dabei zählt das Berührtwerden zu den grundlegenden Lebenserfahrungen und Bedürfnissen und ist eine Möglichkeit, **nonverbal** mit anderen Menschen in Beziehung zu treten.
Berührt zu werden bedeutet für den Bewohner
– Nähe
– Aufmerksamkeit
– Sicherheit
– Wertschätzung
Dadurch können sich seine Stimmung, Körperspannung, Gefühle und sein Wohlbefinden bessern.
Berührungen haben in der täglichen Arbeit mit und am Patienten einen hohen Stellenwert. Die Hände der Pflegenden, die den Bewohner berühren, sind ein wichtiges Handwerkszeug für die Arbeit.

15

Hände vermitteln
– Hektik
– Ruhe
– Ausgeglichenheit
– Wärme
– Oberflächlichkeit
– Unruhe

Professionelle Qualität von Berührungen
– eindeutig
– ruhig
– mit konstantem Druck
– mit flach aufliegender Hand

 Oberflächliche, punktuelle und abgehackte Berührungen müssen vermieden werden, da sie zu unangenehmen Gefühlen beim Bewohner und zur Abwehr führen.

15.6 Wahren der Intimsphäre

Um die Persönlichkeit und deren Intimbereich zu schützen, bedarf es einer Vielzahl von pflegerischen Maßnahmen im Alltag. Die wichtigsten sind hier noch einmal hervorgehoben:
– anklopfen, bevor man ein Zimmer betritt
– erst nach Aufforderung eintreten
– alle Pflegehandlungen ankündigen
– das Einschalten der Anwesenheitstaste dient als Barriere und schützt vor überraschendem Eintritt
– den Genitalbereich immer so lange wie möglich bedecken
– bei der Körperpflege vor den Blicken der Mitbewohner schützen, z.B. mit Vorhang oder spanischer Wand
– Zimmertüre nur auf Wunsch offenstehen lassen
– nur im Beisein des Bewohners den Schrank oder den Nachttisch öffnen und **vorher um Erlaubnis fragen**
– Wünsche auf Schutz der Intimität berücksichtigen und respektieren

15

- vertrauensvoller Umgang mit persönlichen Informationen
- Wünsche respektieren
- Freundschaften und Partnerschaften fördern
- gegenseitige Zuneigung und das Bedürfnis nach Nähe und Streicheln zulassen
- taktvoller Umgang mit dem Schamgefühl bei Pflegehandlungen im Genitalbereich
- Hilfen zur Befriedigung der sexuellen Bedürfnisse anbieten, wie Beschaffung von Kondomen oder Gleitgel
- Möglichkeiten des bezahlten Sex aufzeigen, Besuch im Intimshop

II Assistenz bei diagnostischen und therapeutischen Maßnahmen

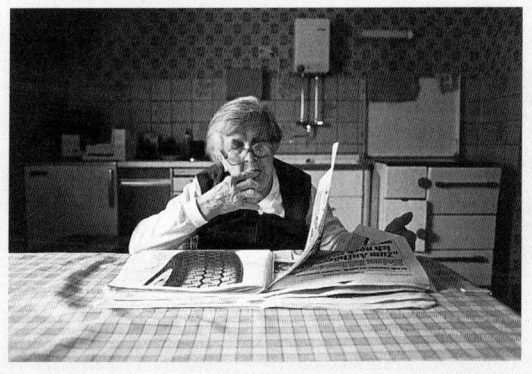

16 Umgang mit Medikamenten

Laut **Arzneimittelgesetz** sind Arzneimittel Stoffe und Zubereitungen aus Stoffen, die dazu bestimmt sind, Krankheiten zu heilen, zu lindern oder zu verhüten.

Ältere Menschen nehmen laut Statistik täglich bis zu 20 Tabletten ein. Die über 70jährigen in Deutschland verbrauchen fast die Hälfte aller gekauften Medikamente.

Bei einer Kombination von mehreren Präparaten ist es für ältere Menschen schwierig, noch den **Überblick** zu behalten und die Medikamente **ordnungsgemäß** und zur **richtigen Zeit** einzunehmen. Auch weisen viele Arzneistoffe unerwünschte **Neben- und Wechselwirkungen** auf.

Kenntnisse über Wirkungen und Nebenwirkungen von Arzneimitteln sowie die daraus resultierenden Konsequenzen sind für die qualifizierte Pflege des Menschen unerläßlich.

Hier liegt es in der Verantwortung des Pflegepersonals, **sorgfältig** mit den verordneten Medikamenten umzugehen, auf die richtige Einnahme zu achten, die Wirkungen, Nebenwirkungen zu beobachten und Auswirkungen auf die Pflege und Betreuung zu erkennen.

Die große Vielfalt der Medikamente lockt vielleicht zur Selbstmedikation. Doch jede **widerrechtliche Entnahme** von Medikamenten zum Eigenverbrauch ist **Diebstahl** und zieht **straf- und dienstrechtliche Konsequenzen** nach sich.

16.1 Arzneimittelaufnahme- und Speicherfähigkeit

Die meisten Medikamente sind an jungen, gesunden Menschen (30 bis 40 Jahre alt, 65 bis 75 Kilogramm Körpergewicht) getestet, bei denen die pharmakologischen Wirkstoffe den Organismus anders beeinflussen als bei älteren Menschen. Durch altersbedingte Veränderungen in den Organsystemen kann der **therapeutische Bereich** von Arzneiwirkstoffen im Körper wirkungslos oder gar giftig sein.

Ursachen für die veränderte Arzneimittelaufnahme im Körper des älteren Menschen
- **Verminderte Resorption durch Magen und Darm**
  - der Arzneimittelwirkstoff gelangt langsamer in den Blutkreislauf
  - das Medikament bleibt länger im Magen oder Darm
  - es kann dort zusätzlich Beschwerden hervorrufen

16

- **Veränderte Eiweißbildung**
  - verhindert eine rasche Aufnahme am Wirkungsort
  - führt zu Wirkungsverzögerung
  - bei Verdauungsstörungen besteht evtl. die Gefahr der Eiweißerhöhung im Blut

- **Verminderte Körperflüssigkeit**
  - verzögert die Auflösung des Medikaments und die Freisetzung der Wirkstoffe

- **Dehydratation** (Austrocknung) **mit Abnahme der Zellflüssigkeit**
  - viele alte Menschen haben ein vermindertes Durstgefühl
  - dadurch steht weniger Körperflüssigkeit zur Verfügung
  - dies führt bei anhaltendem Flüssigkeitsdefizit zur Dehydration
  - die offene Körperflüssigkeit **(extrazellulär)** verringert sich von 62 bis auf 47 Prozent, die gebundene Zellflüssigkeit **(intrazellulär)** sinkt von 47 bis auf 26 Prozent
  - die Wirkstoffaufnahme in die Zellen ist behindert

- **Veränderte Verstoffwechselung**
  - Ausscheidung des Medikaments in seiner Ursprungsform, ohne oder nur mit geringer Wirkung auf den Organismus

- **Verminderte Ausscheidung und verzögerte Verdauung**
  - durch zu wenig Flüssigkeit
  - Arzneimittel bleiben länger im Körper
  - verzögerte Ausscheidung

Alle diese Punkte führen zu einem erhöhten **Wirkstoffspiegel** im Körper und damit zu verstärkten unerwünschten Nebenwirkungen.
Umgekehrt kann es bei Stoffwechselkrankheiten oder Diarrhö zur schnelleren Ausscheidung von Wirkstoffen und somit zu Unterdosierungen kommen.

16.2   Arzneimittelformen

Medikamente stehen in vielen Formen zur Verfügung. Je nach Erkrankung, Wirkungsbereich oder Schluckvermögen wird der Wirkstoff dem Körper gezielt zugeführt.

- **Feste Arzneimittel**
  - Arzneipulver, Arzneigranulat
  - Tabletten
  - Brausetabletten (Tablette und Kohlensäure)
  - Pastillen (Lutschtablette)
  - Dragées (Tablette mit Überzug)
  - Bohnen (zur Behandlung im Mund, Magen, Darm)

16

- Linguetten (zum Zergehenlassen im Mund)
- Kapseln aus Hart- oder Weichgelatine (Arzneipulver oder Granulat in einer Gelatinekapsel)
- Zäpfchen (Suppositorium, Arzneimittel und Gleitmittel als Trägerstoff, meist Vaseline)
- Styli, Stäbchen (zum Einlegen in Wunden)

- **Flüssige Arzneimittel**
- Tropfen (Arznei- und Lösungsmittel, meist Alkohol)
- Lösungen (klares Arzneimittel ohne sichtbare feste Bestandteile)
- Injektionslösungen (Wirkstoffe in gelöster Form in einer Ampulle oder Flasche, steril, zum Verabreichen in Gewebe)
- Infusionslösungen (Wirkstoffe in gelöster Form zum Verabreichen in Blutgefäße, Plastik- oder Glasbehälter)
- Inhalationslösungen (Wirkstoffe in gelöster Form zum Vernebeln oder Verdampfen)
- Tinkturen (in Alkohol gelöste Arzneimittel)
- Emulsionen (Fette oder Öle in Wasser gemischt)
- Badezusätze (Arzneimittel in speziellem Bademittel)

- **Gasförmige Arzneimittel**
- Aerosole
- Sprays
- Inhalate

- **Rauchförmige Arzneimittel**
- Asthma-Zigarette

16.3   Anwendungsformen

Applikation	Anwendung im oder am Körper
Instillation	Eintropfen in Körperhöhlen
Inhalation	Einatmen von Stoffen
Injektion	Einspritzen einer Flüssigkeit in den Körper, z. B. i. c., s. c., i. m., i. v., i. a.
topisch	äußerliche Anwendung, örtliche Wirkung
suppositiv	Einführen in den Enddarm
per os, oral	durch den Mund
sublingual	unter die Zunge
buccal	in die Wangentasche

16.4 Rechtliche Grundlagen

16.4.1 Arzneimittel- und Apothekengesetz

Grundlage für das Lagern und Aufbewahren von Arzneimitteln ist das **Arzneimittelgesetz (AMG)**. Es enthält Vorschriften über die
- Herstellung
- Zulassung
- Abgabe von Arzneimitteln

16

Einteilung der Arzneimittel

- **Verschreibungspflichtige Arzneimittel**
  - genau bestimmte Medikamente
  - nur nach vorheriger schriftlicher ärztlicher Verordnung
  - sie unterliegen der Rezeptpflicht

- **Apothekenpflichtige Arzneimittel**
  - Arzneimittel dürfen in Deutschland nur in Apotheken von sachverständigen Personen abgegeben werden
  - sie bedürfen keines Rezeptes

- **Freiverkäufliche Arzneimittel**
  - dürfen auch außerhalb von Apotheken verkauft werden
  - dazu zählen Binden, Pflaster, Desinfektionsmittel, Pflanzen oder Pflanzenteile (Tees), Salben, Pasten, Heilmittel

Das **Apothekengesetz (ApoG)** regelt die Versorgung der Bevölkerung mit Arzneimitteln durch die Apotheken.

16.4.2 Betäubungsmittelgesetz

Das **Betäubungsmittelgesetz (BtMG)** regelt die Anforderung, den Umgang und die Aufbewahrung von Betäubungsmitteln und soll dem Mißbrauch vorbeugen. Zusammen mit der **Betäubungsmittel-Verschreibungsverordnung (BtMVV)** regelt es die Herstellung, den Vertrieb, den Umgang und die Beschaffung von Betäubungsmitteln.

Der ungesetzliche, unzulässige und fahrlässige Umgang mit den Wirkstoffen nach dem Betäubungsmittelgesetz ist strafbar.

Betäubungsmittel sind nach dem BtMG Substanzen, die verhaltensverändernd, bewußtseins- und stimmungsbeeinflussend wirken oder zu einer Abhängigkeit führen können.
Für die Anforderung von Medikamenten nach dem BtMG steht dem Arzt ein gesetzlich vorgeschriebenes, dreiteiliges amtliches Formblatt zur Verfügung.

Betäubungsmittel sind im Arzneimittelschrank in einem gesonderten, verschließbaren Fach zu lagern. Der Schlüssel ist von der verantwortlichen Pflegeperson mitzuführen und darf niemals unbeaufsichtigt bleiben.

16

Die Ausgabe von Betäubungsmitteln an den Bewohner muß im **Betäubungsmittelbuch** oder auf der **BtM-Karteikarte** dokumentiert werden.

Notwendige Angaben
– Name des Bewohners
– verabreichte Dosis
– verbliebene Dosis
– verabreichende Person
Der Nachweis ist **lückenlos** zu erstellen und vom behandelnden **Arzt** zu überwachen und **gegenzuzeichnen**.

16.5   Das Richten von Medikamenten

Das Richten der Medikamente für die Bewohner, z.B. in einem Medikamentenschälchen (Abb. 16-1), in Meßlöffel oder Meßbecher (Abb. 16-2), ist eine besonders verantwortungsvolle Aufgabe. **Gründliche Händereinigung, sauberer Arbeitsplatz, helles Licht** und **störungsfreies Arbeiten** sind Voraussetzungen.

Dreifach Kontrolle des Medikaments
– bei der Entnahme aus dem Medikamentenschrank oder dem Vorratsbehälter
– bei der Entnahme aus der Originalverpackung
– beim Zurückstellen

Um Fehler beim Verabreichen zu vermeiden, sind die Medikamente anhand des **ärztlichen Dokumentationsblattes** (Medikamentenverordnung) zu richten.

Arzneimittel direkt aus der Durchdrückpackung in den Medikamentenbecher drücken und nicht in die Hand nehmen. Bei Bedarf die Tabletten mit Hilfe einer Pinzette aus der Verpackung (z.B. Medikamentenröhrchen) entnehmen.

Regeln für den Umgang mit Arzneimitteln
– alle Arzneimittel eines Bewohners sind in einem, mit Namensschild gekennzeichneten, Behältnis im Zimmer oder im Medikamentenschrank aufzubewahren
– alle Arzneimittel sind in einem Schrank, Extrafach oder einer Schublade verschlossen zu lagern
– der Arzneilagerplatz ist sauber und übersichtlich zu gestalten
– Flaschen mit Flüssigmedikamenten sind fest zu verschließen, mit Anbruchdatum und Namen des Bewohners zu beschriften und stehend zu lagern
– angebrochene Medikamentenverpackungen werden im Arzneimittelschrank nach vorne, neue Packungen nach hinten gestellt
– Arzneimittel sind getrennt von Lebensmitteln zu lagern
– die richtige Lagertemperatur ist laufend zu überprüfen und unbedingt einzuhalten

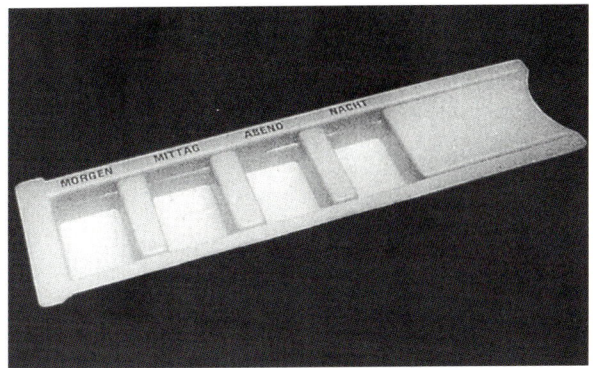

Abb. 16-1 Medikamentenschälchen

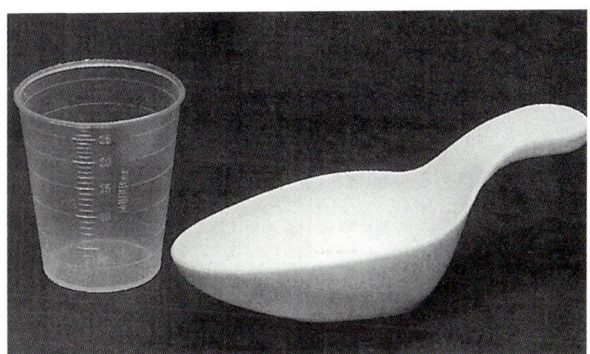

Abb. 16-2 Meßlöffel und Meßbecher

- die Medikamente sind regelmäßig auf Verfallsdatum, Veränderungen, richtige Lagerung zu überprüfen
- verfallene Medikamente sind an die Apotheke zurückzugeben zum Entsorgen
- Arzneimittel sind immer in der Originalverpackung zu belassen. Der Beipackzettel verbleibt bis zur letzten Entnahme beim Medikament
- jeder Bewohner hat seine eigenen Medikamente
- ohne ärztliche Anordnung darf das Pflegepersonal keine Medikamente ausgeben
- angebrochene Medikamente sind aus hygienischen Gründen (Kontaminationsgefahr) nicht für andere Bewohner zu verwenden

16

16.6 Das Verabreichen von Medikamenten

Um die ordnungsgemäße Verabreichung zu gewährleisten, ist nach der **5-R-Regel** zu arbeiten. Diese Regel beinhaltet eine Kontrolle in fünf Schritten.

Kontrollen nach der 5-R-Regel
– **richtiger Bewohner** (Kontrolle der Personalien)
– **richtiger Zeitpunkt** (verordnete Zeit)
– **richtiges Medikament**
– **richtige Dosierung** (verordnete Menge)
– **richtige Verabreichungsart** (z.B. per os, sublingual)

Bei verwirrten, dementen, psychisch kranken und suizidgefährdeten Bewohnern ist die Medikamenteneinnahme durch das Pflegepersonal zu überwachen.

In jeder Medikamentenverpackung findet sich ein **Beipackzettel**, auf dem vermerkt sein müssen:
– Inhaltsstoffe des Medikaments
– Indikationen
– Kontraindikationen
– Wirkungen
– Nebenwirkungen
– Wechselwirkungen
– Einnahmevorschriften

Der Beipackzettel muß unbedingt gelesen werden.

Die meisten Medikamente sind mit **viel Flüssigkeit** einzunehmen. Dafür **eignen** sich
– Leitungswasser
– natriumarme Mineralwasser
– leichte Früchtetees
Ungeeignet sind
– Fruchtsäfte
– Milch
– Schwarztee
– Alkohol

Hinweise zur Einnahme von Medikamenten
– Tabletten, Dragées, Kapseln möglichst **in aufrechter Haltung schlucken**, die Medikamente gelangen ungehindert in den Magen
– **Dosierbehälter** für eine bessere Einnahmekontrolle
– **Zeitpunkt** der Einnahme mit dem Arzt absprechen, die meisten Medikamente werden nach dem oder während des Essens eingenommen
– **Dosierung** nicht eigenmächtig verändern
– auf **Nebenwirkungen** achten
– Arzneimittel möglichst nur aus der Apotheke beziehen, auch **Naturheilmittel**

- Arzneimittel in **Tropfenform** lassen sich meist leichter einnehmen als Tabletten
- je nach Tropfendosierer die Arzneimittelflasche schräg oder senkrecht halten
- **Tropfenanzahl** genau nach Dosierung **einhalten**
- Tropfen **frühestens 30 Minuten vor der Verabreichung richten**, da es sonst zu chemischen Veränderungen der Wirkstoffe kommen kann
- zur leichteren Einnahme mit frischem kaltem Wasser verdünnen
- **Antibiotika** möglichst nicht mit den Händen anfassen, sondern direkt aus der Verpackung entnehmen lassen oder mit Pinzette aufnehmen
- **Retard- und Depottabletten nicht zermörsern**, da sonst der Verzögerungseffekt aufgehoben wird
- **Dragées** haben meist einen Überzug aus magensaftresistentem Material, das **Zerteilen** ist **verboten**, da sich sonst die Wirkung durch den Magensaft verändert
- **Tabletten mit Bruchrillen** mit einem **Tablettenteiler** oder Messer teilen, damit die Teile die gleiche Größe behalten
- **flüssige Arzneimittel nicht** miteinander **vermischen**

 Tropfen bestehen überwiegend auf Alkoholbasis und sind deshalb bei Alkoholikern kontraindiziert.

Medikamentenverweigerungen sind zu dokumentieren und sofort dem Arzt mitzuteilen.

Ursachen für Fehlmedikationen
- Vergeßlichkeit
- Schluckbeschwerden
- Schwierigkeiten beim Öffnen der Durchdrückverpackung
- Angst vor den Medikamenten nach dem Lesen des Beipackzettels
- Mißtrauen gegenüber der Therapie
  unkontrollierte Einnahme
- Medikamententausch mit Mitbewohnern

Nach der gültigen Rechtssprechung sind alle verordneten Medikamente **vom behandelnden Arzt** im Dokumentationssystem (Medikamentenverordnungsblatt) einzutragen und abzuzeichnen. Telefonische Anordnungen sind im Pflegebericht zu vermerken und vom Arzt bei seinem nächsten Erscheinen an geeigneter Stelle einzutragen.

17 Injektionen

Unter einer Injektion versteht man das Einbringen eines gelösten Medikaments mit Hilfe einer Hohlnadel in den Körper.

Vorteile von Injektionen
- Verabreichung unabhängig von der Bewußtseinslage möglich
- Umgehung des Magen-Darm-Traktes
- schnellerer Wirkungseintritt als bei oraler Gabe
- steuerbare Dosierung
- lokale Anwendung

 Eine Injektion ist ein **Eingriff in die körperliche Unversehrtheit** des Bewohners. Sie bedarf daher immer seiner Zustimmung, sonst kann sie als Körperverletzung geahndet werden.

Injektionen gehören zum **Verantwortungsbereich des Arztes**. Die Anordnung obliegt ihm. Gleichzeitig ist der Arzt auch verantwortlich für die ordnungsgemäße Injektion durch **fachlich qualifiziertes Pflegepersonal**.

 Examinierte Altenpfleger sind für ihre Handlungen verantwortlich und somit auch strafrechtlich zu belangen.

Eine **mündliche** (telefonische) **Anordnung** ist im **Notfall** möglich. Die Pflegeperson muß dies sofort dokumentieren (evtl. durch zweite Pflegeperson absichern) und den Arzt bei seinem Erscheinen gegenzeichnen lassen.

17.1 Das Injektionsmaterial

Das Injektionsmaterial besteht vorwiegend aus **Einmalmaterial**. Glas- und Metallspritzen werden nur noch selten zu diagnostischen und therapeutischen Zwecken verwendet.

- **Spritzen** (Abb. 17-1 a bis c)
- Universalspritzen, 1 ml bis 50 ml Fassungsvermögen
- einzeln steril verpackt
- zweiteilig, bestehend aus Stempel und Kolben
- Material aus Kunststoff

- **Spezialspritzen**
- Pen zur Insulininjektion (Kap. 17.3.1.1)
- Blasenspritzen, 150 ml Fassungsvermögen
- Blutsenkungsspritzen

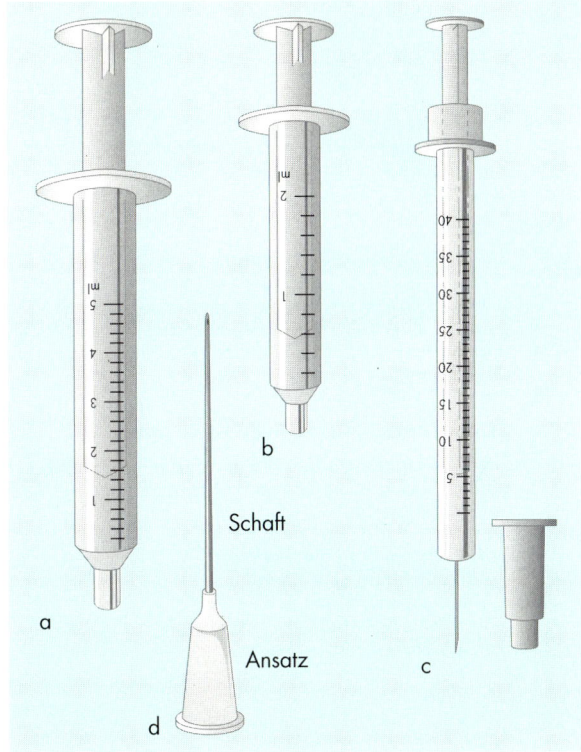

Abb. 17-1 a bis d Spritzentypen und Kanülen
a) Standard-5-ml-Spritze, jeder Teilstrich entspricht 0,2 ml
b) Standard-2-ml-Spritze, jeder Teilstrich entspricht 0,2 ml
c) 1-ml-Insulinspritze mit integrierter Kanüle, die Skala ist in Insulineinheiten unterteilt
d) Kanüle

– Fertigspritzen mit Heparin
– Doppelkammerspritzen aus zwei verschiedenen Kammern
  mit je einem Wirkstoff. Beiden Lösungen vermischen sich
  bei Druck auf den Kolben (Herstellernachweis beachten)

• **Injektionskanülen** (Abb. 17-1 d)
– aus Metall, Einmalmaterial
– Spezialkanülen sind sterilisierbar
– in verschiedenen Längen und Stärken
– die Größen sind in unterschiedlichen Farben gekennzeichnet

– innen hohl
– silikonbeschichtet
– mit schrägem Schliff
– Kanülenverschluß

17

Kein Recapping, die Schutzhülle darf nach dem Entfernen nicht auf die Kanüle zurückgesteckt werden. Sie ist sofort in einem Kanülenbehälter zu entsorgen (Verletzungs- und Infektionsgefahr).

17.2 Injektionslösungen

Injektionslösungen werden vom Hersteller steril in Ampullen (Abb. 17-2) gefüllt. Das Injektionsmittel kann als fertige Lösung oder als Trockenpulver bestehen. Die Menge beträgt höchstens 20 Milliliter.

17.2.1 Aufziehen aus einer Glasampulle

Die Glasampulle enthält die gewünschte Einzeldosis. Der **Ampullenhals** kann abgebrochen oder mit Hilfe einer Kanülensäge aufgesägt werden.

Vorbereitung der Pflegeperson
– Dokumentation einsehen
– Händedesinfektion
– Kontrolle des Medikaments nach der 5-R-Regel (Kap. 16.6)

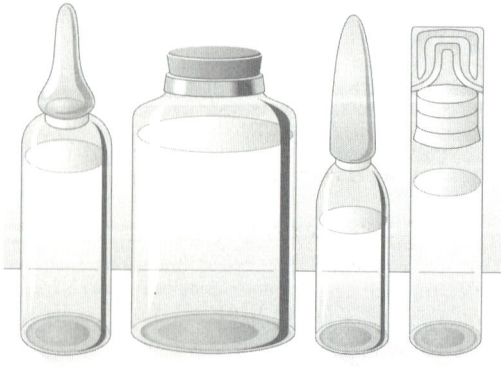

Abb. 17-2 Verschiedene Ampullen

17

Vorbereiten des Materials
– Tablett
– Ampullensäge
– Aufziehkanüle
– Injektionskanüle
– Spritze
– Ampulle mit dem verordneten Medikament
– Tupfer
– Abwurfschale

Vorbereiten des Raums
– für gute Lichtverhältnisse sorgen
– konzentriertes Arbeiten ermöglichen

Vorgehen (Abb. 17-3 a bis e)
– Medikament kontrollieren
– Tupfer hinter Ampullenhals halten (Verletzungsgefahr vermeiden)
– Ampullenhals mit Ampullensäge anfeilen (Abb. 17-3 a)
– mit dem Tupfer Ampullenhals abbrechen (Abb. 17-3 b)
– Spritze mit Aufziehkanüle verbinden
– Schutzhülle von der Aufziehkanüle entfernen
– Medikament mit Spritze und Kanüle vollständig aufziehen (Abb. 17-3 c)
– Aufziehkanüle ohne Kanülenschutz in speziellem Kanülenbehälter entsorgen
– Injektionskanüle aufsetzen (Abb. 17-3 d)
– Spritze luftleer machen (Abb. 17-3 e)
– Kanülenschutz bis zum Verabreichen auf der Kanüle lassen
– Etikett mit Medikament und Dosis auf die Spritze kleben
– Ampulle zu der Spritze legen

Eine Spritze, deren Inhalt nicht mehr eindeutig zu identifizieren ist, muß grundsätzlich verworfen werden.

Abschluß
– Arbeitsplatz aufräumen
– gebrauchtes Material entsorgen
– Injektion umgehend verabreichen
– Dokumentation von Verabreichungsart, Dosierung, ausführender Pflegeperson, Reaktion des Bewohners

17.2.2 Aufziehen aus einer Stechampulle

Eine Stechampulle ist eine Glasflasche mit einem Gummistopfen, der durch einen Aluminiumring befestigt ist. Sie ist geeignet zur mehrmaligen Entnahme von Einzeldosen.

Vorbereitung
Wie unter Kapitel 17.2.1 beschrieben, jedoch ohne Ampullensäge

17

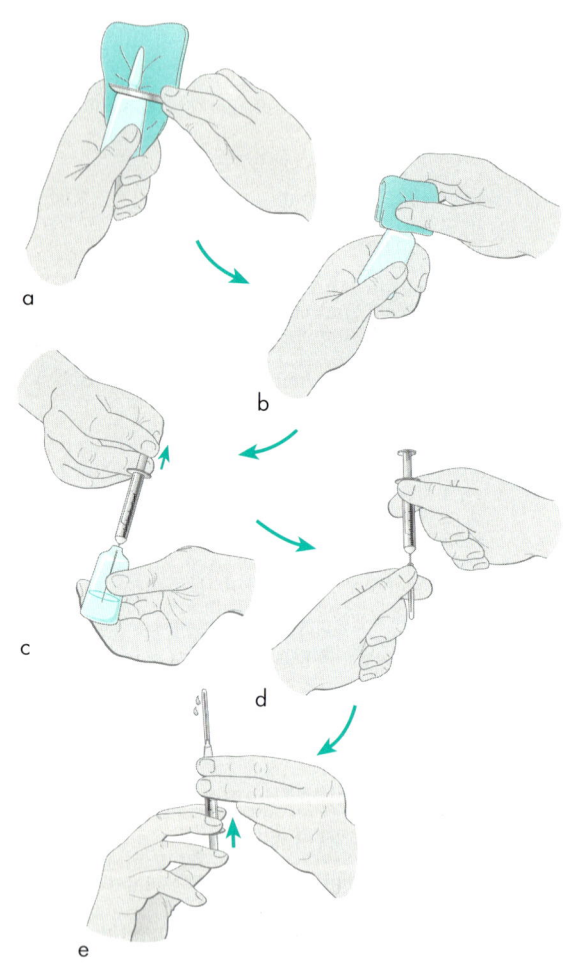

Abb. 17-3 a bis e Aufziehen eines Medikaments aus einer Glasampulle
a) Öffnen der Ampulle
b) Abbrechen der Ampullenspitze
c) Lösung aufziehen
d) Injektionskanüle aufsetzen
e) Spritze luftleer machen

Vorgehen
- Medikament kontrollieren
- Aludeckel entfernen
- Gummikappe desinfizieren
- Spritze auf Aufziehkanüle stecken
- mit aufgestecktem Kanülenschutz (die Luft ist keimarm) so viel Milliliter Luft in die Spritze aufziehen, wie an Lösung entnommen werden soll
- Kanülenschutz entfernen und Kanüle durch den Gummistopfen stechen
- Luft einspritzen
- Ampulle schräg halten und vorgesehene Medikamentenmenge entnehmen
- Spritze mit Kanüle aus der Ampulle entfernen
- Aufziehkanüle entsorgen
- Injektionskanüle aufstecken, Kanülenschutz belassen
- Spritze luftleer machen und genaue Dosis einstellen
- Etikett mit Medikament und Dosis auf Spritze anbringen
- Kunststoffkappe auf Stechampulle setzen, um eine Verunreinigung zu vermeiden
- Anbruchdatum auf der Ampulle vermerken

Abschluß
- Injektion erfolgt umgehend durch Pflegeperson oder Arzt
- anschließend sachgerecht entsorgen
- Arbeitsplatz aufräumen
- gebrauchtes Material entsorgen
- Lagerung und Aufbewahrung des angebrochenen Medikaments nach Angabe des Herstellers (z.B. im Kühlschrank)

17.2.3 Aufziehen aus einer Trockenampulle

Trockenampullen enthalten Medikamente in Pulverform. Dieses darf erst unmittelbar vor dem Injizieren, mit einer vom Hersteller vorgeschriebenen Lösung, aufgelöst werden.

Vorbereitung der Pflegeperson und des Raums
Siehe Kapitel 17.2.1

Vorbereiten des Materials
- Tablett
- Trockenampulle (Glas- oder Stechampulle) mit Medikament in Pulverform
- Lösungsmittel in Glas- oder Stechampulle
- Aufziehkanüle
- Injektionskanüle
- Spritze
- Tupfer
- Abwurf

Vorgehen (Abb. 17-4 a bis f)
- Gummistopfen beider Ampullen desinfizieren (Abb. 17-4 a)
- Lösungsmittel aufziehen (Abb. 17-4 b)

17

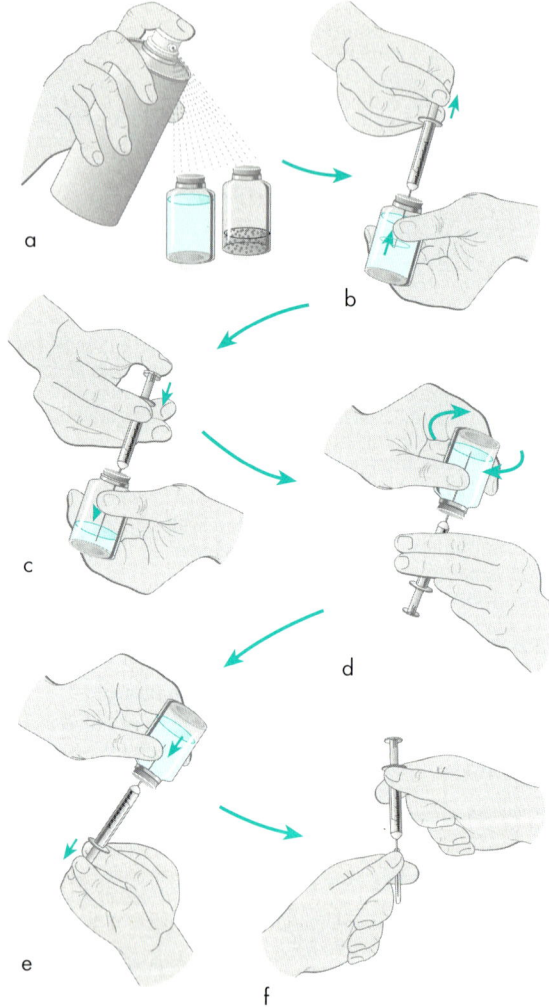

Abb 17-4 a bis f Aufziehen eines Medikaments aus einer Trockenampulle
a) Desinfektion der Gummistopfen beider Ampullen
b) Lösung aufziehen
c) Lösung in die Trockenampulle spritzen
d) Medikament unter vorsichtigem Kreisen auflösen
e) aufgelöstes Medikament aufziehen und Spritze luftleer machen
f) Injektionskanüle aufsetzen

– nach Herstellerangaben in die Trockenampulle spritzen
  (Abb. 17-4 c)
– Medikament unter vorsichtigem Kreisen der Ampulle
  auflösen, nicht schütteln (Abb. 17-4 d)
– vollständig aufgelöstes Medikament aufziehen (Abb. 17-4 e)
– Spritze luftleer machen
– Aufziehkanüle gegen Injektionskanüle austauschen
  (Abb. 17-4 f)
– Ampulle bis zur Injektion bei der Spritze belassen, Etikett
  mit Medikament und Dosis auf Spritze kleben

17

Befinden sich Lösungsmittel und Medikament in Stechampul-
len, so kann die Herstellung des fertigen Medikaments mit einer
Überleitungskanüle geschehen.

Abschluß
– Injektion verabreichen
– Arbeitsplatz aufräumen
– gebrauchtes Material entsorgen

17.3 Injektionsarten

Folgende Injektionsarten dürfen von **Altenpflegern** ausgeführt
werden:
– subkutane Injektion, s.c. (unter die Haut)
– intrakutane Injektion, i.c., oder intradermal, i.d. (in die Haut)
– intramuskuläre Injektion, i.m. (in einen Muskel)

Folgende Injektionen dürfen nur vom **Arzt** ausgeführt werden:
– intravenöse Injektion, i.v. (in eine Vene)
– intraarterielle Injektion, i.a. (in eine Arterie)
– intrakardiale Injektion (ins Herz)
– intrathekale Injektion (in den Liquorraum)

Zur Injektion bereitet man sich ein Tablett mit dem notwendi
gen Material vor.

Spritzentablett
– Dokumentationskarte
– Händedesinfektionsmittel
– Hautdesinfektionsmittel
– Tupfer
– Spritze mit aufgezogenem Medikament und evtl. Ampulle
  des Medikaments
– Abwurfschale
– Wundschnellverband
Grundsätzlich müssen bei Injektionen bestimmte **hygienische
Richtlinien** eingehalten werden.

Um der Gefahr einer Infektion, z.B. durch unsauberes Material,
entgegenzuwirken, sind zu beachten:

17

– hygienische Händedesinfektion
– Hautdesinfektion der Einstichstelle, Herstellerhinweis beachten
– empfohlene Einwirkzeit einhalten
– das Desinfektionsmittel muß auf der Haut angetrocknet sein, damit sichergestellt ist, daß die Lösung nicht in den Einstichkanal gelangt
– sterile Injektionslösung
– steriles Vorgehen während des gesamten Vorgangs
– kein Nachwischen

17.3.1 Subkutane Injektion

Injektionsstellen für die subkutane Applikation (Abb. 17-5)
– Oberarm außen
– ober- und unterhalb der Schulterblätter
– seitlicher Taillenbereich
– Bauchdecke unterhalb des Nabels
– Oberschenkel außen

Es darf nur in das subkutane Fettgewebe injiziert werden.

Nie in den oberen Teil des Oberarmes injizieren, hier besteht die Gefahr einer intramuskulären Injektion (Deltamuskel), besonders bei kachektischen Bewohnern. Eine 8- bis 16-Millimeter-Kanüle verletzt das Gewebe am wenigsten.

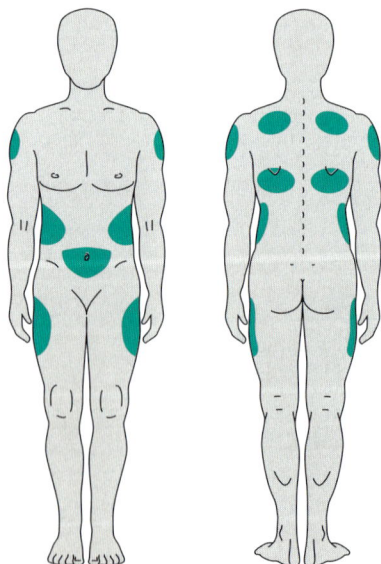

Abb. 17-5 Injektionsstellen für die subkutane Injektion

Vorbereitung der Pflegeperson
– Haare bei Bedarf zusammenbinden
– hygienische Händedesinfektion
– Anordnung aus dem Dokumentationssystem entnehmen
– Wirkungsweise des Medikaments berücksichtigen
– Kenntnis über das Krankheitsbild des Bewohners

17

Vorbereiten des Materials
– Spritzentablett mit aufgezogenem Medikament
– Verfallsdatum, Veränderung des Medikaments beachten

Vorbereiten des Raums
– gute Lichtverhältnisse
– Ablagefläche z.B. Nachttisch, freimachen
– Anwesenheitstaste einschalten
– Sichtschutz aufstellen

Vorbereitung des Bewohners
– Bewohner informieren
– Einverständnis des Bewohners einholen
– bequeme Lage einnehmen lassen

Vorgehen
– Injektionsstelle desinfizieren (Einwirkzeit beachten)
– mit einer Hand Hautfalte anheben
– Bewohner auf Einstich hinweisen
– Einstichwinkel 45 Grad (Abb. 17-6), Kanülenlänge 15 bis
  20 Millimeter
– Einstichwinkel 90 Grad mit kurzer Kanüle
  (8 bis 16 Millimeter)

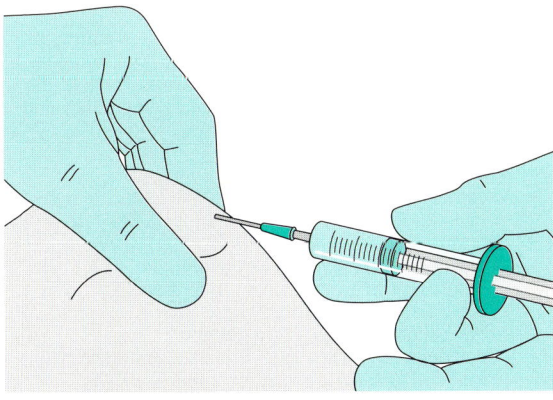

Abb. 17-6 Subkutane Injektion im 45-Grad-Winkel

17

- Aspiration, bei Heparinspritzen darf nicht aspiriert werden (Hämatombildung)
- Medikament injizieren
- nach dem Injizieren die Kanüle noch zwei bis drei Sekunden im Gewebe lassen, um sicherzustellen, daß die gesamte Dosis in das Gewebe gelangt ist
- Hautfalte loslassen
- Kanüle im Einstichwinkel entfernen
- Einstichstelle komprimieren

Nachsorge des Bewohners
- nach Befinden fragen
- Einstichstelle beobachten
- evtl. Wundschnellverband
- beim Ankleiden behilflich sein
- Reaktion auf Medikament beobachten, bei Insulin auf Spritz-Eß-Abstand achten
- bettlägerige Bewohner bequeme Lage einnehmen lassen
- Klingel in Reichweite

Entsorgen des Materials
- Kanülen und Spritze in geschlossenem Behälter sachgerecht entsorgen
- Spritzentablett desinfizieren und aufräumen

Abschluß
- Anwesenheitstaste ausschalten
- Sichtschutz entfernen
- Händedesinfektion
- Dokumentation von Zeit, Medikament, Dosis mit Unterschrift der Pflegeperson, Befinden des Bewohners

17.3.1.1 Subkutane Insulininjektion mit dem Pen

Der **Pen** (Abb. 17-7), auch Injektionsstift genannt, ist eine Injektionshilfe, die vorwiegend bei **Insulininjektionen** zum Einsatz kommt. Es gibt unterschiedliche Ausführungen, die nicht alle uneingeschränkt in der Altenpflege zu empfehlen sind. Eine eingehende **Pen-Schulung** ist unbedingt notwendig.

Vorteile des Pens
- eignet sich auch für Menschen mit schlechtem Sehvermögen, da beim Einstellen der Einheiten beim Einrasten ein Klick ertönt
- die zu verabreichenden Einheiten können je nach Pen in Schritten von 1 E, 2 E oder 4 E eingestellt werden
- der Bewohner ist dadurch unabhängig
- das Selbstwertgefühl wird gestärkt
- der Bewohner kann auch Freizeitangebote annehmen, ohne fremde Hilfe in Anspruch nehmen zu müssen
- bessere Stoffwechseleinstellung, da weniger Dosierungsfehler

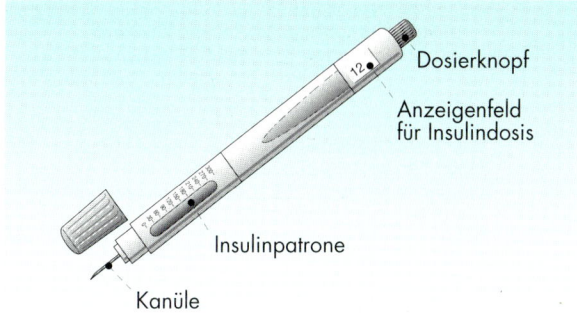

Abb. 17-7 Pen zur Insulininjektion

– keine Aufzieh- und Ablesefehler
– die Kanüle kann von einem Bewohner mehrfach benutzt werden, keine Verkeimung

Vorgehen
– Pen etwa zehnmal kippen, um eine gleichmäßige Verteilung der Insulinkristalle zu erreichen
– Startknopf drücken
– der Dosierknopf entriegelt sich
– Dosierknopf langsam drehen, bis die gewünschte Insulindosis (maximal 60 I.E.) auf der Anzeige erscheint
– beide Schutzkappen des Pens abziehen
– Kanüle in die Haut einstechen
– Dosierknopf langsam bis zum Anschlag durchdrücken, er rastet dabei ein
– zehn Sekunden warten und die Kanüle aus der Haut ziehen
– die äußere Schutzkappe fest auf den Pen aufstecken

Empfohlenes Vorgehen beim Recapping
– die Schutzhülle zwischen Daumen und Zeigefinger der linken Hand nehmen
– den Pen zwischen Daumen und Zeigefinger der rechten Hand nehmen
– beide Handballen gegeneinander drücken
– den Kanülenschutz ruhig auf den Pen stecken

 Recapping ist nur bei Pens erlaubt, sonst ist es wegen der Verletzungsgefahr strengstens verboten.

Wechsel der Insulinpatrone
– die gebrauchte Kanüle und die obere Hülse von der unteren Hülse abschrauben
– Startknopf drücken, der Dosierknopf entriegelt sich

17

– Dosierknopf vollständig nach links gegen den Uhrzeigersinn zurückdrehen, bis ein Widerstand zu spüren ist
– beim Zurückdrehen verschwindet die Gewindestange in der oberen Hülse, die Gewindestange muß ganz zurückgedreht werden
– die leere Insulinpatrone aus der unteren Hülse nehmen und eine neue Insulinpatrone in die untere Hülse stecken
– beide Hülsen zusammenschrauben
– eine neue Kanüle auf den Pen schrauben und den Dosierknopf bis zum nächsten Klick drehen
– den Pen langsam zehnmal in der Hand kippen und beide Schutzkappen abziehen
– Pen mit der Nadel nach oben halten und Dosierknopf langsam bis zum Anschlag durchdrücken, dabei rastet er ein, und Insulin wird abgegeben
– Insulintropfen abschütteln und die äußere Schutzkappe fest auf den Pen stecken

Pflege und Aufbewahrung des Pens
– bei Verunreinigung mit einem feuchten Tuch reinigen
– bei Raumtemperatur im Etui aufbewahren, niemals im Kühlschrank, dies kann die Funktion des Pens stören
– vorrätige Insulinpatronen bei + 2 bis + 8 Grad C im unteren Teil des Kühlschranks lagern

Einmal gefrorenes Insulin darf nicht mehr verwendet werden.

17.3.2 Intramuskuläre Injektion

Bei der intramuskulären Injektion wird ein Medikament in das unter der Subkutis liegende Muskelgewebe injiziert. Dies muß an Stellen geschehen, die fern von größeren Blutgefäßen liegen.

Zu beachten
– nie am stehenden Bewohner injizieren
– nie in entzündetes, ödematöses Gewebe injizieren
– keine intramuskuläre Injektion bei Bewohnern mit Blutgerinnungsstörungen oder Antikoagulationstherapie, z.B. Marcumar nach Herzinfarkt
– keine intramuskuläre Injektion bei Verdacht auf einen Herzinfarkt, die Injektion verändert die Blutwerte der Muskelenzyme
– keine intramuskuläre Injektion während eines Schocks, das Blut ist zentralisiert und das Gewebe in der Peripherie minderdurchblutet
– keine zu kurze Injektionskanüle wählen, da die Gefahr besteht, daß das Medikament subkutan appliziert wird
– bei Schmerzen Injektion sofort abbrechen
– bei Aspiration von Blut unbedingt die Spritze verwerfen und das Medikament neu aufziehen

17

Komplikationen
- Nervenschädigung (Nervus ischiadicus), z.B. durch falsche Abmeßtechnik oder Stichrichtung
- Spritzenabszeß, Infektion, z.B. durch zu kurze Einwirkzeit des Desinfektionsmittels (Keimverschleppung) oder durch unsteriles Material
- aseptische Nekrose, z.B. Unverträglichkeit eines Medikaments im Gewebe
- Punktion eines Blutgefäßes, z.B. versehentliche intravenöse oder intraarterielle Injektion
- anaphylaktischer Schock durch Überempfindlichkeit auf ein Medikament

Methoden für eine intramuskuläre Injektion
- ventroglutäale Injektion nach von Hochstetter
- Crista-Methode nach Sachtleben
- Injektion in den Oberschenkelmuskel

 Die Methode nach von Hochstetter und die Crista-Methode sind die Injektionsarten, die im Rechtsfall anerkannt werden.

17.3.2.1 Ventroglutäale Injektion nach von Hochstetter

Die ventroglutäale Methode bezeichnet eine Injektion in den **ventral (bauchwärts) gelegenen Gesäßmuskel**. Dabei wird in den gefäß- und nervenarmen Bereich zwischen **Darmbeinkamm** (Crista iliaca) und **großem Rollhügel** (Trochanter major) injiziert.

Vorbereitung
Siehe Kapitel 17.3.1
- Injektionskanüle je nach Konstitution des Bewohners wählen

Vorbereitung des Bewohners
- Injektionsstelle von Kleidung freimachen
- Bewohner liegt mit angewinkelten Beinen in bequemer Seitenlage

Auffinden der Einstichstelle
- mit dem Zeigefinger den vorderen oberen Darmbeinstachel (Spina iliaca) tasten (Abb. 17-8)
- anschließend den Mittelfinger am Darmbeinkamm (Crista iliaca) entlangführen und maximal abspreizen, bis zum obersten Teil des Beckenkamms
- die Hand liegt flach auf dem Gesäßmuskel
- dann die Hand drehen, bis der Handballen auf dem Rollhügel des Oberschenkelknochens (Trochanter major) zu liegen kommt
- die beiden gespreizten Finger bilden ein Dreieck
- die Einstichstelle befindet sich im unteren Drittel dieses Dreiecks

17

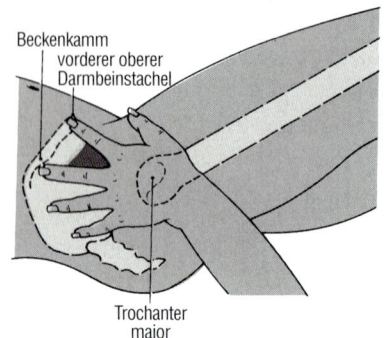

Beckenkamm
vorderer oberer
Darmbeinstachel

Trochanter
major

Abb. 17-8 Intramuskuläre Injektion nach von Hochstetter

Injektion
– Hautdesinfektion
– Haut spannen
– Injektion senkrecht zur Hautoberfläche im 90-Grad-Winkel
  (Abb. 17-9) in das abgemessene Dreieck
– aspirieren
– Medikament langsam injizieren
– Kanüle in Einstichrichtung herausziehen
– Einstichstelle komprimieren
– evtl. Wundschnellverband

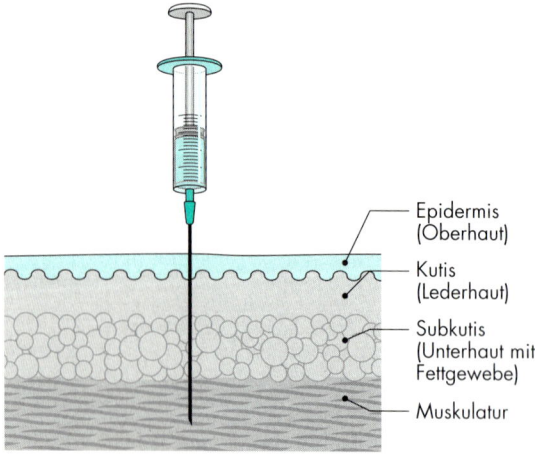

Epidermis
(Oberhaut)

Kutis
(Lederhaut)

Subkutis
(Unterhaut mit
Fettgewebe)

Muskulatur

Abb. 17-9 Injektionswinkel für intramuskuläre Injektionen

17

Abschluß
- Bewohner nach Befinden befragen
- Kontrolle der Einstichstelle
- Hilfe beim Ankleiden
- Bewohner bei Bedarf bequem lagern
- Klingel in Reichweite legen
- Anwesenheitstaste ausschalten
- Sichtschutz entfernen
- Kanüle und Spritze in stichfestem Behälter entsorgen
- gebrauchte Tupfer in den Abwurf
- Spritzentablett desinfizieren und wegräumen
- Händedesinfektion
- Bewohner auf Wirkung und Nebenwirkung beobachten
- Dokumentation von Uhrzeit, Medikament, Menge, Injektionsart, Unterschrift des Pflegenden

17.3.2.2 Intramuskuläre Injektion nach der Crista-Methode nach Sachtleben

Vorbereitung
Siehe Kapitel 17.3.1

Vorbereitung des Bewohners
- Injektionsstelle von Kleidung befreien
- bequeme Seitenlage

Auffinden der Injektionsstelle
- mit der kopfwärts (kranial) liegenden Hand den Darmbein-kamm (Crista iliaca) tasten
- gedanklich eine Linie zum nach außen liegenden Rollhügel (Trochanter major) herstellen
- der Injektionspunkt liegt drei Querfinger unterhalb des Darmbeinkamms in gedachter Linie (Abb. 17-10)

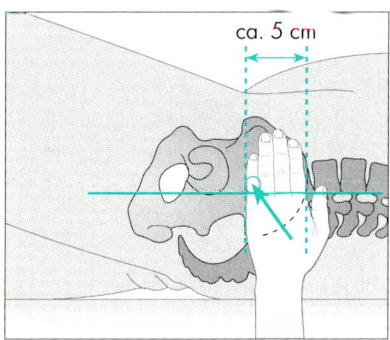

Abb. 17-10 Crista-Methode nach Sachtleben

17

Injektion
- Hautdesinfektion
- Einstichrichtung etwas kranial lateral (kopfwärts seitwärts)
- aspirieren
- Medikament langsam injizieren
- Kanüle in Einstichrichtung herausziehen
- Einstichstelle komprimieren
- evtl. Wundschnellverband

Abschluß
Siehe Kapitel 17.3.2.1

17.3.2.3 Intramuskuläre Injektion in den Oberschenkel

Diese Methode wird in der Altenpflege **selten** angewandt, da die Bewohner meistens keine ausgeprägte Oberschenkelmuskulatur besitzen.

Vorbereitung
Siehe Kapitel 17.3.1

Vorbereitung des Bewohners
- bequeme Rückenlage mit ausgestreckten Beinen, evtl. ein kleines Kissen unter die Knie legen
- Einstichstelle von Kleidung befreien

Auffinden der Einstichstelle
- eine Hand unterhalb des großen Rollhügels legen
- die zweite Hand oberhalb vom Knie, so daß der kleine Finger die Patella (Kniescheibe) berührt
- sich dazwischen eine Bügelfalte vorstellen
- die Injektionsstelle befindet sich seitlich oberhalb der Bügelfalte in der Mitte der abgemessenen Stelle (Abb. 17-11)

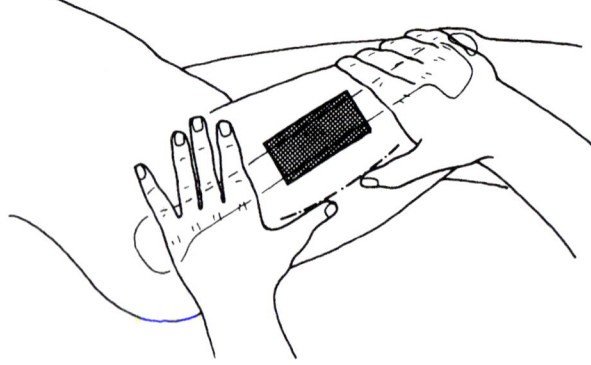

Abb. 17-11 Injektion in den Oberschenkel

Injektion
– Hautdesinfektion
– der Einstich erfolgt senkrecht in Richtung Oberschenkel-
  knochen
– aspirieren
– Medikament langsam injizieren
– Kanüle in Einstichrichtung herausziehen
– Einstichstelle komprimieren

Abschluß
Siehe Kapitel 17.3.2.1

17

18 Infusionen

Als Infusionen bezeichnet man jede Verabreichung von Flüssigkeit durch einen Zugang (Kanüle, Katheter) in eine Vene, Arterie oder in die Haut (subkutan). Man spricht hier auch von einer **parenteralen Applikation**, da die Infusion unter Umgehung des Magen-Darm-Traktes wirksam wird. Infusionen gehören in den **ärztlichen Tätigkeitsbereich**.

Der Arzt **ordnet an** und **dokumentiert**
- Beginn und Dauer der Infusion
- Infusionsmenge in 24 Stunden
- Durchlaufgeschwindigkeit

Routinemäßige Aufgaben **delegiert** der Arzt an das **Pflegepersonal.**
- Richten der Infusion
- Zugabe von Medikamenten (nach Anordnung)
- Wechseln der Infusionen und Erneuern der Systeme
- Überwachung der Infusion

 Jede Pflegekraft ist für ihr Tun alleine verantwortlich. Sie kann die Tätigkeit ablehnen, wenn sie sich fachlich oder persönlich überfordert fühlt. Das Anlegen einer Infusion ist ausschließlich ärztliche Aufgabe.

Applikationsarten
- intravenöse Infusion
- intraarterielle Infusion
- subkutane Infusion (in der ambulanten Pflege und Geriatrie)

Indikationen
- Schonung des Magen-Darm-Traktes, z.B. nach Operationen im Bauchbereich
- Ruhigstellen des Magen-Darm-Bereiches bei Entzündungen, z.B. bei Pankreatitis
- Regulieren des Elektrolyt- und Wasserhaushaltes, z.B. nach starkem Erbrechen
- Volumenersatz, z.B. bei starker Austrocknung
- Gabe von intravenösen Medikamenten, z.B. bei Bewohnern mit Morbus Parkinson
- parenterale Ernährung, z.B. bei bewußtlosen Bewohnern
- Osmotherapie, z.B. bei Bewohnern mit Schlaganfall

18.1 Infusionszubehör

Material
– Infusionsbehälter (Abb. 18-1) aus Kunststoff oder Glas
– Infusionskanülen
– Flügelkanülen (Butterfly-Kanülen, Abb. 18-2)
– Venenverweilkanülen (Abb. 18-3)
– Venenkatheter (zentral oder peripher)
– Infusionsständer
– Infusionsbesteck (Abb. 18-4)

18

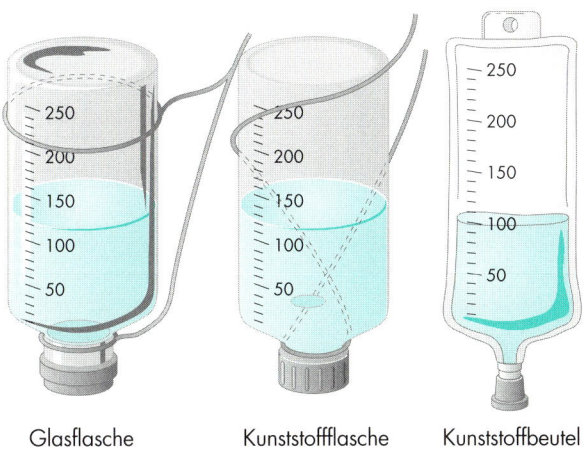

Glasflasche   Kunststoffflasche   Kunststoffbeutel

Abb. 18-1 Verschiedene Infusionsbehälter

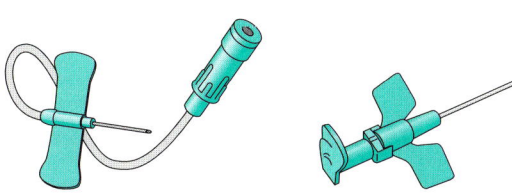

Abb. 18-2 Butterfly-Kanüle   **Abb. 18-3** Venenverweilkanüle

18

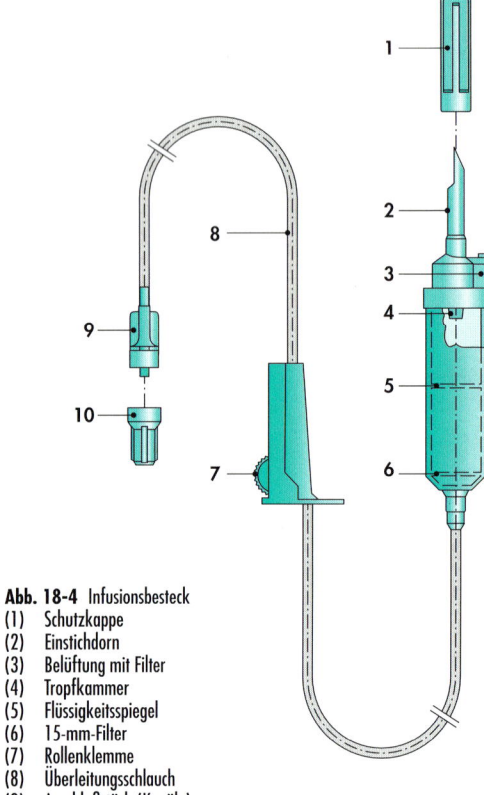

Abb. 18-4 Infusionsbesteck
(1) Schutzkappe
(2) Einstichdorn
(3) Belüftung mit Filter
(4) Tropfkammer
(5) Flüssigkeitsspiegel
(6) 15-mm-Filter
(7) Rollenklemme
(8) Überleitungsschlauch
(9) Anschlußstück (Kanüle)
(10) Schutzkappe

Infusionspumpen
– zur kontrollierten Verabreichung von Infusionslösungen und Medikamenten ist es notwendig, eine
  Infusionspumpe (Abb. 18-5) oder einen Tropfenzähler
  zu benützen
– Arztanordnung einholen
– nur Infusionspumpenbestecke verwenden
– kleinste Luftbläschen im System stören die Funktion der
  Pumpe
– vor Inbetriebnahme Bedienungsanleitung beachten
– der Arzt muß die Infusion mit dem Venenzugang
  verbinden

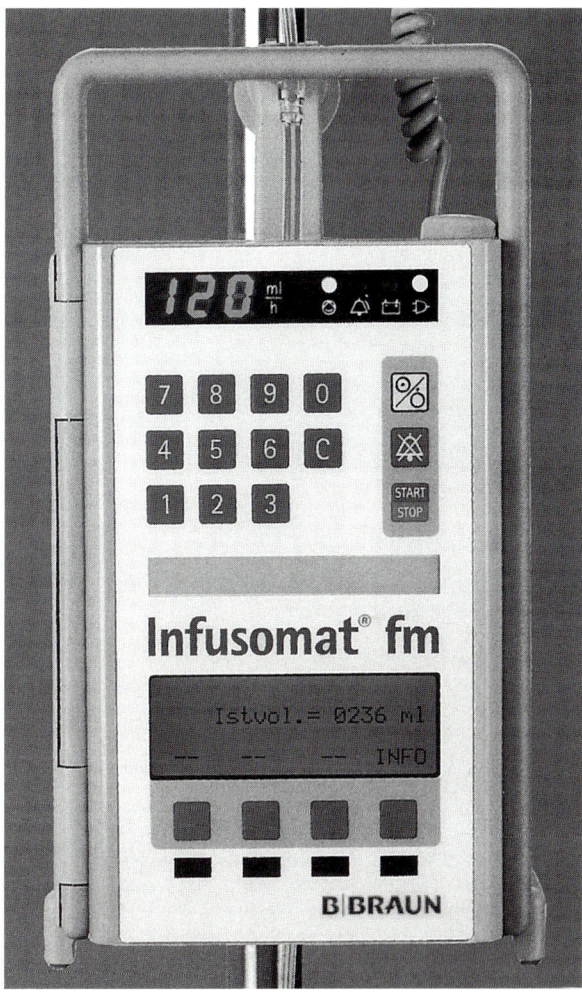

Abb. 18-5 Infusionspumpe

18

18.2 Berechnung der Infusionsmenge, Infusionsdauer

Bei der Berechnung der Tropfenzahlen pro Minute bildet die folgende Formel die Grundlage.

1 ml Infusionsflüssigkeit	entspricht	20 Tropfen

Die Infusionsgeschwindigkeit richtet sich nach der ärztlichen Verordnung und kann wie folgt errechnet werden.

$$\frac{\text{Infusionsmenge (ml)} \times 20 \text{ Tropfen}}{\text{Infusionsdauer (Minuten)}} = \text{Tropfen/Minute}$$

oder

$$\frac{\text{Infusionsmenge (ml)}}{\text{Infusionsdauer (Stunden)} \times 3} = \text{Tropfen/Minute}$$

18.3 Richten einer Infusion

– Händedesinfektion vor jeder Manipulation
– Arbeitsfläche desinfizieren
– Durchstechgummi an Infusionsflasche immer desinfizieren (z.B. Alkohol 70 Prozent), dabei die Einwirkzeit beachten
– Infusionsverbindungen wegen der Kontaminationsgefahr so wenig wie möglich lösen
– Wechseln des Infusionsbesteckes unter sterilen Bedingungen, alle 24 Stunden
– die Verabreichung muß unmittelbar nach dem Herrichten erfolgen
– angebrochene und veränderte Infusionslösungen (z.B. wenn eine Infusion eintrübt oder ausflockt) sofort verwerfen
– beschädigte Infusionsflaschen entsorgen
– Herstellerangaben über Lagerung, Anwendung, Verfallsdatum, Dosierung, Beschaffenheit des Inhaltes genau beachten

Vorbereitung
– Anordnung aus der Dokumentation entnehmen
– Infusionslösung nach Anordnung
– Infusionsbesteck
– Infusionsständer
– Desinfektionsmittel
– Abwurf

Vorgehen
– hygienische Händedesinfektion
– Rollklemme am Infusionsbesteck schließen

18

- Schutzkappe der Infusion entfernen, Gummistopfen desinfizieren
- Schutzhülle des Infusionsbesteckes entfernen
- Einstichdorn des Infusionsbesteckes durch den desinfizierten Gummistopfen mit der Infusion verbinden
- Infusionsflasche an Infusionsständer hängen
- Flüssigkeitsspiegel in der Tropfenkammer durch leichtes Zusammendrücken bis zur Markierung einstellen
- Rollklemme lösen
- das System mit Infusionslösung luftleer füllen
- Infusionsschlauch entlüften
- Rollklemme schließen

18.4   Assistenz beim Anlegen einer Infusion

Vorbereiten der Pflegeperson
- hygienische Händedesinfektion
- Dokumentation einsehen
- Schutzkleidung

Vorbereiten des Materials
- Tablett
- Stauschlauch, Blutdruckmeßgerät (Kap. 10.4.2)
- Infusionslösung, -besteck
- Desinfektionsmittel
- Handschuhe (für den Arzt)
- steriles, transparentes Verbandmaterial
- sterile Tupfer
- hautschonendes Pflaster
- Verbandschere
- verschiedene Venenpunktionskanülen
- evtl. beschriftetes Laborröhrchen für Untersuchungszwecke
- Bettschutz
- Armkissen, Schiene
- Stuhl zum Sitzen
- Abwurf

Vorbereiten des Raums
- Anwesenheitstaste einschalten
- Fenster schließen
- gute Lichtverhältnisse
- Arbeitsfläche herrichten
- Sichtschutz

Vorbereitung des Bewohners
- Situationseinschätzung
- Information und Einverständnis (Arzt)
- Toilettengang erfragen
- bequeme Rückenlagerung, Oberkörper leicht erhöht

18

Vorgehen
- Kommunikation und Beobachtung des Bewohners
- Anreichen der vorbereiteten Gegenstände
- Desinfektion der Einstichstelle
- Venenpunktion durch den Arzt
- Anreichen der Infusion
- Arzt verbindet Infusionssystem mit der Venenkanüle
- Rollklemme auf Anordnung öffnen
- Fixieren der Kanüle, Wundschnellverband
- Tropfgeschwindigkeit einstellen

Abschluß
- Bewohner bequem lagern
- Material entsorgen
- Klingel in Reichweite
- Anwesenheitstaste ausschalten
- Dokumentation durch den Arzt

Überwachen der Infusion
- Infusionsverträglichkeit
- Beobachtung des Hauttonus
- regelmäßige Kontrolle der Punktionsstelle
- Beobachtung der Einlaufgeschwindigkeit
- exakte Bilanzierung
- Schmerzäußerung ernst nehmen
- Vitalzeichenkontrolle
- Dokumentation über Befinden des Bewohners, Zeitpunkt

 Wenn der Bewohner auf die begonnene Infusion Reaktionen zeigt, muß sie sofort abgebrochen und der Arzt benachrichtigt werden.

Komplikationen
- Perforation der Vene (Infusion läuft ins Gewebe)
- Embolie (durch Luft oder Koagula)
- Schock durch Unverträglichkeit der Infusion oder des Zusatzes
- Abbrechen des Venenkatheters
- zu rasches oder zu langsames Einfließen der Infusion verändert die Wirkung der Wirkstoffe
- Blutungsgefahr bei Manipulationen am Venenzugang (auf exakte Verbindung achten)

18.5 Entfernen einer Infusion

Eine Infusion wird nach ärztlicher Anordnung entfernt oder wenn die Infusionslösung bei perforierter Vene ins Gewebe (para) läuft.

Vorgehen
– Bewohner Arbeitsablauf erklären
– Rollklemme schließen
– Verband lösen, in Abwurf entsorgen
– Einstichstelle desinfizieren
– sterilen Tupfer auf die Punktionsstelle legen
– Kanüle entfernen
– Punktionsstelle etwa zwei bis drei Minuten komprimieren
  (Freisetzung von Gewebethromboplastin)
– Schnellverband anlegen
– auf Blutung kontrollieren
– Bewohner bequem lagern
– Klingel in Reichweite
– Dokumentation

18.6 Bilanzierung des Wasserhaushaltes

Durch eine exakte Bilanzierung werden die Wiederherstellung und Erhaltung eines ausgeglichenen Wasser- und Elektrolythaushaltes ermöglicht.
Der Arzt stellt einen individuellen **Infusionsplan** über 24 Stunden auf, in dem die **Einfuhr** geregelt ist. Zusätzliche **Flüssigkeitszufuhr** per os wird ebenfalls dokumentiert.
Die Pflegeperson ermittelt die **Ausfuhr** des Patienten und errechnet die genaue **Bilanz zwischen Ein- und Ausfuhr**.

Eine **exakte Bilanz** ist notwendig, um:
– ein übermäßiges Einlagern von Flüssigkeit im Gewebe
  (Ödeme) ausgleichen zu können
– eine Dehydration, ein Austrocknen, des Bewohners zu
  verhindern

Indikationen
– Herzerkrankungen
– Nierenerkrankungen
– fieberhafter Infekt
– Schockzustände und Bewußtlosigkeit
– starkes Erbrechen
– Durchfall

Beispiel für eine Bilanzierung über 24 Stunden ist Tabelle 18-1 zu entnehmen.

18

Tabelle 18-1   Beispiel für eine Flüssigkeitsbilanzierung

Zeit	Einfuhr	Art/Flüssigkeit	Ausfuhr
6.00	50 ml	Tee	400 ml Urin
7.30	500 ml	Infusionslösung	
9.00			300 ml Urin
12.00	100 ml	Suppe	
14.00			200 ml Urin
16.00	500 ml	Infusionslösung	
18.00	50 ml	Tee	200 ml Urin
22.00			100 ml Urin
2.00	500 ml	Infusionslösung	
5.00	100 ml	Wasser	300 ml Urin
Einfuhr: 1800 ml			**Ausfuhr:** 1500 ml Urin

Bilanz: + 300 ml
Der Bewohner erhält 300 ml mehr Flüssigkeit, als er ausscheidet. Die Bilanz ist also **positiv**. Es muß jedoch berücksichtigt werden, daß der Bewohner über die Atmung und die Haut ebenfalls Flüssigkeit (800 bis 1000 ml) verliert

19 Wundbehandlung und Verbände

Indikationen
- Vermeiden von Infektionen (Schutz vor Keimen)
- Ruhigstellen des Wundgebiets
- Fördern der Wundheilung
- Fixierung der Wundauflage

Der **Arzt** nimmt nach Möglichkeit den ersten Verbandwechsel z.B. nach einer (ambulanten) Operation selbst vor, um sich über den Verlauf der **Wundheilung** ein Bild zu machen. Danach entscheidet er, ob er die nächsten Verbandwechsel an das Pflegepersonal delegieren kann.

Der **Arzt** entscheidet über
- Art des Verbands
- Häufigkeit des Verbandwechsels
- Wundauflagen (trocken oder feucht)

Die **Pflegeperson** entscheidet über die Notwendigkeit eines Verbandwechsels bei
- einem durchnäßten Verband
- starken Schmerzen
- üblem Geruch
- Fieber
- Ödemen

 Diese Vorkommnisse müssen sofort dem Arzt mitgeteilt werden.

19.1 Verbandmaterial

Für einen Verband stehen verschiedene Materialien zur Verfügung.

Wundauflagen
- hydroaktiver Wundverband (zur Heilung und Reinigung)
- Saugkompressen
- Salbenkompressen (antihaft)

Wundpolsterung
- Mullkompressen
- Polsterwatte

Fixierung
- Pflaster
- Binden

19

– Sprühkleber
– Netz- und Schlauchverbände (elastisch)
– Gips-, Zinkleim-, Zinkgelverbände
– elastische Klebeverbände (Tape-Verbände)
– transparentes Kanülenpflaster
– elastische Binden (Kompressionsverbände)
– dauerelastische Haftbinden (Fixier- und Stützverband)
– Wundnahtstreifen (Leukostrip)
– transparenter Wundverband

Instrumente
– Verbandschere
– Pinzetten (anatomisch, chirurgisch)

Aufbau eines Wundverbands
– Wundauflage
– Wundpolsterung
– Fixierung

19.2 Verbandtechniken

Grundsätzlich müssen folgende hygienische Richtlinien eingehalten werden.

– hygienische Händedesinfektion vor jedem Verbandwechsel
– der Verbandwagen darf nicht in das Bewohnerzimmer
– um sterile von unsterilen Aufgaben zu trennen, soll ein
  Verband von zwei Personen vorgenommen werden
– das Wundgebiet nie ohne sterilen Handschuh anfassen
– durchnäßte Verbände müssen sofort gewechselt werden
– beim Verbandwechsel Mundschutz tragen, nie über der
  Wunde sprechen
– im Bewohnerzimmer dürfen keine Topfpflanzen sein,
  da Blumenerde einen Nährboden für Keime darstellt

Sind mehrer Verbände zu wechseln, geschieht dies in der
Reihenfolge aseptisch, kontaminiert, infiziert.

19.2.1 Handverband

Indikation
– Fixieren einer Wundauflage
– Stabilisierung bei einer Verstauchung des Handgelenks

Vorbereitung des Materials
– elastische Binden (etwa vier Zentimeter Breite)
– Pflaster
– Schere

Vorgehen
– Binde in der rechten Hand mit dem Bindenkopf nach oben
  halten

19

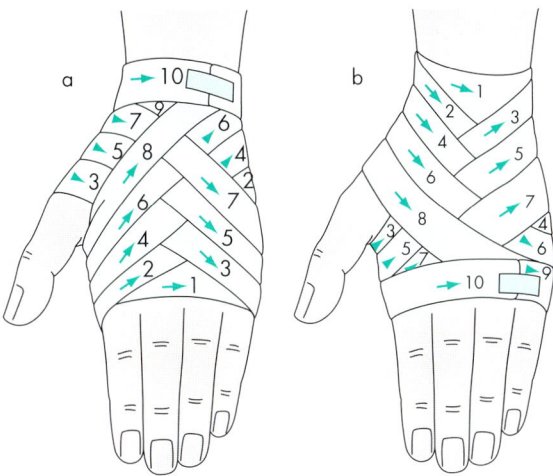

Abb. 19-1 a und b Handverband
a) aufsteigender Handverband
b) absteigender Handverband

– der aufsteigende Handverband beginnt an den Fingergrund-
  gliedern (Abb. 19-1 a)
– der absteigende Handverband beginnt am Handgelenk
  (Abb. 19-1 b)
  Bindenende mit Pflaster fixieren

19.2.2 Ellenbogenverband

Indikation
– Fixieren einer Wundauflage

Vorbereitung
– elastische Binde, etwa sechs Zentimeter breit
– Pflaster
– Schere

Vorgehen
– entweder am Ellenbogengelenk (Abb. 19-2 a) oder am
  Unterarm beginnen (Abb. 19-2 b)
– Bindenende mit Pflaster fixieren

19

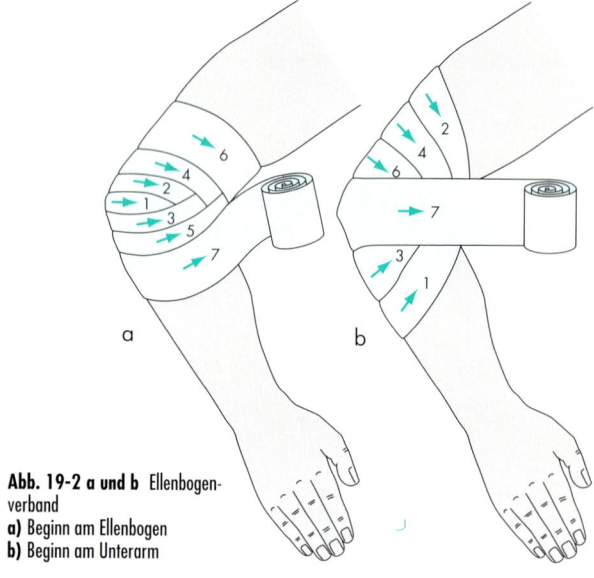

Abb. 19-2 a und b Ellenbogen-
verband
a) Beginn am Ellenbogen
b) Beginn am Unterarm

19.2.3 Fußverband

Indikation
– Kompressionsverband bei Verstauchungen

Vorbereiten des Materials
– elastische Binde, etwa vier bis sechs Zentimeter breit
– Schere
– Pflaster

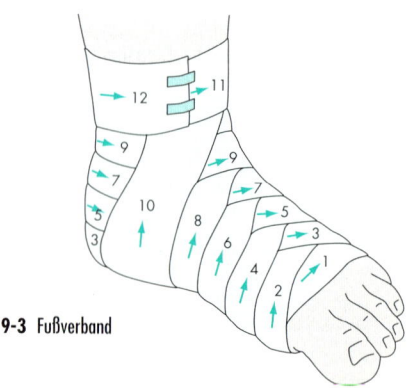

Abb. 19-3 Fußverband

Vorgehen
– der Verband beginnt an den Zehengrundgliedern
– die Bindentouren gehen von innen nach außen um das Fuß-
  gewölbe (Abb. 19-3)
– die Ferse wird mit eingewickelt
– Bindenende am Fußknöchel mit Pflaster fixieren

19

19.2.4 Kopfhaubenverband

Indikation
– Fixieren einer Wundauflage

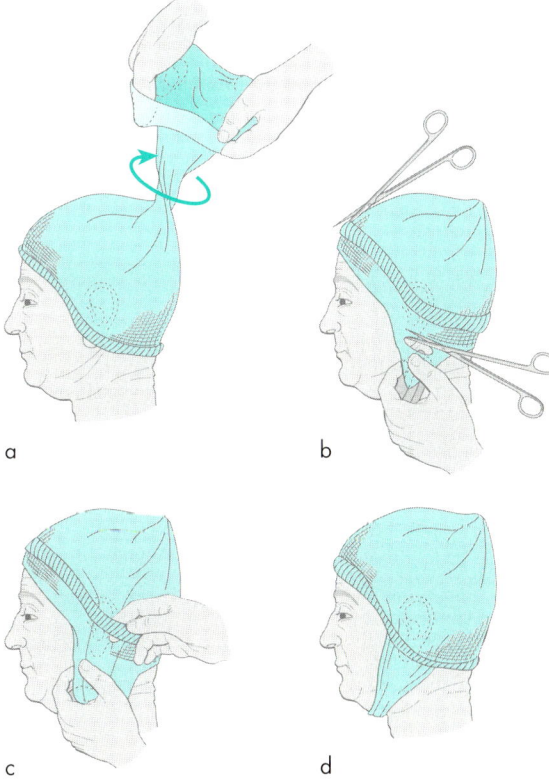

Abb. 19-4 a bis d Kopfhaubenverband mit Schlauchmull
a) Schlauchmull über dem Scheitel drehen und über die erste Schicht stülpen
b) obere Lage an der Stirn, untere Lage an den Ohren einschneiden
c) Zipfel der oberen Lage durch die entstandene Ohrschlinge ziehen
d) beide Zipfel unter dem Kinn verknoten

Vorbereitung
– Schlauchmull in dreifacher Kopflänge oder Fertigverband
– Schere
– Schmuck (Ohrringe), Hörgeräte, Brille entfernen

Vorgehen
– erstes Verbanddrittel über den Kopf ziehen
– über dem Scheitel drehen (Abb. 19-4 a)
– Schlauchmull umschlagen und über die erste Schicht stülpen
– obere Lage an der Stirn einschneiden, die untere Lage an den Ohren (Abb. 19-4 b)
– Zipfel der oberen Lage durch die entstandene Ohrschlinge ziehen (Abb. 19-4 c)
– beide Zipfel unter dem Kinn verknoten (Abb. 19-4 d)

19.2.5 Fingerverband mit Schlauchmull und Applikator

Indikation
– Fixieren einer Wundauflage

Vorbereitung
– passenden Schlauchmull oder Fertigverband
– Schere
– Applikator
– Ringe und Uhr entfernen

Vorgehen
– Schlauchverband auf Applikator ziehen
– offenes Schlauchstück über Finger ziehen
– um 180 Grad drehen, Schlauchstück verschließt sich an der Fingerspitze (Abb. 19-5 a)
– Verband durch beliebig viele Schlauchmull-Lagen vervollständigen (Abb. 19-5 b)
– Schlauchmull über dem Applikator in Längsrichtung an der Beugeseite des Fingers einschneiden
– Einschnittspitze am Fingergrundgelenk (Abb. 19-5 c)
– Spitze des Einschnitts festhalten, Applikator zurückziehen (Abb. 19-5 d)
– Finger durch den entstandenen Schlitz stecken und Applikator zum Handrücken zurückführen
– den Schlauchmull in Höhe des Handgelenks längs einschneiden (Abb. 19-5 e)
– entstandene Bänder um das Handgelenk schlingen und miteinander verknoten (Abb. 19-5 f)

19

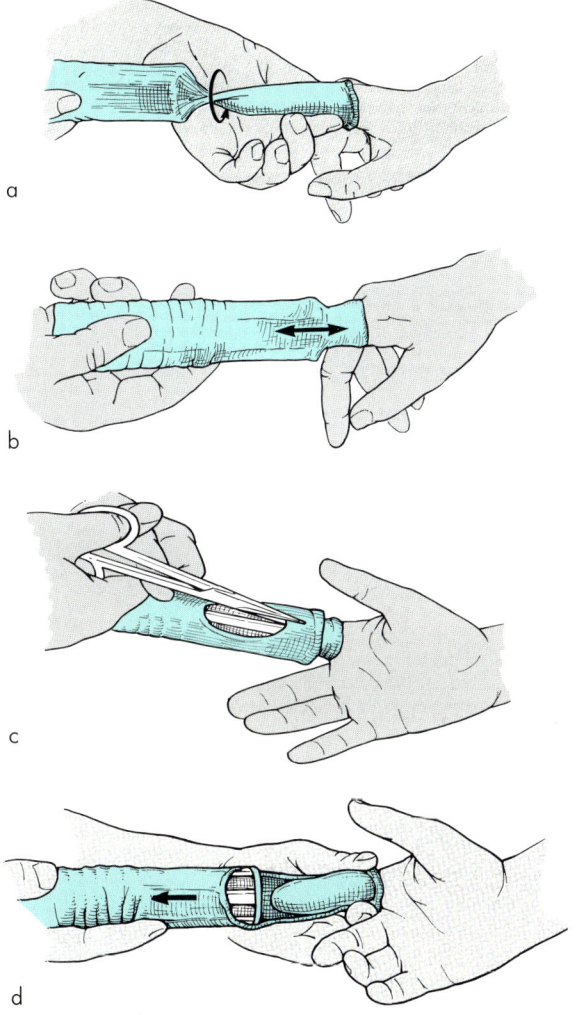

a

b

c

d

Abb. 19-5 a bis f Fingerverband mit Schlauchmull und Applikator
a) offenes Schlauchstück über Finger ziehen, um 180 Grad drehen
b) beliebig viele Schlauchmull-Lagen darüberziehen
c) Schlauchmull in Längsrichtung einschneiden
d) Applikator zurückziehen

19

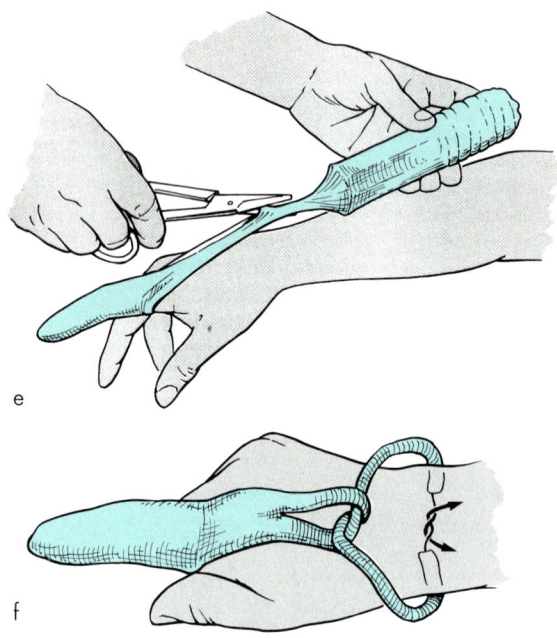

e

f

Abb. 19-5 a bis f Fingerverband mit Schlauchmull und Applikator
e) in Höhe des Handgelenks Schlauchmull einschneiden
f) die Bänder um das Handgelenk schlingen und verknoten

19.2.6 Brustverband

Indikation
– Fixieren einer Wundauflage

Vorbereitung des Materials
– Schlauchmullgröße abhängig vom Brustumfang
– Länge zweimal Brustumfang
– Pflaster
– Schere

Vorgehen
– Schlauchmull so umschlagen, daß er doppelt liegt
– Verband über den Arm ziehen
– umgeschlagener Teil befindet sich unterhalb des Ellenbogens
– an der Schulter Schlauchmull raffen und durchschneiden
  (Abb. 19-6 a)

19

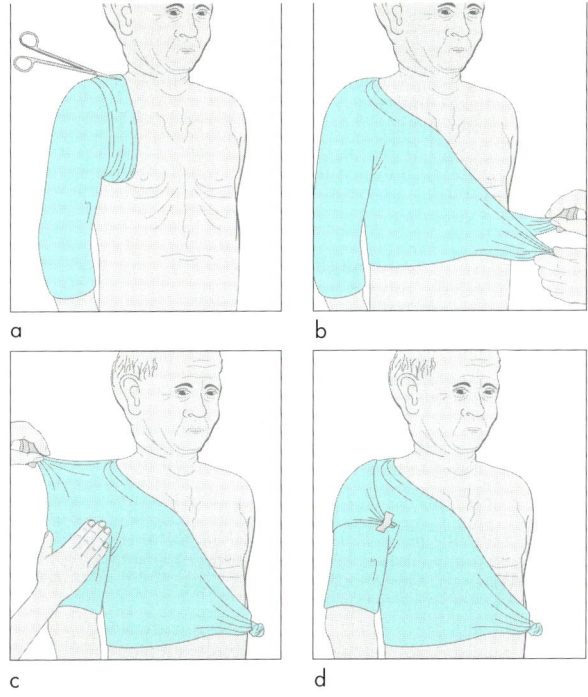

a   b

c   d

Abb. 19-6 a bis d Brustverband
a) Verband über den Arm ziehen, an der Schulter raffen und durchschneiden
b) beide Zipfel schräg nach unten über die Brust ziehen und verknoten
c) Zipfel am Oberarm herausziehen
d) Zipfel vorne am Oberarm fixieren

– beide Zipfel schräg nach unten über die Brust ziehen und
 verknoten (Abb. 19-6 b)
– einen Zipfel am Oberarm herausziehen (Abb. 19-6 c)
– Zipfel nach vorne um den Oberarm ziehen und fixieren
 (Abb. 19-6 d)

19.3 Verbandwechsel

Der Verbandwechsel muß stets exakt geplant, vorbereitet und in
Ruhe ausgeführt werden, damit es zu keiner Infektion der Wunde kommen kann.

19

Vorbereitung der Pflegeperson
– Händedesinfektion
– Information, ärztliche Anordnung zum Verbandwechsel aus Dokumentationssystem entnehmen
– Schutzkleidung
– Mundschutz

Vorbereiten des Materials
– Tablett oder Verbandwagen
– Fixiermaterial
– Verbandschere
– Verbandmaterial (Kompressen etc.)
– Händedesinfektionsmittel
– Hautdesinfektionsmittel
– sterile Pinzette
– sterile Handschuhe
– Einmalhandschuhe
– Abwurf

Vorbereiten des Raums
– Anwesenheitstaste einschalten
– Fenster schließen
– hell
– Schutz der Intimsphäre, evtl. Sichtschutz
– Arbeitsfläche fern vom Bewohner herrichten

Vorbereitung des Bewohners
– Information über Ablauf des Verbandwechsels
– evtl. ein Schmerzmittel verabreichen (Arzt)
– Bewohner (eventuell) beim Auskleiden helfen
– Bewohner bequem lagern

Vorgehen
– hygienische Händedesinfektion
– alle benötigten sterilen Materialien auf einer sterilen Fläche vorbereiten, eine zweite Person zum Anreichen hinzuziehen
– Einmalhandschuhe anziehen
– Verband entfernen, den Handschuh darüberstülpen, in den Abwurf werfen
– Klebereste vom Verband mit mildem Pflasterentferner abtupfen
– Wunde beurteilen
– sterile Handschuhe oder Pinzette
– Wunddesinfektion
– sterilen Tupfer mit Hautdesinfektionsmittel benetzen
– Wundrand mit dem sterilen, benetzten Tupfer mit einer sterilen Pinzette desinfizieren
– Tupfer abwerfen
– bei Bedarf mit neuem Tupfer wiederholen
– Wundbehandlung nach Anordnung
– Wundauflage, z.B. Antihaftkompresse
– Wundpolsterung

– Handschuhe abwerfen
– Fixiermaterial (z.B. Fixomull) an einer Ecke leicht umkleben,
  es ist dadurch leichter zu entfernen
– Bewegungsfreiheit berücksichtigen

Desinfizieren einer aseptischen Wunde

– von innen nach außen desinfizieren, um keine Keime von
  der umgebenden Haut in die Wunde zu bringen (Abb. 19-7 a)

Desinfizieren einer septischen Wunde

– von außen nach innen desinfizieren, um keine Keime von
  der infizierten Wunde auf die gesunde Haut zu übertragen
  (Abb. 19-7 b)

19

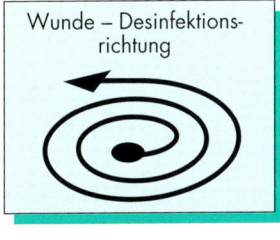
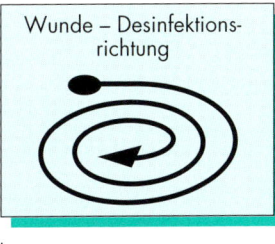

a
b

Abb. 19-7 a und b Desinfektion einer Wunde
a) Desinfektion einer aseptischen Wunde von innen nach außen
b) Desinfektion einer septischen Wunde von außen nach innen

Abschluß

– Bewohner bequem lagern
– nach Schmerzen fragen
– evtl. beim Ankleiden behilflich sein
– nach Befinden fragen
– Klingel in Reichweite
– Sichtschutz entfernen
– Anwesenheitstaste ausschalten
– Abfall entsorgen
– alle gebrauchten Instrumente desinfizieren und reinigen
– Tablett desinfizieren
– Schutzkleidung ausziehen
– hygienische Händedesinfektion
– Dokumentation von Zeit, Aussehen der Wunde
– Verbandmaterial nachfüllen

20 Sonden

Sonden werden zu **diagnostischen** (Magensaftuntersuchung) und **therapeutischen** Zwecken (Ernährung) gelegt.

Indikationen aus therapeutischen Gründen
– Kau- und Schluckstörungen, z.B. Zustand nach einem Apoplex
– Kachexie und Anorexie
– neurologische Störungen, z.B. Alzheimer-Krankheit
– Störungen des oberen Verdauungstraktes, z.B. Stenosen der Speiseröhre, Tumoren
– Chemo- oder Strahlentherapie
– bei chronischen Krankheiten, z.B. Krebs, Tbc, Aids
– Bewußtlosigkeit
– Schädel-Hirn-Trauma

Das Legen einer Sonde ist eine ärztliche Tätigkeit. Der Arzt kann diese Aufgabe aber an dafür qualifizierte Pflegepersonen delegieren. Er haftet für die Anordnung und die Pflegeperson für die Umsetzung.
Nur eine Pflegekraft, die gut ausgebildet ist und die Lage abschätzen kann, darf eine Sondierung vornehmen. Die Pflegeperson trägt die **Verantwortung**.

Strafrechtlich bleibt der/die Altenpfleger/-in für sein/ihr Tun grundsätzlich voll verantwortlich.

Der Arzt muß **dokumentieren**
– Art der Sonde
– Positionierung
– Kostform
– Kostzusammenstellung
– Menge
– Frequenz der Applikationen

– Händedesinfektion vor jedem Kontakt mit Sonde und Nahrung
– Nahrung nach Herstellerhinweisen lagern
– angebrochene Flaschen maximal 24 Stunden im Kühlschrank aufbewahren
– aus frischen Lebensmitteln selbst hergestellte Nahrung sofort nach der Zubereitung dem Bewohner verabreichen

20.1 Sondenmaterial

- **Polyurethan (PUR)**
  - enthalten keine Weichmacher
  - Liegedauer, je nach Hersteller, zwischen einer Woche und vier bis fünf Monaten

20

- **Silikonkautschuk**
  - enthalten keine Weichmacher
  - Röntgenkontraststreifen
  - kleinlumig
  - Liegedauer bis zu einem Jahr

- **Polyvinylchlorid (PVC)**
  - enthalten Weichmacher
  - diese werden schon nach kurzer Zeit durch Verdauungssäfte und Nahrung angegriffen und machen die Sonde hart und starr
  - Liegezeit nur wenige Tage

Sondenstärken
Die Sondenstärke wird in Charrière (Ch) oder in Millimetern angegeben (ein Charrière entspricht 0,33 Millimetern).
- je nach Hersteller werden Außen- und Innenlumen angegeben
- je kleinlumiger die Sonde, desto angenehmer für den Bewohner
- je dickflüssiger die Nahrung, um so größer die Ch/mm-Zahl
- bei Ernährung durch Pumpenapplikation genügt eine kleinere Sonde, etwa 8 Ch
- bei Ernährungsverabreichung ohne Pumpensystem muß das Lumen etwas größer sein, etwa 12 Ch

Sondenlängen
Die meisten Sonden haben eine Längenmarkierung.
- Magensonden sind zwischen 0,5 und 1,00 Meter lang
- Dünndarmsonden sind zwischen 1,5 und 2,5 Meter lang

20.2 Nasogastrale Sonde

Vorbereitung der Pflegeperson
- Händedesinfektion
- Schutzkleidung
- Dokumentation einsehen, ärztliche Anordnung muß vorliegen

Vorbereiten des Materials
- Tablett
- kalte Nährsonde mit Graduierung und Verschluß-mechanismus
- Gleitmittel
- Lokalanästhetikum

20

- Klemme
- 50-ml-Spritze
- Stethoskop
- evtl. Glas mit Wasser
- Nierenschale
- Zellstoff, Einmaltaschentücher
- Bewohner- und Bettschutz
- Prothesenschale
- Material zur Nasenpflege (Kap. 6.3.7)
- Holzspatel
- Taschenlampe
- Pflaster und Schere
- Einmalhandschuhe
- Indikatorpapier
- Material zum Fixieren der Sonde

Vorbereiten des Raums
- Anwesenheitstaste einschalten
- Sichtschutz
- Arbeitsfläche vorbereiten

Vorbereitung des Bewohners
- Information
- Aufklärung über den Ablauf
- Bewohner aufsetzen
- Bett- und Kleidungsschutz

Vorgehen
- Händedesinfektion
- Nase reinigen lassen
- Kleidungs- und Bettschutz anbringen
- evtl. Zahnprothese herausnehmen
- zum Ablenken Bewohner ein Taschentuch und/oder eine Nierenschale in die Hand geben
- Handschuhe anziehen
- Sprühanästhesie für die Nasenschleimhaut
- Magensonde von Nasenspitze zum Ohrläppchen, dann bis zur Magengrube des Bewohners abmessen
- Magensonde mit Gleitmittel einsprühen
- Magensonde vorsichtig einführen (Abb. 20-1)
- nach 15 bis 20 Zentimetern erste Kontrolle, ob sich die Sonde im Mund aufrollt
- Kopf nach vorne beugen lassen
- Bewohner zum ruhigen Atmen anhalten und zum Schlucken auffordern
- evtl. ein Getränk anbieten
- Magensonde bis zur abgemessenen Stelle einführen
- in einer Spritze Luft aufziehen
- Luft in der Spritze in die Magensonde geben, dabei gleichzeitig das Stethoskop auf die Magengegend setzen und hören, ob die Sonde im Magen liegt (Magengeräusche)

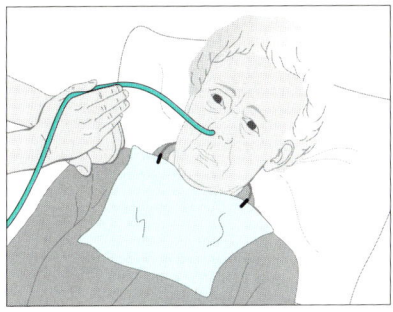

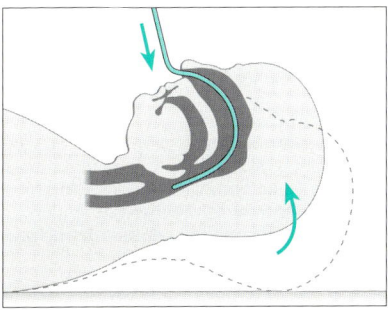

Abb. 20-1 Das Legen einer nasogastralen Sonde

– Sonde mit hautfreundlichem Pflaster an einem Nasenflügel
  fixieren (Abb. 20-2)
– evtl. Röntgenkontrolle

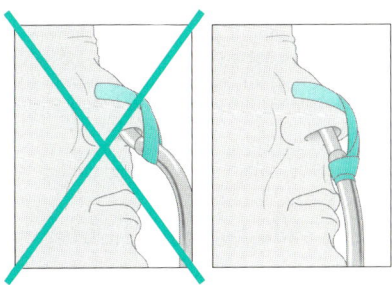

Abb. 20-2 Fixieren der Magensonde

20

Eine weitere Möglichkeit, den richtigen Sitz der Magensonde zu kontrollieren, erfolgt mit Indikatorpapier. Magensaft mit Spritze aspirieren, auf das Indikatorpapier geben und den pH-Wert überprüfen. Magensaft hat einen pH-Wert von 2, Duodenalsekret einen pH-Wert von 7.

Bei starkem Husten und/oder Zyanose muß die Magensonde sofort entfernt werden, da sie wahrscheinlich in der Luftröhre liegt.

Abschluß
– Bewohner nach Befinden fragen und bequem lagern
– Klingel in Reichweite legen
– Material entsorgen
– Händedesinfektion
– Anwesenheitstaste ausschalten
– Dokumentation von Zeit, Datum, Sondenlänge, Fabrikat, Verweildauer, Handzeichen

Pflege bei liegender Magensonde
– Lagekontrolle vor jeder Nahrungsgabe durch Längenkontrolle der Magensonde, Stethoskop oder Indikatorpapier
– vor und nach jeder Gabe von Nahrung oder Medikamenten die Magensonde mit stillem Mineralwasser spülen
– Bewohner zum Nahrungverabreichen mit dem Oberkörper hochlagern (Reflux vorbeugen)
– regelmäßige Mund- und Nasenpflege, Druckgeschwüre vermeiden
– Anregung der Speichelproduktion zur Parotitis- und Soorprophylaxe (Kap. 5.7.5)
– auf Allgemeinbefinden achten
– tägliche Reinigung der Magensondenansatzstücke (Konnektorstelle)
– alle 24 Stunden Überleitungssystem und Adapter wechseln
– Fixierung regelmäßig erneuern und verändern

Entfernen der Sonde
– Bewohner informieren
– Handschuhe anziehen
– Magensonde abklemmen
– Bewohner tief atmen lassen, dabei die Sonde vorsichtig unter leichter Drehbewegung gleichmäßig herausziehen
– Magensonde um die Hand wickeln und Handschuhe überstülpen
– gute Mund- und Nasenpflege
– bei Sondenwechsel andere Nasenöffnung wählen

20.3   Perkutane endoskopische Gastrostomie

Bei Bewohnern, die über einen längeren Zeitraum enteral ernährt werden müssen, legt der Arzt eine **perkutane endoskopische Gastrostomie (PEG)** an.

20

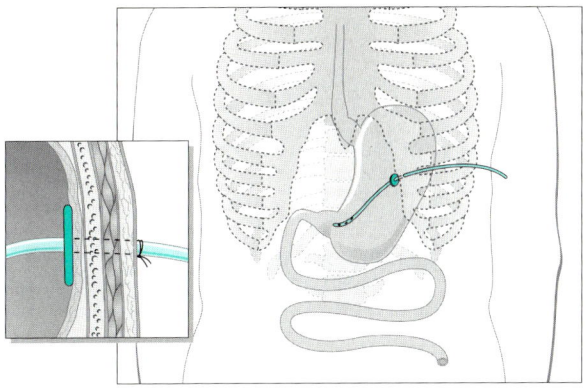

Abb. 20-3 Perkutane endoskopische Magensonde

Dabei wird während einer Magenspiegelung ein Katheter durch die Bauchdecke in den Magen gelegt (Abb. 20-3).

Vorteile für den Bewohner
– keine Gefahr von Druckgeschwüren an Nase, Rachen und Speiseröhre
– weniger Probleme in der Gesellschaft durch Tragen der Sonde unter der Kleidung

20.3.1 Verbandwechsel bei einer PEG-Sonde

– bei einer neu angelegten PEG ist der Verband täglich zu erneuern
– etwa ab der zweiten Woche nur ein- bis zweimal wöchentlich Verbandwechsel
– sobald die Eintrittsstelle reizlos ist, kann auf einen Verband verzichtet werden
– soll das Stoma trotzdem einen Verband erhalten, genügt eine trockene Schlitzkompresse mit Fixierung

Vorbereitung der Pflegeperson
– Dokumentation einsehen
– hygienische Händedesinfektion
– Schutzkleidung

Vorbereiten des Materials
– Tablett
– Desinfektionsmittel
– Verbandschere
– sterile Kompressen
– Klebeverband (Fixomull)

20

– sterile Pinzette oder Handschuhe
– Abwurf

Vorbereiten des Raums
– Anwesenheitstaste einschalten
– Fenster schließen
– für gute Lichtverhältnisse sorgen
– angenehme Zimmertemperatur (Bewohner nach
  Wünschen fragen)
– Sichtschutz anbringen

Vorbereitung des Bewohners
– über den Ablauf des Verbandwechsels informieren und zur
  Mithilfe anregen
– Oberkörper hochlagern
– Oberkörper entkleiden lassen

Vorgehen
– Händedesinfektion
– Verband entfernen und in Abwurf geben
– erneute Händedesinfektion
– Einstichstelle desinfizieren
– Hautzustand beurteilen
– Fixierungsriegel oder -platte mit warmem Wasser reinigen
  und trocknen
– Fixierungsriegel oder -platte ohne Druck auf die trockene
  Haut auflegen
– sterile Schlitzkompresse um Sonde legen
– Klebeverband anbringen

Abschluß
– Bewohner anziehen lassen und bequem lagern
– Material entsorgen
– Händedesinfektion
– Dokumentation von Datum, Zeit, Verbandwechsel,
  Beschaffenheit des Stomas

20.4 Sondenkost

Die Sondennahrung muß genau auf die Bedürfnisse des Bewohners abgestimmt sein. Dies geschieht in einem gemeinsamen Gespräch zwischen Arzt, Bewohner und Pflegekraft.

Folgende Aspekte sind zu beachten:
– bei ballaststoffarmer Kost ausreichend Flüssigkeit zuführen,
  um eine Obstipation zu vermeiden
– genaue Bilanzierung der Ein- und Ausfuhr

 Eine falsch angewendete Kost führt häufig zu starken Durchfällen, deshalb sind die Herstellerhinweise genau zu beachten.

Bakterielle Kontaminationen sind folgendermaßen zu vermeiden:
- das Sondenbesteck täglich wechseln
- die Nahrung vorschriftsmäßig lagern
- Mundpflege vor jeder Nahrungsverabreichung (verdauungsanregend)

Der **Ernährungsbedarf** des Bewohners ist abhängig von:
- Ernährungsgewohnheiten
- Schweregrad des Krankheitsbildes
- Aktivität
- Alter
- Gewicht
- Größe

Zusammenstellung der Ernährung
Der Arzt entscheidet über die Zusammenstellung der Ernährung. Der **Kalorienbedarf** beim gesunden betagten Menschen liegt bei 1500 bis 2000 kcal. Je nach Krankheitsbild erhöht sich der Bedarf.
Bei einer Sondenernährung muß die Differenz zwischen Flüssignahrung und tatsächlichem Bedarf zusätzlich als Flüssigkeit verabreicht werden.

Kostarten
Die Pflegeperson wählt zusammen mit dem Arzt die geeignete Kost für den Bewohner aus.
Die Hersteller von Sondennahrung bieten zu unterschiedlichen Krankheitsbildern entsprechende Formeldiäten an.
In einer **Formeldiät** sind
- alle Nährstoffe enthalten, die für eine gesunde und bedarfsdeckende Ernährung erforderlich sind
- die Nahrung enthält in ausreichender Menge Eiweiß, Kohlenhydrate, Fett, Vitamine, Mineralstoffe und Spurenelemente
- man unterscheidet zwischen **hochmolekularer** und **niedermolekularer** Nahrung
- hochmolekulare Nahrung muß noch im Magen-Darm Trakt verdaut werden

Verabreichen von Sondenkost
- Vorbereitung der Kost nach Herstellerangaben
- Oberkörper hochlagern
- Kontrolle der Sondenlage (Kap. 20.2)
- Absaugen von Nahrungsresten
- Applikationsgerät mit der Magensonde verbinden
- Einlaufgeschwindigkeit einstellen und wiederholt kontrollieren
- Einlaufgeschwindigkeit bei manueller Gabe mit der Spritze maximal 100 Milliliter in fünf bis zehn Minuten
- Einlaufgeschwindigkeit bei der Schwerkraftapplikation mit Beutel oder Flasche 100 Milliliter in zehn bis fünfzehn Minuten

20

– Einlaufgeschwindigkeit bei kontinuierlicher Gabe mit
  Ernährungspumpe (Abb. 20-4) 100 Milliliter in der Stunde
– Bewohner beobachten
– Magensonde nach der Nahrungsgabe spülen
– Sonde abklemmen

20

Mit einer Ernährungspumpe kann die Sondennahrung langsam
und in kleinen Portionen verabreicht werden. Dies ist für den
Bewohner schonender als die Zufuhr durch Schwerkraft oder
portionsweise mit der Spritze.

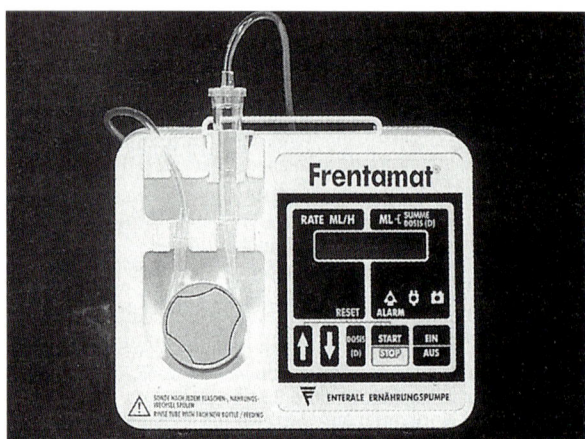

Abb. 20-4 Ernährungspumpe

21 Darmregulation

Ziele einer Darmregulation
- Anregung der Darmtätigkeit
- Reinigung des Darms
- Therapie einer Erkrankung

Methoden der rektalen Darmregulation
- Einläufe
- Klistiere
- Suppositorien

 Jede Darmregulation und die verwendeten Zusätze müssen ärztlich angeordnet werden.

21.1   Der Darmeinlauf

Beim Darmeinlauf bringt man durch ein Darmrohr Flüssigkeit in den Darm (Kolon) ein.

Arten des Darmeinlaufs
• Reinigungseinlauf
- zur Entleerung des Kolons bei Obstipation

• Hoher Einlauf
- zur Entleerung des oberen Darmabschnitts vor Operationen
- beste Wirkung in Knie-Ellenbogen-Lage (bei alten Menschen kaum möglich)
- belastet den Kreislauf stark

• Heb- und Senkeinlauf
- zur Anregung der Darmperistaltik und zum Spülen des Dickdarms
- Irrigator wird mehrmals ca. 30 bis 50 Zentimeter über dem Bewohner gehoben und gesenkt
- Einlauf wird beendet, wenn ausreichend Darmgase abgegangen sind und die Spülflüssigkeit klar ist

Wirkungen des Darmeinlaufs
• Thermische Wirkung
- Anregung des Darms durch die Temperatur der Flüssigkeit

• Chemische Wirkung
- Anregung des Darms durch einen medikamentösen Zusatz

21

- **Mechanische Wirkung**
  - Anregung des Darms durch das Einführen des Darmrohrs und die einlaufende Flüssigkeit

Kontraindikationen
- akute Erkrankung im Abdomen (Bauchraum)
- Verdacht auf Ileus (Darmverschluß)

Bei diesen Erkrankungen besteht die akute Gefahr der Darmperforation durch den Einlauf.

Vorbereitung der Pflegeperson
- Hände waschen
- Schutzkleidung anziehen
- Haare bei Bedarf zusammenbinden

Vorbereiten des Materials
Alle Gegenstände auf einem Tablett oder einem Therapietisch herrichten (Abb. 21-1).
- Darmrohr
- Irrigator oder Einmalbeutel mit Verbindungssystem und Verschluß

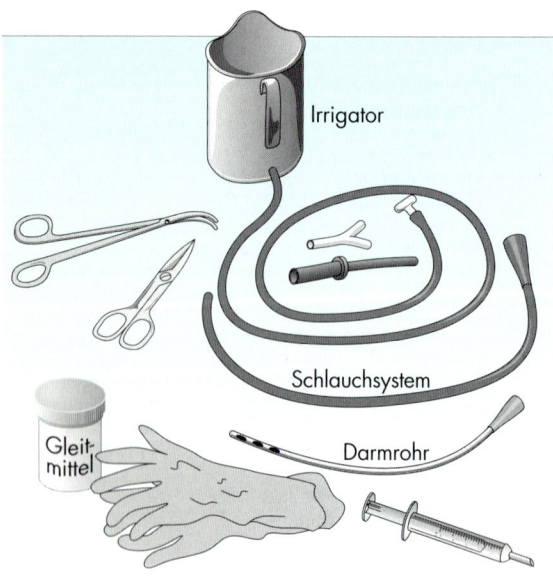

Abb. 21-1 Vorbereitung des Materials zum Darmeinlauf

21

– Art und Zusätze sowie Menge der Einlaufflüssigkeit laut ärztlicher Anordnung
– angewärmte Einlaufflüssigkeit (36 °C)
– Schlauchsystem luftleer machen
– Gleitmittel
– Bettschutz
– Einmalhandschuhe
– Zellstoff
– Abwurf
– Händedesinfektionslösung
– Aufhängemöglichkeit, z.B. Infusionsständer oder Kleiderständer
– mit Einlaufflüssigkeit gefüllten Irrigator 40 bis 60 Zentimeter über Bewohner anhängen, abklemmen
– Toilettenstuhl oder Steckbecken in Reichweite vorbereiten oder Toilette freihalten
– Nierenschale
– Schlauchklemme

Zu kalte Einlaufflüssigkeit verursacht Krämpfe, zu warme kann zu Darmirritation führen.

Vorbereiten des Raums
– Anwesenheitstaste einschalten
– Fenster schließen, evtl. Heizung anmachen
– Mitbewohner nach Möglichkeit aus dem Zimmer schicken oder für Sichtschutz sorgen
– für gutes Licht sorgen
– Arbeitsfläche vorbereiten

Vorbereitung des Bewohners
– genaue Information über Ablauf der Pflegehandlung
– Unterkörper auskleiden lassen, bei Bedarf behilflich sein
– Bettschutz unterlegen
– bequeme Seitenlage einnehmen lassen, nach Möglichkeit auf die linke Körperseite (Darmverlauf, absteigendes Kolon)
– Beine anwinkeln lassen (wirkt auf die Bauchdecke entspannend)
– bei Bedarf Puls- und Blutdruckkontrolle

Vorgehen
– Einmalhandschuhe anziehen
– Darmrohr mit Gleitmittel einfetten (Öffnung aussparen)
– Bewohner über das Einführen des Darmrohres informieren, zum tiefen Ein- und Ausatmen auffordern
– Darmrohr vorsichtig bis 15 Zentimeter tief mit einer leichten Drehbewegung in den Darm einführen
– beim Einführen kann der Bewohner leicht pressen, dies wirkt einem Krampf entgegen
– bei einem spürbaren Widerstand das Darmrohr vorsichtig drehen (evtl. Schleimhautfalte)

21

– über einer Nierenschale Darmrohr mit luftleerem Schlauchsystem verbinden
– Schlauchklemme öffnen
– warme Flüssigkeit aus dem Irrigator oder Einmalbeutel
   (Abb. 21-2) einlaufen lassen
– Toilettenstuhl oder Bettschüssel bereithalten
– Bewohner beobachten und nach Befinden fragen, spürt
   dieser Bewohner einen zu starken Druck, muß der Irrigator
   oder der Beutel etwas gesenkt werden

 Bei Schmerzen den Vorgang sofort abbrechen.

– ist die Flüssigkeit eingelaufen, Verbindungsschlauch
   abklemmen
– Bewohner bitten, die Darmentleerung möglichst lange
   hinauszuzögern
– Darmrohr langsam unter leichter Drehung entfernen
– Einmalhandschuh über das Darmrohr stülpen und in den
   Abwurf geben
– den Bewohner zudecken
– während der Darmentleerung in der Nähe des Bewohners
   bleiben
– Rufanlage bereithalten

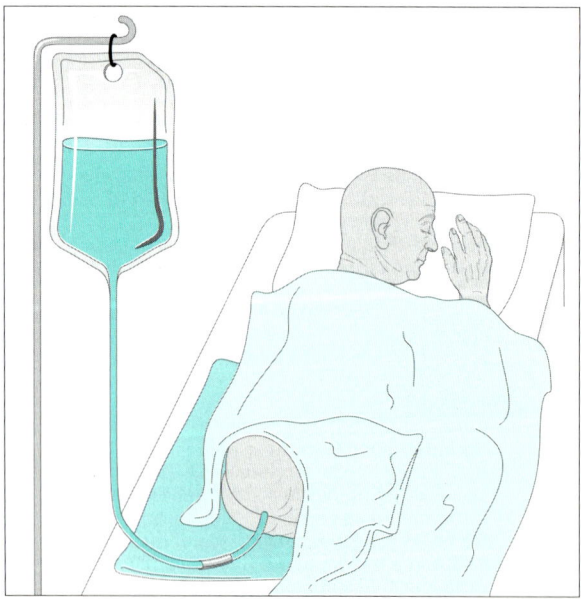

Abb. 21-2 Darmeinlauf

Abschluß
– Bewohner nach Befinden fragen
– Intimtoilette
– Wäscheschutz einlegen
– Erfolg kontrollieren
– bei Bedarf beim Ankleiden helfen
– Bewohner bequem und warm lagern
– Klingel in Reichweite geben
– Abfall entsorgen
– Sichtschutz entfernen
– Zimmer lüften
– Anwesenheitstaste ausschalten
– alle benötigten Gegenstände entsorgen
– Materialien reinigen, desinfizieren
– Ausscheidung kontrollieren und entsorgen
– Schutzkleidung ausziehen
– hygienische Händedesinfektion
– Dokumentation von Einlauf, Erfolg und evtl. Zwischenfällen

21

21.2 Klistiere

Mit einem Klistier instilliert man eine kleine Menge Flüssigkeit (50 bis 150 Milliliter) in den Enddarm. Wirkstoffe (wie Natriumdihydrogenphosphat, Hydroxybenzoesäuremethylester) regen den Mastdarm zur Tätigkeit an und reinigen ihn.

Vorbereitung der Pflegeperson
– aus dem Dokumentationssystem ärztliche Anordnung entnehmen
– Schutzkleidung anziehen
– Haare bei Bedarf zusammenbinden
– Hände waschen

Vorbereiten des Materials
Alle Gegenstände auf einem Tablett oder einem Therapietisch vorbereiten.
– Klistier in Wasserbad auf Körpertemperatur vorwärmen
– Gleitmittel
– Bettschutz
– Einmalhandschuhe
– Zellstoff
– Abwurf
– Händedesinfektionslösung
– Toilettenstuhl oder Steckbecken in Reichweite vorbereiten oder Toilette freihalten
– Nierenschale

Vorbereiten des Raums
– Anwesenheitstaste einschalten
– Fenster schließen, evtl. Heizung anmachen
– für gutes Licht sorgen

21

– Mitbewohner nach Möglichkeit aus dem Zimmer schicken
oder für Sichtschutz sorgen
– Arbeitsfläche vorbereiten

Vorbereitung des Bewohners
– genaue Information über Ablauf der Pflegehandlung
– Unterkörper auskleiden lassen, bei Bedarf behilflich sein
– Bettschutz unterlegen
– bequeme Seitenlagerung einnehmen lassen, nach Möglichkeit auf die linke Körperseite
– Beine anwinkeln lassen
– bei Bedarf Puls- und Blutdruckkontrolle

Vorgehen
– Einmalhandschuhe anziehen
– Verschluß am Klistier entfernen
– Klistier mit Gleitmittel einfetten (Öffnung aussparen)
– Klistier vorsichtig mit einer leichten Drehbewegung in den Darm einführen
– beim Einführen kann der Bewohner leicht pressen, zum tiefen Ein- und Ausatmen anregen
– bei einem spürbaren Widerstand den Klistierschlauch vorsichtig drehen
– Klistier aufrollen und vollständig auspressen
– Bewohner beobachten und bitten, die Darmentleerung hinauszuzögern
– Klistier zusammengepreßt unter leichter Drehung entfernen
– den Einmalhandschuh über das Klistier stülpen und in den Abwurf geben
– Toilettenstuhl oder Bettschüssel bereithalten
– Bewohner warm zudecken
– während der Darmentleerung in der Nähe des Bewohners bleiben
– Rufanlage bereithalten

 Bei Schmerzen den Vorgang sofort abbrechen.

Abschluß
– Bewohner nach Befinden fragen
– Intimtoilette
– Wäscheschutz einlegen
– Erfolg kontrollieren
– bei Bedarf beim Ankleiden helfen
– Bewohner bequem und warm lagern
– Klingel in Reichweite geben
– Abfall entsorgen
– Sichtschutz entfernen
– Anwesenheitstaste ausschalten
– Zimmer lüften
– alle gebrauchten Gegenstände entsorgen
– Materialien reinigen, desinfizieren
– Ausscheidung kontrollieren und entsorgen

– Schutzkleidung ausziehen
– Händedesinfektion
– Erfolg dokumentieren

21.3 Suppositorien

21

Ein Suppositorium (Zäpfchen) ist eine Medikamentenform zur rektalen Applikation. Es enthält einen Wirkstoff, der die Peristaltik des Darms anregt. Bei einer länger andauernden Obstipation erzielt ein Suppositorium kaum eine Wirkung. In diesem Fall ist ein Klistier oder ein Einlauf sinnvoll.
Die Anwendung unterscheidet sich nicht von der Gabe anderer Suppositorien (Kap. 16.6).

22 Blasenkatheter

Das Legen eines Blasenkatheters kann aus **diagnostischen** und **therapeutischen** Gründen erforderlich werden.

Indikationen zur Diagnostik
- sterile Uringewinnung
- bakteriologische Untersuchungen
- Restharnbestimmung

Indikationen zur Therapie
- Entleerung der Blase bei Harnverhalten
- Bilanzierung der Ein- und Ausfuhr
- Spülungen der Blase
- Entlastung der Blase nach Operationen im Bauchraum

Die Ableitung des Urins kann **transurethral** (durch die Harnröhre) oder **suprapubisch** (durch die Bauchdecke) erfolgen.

 Die Indikation für einen Blasenkatheter muß immer streng gestellt werden. Inkontinenz ist keine Indikation für einen Blasenverweilkatheter.

Kontraindikationen für einen transurethralen Blasenkatheter
- Harnleiterentzündung (Urethritis)
- Entzündung der Prostata (Prostatitis)
- Verengung der Harnröhre (z.B. durch Tumoren, Entzündung, Verletzung)
- Nekrose des Penis (Penisgangrän)

- immer unter **sterilen** Bedingungen arbeiten
- sterile Kathetersets benutzen (verschiedene Fabrikate im Handel)
- hygienische Händedesinfektion vor und nach jeder Manipulation am Katheter- oder Drainagesystem
- nur geschlossene Urindrainagesysteme verwenden
- Ablaufsystem darf nicht abgeknickt sein (verursacht Rückstau in die Harnblase)
- zweimal täglich, morgens und abends, Intimpflege
- die Verweildauer des Katheters sollte so kurz wie möglich sein

Die **Kontaminationsgefahr** bei Blasenverweilkathetern ist abhängig von der:
- korrekten und hygienischen Technik der Katheterisierung
- Liegedauer des Verweilkatheters
- Ableitungsart

Die häufigsten **Eintrittspforten für Bakterien** sind in der Abbildung 22-1 dargestellt.

Kathetersets können auch selbst zusammengestellt, sachgerecht verpackt und vorschriftsmäßig sterilisiert und gelagert werden.

22

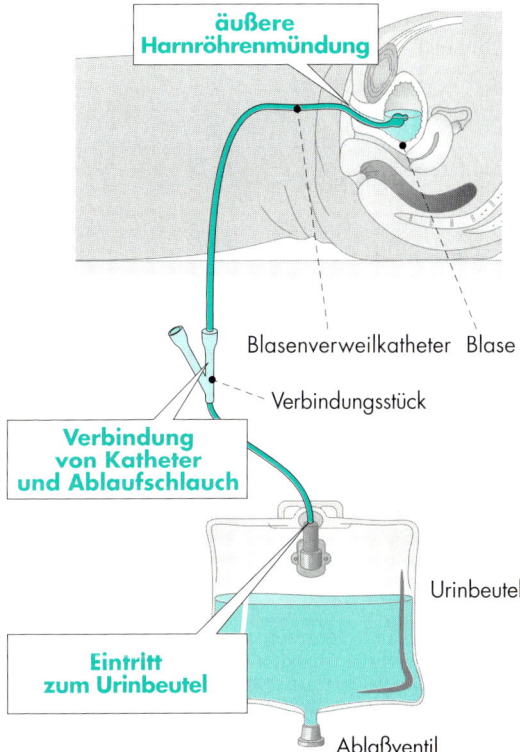

Abb. 22-1 Eintrittspforten für Bakterien

22.1 Kathetermaterial

Die Blasenkatheter können aus verschiedenem Material hergestellt sein:
– Silikon
– Gummi
– Kunststoffe
– Kautschuk

22

Die Blasenkatheter unterscheiden sich alle in der Form der **Katheterspitze**.
– **Nelaton-Katheter** mit gerader Spitze (vorwiegend für Frauen, Abb. 22-2)
– **Tiemann-Katheter** mit Biegung an der Spitze (vorwiegend für Männer, Abb. 22-3)
– **Verweilkatheter** sind zweiläufig, mit einem aufblasbaren Ballon (Abb. 22-4)
– **Spülkatheter** sind dreiläufig, sie enthalten einen zusätzlichen Spülkanal
– alle Ausführungen gibt es als Einmal- und Verweilkatheter

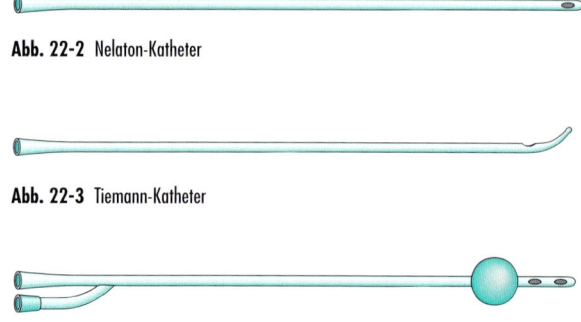

Abb. 22-2 Nelaton-Katheter

Abb. 22-3 Tiemann-Katheter

Abb. 22-4 Verweilkatheter

Kathetergrößen
– Größe 16 bis18 Charrière für den Mann
– Größe 12 bis 14 Charrière für die Frau
Die Größen gelten nur, wenn keine Normabweichungen der anatomischen Verhältnisse des Bewohners durch konstitutionelle oder pathologische Besonderheiten vorhanden sind.

Urinablaufsysteme
– sterile Einzelverpackung
– geschlossenes Drainagesystem
– Luft- und Bakterienfilter
– Rückflußventil
– nur alle 10 bis 14 Tage zu wechseln

Entleeren eines Urindrainagebeutels
– Handschuhe anziehen
– Ablaßventil öffnen und Urin bis zur vollständigen Entleerung in ein Gefäß ablaufen lassen
– Auslaufstelle desinfizieren

22.2 Transurethrale Urinableitung

22.2.1 Anziehen von sterilen Handschuhen

Beim Legen eines Blasenkatheters ist es notwendig, **sterile Handschuhe** zu tragen.

22

Vorgehen
– Hände desinfizieren
– sterile Handschuhpackung öffnen (Abb. 22-5 a)
– linken Handschuh mit der desinfizierten rechten Hand anziehen, **nicht** die **sterile Außenseite berühren** (Abb. 22-5 b)
– in die eingeschlagene Stulpe am Handgelenk fassen (Abb. 22-5 c)
– den Handschuh vollständig überziehen (Abb. 22-5 d)
– den rechten sterilen Handschuh anziehen, dabei mit der bereits behandschuhten Hand in die umgeschlagene Stulpe greifen (Abb. 22-5 e)
– den Handschuh über das Handgelenk ziehen, dabei darauf achten, daß die **Haut nicht berührt** wird (Abb. 22-5 f)
– Handschuh vollständig überziehen (Abb. 22-5 g)

Jeder noch so kleine Kontakt der Außenseite des sterilen Handschuhs mit unsteriler Haut oder unsterilen Gegenständen führt zur Kontamination. Deshalb unbedingt bei versehentlichem Berühren die Handschuhe verwerfen.

22.2.2 Legen eines Blasenverweilkatheters bei der Frau

Vorbereitung der Pflegepersonen (zwei)
– aus dem Dokumentationssystem ärztliche Anordnung entnehmen
– Schutzkleidung anziehen
– Haare bei Bedarf zusammenbinden
– hygienische Händedesinfektion

Vorbereiten des Materials
• **Katheterset**
– steriles Tuch als Arbeitsunterlage
– sechs sterile Tupfer
– Schälchen für Desinfektionsmittel
– Urinauffangschale
– Abwurfschale
– Schleimhautdesinfektionsmittel
– zwei Paar sterile Handschuhe
– Instillagel

• **Zusätzlich**
– sterile Pinzette
– Schleimhautdesinfektionsmittel
– zwei Blasenverweilkatheter, Größe 12 bis 14 Ch
– geschlossenes Urindrainageset

22

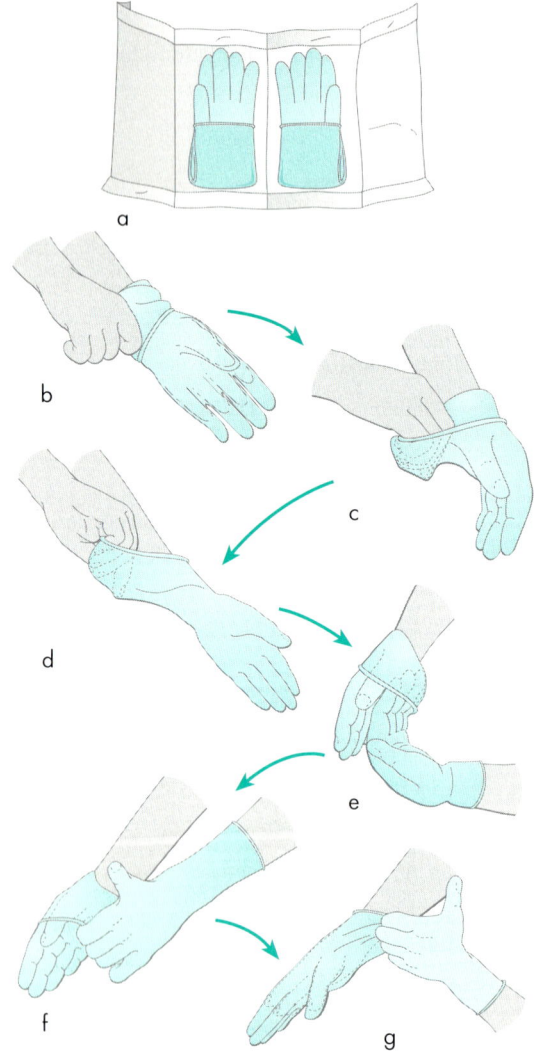

Abb. 22-5 a bis g Anziehen von sterilen Handschuhen
a) sterile Handschuhe in der Verpackung
b bis d) Anziehen des linken Handschuhs
e) Griff unter die umgeschlagene Handschuhmanschette
f und g) Überziehen des zweiten Handschuhs

– Händedesinfektionslösung
– Abwurf
– evtl. steriles Uringefäß für Laboruntersuchungen
– Stehlampe oder Taschenlampe
– Spritze mit 10 ml Aqua dest. zum Blocken des Ballons beim
  Verweilkatheter

Vorbereiten des Raums
– Anwesenheitstaste einschalten
– Fenster schließen, evtl. Heizung anmachen
– für gutes Licht sorgen
– Mitbewohner nach Möglichkeit aus dem Zimmer schicken
  oder für Sichtschutz sorgen
– Arbeitsfläche vorbereiten

Vorbereitung der Bewohnerin
– genaue Information über Ablauf der Pflegehandlung
– Unterkörper auskleiden lassen, bei Bedarf behilflich sein
– Becken mit kleinem Lagerungskissen erhöhen
– Bettschutz
– Intimpflege

Vorgehen
– Bewohnerin stellt ihre Beine auf und spreizt sie etwa 50 Zentimeter (Abb. 22-6)
– Katheterset zwischen den gespreizten Beinen öffnen
– sterile Arbeitsfläche vorbereiten, dazu Innenseite des
  eingeschlagenen Kathetersets benutzen

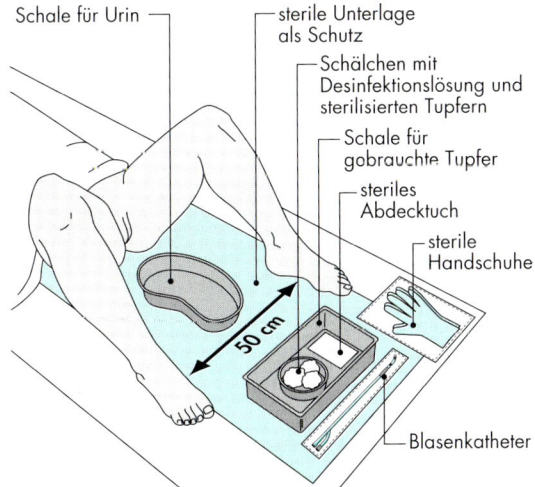

Schale für Urin
sterile Unterlage als Schutz
Schälchen mit Desinfektionslösung und sterilisierten Tupfern
Schale für gebrauchte Tupfer
steriles Abdecktuch
sterile Handschuhe
50 cm
Blasenkatheter

Abb. 22-6 Lagerung zum Katheterisieren

Nicht mit den Händen die Innenseite des Kathetersets berühren, sonst ist sie unsteril.

22

- **Desinfizieren**
  - sterile Handschuhe anziehen (Kap. 22.2.1), an der rechten Hand zwei Handschuhe übereinander
  - sterile Tupfer mit Schleimhautdesinfektionsmittel tränken
  - mit einer Hand Labien spreizen (Abb. 22-7 a und b)
  - mit den beiden ersten Tupfern je eine der äußeren Labien von der Symphyse zum Anus desinfizieren
  - danach die inneren Labien mit zwei neuen Tupfern von der Symphyse in Richtung Anus desinfizieren
  - Einwirkzeit beachten
  - benutzte Tupfer in die Verpackungs- oder Nierenschale abwerfen
  - einen Tupfer auf die Vaginalöffnung legen
  - anschließend die Urethraöffnung desinfizieren

- **Katheterisieren**
  - assistierende Pflegeperson zieht den oberen Handschuh der rechten Hand aus
  - eine andere Möglichkeit ist es, mit einer sterilen Pinzette den Katheter einzuführen
  - ist der Urethraeingang schlecht sichtbar, leuchtet die zweite Pflegeperson mit der Taschenlampe

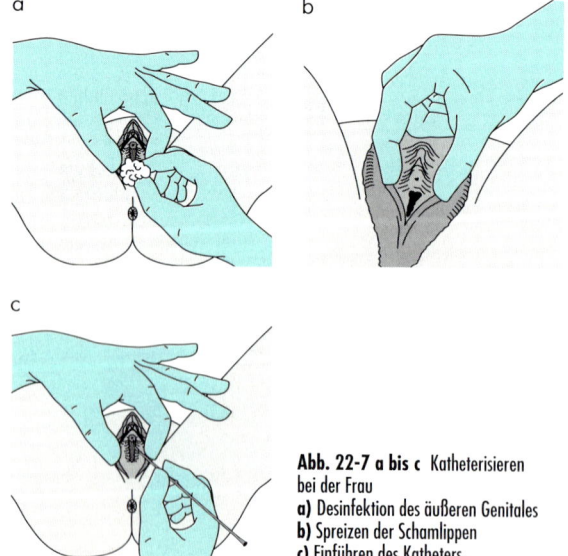

Abb. 22-7 a bis c Katheterisieren bei der Frau
a) Desinfektion des äußeren Genitales
b) Spreizen der Schamlippen
c) Einführen des Katheters

– evtl. Instillagel in die Harnröhrenöffnung spritzen (lassen)
– zweite Pflegeperson reicht den Blasenkatheter zum sterilen Entnehmen an
– mit der rechten sterilen Hand oder einer sterilen Pinzette den Katheter aufnehmen und vorsichtig in die Urethra einführen (Abb. 22-7 c)
– sobald Urin fließt, Katheter noch etwa zwei Zentimeter weiter einführen
– mit zehn Milliliter Aqua dest. den Ballon füllen, um den Katheter in der Harnblase zu blockieren
– Blasenkatheter mit Auffangbeutel verbinden (Abb. 22-8)
– Urinablaufsystem an Aufhängesystem befestigen
– Urinablaufsystem nie über Blasenniveau halten

Bei Schmerzen oder bei einer Blutung den Vorgang sofort abbrechen und den Arzt benachrichtigen.

Abschluß
– nach Befinden fragen
– bei Bedarf beim Ankleiden helfen und bequem lagern
– Handhabung des Katheters erklären

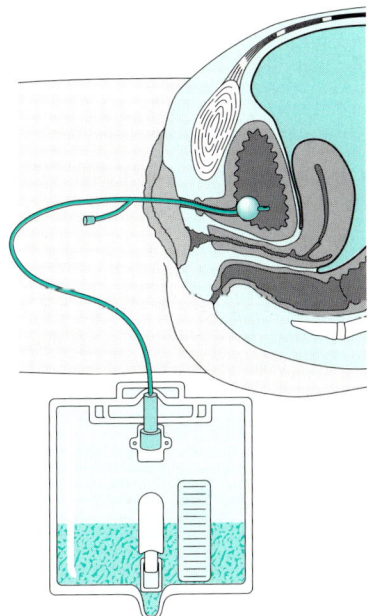

Abb. 22-8 Blasenverweilkatheter mit Ableitungssystem bei der Frau

- Klingel in Reichweite geben
- Abfall entsorgen
- Sichtschutz entfernen
- Anwesenheitstaste ausschalten
- alle gebrauchten Gegenstände entsorgen
- Urinprobe evtl. mit Begleitschreiben zur Untersuchung weiterleiten
- Schutzkleidung ausziehen
- Händedesinfektion
- Dokumentation von Datum, Vorgehen, Kathetergröße und Blockvolumen

22.2.3 Legen eines Blasenverweilkatheters beim Mann

Vorbereitung der Pflegepersonen (zwei)
- aus dem Dokumentationssystem ärztliche Anordnung entnehmen
- Schutzkleidung anziehen
- bei Bedarf Haare zusammenbinden
- hygienische Händedesinfektion

Vorbereiten des Materials
- Händedesinfektionsmittel
- Katheterset (Kap. 22.2.2)
- zwei Paar sterile Handschuhe
- Schleimhautdesinfektionsmittel
- evtl. Gleitmittel (Instillagel)
- zwei Katheter, Größe 16 bis 18 Ch
- geschlossenes Urindrainageset
- Abwurf
- evtl. steriles Uringefäß für Laboruntersuchungen
- steriles Lochtuch

Vorbereiten des Raums
- Anwesenheitstaste einschalten
- Fenster schließen, evtl. Heizung anmachen
- für gutes Licht sorgen
- Mitbewohner nach Möglichkeit aus dem Zimmer schicken oder für Sichtschutz sorgen
- Arbeitsfläche vorbereiten

Vorbereitung des Bewohners
- genaue Information über den Ablauf der Pflegehandlung vor und während des Vorgehens
- Unterkörper flach lagern
- Unterkörper auskleiden lassen, bei Bedarf behilflich sein
- Bettschutz
- Intimpflege

Vorgehen
- vorbereitetes Katheterset auf Arbeitsfläche öffnen und Papierinnenseite als sterile Arbeitsfläche nutzen

– sterile Handschuhe anziehen, an der rechten Hand zwei
Handschuhe übereinander
– sterile Tupfer mit Hautdesinfektionsmittel gut benetzen
– Lochtuch anlegen

• **Desinfizieren**
– die Vorhaut zurückschieben
– den Penisschaft halten, durch leichten Druck mit Daumen
und Zeigefinger den Harnröhreneingang spreizen
– Desinfektion des äußeren Genitales mit drei Tupfern
(Abb. 22-9 a)
– mit je einem Tupfer rechts und links vom Harnröhreneingang, mit dem dritten Tupfer die Harnröhrenöffnung
– anästhesierendes Gleitmittel zuerst auf die Öffnung der
Harnröhre, dann in die Harnröhre instillieren (Abb. 22-9 b)

• **Katheterisieren**
– oberen Handschuh der rechten Hand ausziehen (Assistenz
der zweiten Pflegeperson) oder mit der rechten Hand eine
sterile Pinzette greifen
– den Katheter etwa fünf bis sechs Zentimeter von der Spitze
entfernt steril aufnehmen (Abb. 22-9 c), das **Ende** des
Katheters wird von der anderen Hand zwischen kleinem
Finger und Ringfinger gehalten

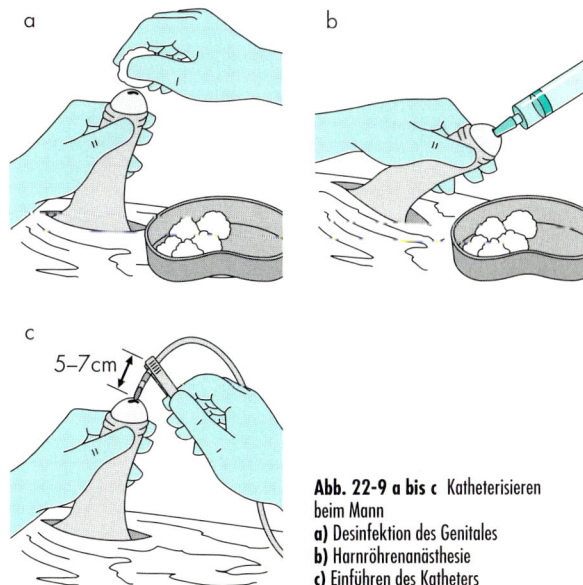

Abb. 22-9 a bis c Katheterisieren
beim Mann
a) Desinfektion des Genitales
b) Harnröhrenanästhesie
c) Einführen des Katheters

22

– den Penis deckenwärts strecken und den Katheter vorsichtig
ca. zehn Zentimeter in die Harnröhre einführen
– Penis Richtung Füße (kaudal) strecken und Blasenkatheter
weiterschieben, bis Urin fließt
– Blasenverweilkatheter noch etwa zwei Zentimeter vorschie-
ben und dann Ballon mit vorgegebener Menge (5 bis 10 ml)
Aqua dest. blockieren
– Katheter leicht bis zum Blasengrund zurückziehen
– Blasenverweilkatheter an ein geschlossenes Urinableitungs-
system anschließen
– die Vorhaut nach vorne schieben (Gefahr der Paraphimose)
– Urinableitsystem unter Blasenniveau befestigen (Abb. 22-10)

Bei Schmerzen sofort abbrechen und den Arzt verständigen.

Abschluß
– Bewohner nach Befinden fragen
– bei Bedarf beim Ankleiden helfen und ihn bequem lagern
– Handhabung des Katheters erklären
– Klingel in Reichweite geben
– Abfall entsorgen
– Sichtschutz entfernen

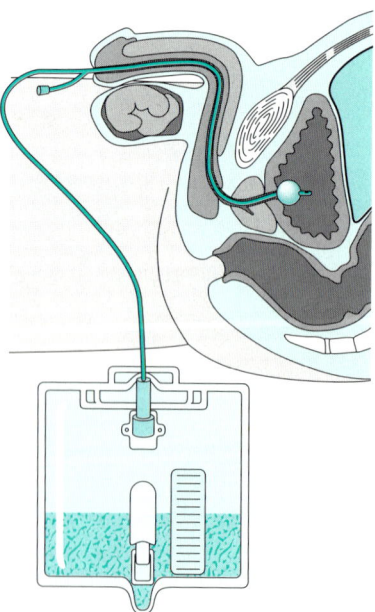

Abb. 22-10 Blasenverweilkatheter mit Ableitungssystem beim Mann

– Anwesenheitstaste ausschalten
– alle gebrauchten Gegenstände entsorgen
– Urin evtl. mit Begleitschreiben zur Untersuchung geben
– Schutzkleidung ausziehen
– Händedesinfektion
– Dokumentation

22

22.2.4 Entfernen eines Blasenverweilkatheters

Vorbereitung der Pflegeperson
– aus dem Dokumentationssystem ärztliche Anordnung entnehmen
– Schutzkleidung anziehen
– bei Bedarf Haare zusammenbinden
– hygienische Händedesinfektion

Vorbereiten des Materials
– Händedesinfektionsmittel
– sterile Einmalhandschuhe
– Abwurf
– sterile Schere und steriles Gefäß, wenn die Katheterspitze zur bakteriologischen Untersuchung versandt werden muß
– evtl. steriles Uringefäß für Laboruntersuchungen
– Nierenschale
– 10-ml-Spritze

Vorbereiten des Raums
– Anwesenheitstaste einschalten
– Fenster schließen, evtl. Heizung anmachen
– für gutes Licht sorgen
– Mitbewohner nach Möglichkeit aus dem Zimmer schicken oder für Sichtschutz sorgen
– Arbeitsfläche vorbereiten

Vorbereitung des Bewohners
– genaue Information über den Ablauf der Pflegehandlung vor und während des Entfernens des Katheters
– Unterkörper auskleiden lassen, bei Bedarf behilflich sein
– Unterkörper flach lagern
– Bettschutz anbringen

Vorgehen
– Handschuhe anziehen
– Dauerkatheter mit der 10-ml-Spritze entblocken, dazu aus dem Blocksystem das Aqua dest. aus dem Ballon in der Harnblase abziehen
– Bewohner soll tief einatmen, Blasenkatheter zügig entfernen
– Material in den Abwurf entsorgen
– Intimtoilette

Abschluß
– Bewohner nach Befinden fragen
– bei Bedarf beim Ankleiden helfen

22

– Bewohner bequem lagern
– Klingel in Reichweite geben
– Sichtschutz entfernen
– Anwesenheitstaste ausschalten
– alle gebrauchten Gegenstände entsorgen
– evtl. Urin mit Begleitschreiben zur Untersuchung geben
– Schutzkleidung ausziehen
– Händedesinfektion
– Vorgehen dokumentieren

22.3 Suprapubische Urinableitung

Die suprapubische Blasenfistel wird vom Arzt unter sterilen Bedingungen angelegt. Oberhalb des Schambeins punktiert man die Haut und führt einen Katheter durch die Bauchdecke in die Blase ein. Der Urin wird durch ein Urinablaufsystem abgeleitet. Die Verweildauer des Katheters beträgt bei Silikonmaterial vier bis sechs Wochen.

Vorteile
– Verletzungs- und Infektionsgefahr ist geringer als beim transurethralen Katheter
– keine Manipulation im Intimbereich
– Blasentraining kann fortgeführt werden

Vorbereitung der Pflegeperson
– Händedesinfektion

Vorbereiten des Materials
– Rasierutensilien
– Desinfektionsmittel
– Anästhetikum
– sterile Handschuhe
– evtl. Laborröhrchen
– Urinableitungssystem
– Abwurfschale
– Verbandmaterial

• **Steriles Punktionsset**
– Punktionstrokar
– Katheter
– Nahtmaterial
– Fixierplatte
– Abdecktücher

Vorbereiten des Raums
– Anwesenheitstaste einschalten
– für gute Lichtquelle sorgen
– Mitbewohner unbedingt aus dem Zimmer bringen

Vorbereitung des Bewohners
– über Vorgehen informieren
– evtl. Flüssigkeitszufuhr bei gering gefüllter Blase
– bequeme Rückenlagerung
– Oberkörper leicht erhöht
– Becken mit kleinem Kissen unterstützen
– Rasur der Punktionsstelle am Unterbauch

Vorgehen
Die Pflegeperson **assistiert** und reicht das Material an, der Arzt
ist verantwortlich für das Vorgehen.
– Hautdesinfektion
– Blasenfüllung feststellen
– Punktionsstelle ertasten
– Händedesinfektion
– sterile Handschuhe anziehen
– Lokalanästhesie an der Punktionsstelle
– steriles Schlitztuch anlegen
– Punktion und Fixierung (Abb. 22-11) des Katheters
– evtl. Urin für Laboruntersuchung
– Urinablaufsystem mit Katheter verbinden

Abschluß
– sterilen Verband auf die Punktionsstelle, mit Datum
  versehen
– Bewohner nach Befinden fragen

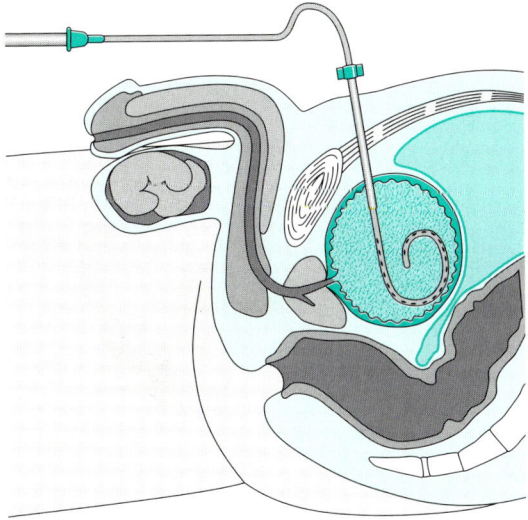

Abb. 22-11 Suprapubische Blasendrainage

22

– Handhabung erklären
– Klingel in Reichweite
– verwendetes Material entsorgen
– Dokumentation
– einmal täglich Kontrolle der Punktionsstelle (Nachblutung, Schmerzen, Infektionszeichen)
– einmal täglich aseptischer Verbandwechsel (Kap. 19.3)
– einmal täglich Fixierung prüfen

23 Absaugen von Sekret im Mund-, Nasen- und Rachenraum

Das Absaugen soll dem Betroffenen die Atmung erleichtern, wenn er selbst zum Abhusten nicht mehr fähig ist.
Das Sekret im Mund-, Nasen- und Rachenraum muß abgesaugt werden bei
– starker Sekretansammlung, z.B. bei Pneumonie, Bronchitis
– fehlender Kraft des Bewohners, das Sekret abzuhusten, z.B. bei Bewußtlosigkeit

Absaugmethoden
– **oral**, durch den Mund
– **nasal**, durch die Nase
– **endotracheal**, über einen Tubus oder eine Trachealkanüle

Jede qualifizierte Pflegekraft darf im Nasen-Rachen-Raum absaugen, die Verantwortung dafür liegt bei ihr. Das endotracheale Absaugen über einen Tubus gehört zu den Aufgaben des Arztes oder des Intensivpflegepersonals.

Mögliche Komplikationen
– Atemnot durch zu langes Absaugen (Hypoxie)
– Verletzung der Schleimhaut
– Vagusreiz bei zu tiefem Absaugen, verursacht Bradykardie
– Infektion durch unsteriles Arbeiten

– vor jedem Absaugen ist eine hygienische Händedesinfektion erforderlich
– immer mit zwei Pflegekräften arbeiten
– der sterile Absaugkatheter muß mit einem sterilen Handschuh angefaßt werden
– ein steriler **Absaugkatheter** darf nur einmal benutzt werden
– die Spülflüssigkeit und das Schlauchsystem des Absauggerätes sind täglich zu erneuern

Da es sich bei einem Absaugsekret um Körperflüssigkeit handelt, ist der Kontakt damit ein möglicher Übertragungsweg für HIV.

Vorbereitung der Pflegepersonen (zwei)
– Dokumentation einsehen
– Händedesinfektion
– Schutzkleidung anziehen
– Mundschutz (zum Schutz vor Ansteckung)

Vorbereiten des Materials

Alle benötigten Gegenstände auf einem Tablett oder Therapie-tisch vorbereiten.

– Absauggerät an Versorgungsschiene (Abb. 23-1) oder fahrbar
– sterile Absaugkatheter (Öffnung am unteren, abgerundeten Ende des Katheters)
– Sondenstärke abhängig vom Ort des Absaugens: im Mund 14 bis 20 Ch, in der Nase 12 bis 14 Ch, in der Luftröhre 12 bis 16 Ch
– sterile und unsterile Handschuhe
– steriles Aqua dest. zum Durchspülen und Anfeuchten des Absaugkatheters
– Desinfektionslösung für die Sekretflasche
– Abwurf
– Mund- und Nasenpflegemittel

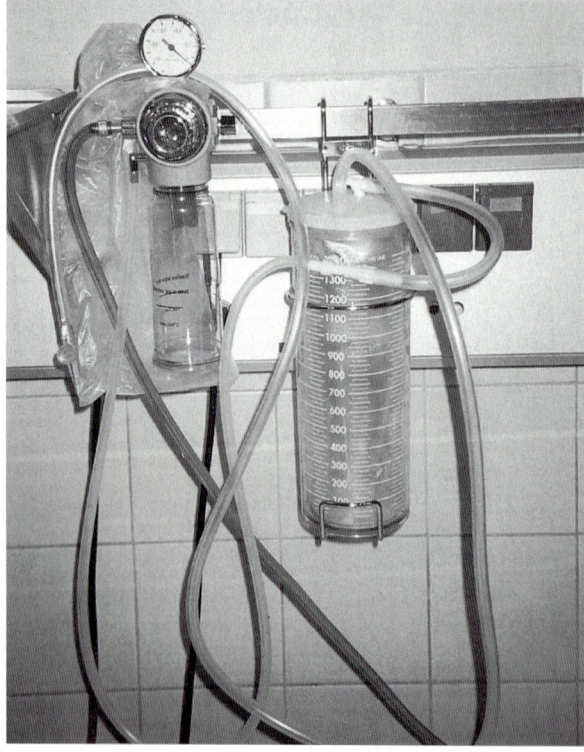

Abb. 23-1 Absauggerät an Versorgungsschiene

Vorbereiten des Raums
– Anwesenheitstaste einschalten
– Lichtquelle
– Sichtschutz anbringen

Vorbereitung des Bewohners
– Information über das Absaugen (auch Bewußtlose)
– das Absaugen kann mit physikalischen Maßnahmen zur Sekretlösung (Abklopfen, Inhalieren) unterstützt werden
– Bewohner bei Bedarf beruhigen
– bequeme Lagerung
– Kleidungsschutz anbringen

Vorgehen
Da das Absaugen sehr unangenehm ist, müssen die Pflegekräfte zügig, sorgfältig und ruhig vorgehen.
– Absauggerät mit dem Stromnetz verbinden
– sterilen Handschuh an der Hand, die den Absaugkatheter hält
– assistierende Pflegeperson öffnet Verpackung des Absaugkatheters und reicht ihn an
– Absaugkatheter mit Absaugschlauch verbinden
– Absaugkatheter mit Aqua dest. befeuchten
– Absauggerät einschalten
– Absaugkatheter **ohne Sog** (Fingerdip offenhalten oder Katheter abknicken) in den Mund oder ein Nasenloch einführen und in den Rachenraum vorschieben (Abb. 23-2)
– Sog herstellen (Fingerdip schließen oder beim Katheter Knick lösen)
– das Sekret absaugen
– Absaugkatheter leicht drehend aus dem Mund oder der Nase entfernen
– ein Absaugvorgang soll nicht länger als 15 Sekunden dauern

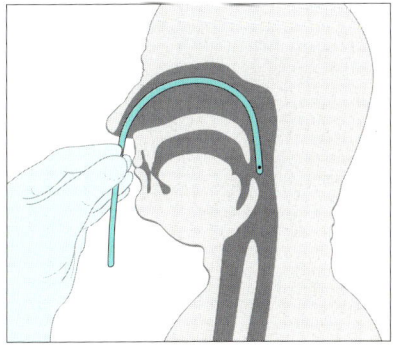

Abb. 23-2 Absaugen im Nasen-Rachen-Raum

23

– Absaugkatheter und Absaugschlauch mit Aqua dest. durchspülen
– bei Bedarf den Absaugvorgang wiederholen, bis die Atemwege frei sind
– je nach Befinden des Bewohners zwischendurch eine kleine Pause einlegen

Abschluß
– nach dem Absaugen die Handschuhe über den Absaugkatheter stülpen und entsorgen
– Bewohner nach Befinden fragen
– evtl. Blutdruck- und Pulskontrolle
– Hautfarbe beobachten (evtl. Sauerstoffgabe auf Anordnung)
– Nasen- , Mund- und Lippenpflege
– Bewohner nach gewünschter Lage fragen
– Rufanlage in Reichweite
– den Schlauch am Absauggerät durchspülen
– Gerät abschalten und zur Seite stellen
– Abfall entsorgen
– Absauggerät funktionsbereit herrichten
– Sichtschutz entfernen
– Anwesenheitstaste ausschalten
– bei Bedarf Fenster öffnen
– Schutzkleidung ausziehen
– Händedesinfektion
– Dokumentation von Befinden des Bewohners, Aussehen des abgesaugten Sekrets, Datum und Uhrzeit

24 Sauerstoff verabreichen

Sauerstoff ist ein trockenes, geruch- und farbloses Gas. In der Einatemluft befinden sich 21 Prozent.
Durch eine zusätzliche Sauerstoffgabe soll das Sauerstoffdefizit im arteriellen Blut ausgeglichen und somit die Atemnot des Bewohners gelindert werden.

 Sauerstoff ist ein Medikament, die Dosis (Liter pro Minute oder Prozentangaben) sowie die Art und Dauer der Applikation müssen deshalb ärztlich angeordnet werden.

Das Pflegepersonal darf in Notfällen einem Patienten prophylaktisch Sauerstoff verabreichen, bis der Arzt eintrifft. Dazu gehören:
– Schock bei Herzerkrankungen
– Zyanose
– Bewußtlosigkeit

Symptome eines Sauerstoffmangels
– Dyspnoe
– Zyanose
– Angst
– Tachykardie
– Blutdruckanstieg
– Unruhe
– Verwirrtheit

Indikationen für eine Sauerstoffapplikation
– Herzinsuffizienz (z.B. bei Herzinfarkt)
– Blutgefäßverschluß (z.B. arterieller Verschluß)
– Anämien (z.B. durch Blutverlust)
– Schock (z.B. bei großen Blutungen)
– Vergiftungen
– pathologische Blutgaswerte

Komplikationen während der Sauerstoffgabe
Zunehmende Schläfrigkeit deutet auf einen **Kohlendioxidanstieg** im Blut hin. Sauerstoffzufuhr sofort stoppen und den Arzt benachrichtigen.
Bei **obstruktiven Lungenerkrankungen**, z.B. Lungenemphysem, ist Vorsicht geboten. Hier ist Sauerstoffverabreichung nur unter **Kontrolle der Blutgaswerte** zu empfehlen. Im Notfall soll die Zufuhr von ein bis zwei Litern Sauerstoff in der Minute nicht überschritten werden.

24.1 Umgang mit Sauerstoff

Sauerstoff wird in blauen Gasflaschen aufbewahrt (Abb. 24-1).
Der Rauminhalt beträgt 1, 10 oder 50 Liter. In manchen Institutionen gibt es auch Zentralanlagen. Der Sauerstoff kann dann
einem Wandanschluß entnommen werden.

Umgang mit Sauerstoffflaschen
– leere und gefüllte Sauerstoffflaschen trennen und
  kennzeichnen
– Flaschen liegend aufbewahren
– Flaschen gegen Umfallen sichern (stehen unter Druck)

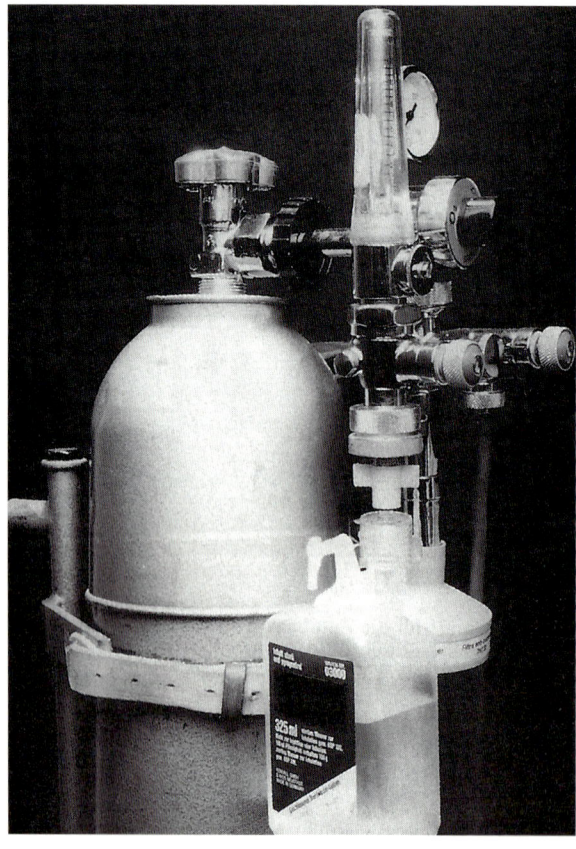

Abb. 24-1 Sauerstoffflasche mit Sauerstoffregler und Aqua dest.

– Transportschutz beachten
– Flaschen vor starker Hitzeeinwirkung schützen
– es darf kein Fett an die Armaturen gelangen, **Explosions-gefahr**
– Flaschen immer außerhalb des Bewohnerzimmers wechseln
– vor dem Flaschenwechsel Hände waschen
– Flaschenventile langsam öffnen, nach Gebrauch immer verschließen
– nicht mit Gewalt manipulieren (bei Problemen Fachmann beauftragen)
– Druckminderer (Flowmeter) stets wieder schließen
– offenes Feuer (Rauchen) ist strengstens verboten
– immer einen Restdruck in der Flasche lassen
– TÜV-Fristen und Verfallsdatum beachten

Entfernen der leeren Sauerstoffflasche

– Hände waschen
– Feinregulierventil schließen
– Hauptventil abstellen
– Druckminderer und Anfeuchtbehälter abschrauben
– Manometer mit Zubehör von der leeren Flasche entfernen
– Schutzkappe über das Hauptventil schrauben
– leere Flaschen beschriften

Anschließen der vollen Flasche

– Kontrolle von Farbe und Bezeichnung der Flasche
– Schutzkappe entfernen
– Aufsatz (Manometer, Druckminderer) auf das dafür vorgesehene Gewinde schrauben
– Anfeuchtbehälter bis zur Markierung mit Aqua dest. füllen und ebenfalls anschrauben
– Hauptventil öffnen
– Sauerstoffvorrat anhand des Manometerstands prüfen
– Feinregulierventil auf verordnete Literzahl einstellen

Errechnen des Sauerstoffvorrats

 Die Formel zur Berechnung des Sauerstoffvorrats lautet:
Rauminhalt der Sauerstoffflasche (Liter), multipliziert mit dem Druck (Manometerstand), ergibt den Sauerstoffvorrat in Litern, also **Inhalt × Druck = Vorrat**.

Um auszurechnen, wie lange der Sauerstoff ausreicht, muß der Literverbrauch in der Minute bekannt sein.

$$\frac{\text{Inhalt} \times \text{Druck}}{\text{Liter/Minute}} = \text{Vorrat in Minuten}$$

Beispiel bei einer Verordnung von zwei Litern pro Minute:

$$\frac{10 \text{ Liter} \times 120 \text{ bar}}{2 \text{ Liter/Minute}} = \frac{1200}{2} = 600 \text{ Minuten}$$

Der Sauerstoffvorrat reicht dann 600 Minuten, also zehn Stunden.

24.2 Verabreichen von Sauerstoff

Sauerstoff kann über unterschiedliche Systeme verabreicht werden.
– Sauerstofftrichter
– Sauerstoffmaske (zur Kurzzeitbeatmung im Notfall, z.B. bei Atemstillstand)
– Sauerstoffsonde
– Sauerstoffbrille
– Sauerstoffzelt (z.B. bei Asthma bronchiale)

24.2.1 Sauerstoffgabe über eine Sauerstoffsonde

Vorbereitung der Pflegeperson
– ärztliche Verordnung kontrollieren
– hygienische Händedesinfektion

Vorbereiten des Materials
– Sauerstoffflasche überprüfen
– Sauerstoffbefeuchter mit Aqua dest. bis zur Markierung füllen
– Sauerstoffsonde
– Einmalhandschuhe
– hautfreundliches Pflaster
– Taschenlampe
– Holzspatel
– Taschentuch
– Abwurf

Vorbereiten des Raums
– Anwesenheitstaste betätigen
– Fenster schließen
– Lichtquelle

Vorbereitung des Bewohners
– Einverständnis des Bewohners einholen
– Bewohner über Ablauf, Dauer und Notwendigkeit informieren
– Bewohner die Nase reinigen lassen
– atemerleichternde Lagerung, bei Bedarf unterstützen

Vorgehen
– Sonde von der Nasenspitze bis zum Ohrläppchen des Bewohners abmessen
– Sauerstoffsonde durch die Nase vorsichtig einführen (Abb. 24-2)
– Lage der Sauerstoffsonde durch den Mund mit Hilfe von Holzspatel und Taschenlampe prüfen
– Sonde mit dem dafür vorgesehenen Schaumstoff in der Nase befestigen
– bei unruhigen Bewohnern Sonde zusätzlich an der Wange mit einem hautfreundlichen Pflaster fixieren

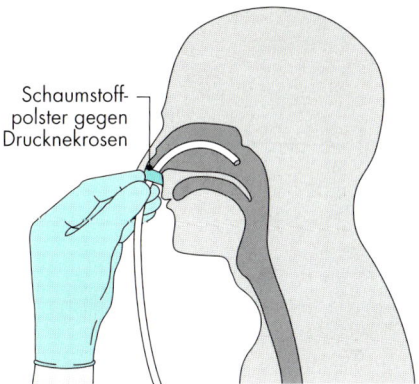

Schaumstoff-
polster gegen
Drucknekrosen

Abb. 24-2 Lage der Sauerstoffsonde

– die angeordnete Literzahl pro Minute am Feinregulierventil
des Sauerstoffspenders einstellen
– Sauerstoffsonde mit der Sauerstoffflasche oder dem
Wandanschluß der zentralen Sauerstoffanlage verbinden
– Bewohner darauf aufmerksam machen, daß der Sauerstoff
jetzt durch die Sonde in die Nase einfließt
– Bewohner nach Befinden fragen

 Wenn die Sauerstoffsonde am Gaumen sichtbar ist, muß sie so
weit zurückgezogen werden, bis sie nicht mehr zu sehen ist.

Abschluß
– Nasenpflege (Kap. 6.3.7) nach Pflegestandard
– alle 12 Stunden die Sonde in die andere Nasenöffnung legen,
um Druckstellen zu verhindern
– Wirkung der Sauerstoffzufuhr und das Befinden des
Bewohners überwachen
– Material entsorgen
– Anwesenheitstaste ausschalten
– Fenster nach Bewohnerwunsch öffnen
– Dokumentation von Dauer, Literzahl, Art der Applikation,
Uhrzeit

24.2.2 Sauerstoffgabe über eine Sauerstoffbrille

Die Vorbereitung entspricht jener beim Anlegen einer Nasen-
sonde.

Vorgehen
– Bewohner Nase reinigen lassen
– beide Nasenfühler in die Nase einführen

24

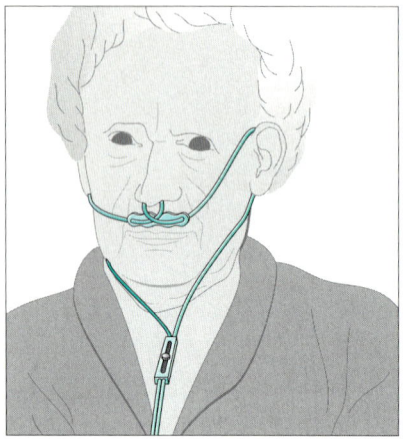

Abb. 24-3 Sauerstoffbrille

– die Sauerstoffbrille beidseits hinter die Ohren führen
– mit verschiebbarem Kunststoffriegel befestigen (Abb. 24-3)

Abschluß
Siehe Kapitel 24.2.1

25 Inhalationen

Unter Inhalation versteht man das Einatmen von Aerosolen, Dämpfen oder Gasen mit oder ohne gelöste Wirkstoffe. Eine Inhalation dient zur Anfeuchtung der Atemluft z.B. bei Infektionen der oberen Atemwege.

Indikation
- Bronchitis
- Asthma bronchiale
- Emphysem
- zystische Fibrose
- Bronchiektasen
- Pneumonieprophylaxe

Der **Arzt** muß eine Inhalation verordnen. Er gibt an, wie häufig inhaliert werden soll, mit welcher Inhalationsflüssigkeit, mit welchem Medikament und welchem Gerät (Tröpfchengröße).

 Die Pflegekraft muß das Inhalationsgerät genau kennen, um Gefahren für den Bewohner zu vermeiden.

Inhalationsgeräte
- **Wasserdampfgeräte**
  - Kunststoffbehältnis mit Inhalierhilfen für Mund und Nase
  - zum Aufgießen mit kochendem Wasser und Zusätzen

- **Verdampfungsgeräte**
  - Bronchitiskessel, erzeugt durch Zugabe von Wasser Dampf
  - Inhalat erreicht nur die oberen Luftwege
  - Inhalationsdauer 10 bis 15 Minuten, je nach Anordnung des Arztes

 Bronchitiskessel dürfen nur verwendet werden, wenn sie MedGV-geprüft sind.

- **Aerosolapparate**
  - Ultraschallvernebler (Abb. 25-1), strombetrieben
  - fein zerstäubte Flüssigkeit (Aqua dest.) erreicht tiefere Lungenabschnitte
  - Inhalationsdauer nach Anordnung

- **Dosieraerosol**
  - Behältnis (Pumpenzerstäuber), mit einem Medikament und mit Treibgas versetzt, funktioniert durch Pumpen (Abb. 25-2a)
  - Inhalationsdauer ein bis zwei Hübe, je nach Anordnung des Arztes

25

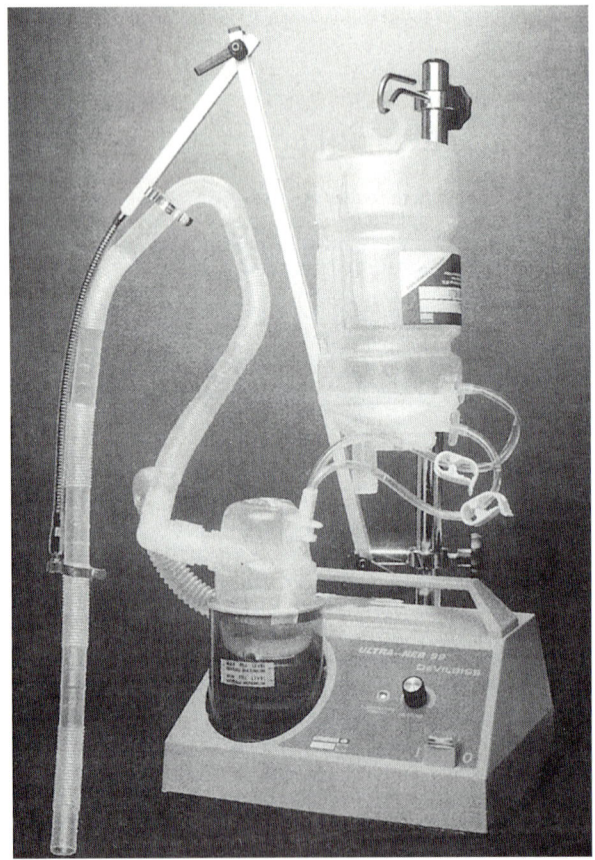

Abb. 25-1 Ultraschallvernebler

- **Inhalationskompressor**
  - Gerät erzeugt durch Strom Inhalationsgase
  - Zusätze werden in ein Ansatzstück gefüllt
  - Membrankompressor mit Mundstück (Abb. 25-2 b)
  - Membrankompressor mit Maske (Abb. 25-2 c)

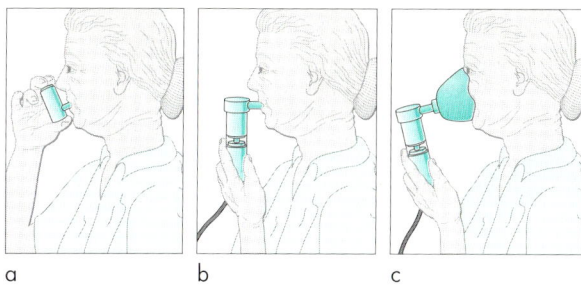

25

Abb. 25-2 a bis c Inhalationsarten
a) Dosieraerosol
b) Membrankompressor mit Mundstück
c) Membrankompressor mit Maske

Zusätze
Zusätzlich zur Inhalationsflüssigkeit:
– schleimlösende Medikamente (z.B. bei Pneumonien und Erkältungen)
– bronchienerweiternde Medikamente (Asthma bronchiale)
– entzündungshemmende Medikamente (Pneumonie und anderen Infektionen der Lunge)

25.1 Inhalieren mit einem Inhalationsgerät

Vorbereitung der Pflegeperson
– Dokumentation einsehen (Dauer, Art der Inhalation und Zusätze)
– Hände waschen

Vorbereiten des Materials
– Inhaliergerät mit sterilem Schlauchsystem versehen
– sterilen Befeuchtungsbehälter mit sterilem Aqua dest. füllen
– evtl. Zusätze
– Inhaliergerät mit Stromkreis verbinden
– Einmaltaschentücher oder Zellstoff
– Abwurf für die Taschentücher
– Sputumbecher
– Bett- oder Kleidungsschutz
– Handtuch
– evtl. frische Wäsche und Kleidung bereitlegen

Vorbereiten des Raums
– Anwesenheitstaste einschalten
– Fenster schließen
– für angenehme Zimmertemperatur sorgen

25

Vorbereitung des Bewohners
- Information über Dauer, Zweck und Vorgehensweise der Inhalation
- bequeme Oberkörperhochlagerung
- Klingel in Reichweite
- die Nase reinigen lassen

Vorgehen
- Inhaliergerät in **sicherem** Abstand zum Bewohner aufstellen
- bei unruhigen Bewohnern anwesend bleiben
- der Bewohner soll ruhig, tief und gleichmäßig atmen, zwischendurch soll er sich jeweils entspannen
- beim Abhusten unterstützen
- je nach Befinden durch den Mund oder die Nase atmen
- günstig ist es, durch die Nase einzuatmen und durch den Mund auszuatmen

Abschluß
- Gerät ausschalten, desinfizieren
- Bewohner bequem lagern, bei Bedarf Haare frottieren oder trocken fönen
- Gesicht abtrocknen
- Vitalzeichenkontrolle
- zum weiteren tiefen Durchatmen und zum Abhusten anhalten
- Mund- und Nasenpflege
- evtl. im Anschluß Atemgymnastik
- Sputumbecher entsorgen und neuen bereitstellen (immer mit Handschuhen)
- Klingel in Reichweite lassen
- Vorsicht vor Zugluft
- Anwesenheitstaste ausschalten
- Schlauchsystem mit Handschuhen wechseln (sterilisieren)
- Material wegräumen
- Abfall entsorgen, immer als infektiös betrachten, hygienische Grundsätze beachten
- Händedesinfektion
- Dokumentation über Dauer, Uhrzeit, Inhalationszusätze, Befinden des Bewohners

III Spezielle Pflegesituationen

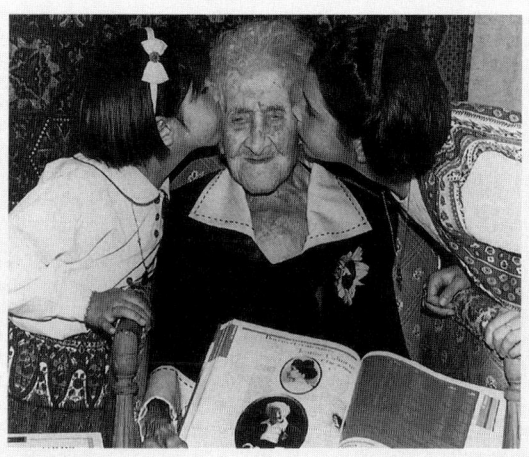

26 Atemwegs- und Lungenerkrankungen

Ohne Atmung ist menschliches Leben nicht möglich. Neben der Funktion des **Gasaustausches** und des **Stoffwechsels** ist die Atmung zur **Stimm- und Sprachbildung** wichtig. Zusätzlich werden die Magen- und Darmfunktion durch das Heben und Senken des Zwerchfells unterstützt. So findet in Zusammenhang mit der Atmung eine intensive Bewegung aller Organsysteme statt (s. Kap. 10).

Alle körperlichen Abläufe, wie Bewegung, Verdauung, Denken, benötigen Energie. Diese Energie bezieht der Mensch aus der Nahrung. Um die Nährstoffe aufzunehmen, muß der Körper diese mit Hilfe von Sauerstoff umwandeln.
Die Umwandlungsprodukte in Form von **Kohlendioxid** gelangen bei der Ausatmung wieder in die Raumluft.
Der Körper nutzt in Ruhe nur etwa ein Sechstel der vorhandenen **Lungenkapazität**. Diese Atemluft reicht normalerweise aus, den Körper ausreichend zu versorgen. Bei nachlassender Leistungsfähigkeit und/oder einer Erkrankung der Atmungsorgane entsteht jedoch sehr schnell eine lebensbedrohliche Situation.

Zu den **Atemwegsorganen** (Abb. 26-1) zählen Nase, Mundhöhle, Rachen, Kehlkopf, Luftröhre und beide Lungenflügel. Diese Organe dienen der Zuleitung der Luft in die Lunge. Hier wird die Luft **angewärmt**, **gefiltert** und **gereinigt**.

26.1 Veränderungen der Atemfunktionen im Alter

Ursachen
- **Veränderungen der Zellen und Gewebe**
- **Erweiterung der Lungenbläschen (Alveolen)**
- durch das Nachlassen der Zellelastizität sind die Lungenbläschen nicht mehr in der Lage, sich vollständig in den Ausgangszustand zurückzubilden, sie bleiben erweitert
- dadurch **nimmt** die **Anzahl der Lungenbläschen ab**
- bei der Erweiterung der Lungenbläschen werden andere Alveolen in der Ausbreitung behindert und bilden sich zurück
- die Zahl der Alveolen nimmt ab, die Lunge kann weniger Luft aufnehmen
- dieses bedingt eine **Rückbildung des elastischen Lungengewebes**

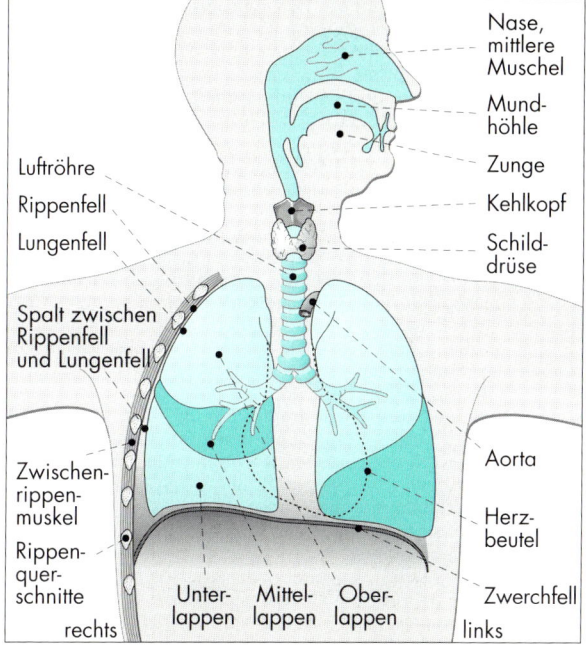

Abb. 26-1 Anatomie der Atemwege

- alters- und krankheitsbedingt kommt es häufig zu einer Minderdurchblutung des Lungengewebes
- die Nahrstoffversorgung des Gewebes nimmt ab, und es kommt zur Rückbildung des Lungengewebes
- damit verbunden ist eine **Abnahme der Lungenkapillaren**
- diese Minderdurchblutung und Rückbildung des Lungengewebes führt auch zu einer Rückbildung der Lungenkapillaren

- **Elastizitätsminderung des Brustkorbs**
- **nachlassende Beweglichkeit der Rippenknorpel**
- zunehmende Inaktivität und oberflächliche Atmung durch die Rückbildung des Lungengewebes vermindern die Elastizität der Knorpelverbindungen an den Rippenenden
- **degenerative Veränderungen an den Gelenken der Brustwirbelsäule** durch Altersabbau und lebenslange Belastung vermindern die Beweglichkeit der Gelenke
- häufig mit Schmerzen verbunden, was wiederum zu einer Schonatmung führt

26

- **Verformungen der Brustwirbelsäule durch Überbeanspruchung**
  - anatomische Verbiegungen der Wirbelsäule zur Seite oder der sogenannte Witwenbuckel hindern die Ausdehnung des Brustkorbs und schränken somit die Funktion des Lungengewebes ein

- **Zusätzliche Einschränkungen**
  - **verminderte Infektabwehr** durch Schwäche des Immunsystems
  - der Körper reagiert langsamer und später auf eindringende Krankheitserreger und ist nicht mehr in der Lage, rechtzeitig genügend Abwehrkräfte zu mobilisieren
  - **verminderte Fähigkeit abzuhusten**, durch fehlende Kraft, den Brustkorb entsprechend zu dehnen, um mit der stoßartigen Ausatmung Ansammlungen von Sekret aus den Atmungsorganen zu entfernen
  - **Immobilität**
  - weniger Bewegung führt durch die dabei abnehmende Kreislaufbelastung zu vermindertem Gasaustausch
  - die Kraft der gesamten Körpermuskulatur, und somit auch der Zwischenrippenmuskulatur, läßt nach
  - die Kapillardurchblutung verringert sich
  - besonders bei Bettlägerigkeit fehlt der Anreiz zur tiefen Ein- und Ausatmung
  - durch falsche Lagerung oder das Einengen des Brustkorbs mit Lagerungshilfsmitteln schränkt sich die Atmung zusätzlich ein

- **Luftverschmutzung**
  - eingeatmete Staubpartikel aus der Atemluft, besonders bei der Mundatmung, lagern sich in den Alveolen ab und vermindern dadurch den Gasaustausch
  - die Atmungsorgane von alten Menschen sind durch Umweltgifte oftmals vorgeschädigt und werden weiter belastet
  - besonders Rollstuhlfahrer sind in besonderem Maße den Umwelt- und Atemgiften des Straßenverkehrs ausgesetzt, da sich bei ihnen Nase und Mund näher in Höhe der Autoabgase befinden als beim aufrecht gehenden Menschen

- **Rauchen**
  - bei Zigaretten ist der Wirkstoff Nikotin der Reizgeber
  - mit dem Rauchen von Zigaretten, Zigarren, Pfeifen etc. erhält der Körper zusätzliche Giftstoffe, die sich teilweise in den Alveolen ablagern oder über den Blutkreislauf in den Körper gelangen
  - dies führt zu Schädigungen der Atemwege, anschließend zur Beteiligung der Lunge
  - zusätzlich können durch die Inhalation der karzinogenen Stoffe Lungenkrebs und Kehlkopfkrebs entstehen

Symptome
- **Leistungsminderung**
  - durch die verminderte Funktion der Atemwege und die evtl. auftretende Atemnot sind Atemwegserkrankte geringer leistungsfähig
  - bei ausdauernden Belastungen, wie dem Tragen von Lasten und beim Treppensteigen, besonders eingeschränkte Leistungsfähigkeit
  - Betroffene müssen die Last zwischendurch immer wieder abstellen oder anhalten, um neue Kraft zu schöpfen

- **Husten**
  - Erregung und Reizung der Flimmerhärchen in den Bronchien, man spricht von **trockenem Husten**
  - starke Schleimansammlungen und Umweltstäube können ebenfalls einen Hustenreiz auslösen; die Folge ist ein **produktiver Husten**
  - anhaltender Hustenreiz kann Erstickungsangst auslösen

- **Auswurf, Sputum**
  - bei Entzündungen der Schleimhäute bildet sich vermehrt Sputum (Kap. 8.6)
  - die Menge und Beschaffenheit sind je nach Krankheit unterschiedlich
  - besonders starke Raucher leiden unter einer vermehrten nächtlichen Sputumproduktion und den dadurch bedingten morgendlichen Husten- und Sputumattacken

- **Atemnot**
  - je nach Belastung und Tätigkeit nimmt die Atemnot zu
  - Auslöser der Atemnot sind: verminderte Lungenkapazität (bei Emphysem), verminderte Einatemleistung, Spastik der Luftwege (z.B. Bronchitis), Anschwellen und Verlegung der Atemwege bei allergischen Reaktionen (z.B. Asthma bronchiale)

- **Angst**
  - bei starker Atemnot ein häufiger Begleiter
  - die Betroffenen atmen flacher, das verstärkt die Atemnot
  - die dabei evtl. ausgelöste **Hyperventilation** führt dazu, daß das Blut mit Sauerstoff übersättigt wird, was zur Bewußtlosigkeit führen kann

Therapie
- **Medikamente**

Medikamente haben je nach Arzneistoff unterschiedliche Wirkungen, die Tabelle 26-1 zu entnehmen sind.
Zur Prophylaxe und Behandlung von Atemwegserkrankungen
  - Einreibungen
  - Inhalationen
  - Luftbefeuchtung
  - medizinische Bäder

26

Tabelle 26-1 Medikamente bei Atemwegserkrankungen und ihre Wirkungen

Medikamente	Wirkung
Antibiotika	entzündungshemmend
Antitussiva	hustendämpfend
Bronchospasmolytika	in den Bronchien krampflösend
Expektoranzien	auswurffördernd
Mukolytika	schleimlösend
Sedativa	beruhigend
Sekretolytika	sekretfördernd

- **Sauerstoff**
  - Sauerstoff zählt zu den Medikamenten und muß ärztlich verordnet werden
  - bei Asthmaanfällen wirkt Sauerstoffverabreichung konträr und ist deshalb kontraindiziert

  Der sichere Umgang mit Sauerstoff muß beachtet werden (Kap. 24.1).

- **Inhalationen**
  - bei Aerosolgeräten werden Medikamente oder natürliche Heilmittel wie Kamille, Pfefferminze oder Eukalyptus in kleinste Teilchen gelöst und bis in die Alveolen eingeatmet (Kap. 25)

 Verwirrte und demente Bewohner nur unter Aufsicht inhalieren lassen. Jedes Aerosolgerät funktioniert anders. Vor der Benutzung ist immer die Gebrauchsanweisung zu beachten.

 Pflege bei Atemwegserkrankungen
- **Unterstützung der Atmung**
  - Prophylaxen (Kap. 5.7)
  - tägliche Atemübungen, möglichst von einem Physiotherapeuten angeleitet
  - zur besseren Lungenbelüftung und zur Stärkung der Atemmuskulatur ist der Bewohner zu wiederholten Übungen mit verstärkter Ein- und Ausatmung anzuhalten
  - Einreibungen mit verordneten, atmungsstimulierenden Salben
  - Abreibungen mit kaltem Wasser
  - Bewohner aufstehen lassen oder mit erhöhtem Oberkörper in einen bequemen Stuhl setzen
  - Gehübungen
  - Bewegung und Spaziergang oder Spazierfahrt an der frischen Luft
  - Anfeuchtung der Raumluft mit einem Luftbefeuchter oder Verdampfer mit Zusatz von ätherischen Ölen

– gute Mund- und Nasenpflege (Kap. 6.3.7 und 6.3.9) vor dem Schlafen vermeidet nächtliche Störungen mit Atemnot
– Mundspülungen oder kühle Getränke reinigen und erfrischen den Mund

Ätherische Öle sind mit der gleichen Sorgfalt anzuwenden wie Medikamente. Sie haben eine therapeutische Wirkung, und als natürliche Stoffe können sie Allergien auslösen, zu Überempfindlichkeitsreaktionen führen und bei längerer Anwendung Unwohlsein verursachen. Der Einsatz dieser Stoffe darf nur kurzzeitig und gezielt erfolgen.

26

• **Hilfe beim Sekretabhusten**
– zum Sekretabhusten im Bett Bewohner aufsitzen lassen
– das Sekretabhusten auf dem Stuhl geht leichter, da der Oberkörper besser nach vorne geneigt und die Atemhilfs- und die Bauchmuskulatur beim Abhusten besser eingesetzt werden können
– Einreibungen des Brustkorbs mit sekretlösenden Salben fördern die Durchblutung und erleichtern das Abhusten
– leichte Thoraxkompression an den Flanken unterstützt das Abhusten
– abgehustetes Sekret in Sputumbecher, Nierenschale oder Einmaltüchern entfernen (Kap. 8.6)

• **Absaugen von Mund und Nase**
– steriles Arbeiten beim Absaugen des Mund- und Rachenraumes (Kap. 23)
– hohe Verletzungsgefahr der Mund- und Nasenschleimhaut beim Absaugen
– geringste Verletzungen im Mund- und Nasenraum können schwere Infektionen hervorrufen

• **Verabreichen von Sauerstoff**
– grundsätzlich nur nach ärztlicher Verordnung von Dosierung, Dauer und Art des Verabreichungssystems (Brille, Sonde, Maske)
– bis zur Benachrichtigung und zum Eintreffen des Arztes dürfen maximal zwei Liter Sauerstoff pro Minute verabreicht werden (Kap. 24.2)

– schon die Anwesenheit und die beruhigende Zusprache können bei akuter Atemnot die Erstickungsangst mildern
– Bewohner mit Atemnot dürfen niemals alleine gelassen werden

26.2 Spezielle Erkrankungen der Atemwege

26.2.1 Infektionen der Atemwege

Verursacher von Erkältungskrankheiten der oberen Luftwege sind fast immer **Viren**. Diese akuten viralen Infekte bereiten beim abwehrgestärkten Menschen keine besonderen Probleme.

26

Anders ist es bei alten und bei **abwehrgeschwächten, kranken Menschen.** Hier kann ein einfacher Infekt zu schweren Formen wie Bronchitis oder grippalen Infekten führen.

Durch das Zusammenleben auf engem Raum in den Einrichtungen der Altenhilfe besteht ein verstärktes Infektionsrisiko für die Bewohner.

Symptome
– Husten
– Schnupfen
– Schluckbeschwerden
– Kratzen im Hals, Halsschmerzen
– Heiserkeit
– körperliche Erschöpfung
– evtl. Fieber

Therapie
– antivirale Medikamente
– fiebersenkende Medikamente

Komplikationen
– weiteres Fortschreiten der Infektion
– Sekundärerkrankungen durch Bettruhe (Immobilität), z.B. Pneumonie, Thrombose

Pflege bei Infektionen der Atemwege
– alle Maßnahmen, die in Kapitel 26.1 beschrieben sind
– (Bett-)Ruhe ermöglichen
– alle notwendigen Prophylaxen ausführen (Kap. 5.7)

26.2.2 Bronchitis

Ursachen
– Folge eines akuten bakteriellen Infekts
– exogene Noxen wie Nikotin oder Umweltgifte
– allergische Reaktion

Symptome
– Fieber
– Husten, erst trocken, dann produktiv
– rasselnde Atemgeräusche
– Kurzatmigkeit
– Atemnot

Therapie
– sekretlösende Medikamente
– Medikamente zur Inhalation
– fiebersenkende Medikamente
– Antibiotika bei bakteriellen Infekten

Pflege bei Bronchitis
– alle pflegerischen Maßnahmen, die in Kapitel 26.1
 beschrieben sind
– bei Bedarf Bettruhe
– Abhusten fördern
– Atemgymnastik (Kap. 10.2.4)
– atemstimulierende Einreibungen (Kap. 10.2.5)
– Wadenwickel bei Fieber (Kap. 9.2.3 und 9.4.11)
– fiebersenkende Ganzkörperwaschung (Kap. 6.3.2.5)
– Bewohner erhält Rauchverbot

26

26.2.3 Chronisch-obstruktive Bronchitis

Eine chronische Bronchitis liegt vor, wenn der Patient an den
meisten Tagen im Monat in zwei aufeinanderfolgenden Jahren
unter Husten und Auswurf leidet.

Ursachen
– wiederkehrende bakterielle Infekte
– Abwehrschwäche
– exogene Noxen, wie Nikotin oder Staub
– endogene Faktoren, wie eine allergische Disposition

Symptome
– Husten
– schleimiger und blutiger Auswurf
– ziehende oder giemende Atemgeräusche
– Atemnot

Therapie
– Antibiotikagabe
– Inhalation
– sekretlösende Mittel
– Desensibilisierung bei allergischer Ursache

Pflege bei einer chronischen Bronchitis
– alle Maßnahmen, die in Kapitel 26.1 beschrieben sind
– sekretlösende Maßnahmen wie Massagen und Einreibungen
– viel zu trinken anbieten, fördert die Sekretlösung
– Nikotinentwöhnung

26.2.4 Asthma bronchiale

Unter **Asthma bronchiale** versteht man eine immer wiederkehrende teilweise Verengung der Atemwege durch Kontraktion der
Bronchien, Schwellung der Schleimhäute oder übermäßige Produktion von Schleim.
Hierbei kann es zu Atemnot kommen. Hält diese Atemnot
länger als zwölf Stunden an, so spricht man von einem **Status
asthmaticus**.

Ursachen

– **endogen**, durch allergische Reaktionen hervorgerufene
 Verengung der Bronchien

26

– **exogen**, durch Umweltgifte und Stäube auftretende Veränderung der Atemwege
– Komplikation einer chronisch-obstruktiven Bronchitis

Symptome
– Atemnot
– giemende oder ziehende Atemgeräusche
– Angst
– evtl. Husten

Therapie
– bei endogenem Asthma allergische Noxen ausschalten (Katzen, Hunde, Blumen, Stäube)
– sekretlösende Medikamente
– Medikamente, die die allergische Reaktion unterdrücken
– evtl. Cortison im Anfall
– evtl. Sedativa bei starker Angst
– Dosieraerosole mit Cortison
– regelmäßige Inhalationen
– Autogenes Training

Pflege bei Asthma bronchiale
– beruhigend auf die Bewohner einwirken
– viele Gespräche führen
– Angst abbauen durch Autogenes Training
– Kutschersitz zur Erleichterung der Atmung (Abb. 26-2)
– Einüben bestimmter Atemtechniken beim Asthmaanfall
– Erleichterung durch spezielle Lagerung

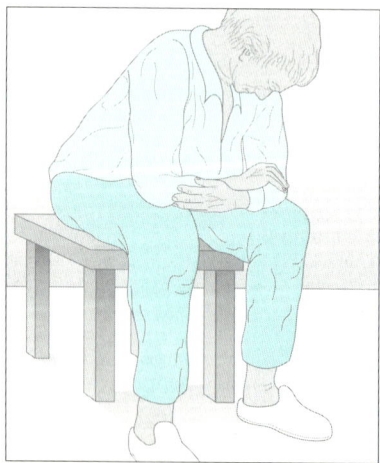

Abb. 26-2 Kutschersitz

26.2.5 Lungenemphysem

Bei einem Lungenemphysem kommt es zur **Überdehnung des Lungengewebes** mit Schädigung der Alveolarwände. Dies führt zu einer Verringerung des Gasaustauschs.

26

Ursachen
– Alterungsprozesse (Altersemphysem)
– Asthma bronchiale

Symptome
– Auswurf
– Husten
– Kurzatmigkeit
– geblähter Brustkorb, Faßthorax
– Rechtsherzinsuffizienz (Cor pulmonale) bei fortschreitendem Krankheitsverlauf

Therapie
– Behandlung der Grunderkrankung
– Nikotinentwöhnung
– Antibiotikagabe bei akuten Infekten
– evtl. Sauerstoffgabe
– sekretlösende Medikamente
– evtl. Cortison

Pflege bei Lungenemphysem
– alle Maßnahmen, die in Kapitel 26.1 beschrieben sind
– Vermeidung weiterer Atemwegsinfekte durch Pneumonieprophylaxe (Kap. 5.7.4)
– Lippenbremse einüben zur besseren Ausatmung; Einatmung durch die Nase, gebremste Ausatmung durch die geschlossenen Lippen
– atemerleichternde Maßnahmen, z.B. Kutschersitz (Kap. 26.2.4),
– Inhalationen (Kap. 25.1)
– Atemübungen mit dem Physiotherapeuten

26.2.6 Pneumonie

Unter Pneumonie versteht man die Entzündungen des Lungengewebes (Lungenentzündung). Eine Form ist die **Bronchopneumonie**, bei der die Entzündung von den Bronchien auf das Lungengewebe übergreift. Bei der **Lobärpneumonie** sind ohne Vorerkrankung ein ganzer Lungenlappen oder scharf abgegrenzte Lappenteile entzündet.

Ursachen
• **Primäre Pneumonie**
– ausgelöst durch Infektionen mit Mikroorganismen in der bislang intakten und gesunden Lunge
– Erreger können **Bakterien** sein wie Streptokokken, Staphylokokken, Pneumokokken, Enterokokken, aber auch **Viren** und **Pilze**

26

• **Sekundäre Pneumonie**
Infektion bei einer bestehenden Veränderung des Bronchial-
oder Lungensystems wie:
– Schwächung des Immunsystems bei Gebrechlichkeit und
  Mehrfacherkrankungen
– Sekretstau und mangelndes Abhusten von Bronchial-
  sekret
– allgemeine Schwäche mit mangelhaftem Hustenreflex
  nach Operationen, Bewußtlosigkeit, schweren Allgemein-
  erkrankungen
– Zirkulationsstörungen in der Lunge (z.B. durch Lungen-
  sekret)
– Aspiration von Schadstoffen aus der Luft
– Verengungen in den Bronchien oder oberen Luftwegen

Symptome
• **Bei der Bronchopneumonie**
– Verschlechterung des Allgemeinbefindens
– leichte Temperaturerhöhung
– mäßig starker Husten
– eitriger, schleimiger Auswurf
– kaum Schmerzen
– zunehmende Atemnot

• **Bei der lobären Pneumonie**
– schweres Krankheitsbild mit sehr schlechtem Allgemeinbefinden
– sehr starker Husten
– blutiger bis rostbrauner Auswurf
– schneller Puls bei niedrigem Blutdruck
– meist starker Ein- und Ausatemschmerz

Therapie
– Gabe von Breitspektrumantibiotika bei bakteriell bedingter
  Pneumonie
– Untersuchungen des Sputums mit anschließender Gabe von
  spezifisch ausgetesteten Antibiotika
– Inhalationen von sekretlösenden Medikamenten
– physikalische Therapie wie Brustwickel, Senfwickel

Pflege bei Pneumonie
– alle in Kapitel 26.1 beschriebenen Maßnahmen
– mehrmals täglich Mundpflege
– Befeuchten der Raumluft
– sämtliche Prophylaxen (Kap. 5.7)
– Einreibungen mit schleimlösenden Mitteln
– gut abhusten lassen, Sputum soll nicht geschluckt werden,
  damit keine Bakterien in den Magen-Darm-Trakt gelangen
– bei Bedarf Sekret absaugen (Kap. 23)
– intensive Betreuung während des Akutstadiums
– leichte Mobilisation, mehrmals täglich kurz aufsetzen
  lassen

– vorsichtige Mobilisation nach der Genesung
– spezielle Pflege des Fieberkranken (Kap. 9.2.3)
– dreistündlich Vitalzeichenkontrolle und bei Bedarf
– Dokumentation auf Beobachtungsbogen

26.2.7 Bronchialkarzinom

26

Der Bronchialkrebs ist die Hauptursache der Krebstodesfälle bei Männern. Von 100 000 Menschen erkranken in der Bundesrepublik Deutschland jährlich etwa 90 Männer und 20 Frauen an einem Bronchialkarzinom.

Ursachen
Als Hauptursache gilt das Inhalationsrauchen (80 bis 90 Prozent).
– jahrelange Inhalation von Asbeststäuben
– Industrie- und Verkehrsgase
– Arsen, Nickel, Chrom
– Teer
– Ruß und Mineralöle

Symptome
Das Bronchialkarzinom löst keine krankheitsspezifischen Symptome aus. Zu beobachten sind
– chronischer Husten, besonders am Morgen
– Kurzatmigkeit bei Anstrengung
– Brustschmerz

- **Im Spätstadium**
– blutiges Sputum mit rotem, frischem Blut
– Appetitlosigkeit
– Gewichtsverlust

Therapie
– Chemotherapie
– lokale Bestrahlung
– operative Entfernung einzelner Lungenlappen

Pflege bei Bronchialkarzinom
– alle in Kapitel 26.1 beschriebenen Maßnahmen
– Pneumonieprophylaxe zum Verhindern von Sekundärinfektionen wie Bronchitis oder Pneumonie (Kap. 5.7.4)
– Soor- und Parotitisprophylaxe (Kap. 5.7.5)
– Dekubitusprophylaxe (Kap. 5.7.1)
– Thromboseprophylaxe (Kap. 5.7.2)
– Mobilisation
– möglichst Teilnahme an den Tagesaktivitäten
– Schmerzfreiheit durch die rechtzeitige Gabe der verordneten Medikamente gewährleisten
– Begleitung in der Auseinandersetzung mit der Krankheit

26

26.2.8 Karzinome der Luftröhre und des Kehlkopfs

Ursachen
– Rauchen
– übermäßiger Alkoholkonsum

Symptome
– anhaltende Heiserkeit
– Schluckbeschwerden
– Hustenreiz
– Atemnot

Therapie
– Chemotherapie
– Kehlkopfentfernung (Laryngektomie, Abb. 26-3)
– Tracheotomie mit Anlegen eines Tracheostomas

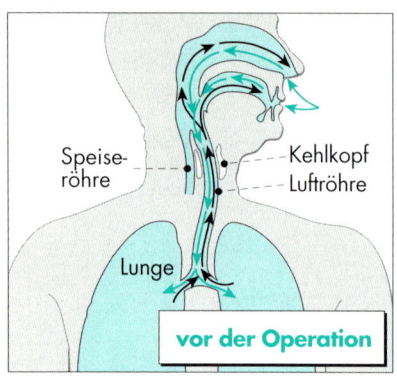

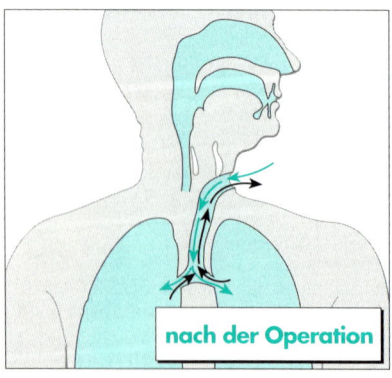

Abb. 26-3 Totale Laryngektomie vor und nach der Operation

Bei der Laryngektomie werden auch die Stimmbänder entfernt. Das Hauptkommunikationsmittel, das Sprechen, ist nicht mehr möglich. Dies stellt eine große psychische Belastung für die Betroffenen dar. Besonders ältere Patienten haben große Probleme, eine künstliche oder eine Ersatzsprache zu lernen.

26

26.2.8.1 Trachealkanülen

Zum Offenhalten der Trachea und Erleichtern der Atmung stehen Trachealkanülen (Abb. 26-4) in unterschiedlichen Ausführungen zur Verfügung.

- **Metall-Kanülen**
  - sind silber- oder neusilberbeschichtet
  - starke Festigkeit
  - problemlos desinfizier- und sterilisierbar

- **Kunststoff-Kanülen**
  - schmiegen sich dem Luftröhrenverlauf an
  - nach der Benutzung zu desinfizieren

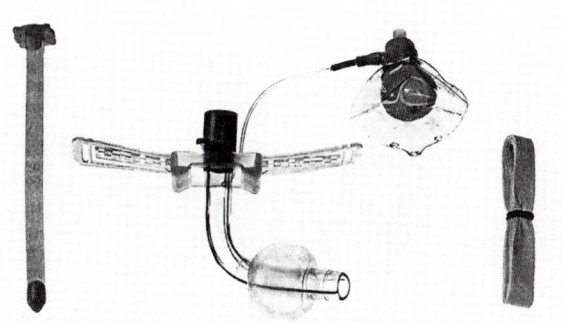

Abb. 26-4 Blockbare Trachealkanüle mit Einführungshilfe und Befestigungsbändchen

26.2.8.2 Pflege bei Bewohnern mit Tracheostoma

Bei der Pflege des Bewohners mit Tracheostoma sind mehrere Faktoren zu beachten.

Ernährung
- postoperative Ernährung über eine Magensonde (Kap. 20)
- später darf der Bewohner nur kleine Portionen schlucken
- die Nahrung gut kauen lassen

Körperpflege
- beim Duschen und Baden darauf achten, daß kein Wasser in das Stoma gelangt

26

– Badewanne nur zu einem Drittel füllen
– Bewohner **nie** alleine in der Badewanne lassen
– Naßrasur ist der Trockenrasur vorzuziehen

Falls beim Baden Wasser oder Schaum in die Luftröhre gelangt, sind folgende Maßnahmen sinnvoll:
– Wasser ablassen
– mit dem Oberkörper über den Beckenrand gelehnt abhusten lassen
– sofort Hilfe herbeirufen (Rufanlage)
– bei Bedarf absaugen

– die Bewohner benötigen viel Zuspruch, da sich ihr Aussehen verändert hat
– gute psychische Betreuung ist wegen des Verlusts der Sprechfähigkeit und anhaltender Erstickungsangst notwendig

Kanülenpflege
– Reinigung des Stomas mit feuchtem Waschlappen **ohne** Seife
– mehrmals täglich neuer steriler Wundverband mit Schlitzkompresse (Tracheokompresse, Abb. 26-5)
– **nie** Watte in die Nähe des Stomas bringen (Aspirationsgefahr)

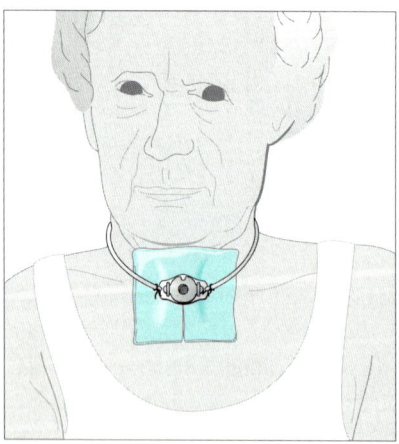

Abb. 26-5 Befestigung der Trachealkanüle mit Bändchen und Schlitzkompresse

26.2.8.3 Bronchialtoilette
Nach der Operation muß das Tracheostoma häufig abgesaugt werden. Das gleiche gilt, wenn der Bewohner aspiriert hat oder nicht in der Lage ist, sein Bronchialsekret abzuhusten.

Vorbereitung der Pflegepersonen (zwei)
- Händedesinfektion
- Schutzkleidung anziehen
- Mundschutz zum eigenen Schutz anlegen (Abhusten des Patienten)

Vorbereiten des Materials
- Absauggerät
- sterile Absaugkatheter
- sterile Handschuhe
- steriles Aqua dest. zum Durchspülen des Katheters
- steriles NaCl 0,9%
- Desinfektionslösung in die Sekretflasche
- Abwurf

Vorbereitung des Bewohners
- informieren
- beruhigen

Vorgehen
- Absaugvorrichtung einstellen (Sog etwa 100 cmH$_2$O)
- Verpackung des Absaugkatheters öffnen
- sterile Handschuhe anziehen
- Absaugkatheter und Zwischenstück verbinden
- wenn erforderlich, zwei Milliliter steriles NaCl 0,9% in die Trachealkanüle applizieren (Verflüssigung des Sekrets, ärztliche Tätigkeit bzw. Delegation)
- Flüssigkeit über drei bis vier Atemzüge verteilen lassen
- Absaugkatheter **ohne Sog** vorsichtig bis zur Gabelung der Luftröhre (Widerstand) einführen, dann einen Zentimeter zurückziehen
- Sog herstellen
- unter leichten Drehbewegungen Absaugkatheter langsam zurückziehen
- Patienten zum Husten auffordern
- **Dauer** des Absaugvorgangs **nicht länger als 10 bis 15 Sekunden**
- bei Bedarf mit **neuem** Absaugkatheter wiederholen

Abschluß
- Bewohner nicht alleine lassen
- beruhigen
- Material entsorgen
- Dokumentation

26.2.8.4 Wechseln der Kanülen

Eine Trachealkanüle aus Latex oder Plastik sollte alle 48 bis 72 Stunden, eine Silberkanüle nur bei Bedarf gewechselt werden. Den **erste Kanülenwechsel** nach der Operation übernimmt der Arzt. Der Wechsel der Kanülen sollte **nicht** unmittelbar **nach** der **Nahrungsaufnahme** erfolgen, da sonst die Gefahr des **Erbrechens** und anschließender **Aspiration** besteht.

26

Vorbereitung
– Patienten informieren
– Patienten in halbsitzende Position bringen, wobei der Kopf leicht nach hinten geneigt ist

Vorbereiten des Materials
– Händedesinfektionsmittel
– Absaugmaterialien (Kap. 26.2.8.3)
– sterile Handschuhe
– Kompressen zum Reinigen
– pflegendes Hautöl für die Wundränder
– neue Trachealkanüle
– Schlitzkompresse
– Haltebändchen
– Schale mit Desinfektionslösung

Vorgehen
– Händedesinfektion
– Bronchialtoilette (Kap. 26.2.8.3)
– Mundpflege
– bei Bedarf vor oder während des Kanülenwechsels Sauerstoffgabe
– Haltebändchen lösen
– sterile Handschuhe anziehen
– Trachealkanüle entfernen und in Desinfektionslösung legen
– Verband entfernen
– neue Trachealkanüle vorsichtig einführen
– Wundränder reinigen
– Handschuhe wechseln
– Verband anlegen
– Haltebändchen fixieren

 Das Kanülenband darf nicht zu eng sitzen. Zwischen Hals und Band sollte ein fingerbreiter Raum sein.

Abschluß
– Bewohner nach Befinden fragen
– Material entsorgen
– Dokumentation

 Wichtig ist es, den Bewohner schon sehr früh beim Wechseln der Kanüle anzuleiten, damit er seine Unabhängigkeit bald wiedererlangt.

26.2.8.5 Kommunikation

Da die tonbildenden Organe bei der Operation entfernt wurden, geht die normale Sprache verloren. Der Bewohner muß eine für ihn mögliche **Ersatzsprache** erlernen. Kurz nach der Operation kann er sich mit **Flüstern** verständigen, was aber schwer zu verstehen ist. Daneben hilft die schriftliche Kommunikation. Im Laufe der Zeit kann der Bewohner, je nach Befinden, zwischen zwei möglichen Ersatzsprachen wählen.

- **Körpereigene Ersatzstimme**
  - Rülpsstimme
  - der Bewohner lernt unter Anleitung eines Sprachtherapeuten, die Luft aus dem Magen über die Speiseröhre kontrolliert herauszulassen, ähnlich einem Bauchredner
  - die Sprachbehandlung beginnt möglichst bald nach der Operation
  - die Rülpsstimme erfordert viel Motivation, Willensstärke und Übungsbereitschaft

26

- **Elektronische Sprechhilfe**
  - mit einem Sprachverstärker wird die Flüstersprache elektronisch verstärkt
  - das Wirkungsprinzip ähnelt einem Mikrophon

 Die Aufgabe des Pflegepersonals ist die enge Zusammenarbeit und Vermittlung zwischen behandelndem Arzt, Logopäden, Angehörigen und Bewohner.

 Der Spracherwerb ist für die seelische Regeneration von großer Bedeutung.

26.2.8.6 Rehabilitation

In der Regel sind die Bewohner nach der notwendigen Operation sehr geschwächt. Daher ist es wichtig, sehr früh mit der Rehabilitation zu beginnen.

- Bewohner so viel und so oft wie möglich zum Aufstehen und zu Bewegungsübungen auffordern
- Gehübungen stärken die geschwächte Muskulatur
- zu Eigenaktivitäten ermuntern
- tägliches Sprechtraining
- gymnastische Übungen
- physiotherapeutische Maßnahmen nach Anordnung
- Atemgymnastik
- Inhalationen nach Anordnung

- bereits vor der Operation Bewohner auf den Sprachverlust vorbereiten
- **zuhören**
- von den Lippen ablesen
- auf nonverbale Signale reagieren
- viel Zuwendung geben
- Selbstsicherheit vermitteln
- erste Erfolge aufweisen
- Adressen von **Selbsthilfegruppen** anbieten

 Über- oder Unterforderung führen schnell zu Ungeduld und Versagensängsten und sind deshalb zu vermeiden.

26

Familiäre Wiedereingliederung
– den Angehörigen Offenheit, Ehrlichkeit und Verständnis für ihre Situation signalisieren
– Vertrauensbasis schaffen
– je besser das Sprechvermögen des Bewohners wird, desto besser ist seine familiäre Integration

Angehörige müssen lernen, daß nicht Mitleid, sondern Mitgefühl und Mithilfe bei der Krankheitsbewältigung helfen.

Soziale Wiedereingliederung
– Kommunikationshilfen aufzeigen
– das soziale Umfeld unterstützen bei der Einstellung auf die neue Situation
– Mitbewohner ausführlich aufklären
– zeitige Konfrontation des Bewohners mit dem Alltag

Der Bewohner muß lernen, sich im sozialen Leben neu zu integrieren.

27 Herz-, Kreislauf- und Gefäßerkrankungen

Das Herz gilt als **Symbol des Lebens**. Hierauf beruht auch die existentielle Angst bei geringsten Anzeichen einer koronaren Erkrankung.

Das Herz ist ein **faustgroßes Muskelgebilde**, das sich etwa in der Mitte des Brustkorbes befindet. Es ist von versorgenden Gefäßen **(Herzkranzgefäßen)** umgeben und in den Herzbeutel eingebettet (Abb. 27-1).

Mit jedem **Herzschlag** werden etwa 70 ml Blut in die Gefäße gepumpt. So gelangen bei durchschnittlich 70 Schlägen in der Minute etwa fünf Liter Blut aus dem Herz in den Blutkreislauf. Bei **erhöhtem Blutbedarf** im Körper schlägt das Herz **schneller**, und das Sechs- bis Zehnfache an Blut wird durch den Körper

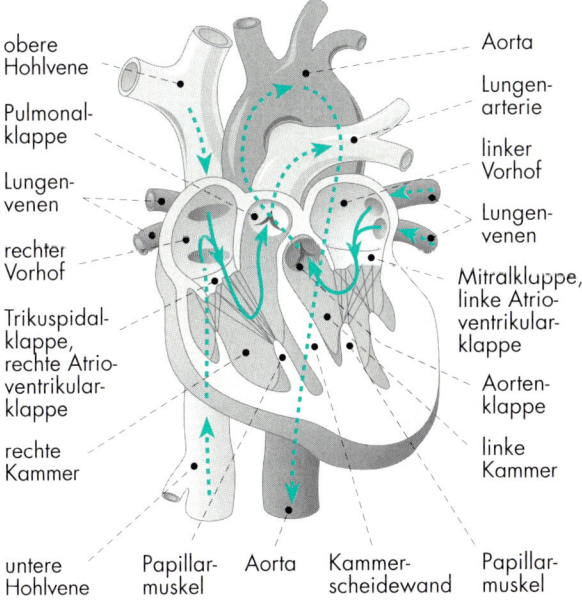

obere Hohlvene

Pulmonalklappe

Lungenvenen

rechter Vorhof

Trikuspidalklappe, rechte Atrioventrikularklappe

rechte Kammer

Aorta

Lungenarterie

linker Vorhof

Lungenvenen

Mitralklappe, linke Atrioventrikularklappe

Aortenklappe

linke Kammer

untere Hohlvene

Papillarmuskel

Aorta

Kammerscheidewand

Papillarmuskel

Abb. 27-1 Anatomie des Herzens

gepumpt. Im Ruhezustand ist das Herz in der Lage, das **Schlag-kraftvolumen** automatisch zu verlangsamen und den Körper trotzdem mit den lebensnotwendigen Stoffen zu versorgen. Herz-, Kreislauf- und Atmungssystem bilden im menschlichen Körper eine Einheit und beeinflussen einander gegenseitig.

27.1 Arterielle und venöse Insuffizienz

Durchblutungsstörungen des arteriellen und venösen Systems unterscheiden sich, wie in Tabelle 27-1 dargestellt.

Tabelle 27-1 Vergleich zwischen arteriellen und venösen Durchblutungsstörungen

Kennzeichen	Arterielle Durchblutungsstörung	Venöse Durchblutungsstörung
Schmerzen	akut, verstärkt bei Beinhochlagerung, nachlassend bei Beintieflagerung	langsam zunehmender Spannungsschmerz, nachlassend bei Beinhochlagerung
Hauttemperatur	sinkt im betroffenen Bein stark ab	normal oder leichte Erwärmung des betroffenen Beins
Hautfarbe	Blässe	Zyanose
Ödeme	keine	zunehmend, je nach Ausdehnung des Verschlusses
Arterien	Puls unterhalb der Verschlußstelle nicht tastbar, oberhalb harter Puls	keine Veränderung
Venen	fast blutleer	sichtbare Venenstauung

27.1.1 Arteriosklerose

Unter **Arteriosklerose** versteht man eine **Arterienverkalkung**. Es kommt zu krankhaften Veränderungen der Arterienwände durch **Verhärtungen**, **Verdickungen**, **Verminderung** der **Gefäß-elastizität**. Die Arteriosklerose entwickelt sich im Laufe des Lebens, oft schon ab dem 20. Lebensjahr.

Die sklerotischen Veränderungen finden sich im ganzen Gefäß-system **(arterielle Verschlußkrankheit, AVK)** einschließlich Herz **(koronare Herzkrankheit, KHK)** und Gehirngefäßen **(Ze-rebralsklerose)**.

Typische Erkrankungen einer arteriellen Insuffizienz sind Angina pectoris, Herzinfarkt, Apoplex.

Ursachen
- Hypertonie
- Hyperlipidämie
- Diabetes mellitus
- Toxine
- Nikotin

- Streß
- Vererbung
- Bewegungsmangel, Übergewicht
- Flüssigkeitsmangel

27

In der Regel bewegen sich alte Menschen weniger als in jungen Jahren. Knochen- und Gelenkerkrankungen können die Beweglichkeit reduzieren. **Untätigkeit** und **zuviel Ruhe**, besonders bei plötzlicher Bettlägerigkeit oder auch nach dem Ausscheiden aus dem Arbeitsleben, bewirken eine geringere Belastung von Herz und Kreislauf.

Die meisten alten Menschen trinken zu wenig. Diese **Flüssigkeit fehlt** dem **Kreislaufsystem**. Das Blut wird dickflüssig und fließt langsamer. Herz und Kreislauf benötigen mehr Kraft, um den Transport der Nährstoffe sicherzustellen. Dadurch ermüdet die Gefäßmuskulatur schneller, und die Herzmuskulatur wird stark beansprucht. In den Kapillargefäßen führt dies zu einem Blutrückstau und zu einer Ausdehnung der Gefäße. Blutbestandteile lagern sich dann leichter an den Gefäßwänden oder an den Gefäßabzweigungen ab.

Symptome
- Kopfschmerzen oder einseitiges Druckgefühl
- Schwindelgefühl
- klopfende Arterien im Kopf und am Hals
- kräftiges Ohrensausen
- schnelle Ermüdung und Flimmern vor den Augen
- starke Schmerzen im Bereich der betroffenen Arterie
- kühle Extremität und Bewegungseinschränkung
- schnellere Ermüdung des betroffenen Gebiets mit Schmerzen
- Marmorierung und Zyanose des Hautabschnitts
- verzögerte Wundheilung
- Apoplex

Durch **akuten Verschluß** der sklerotischen arteriellen Gefäße kommt es zum Absterben des Gewebes. Dies kann die Amputation eines oder beider Beine zur Folge haben.

Therapie
- Umstellung der Ernährungs- und Lebensgewohnheiten
- Medikamente zur Verbesserung der Durchblutung
- Einstellung des Blutzuckerspiegels im Normbereich
- krankengymnastische Übungen
- Gewichtsreduzierung
- Flüssigkeitsausgleich

Prävention
- Vermeiden von Gefäßgiften wie Fetten, Alkohol, Nikotin
- Streß abbauen
- täglich mindestens zwei Liter Flüssigkeit trinken
- für Ausgleichsbelastung und ausreichend Bewegung sorgen
- tägliches Gehirnjogging

27

Pflege bei Arteriosklerose
– auf fettarme und ballaststoffreiche Ernährung achten
– für ausreichende Flüssigkeitsaufnahme sorgen
– auf gleichmäßigen Blutzuckerspiegel achten
– Verletzungen an den Extremitäten vermeiden helfen
– Zehennägel möglichst feilen und nicht schneiden
– Hitze und Kälte an den Füßen vermeiden
– Risikofaktoren vermeiden helfen
– beengende Schuhe, Socken, Strumpfbänder vermeiden
– bei Bedarf Extremitäten warm halten mit Bettschuhen oder
  Wattepackungen

• **Bei Sklerose der Gehirngefäße und damit einhergehender
  Demenz**
– Training der Gedächtnisleistung
– Training der Orientierung
– Training der Merkfähigkeit
– Sinnesübungen

Aktivierungsmaßnahmen bei Bewohnern mit Arteriosklerose
konzentrieren sich auf **Bewegungsübungen und Ausdauerbe-
lastung** zum Anregen der Blutzirkulation.
– Blutzirkulation in den Arterien durch Bewegung anregen
– Anreiz für Bewegungen schaffen
– bei Bedarf passive Bewegungsübungen
– Aufklärung über Risikofaktoren und ihre Folgen

Eine schwierige Aufgabe ist es, den Erkrankten die Gefährlich-
keit ihrer Erkrankung verständlich nahezubringen.
Bewohner mit amputierten Gliedmaßen benötigen besonders
viel **Zuwendung** und **Unterstützung** bei den Lebensaktivitäten.
– sie gewöhnen sich sehr selten an den Umgang mit Beinprothesen und sind deshalb auf den Rollstuhl angewiesen

27.1.2 Insuffizienz des venösen Systems

Sklerotische Veränderungen der Venen sind als **venöse Verschlußkrankheit (VVK)** bekannt.
Typische Erkrankungen des venösen Systems sind Varizen, Entzündungen der Venenwände **(Thrombophlebitis)**, Verschluß der
Gefäße durch Blutgerinnsel **(Thrombose)**.

Ursachen
– Erweiterung der Gefäße
– Insuffizienz der Venenklappen
– starke Belastung der Beinvenen durch langes Stehen √
– Rauchen, Hormonpräparate
– Bewegungsarmut
– zu wenig Flüssigkeitsaufnahme
– Lähmungen

Symptome
– Müdigkeit in den Beinen, dadurch Bewegungsreduzierung
– Schwere und Spannungsgefühl
– nächtliche Wadenkrämpfe
– Ödembildung an den Füßen, Sprunggelenken, an den Beinen bis zum Knie
– Hautekzeme
– kleine Verletzungen heilen schlecht
– Wundheilungsstörung bei Ulcus cruris

27

Therapie
– Gewichtsreduktion
– krankengymnastische Übungen zur Unterstützung der Muskelpumpe für einen besseren Blutstrom
– Medikamente gegen sklerotische Veränderungen

Pflege bei Insuffizienz des venösen Systems
– Bewohner soll seine Beine hochlagern, sobald er sitzt
– Kompression der Beinvenen (Kompressionsstrümpfe, Kap. 5.7.2.1)
– Wunden steril verbinden, Infektionen vermeiden
– Obstipation und Pressen beim Stuhlgang vermeiden
– Fußgüsse nach Kneipp

– venösen Rückfluß durch Bewegung der Beine fördern
– Thromboseprophylaxe (Kap. 5.7.2)
– langes Sitzen und Stehen vermeiden
– Bewegung (Spaziergänge) fördern

27.2 Herzinsuffizienz

Bei der Herzinsuffizienz handelt es sich um eine **Schwäche der Herzmuskulatur**. Die Förderleistung läßt nach. Die notwendige Blutmenge wird nicht mehr ausreichend in den Kreislauf gebracht. Daraus ergeben sich Stauungserscheinungen im großen und/oder im kleinen Kreislauf.

• **Linksherzinsuffizienz**
Bei der Linksherzinsuffizienz **versagt** der **linke Herzmuskel**.
– die linke Herzkammer stößt nicht mehr genügend Blut aus
– Rückstau des Blutes in die Lungen
– Anstieg des venösen Drucks im kleinen Kreislauf
– das Blut staut sich in den Lungengefäßen
– durch das vermehrte Blutvolumen kommt es zum Flüssigkeitsaustritt ins Lungengewebe und damit zum **Lungenödem**

• **Rechtsherzinsuffizienz**
– Leistungsminderung der rechten Herzseite
– Rückstau des Blutes im großen Kreislauf
– Anstieg des Venendrucks
– die Folge sind Ödeme in den Beinen, Vergrößerung der Leber mit Aszites, allgemeine Leistungsschwäche

27

Die Rechtsherzinsuffizienz wird häufig durch **chronische Lungenerkrankungen** ausgelöst.

- **Globalinsuffizienz**
  – das Herz kann keine ausreichende Leistung bringen, oder beide Herzseiten sind geschwächt
  – durch das längere Verbleiben des Blutes im Kreislaufsystem nimmt der Körper zu wenig Sauerstoff auf
  – die Folge sind schwere Atemstörungen
  – der Kohlendioxidgehalt im Blut steigt, der Sauerstoffgehalt sinkt
  – gestörter Gasaustausch

- **Ruhe- und Belastungsinsuffizienz**
  – bei der **Ruheinsuffizienz** ist das Herz, z.B. beim Schlafen, nicht in der Lage, den Körper ausreichend mit Blut zu versorgen
  – die **Belastungsinsuffizienz** tritt bei Anstrengung oder größeren körperlichen Belastungen auf
  – unzureichende Versorgung mit Sauerstoff und Nährstoffen
  – die Folge ist meist schnelle Ermüdung oder kurzzeitige Kreislaufschwäche

Ursachen
- **Schädigung des Herzmuskels**
durch
  – Sauerstoffmangel, z.B. nach Herzinfarkt
  – Entzündungen, z.B. Myokarditis
  – Stoffwechselstörungen
  – chronische Drucküberlastung bei Hypertonie
  – Überdosierung von bestimmten Medikamenten
  – rheumatische Erkrankungen

- **Herzklappenfehler**
  – **Stenose**, die Herzklappe ist verengt
  – **Insuffizienz**, die Herzklappe schließt nicht ganz

- **Herzrhythmusstörungen**
  – Tachykardie
  – ausgeprägte Bradykardie
  – Kammerflimmern

- **Mechanische Beeinträchtigung der Bewegungsfreiheit des Herzens**
  – Erguß im Herzbeutel
  – Wucherungen oder Verwachsungen am Herzbeutel
  – Erguß in der Lunge

Symptome
In der Tabelle 27-2 sind Symptome der Links- und Rechtsherzinsuffizienz aufgelistet.

Tabelle 27-2 Unterschiede der Links- und Rechtsherzinsuffizienz

Symptome	Linksherzinsuffizienz bei Herzklappenfehler, Herzinfarkt, Hypertonie	Rechtsherzinsuffizienz bei Bronchitis, Lungenerkrankungen, Lungenembolie
Zyanose	gering	ausgeprägt
Orthopnoe	häufig	selten
Stauungen	Lunge, Lungenödem	Körperstamm, Extremitäten, Leber, Niere, Aszites
Atemnot	Hustenreiz und Atemnot bei Belastungen und im Liegen	selten
Wirkung von Sauerstoff	günstig	ungünstig
Wirkung von Beruhigungsmitteln	günstig	ungünstig

27

Therapie

- **Beheben der Grundursachen mit Medikamenten**
  - Senkung des Bluthochdrucks
  - Herzrhythmusstörungen beseitigen
  - Senkung des Gefäßwiderstands mit ACE-Hemmern oder Nitropräparaten

- **Reduzieren der Belastung des Herzens**
  - Entlastungslagerung mit erhöhtem Oberkörper
  - bedingte Bettruhe mit leichter Mobilisation im Lehnstuhl

- **Kräftigen des Herzleistung**
  - Gabe von Herzglykosiden
  - Digitalisierung

- **Wasseransammlungen im Körper und in den Zellen kontrollieren**
  - Diuretika zum Ausschwemmen von Ödemen
  - Gabe von Kaliumpräparaten

- **Angepaßte Ernährung**
  - eiweißreiche und fettarme Kost
  - wenig Flüssigkeit (höchstens ein Liter in 24 Stunden zur Reduzierung des Kreislaufvolumens)
  - kochsalzarme Kost, da Salz die Flüssigkeit im Kreislauf bindet

Pflege bei Herzinsuffizienz

- **Während der Akutphase**
  - Arzt rufen
  - beim Kranken bleiben und ihn beruhigen

27

– Bettruhe, Anstrengungen vermeiden
– sitzend im Bett lagern, Oberkörper hoch und Beine tief lagern
– für frische Luft sorgen
– Zimmer leicht abdunkeln
– Sauerstoffverabreichung nach ärztlicher Anordnung
– gute Krankenbeobachtung
– engmaschige Vitalzeichenkontrolle
– Flüssigkeitszufuhr reduzieren
– Körperpflege auf das Notwendigste reduzieren
– Dokumentation

- **Nach der Akutphase**
– Medikamentenwirkung beobachten
– Kontrolle der regelmäßigen Medikamenteneinnahme
– dem Bewohner Medikamentenwirkungen, Nebenwirkungen, Kennzeichen der Über- oder Unterdosierung erklären
– zweimal täglich Pulskontrolle (Kap. 10.3.2)
– Kontrolle der Vitalzeichen
– regelmäßige Kontrolle des Körpergewichts (bei Einlagerung von Flüssigkeit steigt das Körpergewicht)
– erhöhte Oberkörperlagerung
– Beine tief lagern
– alle erforderlichen Prophylaxen
– geeignete Kost in kleinen Portionen mit wenig Flüssigkeit anbieten
– Flüssigkeitsbilanz
– auf regelmäßigen, leicht absetzbaren Stuhlgang achten, da durch das Pressen eine erneute Akutsituation entstehen kann

– bewohnerorientierte Unterstützung bei allen Aktivitäten
– zunehmende Steigerung der Eigenaktivitäten
– vor dem Aufstehen Beine wickeln wegen Ödemstauung und Thrombosegefahr (Kap. 5.7.2.1)

– die Bewohner mit Herzinsuffizienz haben oft Todesangst
– Angst abbauen helfen
– beruhigen
– auf meditative Entspannung hinweisen
– Angehörige in die Pflege einbeziehen

27.3 Herzinfarkt

Bei der **koronaren Herzerkrankung (KHK)** handelt es sich um eine **arterielle Verkalkung der Herzkranzgefäße**. Durch diese Verkalkung kann es zu einer **Stenose** (Verengung) der Gefäße kommen und damit zu einer zeitweisen Unterversorgung der Herzmuskulatur mit Sauerstoff (z.B. nach körperlicher Belastung). Dann spricht man von einem **Angina-pectoris-Anfall**. Der Bewohner verspürt ein Engegefühl um die Brust, Beklem-

mungen und Schmerzen. Im Ruhezustand kommt es dann zu einer schnellen Besserung und zum Abklingen der Symptome.
Bei einem **Myokardinfarkt** handelt es sich um einen **akuten Verschluß einer Herzkranzarterie** oder eines **Herzkranzarterienastes**.

27

Ursachen
Die Hauptursache des Herzinfarkts ist der plötzliche Verschluß einer meist sklerotisch veränderten Herzkranzarterie. Mehrere **Risikofaktoren** erhöhen die Infarktgefahr:
– Übergewicht
– zu wenig Bewegung
– unzureichende körperliche Belastung
– Bluthochdruck
– Rauchen
– Diabetes mellitus
– erbliche Veranlagung zur Sklerose
– Dauerstreß

Symptome
Bei etwa 50 Prozent der Erkrankten geht dem Infarkt eine unterschiedlich lange Phase mit Angina-pectoris-Beschwerden während einer körperlichen Belastung voraus. Teilweise hat der Bewohner aber nur sehr kurz vor dem Infarkt Warnsymptome.
– starkes Engegefühl in der Herzgegend
– und/oder Druckgefühl hinter dem Brustbein mit ausstrahlenden Schmerzen in den linken Arm, linke Schulterblätter und den Hals
– blasse, fahlgraue Gesichtsfarbe
– evtl. schmerzhaft veränderte Gesichtszüge
– kalter, klebriger Schweiß auf Stirn, Nasenrücken und Oberlippe
– Atemnot, die zum plötzlichen Hinsetzen zwingt
– großes Angstgefühl
– kaum tastbarer Puls
– Blutdruckabfall
– plötzlicher Kreislaufzusammenbruch, meist mit Bewußtlosigkeit verbunden

Therapie
Bei Verdacht auf Herzinfarkt ist **schnellstens notärztliche Hilfe** anzufordern. Bei Kreislaufstillstand ist eine sofortige **Reanimation** erforderlich.
– Intensivüberwachung mit absoluter Bettruhe
– Gabe von Nitroglyzerinpräparaten
– Verabreichung von Heparin oder Kumarin
– evtl. Lysetherapie zur Auflösung der Stenose
– Sauerstoffgabe
– Schmerzbekämpfung (Opiate)
– Sedierung (z.B. Valium, Barbiturate)
– Infusionen

27

Pflege bei Herzinfarkt im Akutstadium
– Haus- und Notarzt rufen, Krankenwagen anfordern
– beengende Kleidung öffnen
– für frische Luft sorgen, Zugluft vermeiden
– Beckentieflage oder Oberkörperhochlagerung
– Bewohner beruhigen und nicht mehr alleine lassen
– häufige Vitalzeichenkontrolle, wirkt meist beruhigend
– zweite Pflegeperson bereitet die Checkliste und Übergabe
  des Kranken an das Pflegepersonal im Krankenhaus vor
– ausführliche Übergabe an den Notarzt
– Bewohner möglichst auf dem Transport begleiten
– Angehörige informieren und beruhigend auf sie einwirken
– ausführliche Übergabe an die aufnehmende Station

Pflege bei Herzinfarkt nach der Rückkehr aus dem Krankenhaus
– Verletzungen wegen der verzögerten Blutgerinnung infolge
  der Antikoagulationstherapie vermeiden
– alle notwendigen Prophylaxen berücksichtigen
– Vermeiden von Risikofaktoren
– Beratung über Risikofaktoren
– Gesundheitsberatung über Essen, Trinken, Rauchen und
  Aktivitäten
– zweimal täglich Kontrolle der Vitalzeichen

Bei der Pneumonieprophylaxe sollte das Abklatschen des Thorax unterbleiben, da die Erschütterung eine neue Infarktgefahr birgt.

– Reinfarkt durch Verhindern von Anstrengung vermeiden
– langsames Belastungstraining nach Rücksprache mit dem
  Krankenhauspersonal und dem behandelnden Arzt
– individuelles Gleichgewicht zwischen Be- und Entlastung

Die Darmentleerung, Gymnastik und Mobilisation sollten möglichst ohne Bauchpresse erfolgen, da ein Druckanstieg in den Gefäßen erneut zu einem Herzinfarkt führen kann.

– jede psychische Belastung vermeiden oder fernhalten

28 Erkrankungen des Verdauungstrakts

Häufig messen ältere Menschen ihre Gesundheit und Vitalität an dem guten Funktionieren von Magen und Darm. Die Tagesaktivitäten in den Einrichtungen der Altenhilfe richten sich überwiegend nach den Essenszeiten.

 Störungen bei der Ausscheidung können den Menschen krank machen.

Zu den **Verdauungsorganen** (Abb. 28-1) gehören
- Speiseröhre
- Magen
- Dünndarm mit Galle und Bauchspeicheldrüse
- Dickdarm

28.1 Entzündungen des Magens

Mit zunehmendem Alter treten vermehrt Entzündungen des Magens **(Gastritis)** auf.
Durch Schleimabsonderungen schützt sich der Magen vor der Selbstverdauung. Unterschiedliche Ursachen (z.B. einseitige Ernährung, übermäßiger Alkoholgenuß) führen zu einem Zusammenbruch der **Schleimhautschutzbarriere**, und die Schleimhaut wird für die Salzsäure der Magendrüsen durchlässig, die aggressive Magensäure zersetzt die Magenwände. Eine Gastritis kann akut oder chronisch auftreten.

Ursachen
- **Akute Entzündungen**
  - falsche oder einseitige Ernährung
  - starkes Würzen mit Pfeffer und Salz
  - übermäßiger Speisen-, Nikotin- oder Alkoholgenuß
  - versehentlich oder suizidal getrunkene Säuren oder Laugen
  - Essen von verdorbenen Speisen (Nahrungsmittelvergiftung)
  - Bakterientoxine bei Sepsis
  - körperlicher Streß nach Operationen

- **Chronische Entzündungen**
  - anhaltende Ernährungsfehler
  - maßloser, regelmäßiger Alkoholkonsum
  - Infektionskrankheiten des Magen-Darm-Trakts
  - Stauungsgastritis bei Herzinsuffizienz

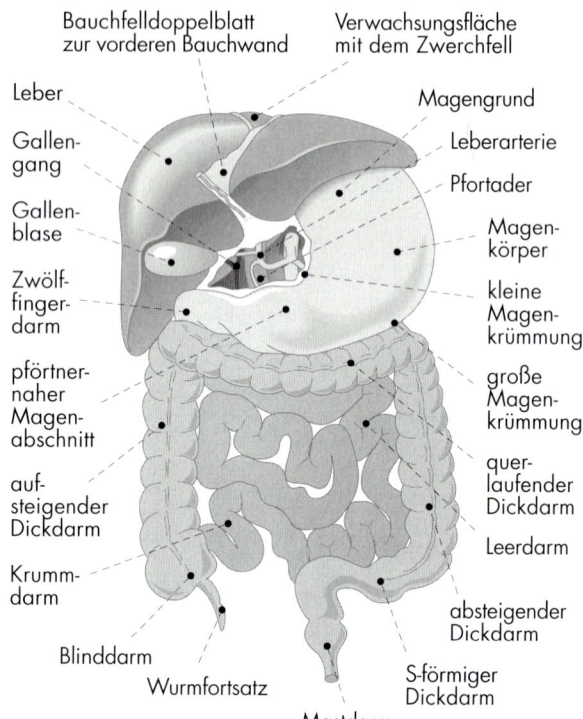

Bauchfelldoppelblatt zur vorderen Bauchwand

Verwachsungsfläche mit dem Zwerchfell

Leber

Gallen-gang

Gallen-blase

Zwölf-finger-darm

pförtner-naher Magen-abschnitt

auf-steigender Dickdarm

Krumm-darm

Blinddarm

Wurmfortsatz

Magengrund

Leberarterie

Pfortader

Magen-körper

kleine Magen-krümmung

große Magen-krümmung

quer-laufender Dickdarm

Leerdarm

absteigender Dickdarm

S-förmiger Dickdarm

Mastdarm

Abb. 28-1 Anatomie des Verdauungstrakts

– anhaltende psychische Belastungen
– Streß, verbunden mit Fehlernährung
– Einwirkung von Medikamenten auf die Magenschleimhaut

Symptome
● **Akute Gastritis**
– Magenschmerzen
– Völlegefühl und Oberbauchdruck
– Übelkeit, Brechreiz und Erbrechen
– Appetitlosigkeit
– weißlicher Zungenbelag
– Magenblutungen

28

- **Chronische Gastritis**

Oft fehlen die typischen Zeichen einer Magenerkrankung, oder sie werden vom Betroffenen zwar wahrgenommen, aber nicht als solche erkannt.

– fauliger Mundgeruch
– Schwächegefühl
– Unverträglichkeit von Speisen, besonders von fetthaltigen Nahrungsmitteln

Pflege bei Gastritis

– Schonung des Magens
– Nahrungskarenz von 24 bis 36 Stunden bei gleichzeitiger parenteraler Ernährung (über die Vene mit Hilfe von kalorischen Infusionen)
– Flüssigkeitszufuhr von zwei bis drei Litern Tee in 24 Stunden
– anschließend fünf bis sechs kleine, leichte Mahlzeiten über den Tag verteilt
– Bewohner muß langsam essen und gut kauen
– Beobachten von Schmerzsymptomen
– Kontrolle der Ausscheidungen
– regelmäßige Vitalzeichenkontrolle

- **Im Akutstadium**

– Bettruhe
– Verabreichen von angeordneten Medikamenten wie Spasmolytika, Analgetika
– Flüssigkeit, Mineralien und Elektrolyte bei starkem Erbrechen oder bei Durchfall mit Infusionen ersetzen
– Pflege bei liegendem Venenverweilkatheter (Kap. 18.4)
– gute Mundpflege in der Zeit der Nahrungskarenz und nach Erbrechen
– Dokumentation der Beobachtungen

– bei Erbrechen Handschuhe und Schutzkleidung anlegen, da zusätzlich die Gefahr der fäkal-oralen Übertragung von Salmonellen besteht
– gute persönliche Hygiene als Selbstschutz
– Vermeiden von Kontaktinfektionen

Da eine Gastritis sehr häufig durch Streß oder psychische Belastungen verursacht wird, ist es notwendig, die Ursache positiv zu beeinflussen.

– Gespräche führen
– Entspannungsübungen anbieten
– offensichtliche Probleme ansprechen
– Betreuung bei Durchfall oder Erbrechen

28.2 Ulcus ventriculi, Ulcus duodeni, Ulcus pepticum

Ulkus bedeutet **Geschwür**.

Ulcus ventriculi	Geschwür in der Magenschleimhaut (Ventrikulus: kleiner Magen)
Ulcus duodeni	Zwölffingerdarmgeschwür (Duodenum: Zwölffingerdarm)
Ulcus pepticum	durch Einwirkung von Salzsäure und Pepsin entstandenes Geschwür in den Abschnitten des Verdauungssystems, die mit Magensaft in Berührung kommen

Geschwüre der Magenschleimhaut und des Zwölffingerdarms entstehen häufig als **Folge einer Entzündung**. Mit zunehmendem Alter wächst durch verminderte Abwehrkraft, reduzierten Widerstand der Magenschleimhaut oder geringere Schleimproduktion die Gefahr, ein Ulkus zu entwickeln.

Ursachen
– Mißverhältnis zwischen aggressiven Säuren (Pepsin, Gallensäure) und den schützenden Faktoren (Durchblutung, Schleimmenge, Schleimqualität)
– Verzögerung der Magenentleerung am Magenausgang (Pylorus)
– anhaltende Produktion von Magensäure
– Schleimhautschädigungen
– Schleimhautverletzungen durch Fremdkörper

Ulkusfördernde Faktoren
– Alkohol- und Nikotinabusus
– unregelmäßige und einseitige Ernährung
– körperliche Streßsituationen, z.B. bei schweren Erkrankungen, großflächigen Verbrennungen
– psychische Streßsituationen wie Trauer, Konfliktsituationen
– Einnahme von Medikamenten über eine längere Zeit
– Einnahme von Medikamenten mit zu wenig Flüssigkeit

Symptome
Die Schmerzarten und die entsprechende Symptomatik sind in Tabelle 28-1 aufgeführt.
– Oberbauchschmerzen
– anhaltender Druck und Völlegefühl im Oberbauch nach gewohnter Nahrungsmenge
– saures Aufstoßen
– Sodbrennen
– saures Erbrechen, teilweise mit Gallensäure, auf leeren Magen

Tabelle 28-1 Schmerzarten und ihre Symptome

Schmerzart	Symptomatik
Frühschmerz	Oberbauchschmerzen, brennend oder krampfartig, kurz nach der Nahrungsaufnahme, typisch für ein Magengeschwür
Spätschmerz	der Schmerz tritt zwei bis drei Stunden nach der Nahrungsaufnahme krampfartig auf, typisch für Zwölffingerdarmgeschwür
Nüchternschmerz	besonders nachts und bei Nahrungskarenz auftretende brennende Schmerzen durch Überproduktion von Magensäften. Der Schmerz verschwindet bei Neutralisation z. B. mit Milch

- Gewichtsabnahme
- Appetitlosigkeit
- Teerstuhl bei Blutungen

Therapie
- schleimhautschützende Medikamente
- magensaftblockierende Medikamente
- operative Entfernung des Geschwürs
- Schmerzmedikation

 Pflege bei Geschwüren im Verdauungstrakt
- gesunde Lebensweise
- Aufklärung über krank machende Faktoren
- angepaßte Ernährung
- fünf bis sechs kleinere Mahlzeiten über den Tag verteilen
- der Bewohner muß die Nahrung gut kauen und langsam essen

- belastende Faktoren fernhalten oder ausschalten
- Entspannungsübungen anbieten (z.B. Autogenes Training, Yoga)
- Stärkung der physischen und psychischen Kräfte
- viele Gespräche führen
- Probleme ansprechen
- Autoaggressionen abbauen helfen (z.B. Sport, Kulturkreise)
- Selbstwertgefühl stärken
- soziales Umfeld in die Therapie einbeziehen

28.3 Magenkarzinome

Das Magenkarzinom (Magenkrebs) ist eine verbreitete Karzinomart. Es entwickelt sich überwiegend bei Männer ab 40 Jahren. Von 100 000 Einwohnern in der Bundesrepublik Deutschland erkranken jährlich etwa 30 Menschen an Magenkrebs.

Ursachen

Die Ursachen der Magenkarzinome sind weitgehend unbekannt. Vermutet werden die gleichen Ursachen wie beim Ulcus ventriculi.

Symptome

Die Symptome sind sehr **uncharakteristisch** und erst im fortgeschrittenen Stadium schmerzhaft.

– unspezifische Leibschmerzen (etwa 70 Prozent)
– andauernde Magenverstimmung
– Appetitlosigkeit
– Abneigung gegen bestimmte Speisen, besonders gegen Fleisch
– kaffeesatzartiges Erbrechen (etwa 40 Prozent)
– Gewichtsabnahme (85 Prozent)
– Eisenmangelanämie
– Änderung der Verdauung und somit der Stuhlausscheidung
– Völlegefühl, Aufstoßen, Magendrücken

Therapie

– operative Entfernung von Magenteilen oder des Magens
– Chemotherapie
– Schmerzmedikation

Pflege bei Magenkarzinom

– Betreuung und Begleitung bei den Untersuchungen
– Krankenbeobachtung bei der Schmerzbehandlung und Meldung an den behandelnden Arzt
– auf Nebenwirkungen der Schmerzmittel achten
– Prophylaxen zum Vermeiden von Sekundärerkrankungen

– Gespräche über das Sterben anbieten
– bei Bedarf Sterbebegleitung
– Angehörige in die Pflege und Betreuung einbeziehen

Pflege nach einer Magenresektion

– ausreichende Ernährung über mehrere kleinere Portionen verteilt
– Ergänzung von Eiweiß, Mineralien, Vitaminen durch entsprechendes Nahrungsangebot
– Ernährungswünsche beachten und berücksichtigen
– bei Bedarf Ernährung über eine Duodenalsonde oder ein Gastrostoma

– aufbauende Mobilisation
– Stärkung der Vitalkräfte durch viel Bewegung
– Spaziergänge mit Begleitung
– gewünschte und notwendige Unterstützung bei den Aktivitäten

– psychische Betreuung und Hilfe beim Abbau von existentieller Angst
– einfühlsame Gespräche
– Perspektiven aufzeigen

28.4   Darmkarzinome

Im Gegensatz zum Magenkrebs steigt beim Darmkrebs die Erkrankungsrate in den westlichen Ländern. Darmkarzinome befallen überwiegend den Dickdarm und davon besonders den Enddarm. **Metastasen** (Tochtergeschwülste) entstehen meistens an den lokalen Lymphknoten, später auch in Leber, Lunge und an den Knochen.

Ursachen
– falsche Ernährung
– zu wenig Ballaststoffe
– chronische Darmentzündungen wie Colitis ulcerosa, Morbus Crohn
– Darmpolypen
– eine genetische Veranlagung wird zur Zeit diskutiert

Symptome
– unspezifische Bauchschmerzen
– Völlegefühl mit Appetitlosigkeit
– kolikartige Bauch- und Darmkrämpfe
– veränderte Stuhlbeschaffenheit
– Wechsel zwischen Durchfall und Obstipation
– Blutbeimengungen im Stuhl, Teerstühle
– nach faulen Eiern riechende Stühle (durch die Eiweißzersetzung)

Therapie
– operative Entfernung der Geschwulst
– evtl. Anlage eines künstlichen Darmausgangs (Anus praeter, Kap. 28.4.1)
– Schmerzmedikation

Pflege bei Darmkarzinomen
– bei Bedarf Versorgung des Anus praeter
– alle notwendigen Prophylaxen (Kap. 5.7)

– den Bewohner bei der Krankheitsbewältigung betreuen und unterstützen
– Bewohner in das soziale Leben des Heims integrieren

28.4.1 Anus praeternaturalis

Die Lage des Anus praeternaturalis richtet sich nach der Erkrankung und dem entsprechend befallenen Darmteil.

28.4.1.1 Kolostomie

Die Kolostomie (Abb. 28-2) ist die häufigste Form des künstlichen Darmausgangs. Hierbei wird der Dickdarminhalt nach Entfernung des Afters und der Schließmuskulatur über ein Stoma im linken Unterbauch abgeleitet. Der Darminhalt ist normal geformt.

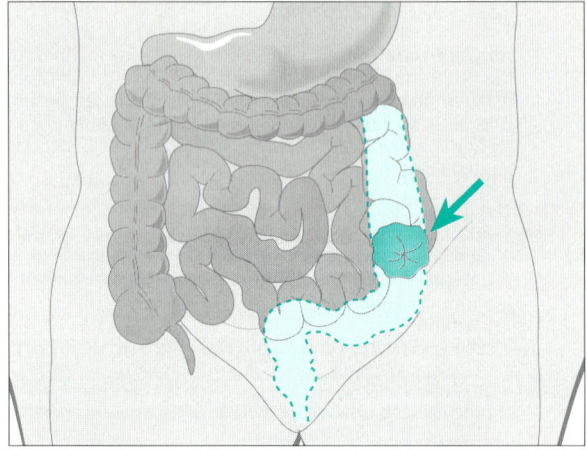

Abb. 28-2 Kolostomie

Ursachen für das Anlegen einer Kolostomie
– Entzündungen des Dickdarms
– Dickdarmkrebs, Tumoren
– Ausbuchtungen an der Darmwand
– entzündliche Divertikel
– Darmverschluß (Ileus), Darmperforation
– unzureichende Schließfunktion und fehlende Kontrolle der
  Stuhlentleerung
– Rektumkarzinom
– Bestrahlungsschäden der benachbarten Organe im kleinen
  Becken

28.4.1.2 Transversostomie, doppelläufige Kolostomie

Bei der doppelläufigen Kolostomie (Abb. 28-3) wird die querver-
laufende Dickdarmschlinge durch die Bauchdecke gezogen und
geöffnet. So entstehen ein **zuführender** und ein **wegführender**
Darmteil. Der wegführende Darmteil wird entlastet. Nach dessen Gesundung können der Darm wieder zusammengeführt und
das Stoma entfernt werden.
Der **Anus praeter** befindet sich meistens **oberhalb des Nabels**
am Oberbauch. Da dem Speisebrei weniger Wasser entzogen
wird, ist die **Ausscheidung** über das Stoma eher **breiig**.
Der Bewohner hat noch ein Druckgefühl am After, wenn der
Darm ausreichend gefüllt ist. Er setzt immer wieder kleinere
Stuhlmengen ab. Dieser **Stuhl** besteht aus Darmepithelien und
Schleim und ist meist **dünnflüssig**. Die **Ursachen** sind die glei-
chen wie bei der **Kolostomie**.

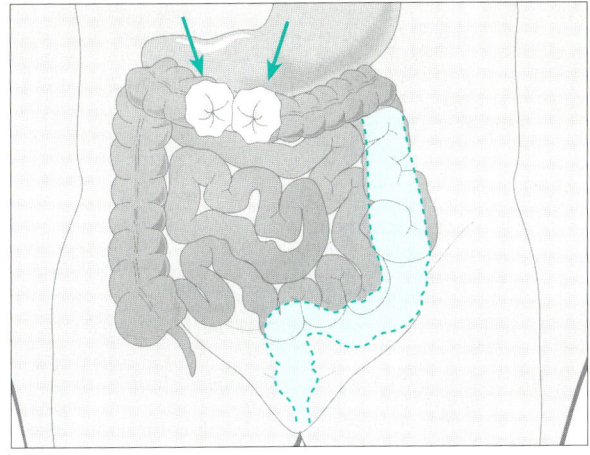

Abb. 28-3 Transversostomie

28.4.1.3 Ileostomie

Bei der Ileostomie (Abb. 28-4) wird der **Dünndarm** künstlich ausgeleitet. Der Dickdarm wird meist ganz entfernt oder ausgeschaltet. Dieser Anus praeter ist häufig eine **endgültige** Lösung und liegt im rechten Unterbauch.

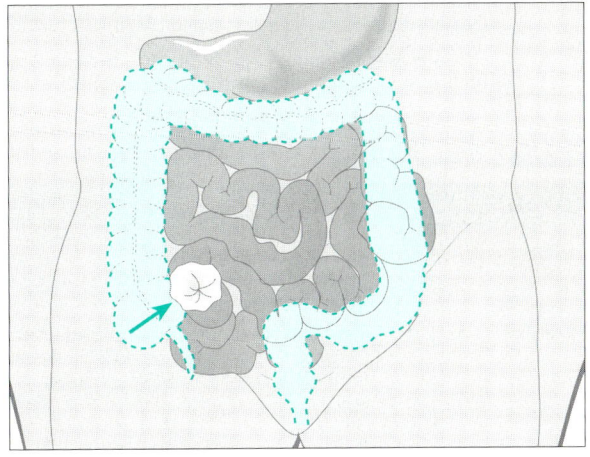

Abb. 28-4 Ileostomie

28

Die Ausscheidungen des Dünndarms enthalten noch **hautreizende Salze** und **unverdaute Gallensäure**. Aus diesem Grund wird der Darm etwas höher als das Bauchniveau angelegt, um die Ausscheidungen besser auffangen zu können und die Stomaumgebung vor **Hautreizungen** zu schützen. Der Stuhl ist **dünnflüssig bis breiig**.

Ursachen für das Anlegen eines Ileostomas
- Morbus Crohn
- Colitis ulcerosa
- Dickdarmkarzinome
- Darmpolypen, Adenome

28.4.2 Stomaversorgung

Zur Stomaversorgung benötigt man in der Regel Basisplatten, die auf der Haut befestigt werden, und entsprechende Stuhlbeutel.

Anforderungen an die Stomaversorgung
- hautfreundliche Klebeplatten
- absolute Abdichtung rund um das Stoma und auf der Haut
- geruchfreies Material
- geruchsicher gegen Ausdünstungen
- möglichst knisterfrei und nicht auftragend
- sichere und leichte Handhabung
- einfache Beschaffung über die Apotheke oder den Sanitätsfachhandel

Die Palette der Stomaversorgungen ist sehr vielseitig. Besonders ausgebildete Stomaberater und -therapeuten helfen bei der Beratung. Sie sind bei Sanitätsfachgeschäften, Herstellern von Stomazubehör oder Kliniken angestellt.
Sie leiten Stomaträger, Angehörige und Pflegende umfassend an und informieren über die individuellen Möglichkeiten.

Die meisten **Stomabeutel** (Tab. 28-2; Abb. 28-5) sind mit **Aktivkohlefiltern** versehen, die entweichende Darmgase neutralisieren.

Tabelle 28-2 Arten von Stomabeuteln

Beutelart	Eigenschaften
Einteiliges System	Basisplatte mit angeschweißtem Beutel. Bei jedem Beutelwechsel ist die Befestigungsplatte mitzuentfernen (Abb. 28-5 a)
Zweiteiliges System	Basisplatte mit Befestigungsring, Beutel mit Konterring (Abb. 28-5 b), über den der Beutel ohne Druck befestigt wird (Druckknopfsystem). Die Platte bleibt durchschnittlich drei Tage auf der Haut
Geschlossener Stomabeutel	Eignet sich für festen Stuhl
Offener Stomabeutel	Eignet sich bei dünnflüssigem Stuhl. Der Beutel wird über der Toilette ausgestreift und wieder verschlossen

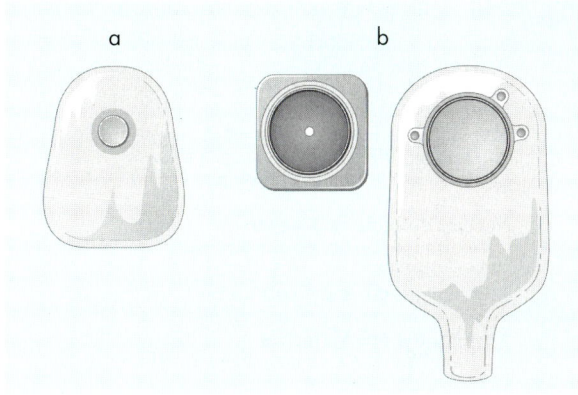

a   b

28

Abb. 28-5 a und b Stomabeutelarten
a) geschlossener Beutel, einteiliges System
b) offener Beutel, zweiteiliges System

Bei einer Kolostomie mit normal geformter Ausscheidung kann das Stoma zeitweise mit einem ein- oder zweiteiligen **Stomaverschlußknopf** abgedichtet werden.
Auf einer **hautfarbigen Platte** ist ein Stift aus **Quellschaumstoff** angebracht, der sofort nach dem Einbringen (Abb. 28-6 a) in das Stoma aufquillt und dieses verschließt (Abb. 28-6 b). Der Schaumstoff paßt sich der Darmform an. Über einen **Filter** entweichen geräusch- und geruchlos Darmgase. Bei einem leichten Druckgefühl im Bauch muß der Verschluß entfernt werden, damit die Ausscheidung funktionieren kann.

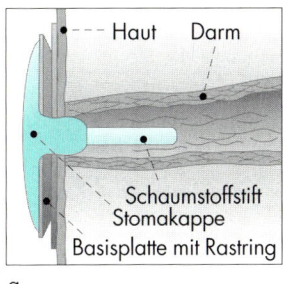
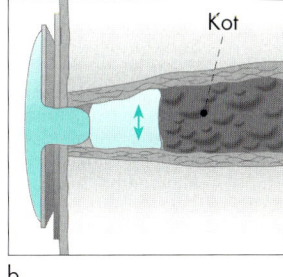

a   b

Abb. 28-6 a und b Stomakappe
a) Einbringen der Stomakappe
b) Stomakappenstift quillt im Darm auf

28

28.4.3 Pflege bei Anus praeternaturalis

Bei Bewohnern mit einem Anus praeter ist es sehr wichtig, die **Angehörigen** über das Stoma aufzuklären und sie in die Pflege miteinzubeziehen. Da viele Menschen beim Wechsel des Stuhlbeutels ein **Ekelgefühl** entwickeln, ist es notwendig, sie sachlich und einfühlsam über den Umgang zu unterrichten.
Außerdem empfiehlt es sich, falls es nicht schon in der Klinik geschah, Kontakt mit der Stomatherapeutin herzustellen.

Vorbereitung der Pflegeperson
– Informationen über Beutelart, bisherige Versorgung, Stomagröße
– Hände desinfizieren und waschen

Vorbereiten des Materials
– Stomabeutel mit Klebefläche, Druckknopfsystem
– handwarmes Wasser
– unsterile Mullkompressen oder Einmalwaschlappen
– Zellstofftücher
– Wattestäbchen
– Einmalhandschuhe
– Abdeckpaste, Abdeckplatten, Pflasterentferner
– Schere
– Abwurfbehälter mit Klappdeckel, Fußbedienung
– Hautschutzmittel

Vorbereiten des Raums
– Mitbewohner möglichst aus dem Zimmer schicken oder Sichtschutz anbringen
– Lichtquelle
– Fenster schließen
– Arbeitsfläche vorbereiten
– Anwesenheitstaste einschalten
– Schild an die Türe mit „Bitte nicht stören"

Vorbereitung des Bewohners
– Bewohner informieren
– Aufklärung des Bewohners über das Stoma und den Umgang damit
– Bett auf richtige Arbeitshöhe bringen
– Lagerungshilfsmittel entfernen
– leicht erhöhter Oberkörper
– Bauch frei machen
– Bewohner auffordern, soviel wie möglich selbst zu tun

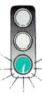

Die Stomaversorgung ist bei sitzenden Bewohnern schwierig, da durch die Bauchfalten eine Reinigung der Stomaumgebung erschwert ist und die Fixierplatte meist nicht dicht aufliegt.

28

Vorgehen

– Handschuhe anziehen
– bei Bedarf neue Hautschutzplatte auf die exakte Stomagröße (Abb. 28-7 a) ausschneiden, bei ovalem Stoma mit Maßschablone und Schere die Fixierplatte genau anpassen
– alten Beutel entfernen
– Stuhlreste mit Zellstofftüchern abtupfen
– bei Bedarf alte Fixierplatte lösen und Klebereste entfernen
– Haut **zum Stoma hin** mit zwei Kompressen reinigen
– mit zwei weiteren Kompressen und klarem Wasser abwaschen
– mit trockenen Kompressen die Stomaumgebung abtrocknen
– auch über die rosafarbene Schleimhaut des Stomas wischen (keine Schmerzempfindung)
– bei leichter Stomablutung mit feuchtkalter Kompresse Blutung stillen
– wenn die Fixierplatte bleibt, mit Wattestäbchen die Rille der Fixierplatte reinigen
– Haare an der Stomaumgebung mit der Schere entfernen
– Hautpflegemittel auftragen und gut trocknen lassen

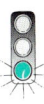

Stoma immer von außen nach innen reinigen, damit keine Bakterien aus den Ausscheidungen auf die umgebende Haut gelangen.

– Schutzfolie von der Hautschutzplatte abziehen (Abb. 28-7 b)
– neue Fixierplatte auf der Haut anbringen
– neuen Beutel von unten nach oben auf der Hautschutzplatte befestigen (Abb. 28-7 c)
– zwischen Stoma und Beutel oder Platte darf keine Haut sichtbar sein (Abb. 28-7 d)

Bei bettlägerigen Bewohnern ist es sinnvoll, den Beutel quer auf dem Bauch anzubringen, damit der Stuhl gut abfließen kann. Bei gehfähigen Bewohnern bringt man den Beutel so an, daß der Stuhl im Stehen gut abgeleitet wird.

– Stoma und Umgebung grundsätzlich nur mit Wasser reinigen
– Stoma immer von außen nach innen reinigen
– nur fusselfreie Einmaltücher oder Kompressen benutzen
– keine scharfen Substanzen wie Äther, Benzin oder Alkohol verwenden
– keine Hautdesinfektion
– keine Naßrasierer verwenden, da Verletzungs- und Infektionsgefahr besteht
– keine Enthaarungscremes, da allergische Reaktionen möglich sind
– keinen Fön zum Hauttrocknen verwenden (Keimvermehrung)

Nachsorge des Bewohners

– Dichtigkeit der Stomaplatte kontrollieren
– Bewohner ankleiden lassen

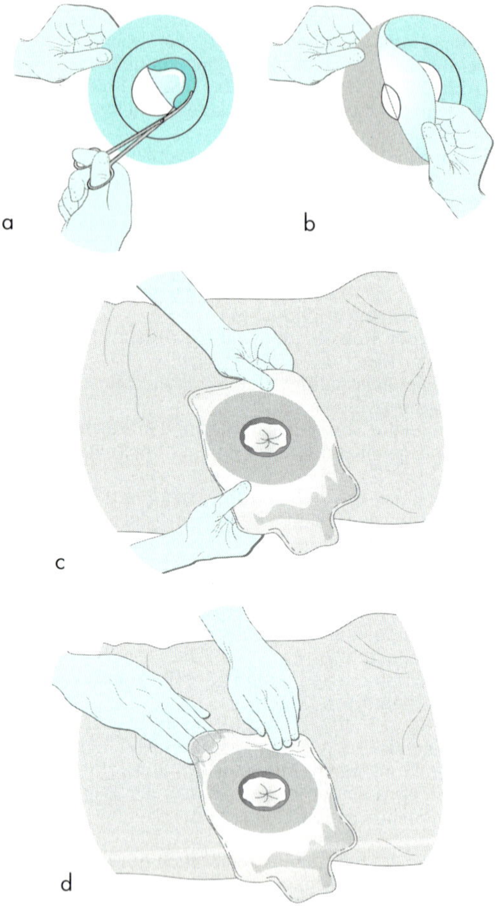

28

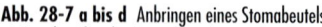

Abb. 28-7 a bis d Anbringen eines Stomabeutels
a) Ausschneiden der Hautschutzplatte auf exakte Stomagröße
b) Schutzfolie der Hautschutzplatte abziehen
c) Beutel über dem Stoma zentrieren
d) Hautschutzplatte festdrücken

– bei Bedarf lagern
– Befinden und Wünsche erfragen

Entsorgen des Materials
– gebrauchtes Einmalmaterial in einem verschlossenen
Müllbeutel in der Mülltonne entsorgen

– Waschschüsseln reinigen und desinfizieren
– nicht benötigtes Material an den Platz zurückstellen
– Schere reinigen und desinfizieren

Abschluß

28

– Hände desinfizieren und waschen
– Zimmer gut lüften
– Fenster und Licht nach Wunsch
– Bett auf Aussteighöhe herunterlassen
– Arbeitsfläche reinigen und desinfizieren
– Mitbewohner über Arbeitsende informieren
– Anwesenheitstaste ausschalten
– Dokumentation von Besonderheiten, Veränderungen und Beobachtungen
– Kontrolle der Lagerhaltung

Stomairrigation
Spülung des Dickdarms durch das Stoma.
– 1 bis 1 $\frac{1}{2}$ Liter lauwarmes Wasser mit Hilfe eines Trichters und eines Überleitungssystems in den Darm einbringen
– durch die natürliche Reizung der Darmwand werden die Peristaltik angeregt und der Darminhalt aufgeweicht
– Darmentleerung
– die nächsten 24 bis 48 Stunden bleibt der Bewohner stuhlgangfrei
– das Stoma kann mit einem Stomaverschlußknopf verschlossen bleiben
Zur Anregung der Peristaltik werden nach ärztlicher Verordnung Medikamente zugesetzt wie bei einem normalen Einlauf oder Klistier (Kap. 21.1 und 21.2).

Oberstes Ziel des **Aktivierungstrainings** ist, daß ein Bewohner mit Anus praeter diesen selbständig versorgt.
– dies geschieht durch eine gute Zusammenarbeit mit Stomatherapeuten und Pflegepersonal
Sehr viele Probleme, ob körperlich, physisch oder psychisch, können somit gelöst werden.
– leichtes Aufbautraining oder Gymnastik stärkt die Muskulatur
– Angehörige in das Aufbautraining miteinbeziehen

– viele Stomaträger haben Angst, daß die Mitmenschen den Stomabeutel sehen, riechen und auch hören können
– tägliche Konfrontationen mit den Ausscheidungen und Übungen zum selbständigen Umgang mit dem Stoma helfen diese Ängste beseitigen
– Ablenkung von der Krankheit
– Hobbys wiederentdecken und aktivieren
– Stärkung des Selbstwertgefühls
– intensive Betreuung, gute Aufnahme und Integration in den Alltag

28

Ernährung

– Ernährungsberatung und Aufklärung über die richtige Nahrungszubereitung
– Stomaträger benötigen keine besondere Diät
– individuell reagiert jeder Körper unterschiedlich auf das Nahrungsangebot
– Zeit zum Essen lassen, gut kauen
– Speisen in Ruhe und mit Genuß einnehmen
– Essenszeiten gleichmäßig über den Tag verteilen
– ausgewogene, vielseitige und vollwertige Ernährung
– individuelle Nahrungsverträglichkeit beachten und dokumentieren
– mindestens 1 $\frac{1}{2}$ Liter Flüssigkeit pro Tag trinken
– Nahrungsmittel, die Beschwerden machen, vermeiden
– blähende Nahrung je nach Verträglichkeit
– keine scharfen Gewürze verwenden, mit Kräutern kochen

29 Erkrankungen von Leber, Galle, Bauchspeicheldrüse

Leber, Galle und Bauchspeicheldrüse stehen in enger Verbindung mit den Verdauungsorganen. Durch die Bildung von **Verdauungsenzymen** sind sie direkt an der Verdauung beteiligt. Der Pfortaderkreislauf verbindet alle unpaarigen Bauchorgane direkt miteinander.

Besonders bei älteren Menschen kommt es infolge des natürlichen Zellabbaus, langjähriger Fehlernährungen und Aufnahme von Körpergiften häufig zu Veränderungen und Erkrankungen dieser Organe.

29.1 Lebererkrankungen

Durch die umfangreichen Aufgaben der Leber, wie Entgiftung des Körpers und Speicherfunktion, ist auch die Gefahr von schweren Erkrankungen, wie **Hepatitis** (Virusinfektion), **Leberzirrhose** (Umbau von Lebergewebe), **Fettleber** (vermehrte Ablagerung von Neutralfett), sehr groß.

Aufgaben der Leber
- Speicherung und Verarbeiten von Nährstoffen, Vitaminen, Spurenelementen, Eiweiß, Glykogen und Hormonen
- Zucker in Stärke umwandeln
- Bildung von Gallensäure zur Fettverdauung
- Entgiftung des Körpers
- Bildung von Gerinnungsfaktoren

Ursachen für Lebererkrankungen
- **Leberinfektionen**
  - durch Hepatitisviren, das Epstein-Barr-Virus und das Herpes-Simplex-Virus
  - Hepatitis A, Übertragung durch fäkal-orale Schmierinfektion, kontaminierte Lebensmittel (z.B. Muscheln) und Gegenstände
  - Hepatitis B, Übertragung durch Blut, kontaminierte Injektionskanülen und Organtransplantate, sexuellen Kontakt
  - Hepatitis C, parenterale Übertragung

- **Chronische Erkrankungen durch Noxen**
  - Alkoholmißbrauch
  - Medikamenteneinnahme über längere Zeit

29

- Medikamentenwirkung von Hypnotika, Narkotika, Schmerzmitteln, Rheumamitteln
- über die Nahrungskette aufgenommene Chemikalien
- längere und überhöhte Einnahme von Stickstoff-Nitroso-Verbindungen aus geräucherten und gepökelten Nahrungsmitteln, Rauchbier

• **Akute Vergiftungen**
- Pilzvergiftungen, z.B. Knollenblätterpilz
- Überdosierung von Medikamenten
- Lösungsmittelgifte bei versehentlicher Einnahme
- Gifte aus verdorbenen Nahrungsmitteln

• **Parasiten**
- Fuchsbandwurm
- Hundebandwurm

Ursachen von Fettleber und Leberzirrhose
- schlecht eingestellter Diabetes mellitus
- Überernährung (Adipositas)
- Fettstoffwechselstörung

Symptome
- Müdigkeit, Abgeschlagenheit, Lustlosigkeit, Unwohlsein
- trockene und spröde Haut
- Gelbfärbung der Haut (Ikterus)
- zunehmender Juckreiz
- Hautflecken an Unterarmen, Ellenbogen und Gesäß
- Hervortreten der Gesichtsäderchen („Schnapsnase")
- Gelbfärbung der Skleren (Sklerenikterus)
- bierbrauner Urin
- Schaumbildung des Urins beim Harnlassen
- Blähungen, Brechreiz
- Druckschmerz im rechten Oberbauch
- Verlust von Achsel- und Schambehaarung
- gesteigerte Blutungsneigung, besonders häufig treten Nasenblutungen, Hämorrhoiden und Darmblutungen auf

Die größte Gefahr bei fortschreitender Leberzerstörung mit Pfortaderstauung ist die Bildung von **Ösophagusvarizen**. Eine Blutung der Speiseröhrenkrampfadern ist bei 50 Prozent der Menschen mit Leberzirrhose die Todesursache.
Fortschreitende Leberzirrhose führt zur **Wasseransammlung** im freien **Bauchraum (Aszites)**. Es können sich dabei zehn und mehr Liter Flüssigkeit im Bauchraum ansammeln.
Als Folge von **Pfortaderstauungen** oder **Durchblutungsstörungen** im Bauchraum entwickeln sich **venöse Umgehungen**, die sich an der Bauchhaut abzeichnen können.

Therapie
- Alkoholkarenz
- Kortisonbehandlung

– Diuretika, Saluretika und Aldosterone
– bei fortschreitendem Krankheitsverlauf evtl. Lebertransplantation

Ösophagusvarizenblutungen bedeuten akute Lebensgefahr und erfordern sofortige notärztliche Behandlung.

29

Pflege bei Lebererkrankungen
– gezielte und regelmäßige Kontrolle der Vitalzeichen und des Bewußtseins
– laufende Beobachtungs-, Kontroll- und Pflegedokumentation
– auf fett- und natriumarme, eiweißreiche Kost, auf mehrere kleine Portionen verteilt, achten
– für regelmäßige, leichte Darmentleerung sorgen

– Dekubitus- und Thromboseprophylaxe bei Bettlägerigkeit und Bewegungsarmut
– passive Bewegungsübungen, wenn der Bewohner nicht zu aktiven Bewegungen fähig ist
– Hilfe bei der Schmerzbekämpfung

– Bewohners in alle Pflegehandlungen einbeziehen
– Selbstwertgefühl und Antrieb steigern
– einfühlsame Gespräche führen
– streßmachende Ursachen weitgehendst fernhalten

29.2 Gallenerkrankungen

Gallenflüssigkeit ist ein Abbausekret der Leber und wird in der Gallenblase gesammelt (0,5 bis ein Liter pro Tag).

Die wichtigsten Bestandteile des Gallensekrets
– Gallensäure
– Gallenfarbstoffe wie Bilirubin
– Hormone
– Cholesterin

Die Gallenblase hat eine reine **Speicherfunktion**. Auf Anregung von Verdauungsenzymen schüttet die Gallenblase die benötigte Menge Gallenflüssigkeit aus.
Durch eine erhöhte Konzentration von Gallenflüssigkeit und/oder Entzündungsvorgänge kann es zur Bildung von Cholesterin-, Pigment- und Kalziumbilirubinat-**Gallensteinen** kommen.
Gallensteinbeschwerden werden häufig durch fettes Essen ausgelöst. Dabei kommt es zur vermehrten Produktion und Ausscheidung von Gallenflüssigkeit. Vorhande Steine lösen sich eventuell durch ein vermehrtes Flüssigkeitsangebot und wandern in den Gallengängen in Richtung Duodenum (Zwölffingerdarm). Bei einem **Verschluß** der Gänge durch die Gallensteine kommt es zu einem Rückstau, der die Schmerzen verursacht.
Seltener sind akute oder chronische Entzündungen der Gallenblase **(Cholezystitis)** oder der Gallengänge **(Cholangiolitis)**.

Ursachen
_ Gallensteine
– entzündliche Verengungen der Gallenwege
– Tumoren der Gallengänge oder Gallenblase

Ursachen von Entzündungen
– Gallensteinverschluß
– Salmonellen
– Lebererkrankungen
– Pankreaserkrankungen
– Gallenwegskarzinom

Symptome
– Müdigkeit, Abgeschlagenheit, Lustlosigkeit, Unwohlsein
– Übelkeit bereits beim Riechen von Fett, Brechreiz
– heller Stuhl ohne Farbstoffe
– stumpfer Schmerz im rechten Oberbauch
– kolikartiger Schmerz im rechten Oberbauch bei Verlegung des Gallengangs
– Strahlungsschmerz auf die rechte Rückenseite
– Juckreiz
– Ikterus
– Fettunverträglichkeit
– Fieber, Schüttelfrost
– Meidung von beengenden Kleidungsstücken

Therapie
– Injektion von krampflösenden Medikamenten
– Gabe von galletreibenden Mittel (Cholagoga)
– Verabreichen von gallensekretionsanregenden Medikamenten (Choleretika)
– bestimmte Gallensteine können mit dem **Lithotripter** zertrümmert werden
– endoskopische oder chirurgische Steinentfernung

- **Bei Gallenblasen- und Gallengangsentzündungen**
– Gabe von Antibiotika und Schmerzmitteln

Gallengangssteine gehen manchmal spontan ab, und die Beschwerden verschwinden.

Pflege bei Gallensteinen
– Lagerung mit entspannter Bauchdecke (Knierolle)
– warme Bauchwickel mit Melisse, Heublume oder Kamille zur Bauchdeckenentspannung
– Vermeiden von Fettgebackenem, Gebratenem und eiskalten Speisen
– häufige kleine Mahlzeiten

- **Während der Kolik**
– Bettruhe auf Wunsch
– bequeme, wunschgerechte Lagerung

– warme Bauchwickel
– viel Zuspruch, da die Schmerzen sehr stark sind
– schmerzlösende Mittel auf Anordnung

29

Pflege bei Gallenblasen- und Gallengangsentzündungen
– Bettruhe im Akutstadium
– Eisblase
– Nahrungskarenz und parenterale Flüssigkeitszufuhr
– Vitalzeichenkontrolle
– Wadenwickel bei Schüttelfrost
– Anregen der Stuhlausscheidung mit salinischen (salzhaltigen)
  Getränken wie Mineralwasser mit Glauber- oder Bittersalz

29.3   Erkrankungen der Bauchspeicheldrüse

Aufgaben der Bauchspeicheldrüse (Pankreas)
• **Exokrine Funktion** (nach außen ausscheidend)
– Abgabe von Verdauungssäften in den Zwölffingerdarm
– **Trypsin, Erepsin, Chymotrypsin** zur Eiweißspaltung
– **Pankreaslipase** zur Fettspaltung
– **Amylase** zur Kohlenhydratspaltung

• **Endokrine Funktion** (nach innen ausscheidend)
– Abgabe ans Blut
– **Glukagon der A-Zellen** zur Blutzuckererhöhung
– **Insulin der B-Zellen** zur Blutzuckererniedrigung

Erkrankungen der Bauchspeicheldrüse sind meist schwerwie-
gend und **lebensbedrohlich.**

Ursachen der akuten Pankreatitis
Bei der akuten Pankreatitis kommt es zu einer plötzlichen **Entzündung der Bauchspeicheldrüse** durch die eigenen Verdau-
ungsfermente **Lipase** und **Trypsin.**
– gelöste Gallensteine, die beim Passieren der Papilla Vateri
  (Vater-Papille, in einer Schleimhautfalte des Zwölffingerdarms gelegene, meist gemeinsame Einmündung von Gallen-
  und Bauchspeicheldrüsengang) zu einem Stau von Pankreas-
  sekret im Pankreasgang führen
– Abflußhindernis durch Verengung der Pankreasgänge oder
  Pankreassteine
– überreiche Mahlzeit bei gleichzeitigem starkem Alkoholgenuß
– Medikamente, z.B. Tetrazykline
– Gallenwegserkrankungen
– Papillenverengung
– Alkoholismus

Ursachen der chronischen Pankreatitis
Betroffen sind überwiegend Männer, 70 bis 80 Prozent davon
sind Alkoholiker.

29

- regelmäßiger und übermäßiger Alkoholmißbrauch
- Eiweißmangel und Fettstoffwechselstörungen
- Verhärtungen des Bindegewebes
- teilweise Verkalkung der Bauchspeicheldrüse

Ursachen des Pankreaskarzinoms
- weitgehend unbekannt
- meist ist der Pankreaskopf befallen
- fast immer sind mit der Erkrankung Störungen des Gallen-
abflusses und Ikterus verbunden

Männer sind häufiger betroffen als Frauen. Die Krankheit wird meist erst im Spätstadium diagnostiziert. Eine operative Behandlung ist in den meisten Fällen nicht möglich.

Symptome
Durch die Nähe zu den anderen Oberbauchorganen sind die Zeichen einer Pankreaserkrankung nicht leicht zuzuordnen.
- sehr starke, stechende, kolikartige Oberbauchschmerzen nach dem Essen
- zusammengekrümmte Haltung während der Schmerz-attacken
- bandartiger Strahlungsschmerz, oft bis zum Rücken
- Übelkeit, Unwohlsein
- Erbrechen
- Kennzeichen des Kreislaufschocks
- elastische Bauchdeckenspannung (Gummibauch)
- Fieber
- teilweise Darmlähmungen, Subileus
- Ikterus
- Abmagerung bis Kachexie
- Ausfall der Insulinproduktion
- Nierenversagen

Therapie
- strenge Bettruhe
- Bekämpfung des Kreislaufschocks
- Schockprophylaxe
- Infusions- oder Transfusionstherapie
- absolute Nahrungs- und Flüssigkeitskarenz
- Gabe von Medikamenten zur Hemmung der Enzymaktivität
- Schmerzbekämpfung
- Antibiotika
- chirurgische Pankreas- und Duodenumentfernung
- Psychotherapie bei Alkoholikern

Prävention
- Vermeiden von fetten Speisen
- keine üppigen Mahlzeiten
- mindestens fünf kleinere Mahlzeiten über den Tag verteilt
- Alkohol meiden
- geregelter Tagesablauf
- Streß vermeiden oder Entspannungstechniken erlernen (Autogenes Training)

– ausreichend trinken, mindestens zwei Liter am Tag
– ausgeglichenes Verhältnis von Bewegung und Belastung
– genügend Ruhe, Erholung und Entspannung

Pflege bei Erkrankungen der Bauchspeicheldrüse
Die pflegerischen Aufgaben sind abhängig von den ärztlichen
Anordnungen.

29

– Vitalzeichenkontrolle
– Flüssigkeitsbilanz
– laufende Bewußtseinskontrolle
– Überwachung der Infusionszufuhr
– Überwachung während der Transfusionstherapie
– Infusionswechsel (Kap. 18)
– Pflege bei liegender Venenverweilkanüle (Kap. 18.4)
– absolute Nahrungs- und Flüssigkeitskarenz
– Pflege bei liegender Magensonde (Kap. 20.2)
– Absaugen des Magensafts durch die Magensonde
– Verabreichen von Medikamenten zur Magensaftneutralisa-
  tion (**Antazida**), zur Sekretionshemmung (**Kalzitonin,
  Glukagon, Parasympathikushemmer**) und zur Infektions-
  bekämpfung (**Antibiotika**)
– Lagerung zur Entlastung der Bauchdecke (Knierolle)
– Eisblase auf die Pankreasregion bei akuten Schmerzen
– Gabe von Schmerzmitteln

– Gespräche mit Bewohner und Angehörigen
– Hilfe bei der Lebensumstellung anbieten
– motivieren, anleiten, Stärkung des Selbstwertgefühls
– gezielte Anleitung bei allen Aktivitäten
– Hilfe soweit wie nötig anbieten
– Selbständigkeit erhalten und fördern
– soziale Wiedereingliederung

29.4 Diabetes mellitus

Unter Diabetes mellitus versteht man eine Störung des **Kohlen-
hydratstoffwechsels**, bei der das Hormon **Insulin** nicht im
erforderlichen Maße in der Bauchspeicheldrüse gebildet wird
oder nicht entsprechend zur Wirkung kommt. Insulin (Bildung
in den B-Zellen der Bauchspeicheldrüse) fördert den Transport
der aus der Verdauung ins Blut gelangten Glukose in das Zell-
innere und senkt dabei den Blutzuckerspiegel durch Glukose-
verbrennung.

Diabetes-mellitus-Klassifizierung
• **Typ I, absoluter Insulinmangel**
– etwa zehn Prozent der Diabetiker leiden unter einem
  absoluten Insulinmangel
– besonders häufig sind Kinder und Jugendliche betroffen
  (Vererbung)

29

- **Typ II, relativer Insulinmangel**
  - zu geringe und verzögerte Freisetzung des gebildeten Insulins
  - oder durch eine zwar ausreichende, aber nur träge wirksame Insulinproduktion
  - meist erst nach dem 40. Lebensjahr
  - sekundär insulinpflichtig (mit zunehmender Erkrankung)

Symptome
- starkes Durstgefühl **(Polydipsie)**
- Gewichtsabnahme trotz gesteigerten Appetits
- Heißhunger
- Leistungsschwäche, Arbeitsunlust, erhöhte Müdigkeit
- große Urinmengen **(Polyurie)**
- Urin ist hell, mit hohem spezifischem Gewicht
- Azetonausscheidung im Urin **(Azetonurie)**
- Juckreiz, besonders in der Genital- und Analregion
- vermehrt Furunkel- und Ekzembildung
- schlecht heilende Wunden
- Neigung zu Hypertonie und Gesichtsrötung
- erhöhter Blutzuckerspiegel
- verminderte Infektabwehr
- Sensibilitätsstörungen, Taubheitsgefühl, Mißempfindungen, Nervenschmerzen
- Übersäuerung des Bluts **(Ketoazidose)**

Therapie
Die Behandlung des Diabetes mellitus Typ II ist auf drei Pfeilern aufgebaut.

- **Diät**
  - zuerst beginnt man mit einer individuell abgestimmten Diät, um den Blutzuckerspiegel und das Körpergewicht zu senken
  - kalorien- und fettarme Kost
  - Gewichtsreduktion ist wichtig für den Fettstoffwechsel, senkt den Blutdruck und hilft, Gefäßkomplikationen zu verhindern
  - je nach Kalorienbedarf erhält der Bewohner individuell berechnete **Broteinheiten (BE)**

Eine Broteinheit entspricht 12 Gramm Kohlenhydraten.

  - die BEs werden auf fünf bis sechs kleinere Mahlzeiten über den ganzen Tag verteilt
  - optimale Nährstoffverteilung: 40 Prozent Kohlenhydrate (entspricht etwa 180 Gramm pro Tag), 30 Prozent Fett (nicht mehr als 70 Gramm pro Tag), 30 Prozent Eiweiß (täglich 50 bis 80 Gramm)

- **Orale medikamentöse Therapie**
  - sinkt trotz Einhaltens der Diät der Blutzuckerspiegel nicht mehr auf seine Normwerte von 60 bis 100 mg% ab, so verordnet der Arzt in der Regel **Antidiabetika**

– Antidiabetika (z.B. Euglucon®) stimulieren die Insulin-
produktion
– Gefahr der Appetitsteigerung und der damit verbundenen
Gewichtszunahme

• **Insulintherapie**
Wenn Diät und orale Antidiabetika nicht ausreichen oder
ein diabetisches Koma vorliegt, muß Insulin (Tab. 29-1) verabreicht werden.
– Insulin ist ein Eiweißprodukt und wird von der Magensäure
zerstört
– deshalb ist in der Regel eine **subkutane Injektion** notwendig
– der Injektionsort (vorwiegend Oberschenkel und Bauch) ist
nach einem festen Plan ständig zu wechseln (Kap. 17.3.1)

Jeder insulinpflichtige Diabetiker ist durch ein zu schnelles
Absinken des Blutzuckerspiegels **(Hypoglykämie)** gefährdet.
Aus diesem Grunde sollte er stets einen Diabetikernachweis
mit sich führen und für den Notfall immer Traubenzucker bereithalten.

Tabelle 29-1 Insulinarten und ihre Wirkung

Insulinart	Zeitpunkt der Gabe	Wirkungs-eintritt	Wirkungs-höhepunkt	Wirkungs-dauer	Maximal-dosierung
Altinsulin	20 bis 30 Minuten vor der Mahlzeit	nach 30 Minuten	nach ein bis zwei Stunden	sechs bis acht Stunden	28 I.E.
Depotinsulin	30 bis 45 Minuten vor der Mahlzeit	nach 60 Minuten	nach zwei bis sechs Stunden	10 bis 15 Stunden	40 I.E.
Long-Insulin	45 Minuten vor der Mahlzeit	nach 60 Minuten	nach drei bis acht Stunden	bis 24 Stunden	60 I.E.
Misch-Insulin	30 Minuten vor der Mahlzeit	nach 30 Minuten	je nach Mischung	je nach Mischung	40 I.E.

Komplikationen
Bei Überbelastungen, schweren Infekten, Diätfehlern oder nicht
verabreichten Insulininjektionen kann es zur **Entgleisung des
Blutzuckerspiegels** kommen. Dabei sind zwei Formen zu unter-
scheiden, der **hypoglykämische Schock** und das **diabetische
Koma (Hyperglykämie)**.

Ursachen der Hypoglykämie *(zu wenig. BZ.↓)*
– Auslassen der Mahlzeit nach einer Insulininjektion
– Insulinüberdosierung
– ungewöhnliche körperliche Anstrengung
– große Aufregung und starke psychische Belastungen

29

Tabelle 29-2 Zeichen des hypo- und des hyperglykämischen Schocks und die einzuleitenden Maßnahmen

Schockform	Symptome	Maßnahmen
Diabetisches Koma	Blutzuckerkonzentration über 300 mg/dl, massiver Wasser- und Elektrolytverlust, Übelkeit, Erbrechen, Appetitlosigkeit, Schwäche, gesteigerter Durst, trockene Schleimhäute, Bewußtseinseintrübung, tiefe Bewußtlosigkeit mit Kussmaul-Atmung, Azetongeruch der Ausatemluft	Blutzuckerkontrolle, Arzt benachrichtigen, da **Lebensgefahr**, Flüssigkeitsbilanz, Vitalzeichenkontrolle, Aspirationsprophylaxe, Insulingabe i.v.
Hypoglykämischer Schock	Blutzucker unter 50 mg/dl, Heißhunger, Schweißausbruch besonders am Kopf, Schwäche, Müdigkeit, Gähnen, Kopfschmerzen, Bewußtseinsstörungen	Blutzuckerkontrolle, Arzt benachrichtigen, ansprechbaren Bewohnern traubenzuckerhaltige Getränke anbieten, Würfelzucker oder Brot, Vitalzeichenkontrolle

Die Zeichen der zwei Schockarten und die einzuleitenden Maßnahmen sind in Tabelle 29-2 aufgeführt.

 Das diabetische Koma kann unbehandelt zum Tod führen. Eine rasche Krankenhausbehandlung und eine gute Einstellung des Blutzuckerspiegels sind erforderlich.

Spätfolgen bei Diabetes mellitus
– Schäden an den Gefäßwänden (evtl. notwendige Amputationen)
– Netzhautveränderungen (regelmäßige Augenarztkontrolle)
– bakteriell bedingte Hautkrankheiten wie Furunkel, Karbunkel, Fußpilz
– erhöhte Infektanfälligkeit
– kleine Verletzungen an den Füßen können zu Geschwüren und Entzündungen führen

Pflege bei Diabetes mellitus
 Besonders ältere Diabetiker sind häufig auf pflegerische Hilfe angewiesen. Die Folgen des Diabetes mellitus sind so gering wie möglich zu halten.
– auf regelmäßige Mahlzeiten achten
– orale Antidiabetika 30 Minuten vor der Mahlzeit einnehmen lassen
– Insulin, je nach Art, rechtzeitig vor dem Essen injizieren lassen
– Zwischenmahlzeiten verabreichen
– Vitalzeichen beobachten, auf Veränderungen schnell reagieren

– regelmäßige Bewußtseinskontrolle, besonders nach den
  Mahlzeiten
– auch bei der Verabreichung von Sondenkost auf zeitlich
  festgelegte Ernährung und Insulininjektionen achten

29

• **Diätberatung**
In enger Zusammenarbeit zwischen Pflegepersonal und Diät-
assistentin, Diabetiker und seinen Angehörigen werden individuelle **Diätpläne** erstellt.
– ausgiebige Aufklärung über die Folgen der Nichteinhaltung
– Bereitschaft wecken zur Zusammenarbeit und für die
  Einhaltung der Diät
– Reduktionskost bei Übergewichtigen wirkt nur bei Einsicht
  des Betroffenen
– leicht resorbierbare Kohlenhydrate (Glukose, Fruchtzucker)
  vermeiden (rascher Blutzuckeranstieg)
– stärkehaltige Nahrungsmittel bevorzugen
– Vollkornbrot ist sehr empfehlenswert, genauso wie
  Kartoffeln, Obst und Gemüse
– zum Süßen eignen sich Zuckerersatzstoffe (Zyklamat,
  Saccharin)
– Zuckeraustauschstoffe (Fruktose, Sorbit) immer auf die
  Kohlenhydratmenge anrechnen
– gesättigte tierische Fettsäuren sollten durch ungesättigte
  pflanzliche, z.B. Olivenöl, ersetzt werden

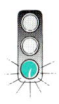

Zu den Fetten zählt auch das sogenannte versteckte Fett in
Wurst, Käse und Fleischwaren.

• **Insulininjektionen**
– Anleiten zur Selbstinjektion
– Umgang mit Insulin und Spritzen üben
– korrekte Injektionszeit beachten
– Insulindosierung erklären
– Injektionsstellen laufend wechseln nach Injektionsplan
– Umgang mit dem Pen (Kap. 17.3.1.1) erklären und üben
  lassen

• **Hautbeobachtung**
– Verletzungen dokumentieren
– Kratzwunden behandeln lassen
– gute Hautpflege und Hautrückfettung
– Beinwunden sofort behandeln lassen
– Hautausschläge beachten
– regelmäßige Haarpflege

• **Beobachten von Gefäßveränderungen**
– auf Netzhautveränderungen und Sehbehinderungen achten
– regelmäßige Kontrolle durch den Augenarzt
– Beobachtung der Hautdurchblutung, besonders der Beine,
  um Gefäßschäden rechtzeitig zu erkennen
– auf Zeichen einer Zerebralsklerose, wie Verwirrtheit, achten

– auf Zeichen einer Koronarsklerose achten (Kap. 27.1.1)
– auf Zeichen einer Sklerose der Beinarterien, wie Durchblutungsstörungen, Nekrosen, Ulkus, Gangrän, achten

29

- **Verletzungen vermeiden**
  – bei Bedarf Dekubitusprophylaxe (Kap. 5.7.1)
  – keine einengenden Schuhe
  – Wärmflaschen nie direkt auf die Haut bringen,
     Verbrennungsgefahr
  – möglichst keine Heizdecken verwenden
  – Bettsocken anziehen lassen
  – keine heißen Getränke und heiße Nahrung, Verbrennungs-
     gefahr
  – auf richtige Bade- und Duschwassertemperatur (37 bis 38 °C)
     achten

- **Fußpflege**
  Im Laufe der Erkrankung sind meist die Gefäßdurchblutung
  und die Leitfähigkeit der Nervenbahnen, besonders in den unteren Extremitäten, gestört. Selbst kleinste Verletzungen können
  sich infizieren. Es kann zu Verzögerungen in der Wundheilung
  mit der Ausbildung von schweren Geschwüren bis hin zu Amputationen kommen. Aus diesen Gründen sollte auf die Pflege
  der Füße von Diabetikern besondere Aufmerksamkeit gelegt
  werden.
  – Fußpflege von speziell ausgebildeten Fußpflegern
  – die Füße einmal täglich mit lauwarmen Wasser und neutraler
     Seife waschen
  – gut abtupfen, besonders in den Zehenzwischenräumen
  – Zehennägel gerade schneiden
  – Nagelfalz nicht einschneiden
  – keine scharfen Gegenstände für die Reinigung der Zehen
     benutzen
  – Zehenzwischenräume und Füße (auch Fußsohlen) täglich
     kontrollieren
  – Hühneraugen nur von Spezialisten abtragen lassen
  – Bürsten und Massagehandschuhe meiden
  – Fußbad nicht länger als fünf Minuten
  – keine Puder und Fußsprays wegen der Gefahr der
     Hautaustrocknung benutzen
  – Schuhkauf nur nachmittags, da dann die Füße am dicksten
     sind
  – keine hohen Absätze
  – Schuhe laufend auf Steine, durchstechende Nägel,
     Unebenheiten des Leders kontrollieren

- **Infektionen vermeiden**
  – der Witterung oder Tätigkeit angepaßte Bekleidung
  – bei Bedarf Hilfe und Anleitung bei Inkontinenz
  – gute Hautpflege im Haut-auf-Haut-Bereich, Intertrigo-
     prophylaxe (Kap. 5.7.8)
  – Verletzungen vermeiden

• **Gesundheitsvorsorge**

Regelmäßige Vorsorgen helfen Gefäßkomplikationen rechtzeitig erkennen. In Zusammenarbeit mit dem Hausarzt und dem Pflegepersonal kann der Diabetiker die Kontrollmaßnahmen erlernen und selbständig vornehmen. Die Dokumentation ist für eine richtige Blutzuckereinstellung unerläßlich.

– regelmäßige Blutzuckerüberwachung
– Urinzuckerkontrolle
– Ein- und Ausfuhrkontrolle
– Gewichtskontrolle
– regelmäßige Hausarztbesuche und Kontrollen der Blutfettwerte, Harnstoff, Kreatinin
– regelmäßige Blutdruck- und Pulskontrolle mit Bewertung
– Netzhautkontrolle durch den Augenarzt

– viel Bewegung im Freien
– genügend Ruhe
– regelmäßige körperliche Belastung (Tanzen, Spazierengehen)
– geregelter Tagesablauf
– konsequente Lebensführung
– Hobbys aktivieren

Die Stoffwechselerkrankung hängt sehr eng mit der seelischen und geistigen Stimmungslage zusammen. Auch äußere Einflüsse wie Witterung, Stand des Mondes, soziales Umfeld wirken stimulierend auf den Stoffwechsel. Das Wissen um diese Einflüsse läßt die Krankheit leichter verstehen und wirkt so bei der Einstellung zur Erkrankung und zum Befinden mit.

– Streß vermeiden oder gezielt damit umgehen
– Einflüsse der Umwelt bewerten
– Selbstheilungskräfte aktivieren
– Einstellung zur Erkrankung finden
– Krankheit als Teil des Lebens akzeptieren
– Selbstwertgefühl stärken
– positive Lebenseinstellung finden

Diabetiker müssen ein anderes Leben führen als andere alte Menschen. Sie erhalten spätestens eine halbe Stunde vor dem Essen bereits Tabletten oder eine Spritze, sie bekommen ein anderes Essen und sind nicht so belastbar.

Alle diese Gründe lassen den Diabetiker als etwas Besonderes erscheinen. Die Eingliederung in die Gemeinschaft ist deshalb ein großes Ziel der aktivierenden Pflege. Durch Gespräche und Aufklärung wird Verständnis für die Besonderheiten geweckt. Der Diabetiker erfährt in der **Selbsthilfegruppe**, daß andere Erkrankte oder auch Angehörige mit den gleichen Problemen zu kämpfen haben.

30 Erkrankungen des Urogenitaltrakts

Die Nieren (Abb. 30-1) filtern alle unbrauchbaren und giftigen Stoffe aus dem Blut, dazu gehört das Endprodukt des Eiweißstoffwechsels, der **Harnstoff**. Auch die organischen Substanzen **Natrium**, **Calcium** und **Kalium** werden teilweise herausgefiltert und ausgeschieden.

In 24 Stunden fließen etwa 1500 Liter Blut durch die Nieren. Durch die Kraft des Blutdrucks ist der Körper in der Lage, davon 150 Liter durch die Gefäßknäuelchen in der Nierenrinde **(Bowman-Kapsel)** zu drücken. Dabei wird der **Primärharn** gebildet. Der Primärharn besteht aus Blutflüssigkeit ohne Eiweiß und enthält **Wasser**, **Harnstoff**, **Glukose**, **Salze**, **Aminosäuren und Gallenfarbstoff**. Der Primärharn wird in den Nierenkanälchen **(Henle-Schleife)** durch Rückresorption von Wasser, Zucker und Mineralien zum konzentrierten **Sekundärharn**.

Die täglich ausgefilterte Harnmenge beträgt im Durchschnitt 1,5 Liter. Der Urin fließt über die Harnleiter in die Harnblase. Dort wird er gesammelt und bei entsprechender Füllmenge durch die Harnröhre willkürlich entleert.

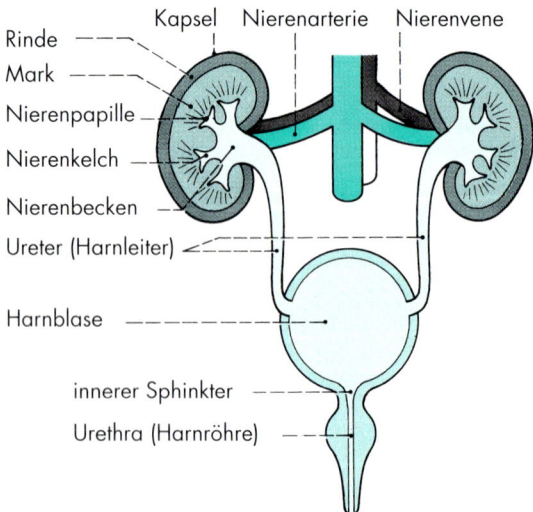

Abb. 30-1 Anatomie der Nieren und ableitenden Harnwege

Mit dem Hormon **Renin** können die Nieren in die Regulierung des Blutkreislaufs und des Blutdrucks eingreifen. Bei einer Minderdurchblutung der Nieren, z.B. durch akute Abnahme des Blutdrucks oder des Plasmavolumens, wird Renin ausgeschüttet. Es verursacht eine **Drosselung der Nierendurchblutung** und damit eine Verminderung des Primärharns. Somit kommt es zu einem Anstieg des Blutdrucks und einer Zunahme des Plasmavolumens.

Hauptaufgaben der Nieren
– Ausscheidung von Stoffwechselprodukten und Körpergiften
– Regulierung des Wasser- und damit verbundenen Elektrolythaushalts
– Regulierung des Säure-Basen-Haushalts

Vielseitig wie die Funktionen sind auch die Erkrankungen der Nieren. Besonders im Alter läßt meist das Flüssigkeitsangebot nach, und die Nieren werden nicht mehr ausreichend durchspült.
Da die Nierenfunktion sehr eng mit dem **Blutdruck** zusammenhängt, ist besonders der Bluthochdruck **(Hypertonie)** schädlich für die Nierenfunktion.

30.1 Nierenentzündungen

Nierenentzündungen entstehen meist nach **Infektionen** mit
– Streptokokken
– Staphylokokken
– Enterokokken
– Pseudomonas
– Kolibakterien
Ebenso können unspezifische Faktoren wie **Autoimmunprozesse** Entzündungen der Nieren und Nierensklerosierung (Schrumpfniere) auslösen. Die bekanntesten Erkrankungen sind die **Glomerulonephritis** (Entzündung der Kapillarknäuel) und die **Pyelonephritis** (Entzündung des Nierenbeckens).

Ursachen
– nach chronischem Mißbrauch von phenacetinhaltigen Medikamenten (bei Gelenk- und Muskelbeschwerden)
– aufsteigende Infekte durch die Harnröhre
– Infektionen auf dem Blutweg
– Infekte durch benachbarte Organe wie Gebärmutter, Blinddarm
– Nieren- und Blasentuberkulose
– lokale Resistenzschwäche durch Unterkühlung
– Behinderung des Urinabflusses durch Nieren- und Blasensteine, Tumoren, Prostatahypertrophie, Blasendivertikel
– Blasenentleerungsstörungen bei Nervenlähmung, Apoplexie, Hemiplegie, Tetraplegie
– häufiges Katheterisieren der Harnblase

30

– unzureichende Intimpflege bei Blasenkatheterträgern
– Immunschwäche bei Diabetes mellitus, Aids
– unsteriles Arbeiten bei Blasenspülungen
– Östrogenmangel

Symptome
Die Infektion kann eine oder auch beide Nieren betreffen.
– Fieber, Schüttelfrost
– stechender Nierenschmerz mit Ausstrahlung in den Rücken
– allgemeine Entzündungskennzeichen wie Schmerzen beim Wasserlassen, Unterbauchschmerzen
– reduzierter Allgemeinzustand
– Augenlidödeme, besonders am Morgen
– Ödeme an den Fußknöcheln
– rostbrauner Urin durch Blutbeimengungen (Kap. 8.1.3)
– erschwerter oder schmerzhafter Harndrang **(Dysurie)** mit kleinen Urinmengen (Kap. 8.1.1)
– Hypertonie
– erhöhte Blutkörperchensenkungsgeschwindigkeit (BSG)
– Bakterien, Blut, Eiweiß, Leukozyten im Urin

Therapie
– Uricult zur Erregerbestimmung
– Antibiotika- und Sulfonamidtherapie
– Spasmolytika zur Blasenkrampflösung
– Gabe von Kortikoiden und Diuretika
– Unterstützung von Herz und Kreislauf
– bei Bedarf Bluttransfusionen zur Stärkung des Immunsystems
– reduzierte Flüssigkeitszufuhr (Ein- und Ausfuhrbilanz)
– Kontrolle des BSG und des Bluts auf Rückgang der Infektion
– eiweißreiche und natriumarme Kost
– chirurgische oder endoskopische Beseitigung von Verengungen
– Hämodialyse bei Nierenversagen

Pflege bei Nierenentzündungen

– Ausführung der ärztlichen Anordnungen
– Vitalzeichenkontrolle
– Kontrolle der Urinausscheidung (Menge, spezifisches Gewicht, Uricult)
– weitgehendst Bettruhe
– lokale Wärmezufuhr
– Infrarotbehandlung
– entsprechende Pflege bei Fieber und Schüttelfrost (Kap.9.2.3 und 9.2.4)
– Prophylaxen nach Bedarf (Kap. 5.7)

30.2 Niereninsuffizienz

Als Niereninsuffizienz bezeichnet man ein **Versagen der Nierenfunktion**, meistens innerhalb weniger Stunden (akutes Nierenversagen), oder eine starke Reduzierung der Urinproduktion.

Ein **akutes Nierenversagen** liegt vor, wenn die Nierenfunktion über einen längeren Zeitraum so stark beeinträchtigt ist, daß die Ausscheidung am Tag unter 400 Milliliter **(Oligurie)** sinkt (Kap. 8.1.1).
Häufige oder anhaltende Nierenentzündungen und sklerotische Veränderungen der Nierenarterien und des Nierengewebes führen meist zur **chronischen Niereninsuffizienz**.

Ursachen
- **Verminderte Nierendurchblutung**
  - hoher Blut- oder Flüssigkeitsverlust
  - Herzinfarkt oder akute Herzinsuffizienz
  - großflächige Verbrennungen
  - Sepsis
  - Schock

- **Akute Tubulusschädigung**
  - länger bestehende Schockzustände
  - Fehltransfusionen
  - Vergiftungen
  - Überdosierung von Schlafmitteln

Symptome der akuten Niereninsuffizienz
Die akute Niereninsuffizienz verläuft in drei Phasen.

- **Erste Phase: Oligo-anurische Phase**
  - Dauer etwa zehn bis 14 Tage
  - zunehmende Abnahme der Ausscheidungsmenge während der ersten Tage
  - Zurückhalten der harnpflichtigen Substanzen im Blut
  - Zurückhalten von Wasser im Körper
  - Ödeme im Gesicht, Rücken, Unterarme, Waden
  - periphere Ödeme an Händen und Füßen
  - Hyperkaliämie mit Herzrhythmusbeschwerden
  - Bluthochdruck

- **Zweite Phase: Polyurische Phase**
  - nach fünf bis 30 Tagen bei Wiederherstellung der Nierenfunktion
  - die Urinmenge steigt kurzzeitig auf bis zu zehn Liter in 24 Stunden
  - Gefahr der Austrocknung **(Exsikkose)**
  - Risiko des Kreislaufversagens, Volumenmangelschock
  - Gefahr der Hypokaliämie durch das Ausschwemmen von Mineralien

- **Dritte Phase: Regenerationsphase**
  - Erholung des Körpers
  - Normalisierung der Nierenfunktion

Symptome der chronischen Niereninsuffizienz
- Rückgang der Tagesurinmenge **(Oligurie, Anurie)**
- Anstieg von Harnstoff, Kreatinin und Kalium im Blut

30

- Abnahme von Natrium im Blut
- Hypertonie
- Störung im Säure-Basen-Gleichgewicht (pH-Wert sinkt)
- schwarzbraune Hautfarbe durch Pigmentveränderungen, Harnstoffablagerungen
- Hautjucken
- Muskelzuckungen, Krampfanfälle, vermehrte Wadenkrämpfe
- Bewußtseinsstörungen, Hirnödeme
- harnähnlicher Mund- und Hautgeruch
- Appetitlosigkeit, Übelkeit, Obstipation
- Kachexie
- Knochenschmerzen durch Calciumentgleisung
- Anämie durch Knochenmarkschädigung
- starke Kopfschmerzen
- Schlafstörungen

Therapie
- exakte Flüssigkeitsbilanzierung
- Flüssigkeitszufuhr: 500 Milliliter und Ausgleich des Flüssigkeitsverlusts durch Ausscheidungen
- tägliche Kontrolle des Körpergewichts
- laufende Blutwertkontrolle
- medikamentöser Ersatz von wichtigen Blutbestandteilen und Mineralien
- eiweiß- und kaliumarme Kost
- Infusionen mit Natriumbikarbonat zur Blutsäureneutralisation
- bei Bedarf Bluttransfusionen

- **Bei starkem oder absolutem Nierenversagen**
- Hämodialyse ein- bis dreimal pro Woche, entsprechend den harnpflichtigen Substanzen im Blut
- Nierentransplantation

Bei der Niereninsuffizienz werden auch Medikamente verzögert ausgeschieden. Durch das längere Verbleiben im Körper kann es zur Medikamentenanhäufung **(Kumulation)** im Blut mit toxischen Wirkungen kommen.

Pflege bei Niereninsuffizienz
- ärztliche Anordnungen umsetzen
- laufende Kontrollen der Vitalzeichen
- Bewußtseinskontrollen
- einmal täglich Gewichtskontrolle
- Flüssigkeitsbilanz der Ein- und Ausfuhr
- alle notwendigen Prophylaxen (Kap. 5.7)
- Pflege dem körperlichen Zustand anpassen
- auf regelmäßige und richtige Ernährung achten
- Ernährungsberatung, eiweiß-, kalium- und salzarme Kost
- auf ausreichend Flüssigkeitszufuhr achten
- bei Venenverweilkathetern und Infusionen die entsprechende Pflege (Kap. 18.4 und 18.5)

Bei älteren Menschen kommt es bei der weiteren Einnahme von Digitalisglykosiden schnell zu einer **Hyperdigitalisierung** mit den möglichen Folgen von
– Herzrhythmusstörungen
– Übelkeit
– Erbrechen
– Kopfschmerzen
– Verwirrtheit
Die Dosierung von Digitalis muß daher immer wieder individuell mit dem Arzt abgeklärt werden. Auf Veränderungen ist schnell zu reagieren. Eine engmaschige **Herz- und Kreislaufüberwachung** mit fortlaufender Dokumentation ist unumgänglich.

– bei Bedarf Vorbereitung auf die Hämodialyse
– Hilfe und Betreuung während der Dialyse
– Zeit für Zuwendung und Gespräche
– Ängste abbauen helfen
– Lebensumstellung durch Dialyse besprechen
– Vorbereitung auf das Sterben

30.3 Nierensteine

Nierensteine (Abb. 30-2) und Steine in den ableitenden Harnwegen kommen relativ häufig vor.

Ursachen
– Harnwegsinfekte
– Harnstauungen
– Stoffwechselerkrankungen
– verminderte Ausscheidung infolge fehlender Flüssigkeit
– Gicht
– Leukämie
– Calcium in den Nieren bei verstärktem Knochenabbau, Osteoporose
– eiweißreiche Kost
Besonders in Gegenden mit heißer und trockener Luft besteht gehäuft die Gefahr, an Nierensteinen zu erkranken, wenn dem Körper unzureichend Flüssigkeit zugeführt wird. Aber auch heiße Sommer, die zu vermehrter Schweißabsonderung bei verminderter Flüssigkeitszufuhr führen, erhöhen das Risiko für Steinbildung.

Besonders gefährdet sind Bewohner mit
– familiärer Belastung
– Bewegungsmangel und Immobilität
– erhöhtem Konsum von tierischem Eiweiß aus Milch, Milchprodukten und Fleisch
– erhöhtem Konsum von Alkohol, Kaffee, schwarzem Tee
– hoher Schweißabsonderung

30

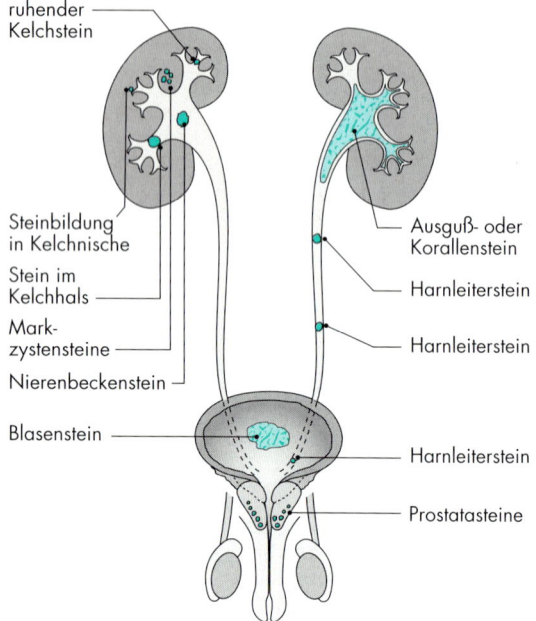

ruhender Kelchstein

Steinbildung in Kelchnische

Stein im Kelchhals

Mark-zystensteine

Nierenbeckenstein

Blasenstein

Ausguß- oder Korallenstein

Harnleiterstein

Harnleiterstein

Harnleiterstein

Prostatasteine

Abb. 30-2 Lokalisation von Nierensteinen

Nierensteinarten
- Calciumoxalatsteine (Abb. 30-3 a)
- Harnsäuresteine (Abb. 30-3 b)
- Calciumammoniumphosphatsteine (Abb. 30-3 c)
- Zystinsteine
- Mischsteine

Symptome
- **Allgemeine Symptome**
- Blut im Urin nachweisbar
- mögliche kurzzeitige Anurie

- **Bei Nierenkoliken**
- plötzliche heftige Schmerzen im Nierenlager
- Schmerzausstrahlung in den Bereich der Genitalien, zur Harnblase, in den Rücken
- starke Schmerzen bei Beklopfen der zwölften Rippe
- Übelkeit, Erbrechen, Appetitlosigkeit
- Darmfunktionsstörungen, Obstipation

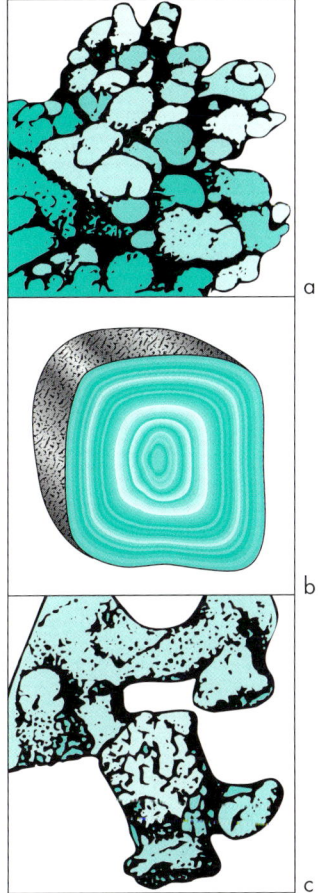

Abb. 30-3 a bis c Formen von Nierensteinen
a) Calciumoxalatsteine
b) Harnsäuresteine
c) Calciumammoniumphosphatsteine

● **Bei gleichzeitiger Zystitis, Pyelonephritis oder Glomerulonephritis**
– Fieber

30

- **Beim chronischen Steinleiden**
  – es fehlen häufig jahrelang die Symptome oder nur leichter
    Druck in der Nierengegend

Therapie
Durch Bewegung und erhöhte Flüssigkeitszufuhr bei gleichzeitiger Gabe von Schmerzmitteln und Medikamenten zur Entspannung der glatten Muskulatur gehen drei Viertel der Nierensteine innerhalb der ersten zwei Wochen ab.
Eine wirksame Behandlung erfordert eine gute **Kooperation**
zwischen Arzt, Bewohner und Pflegepersonal.
  – Spasmolytika zur Krampflösung
  – schnell wirkende Schmerzmittel
  – viel Bewegung, am besten Hüpfen, zur Steinlösung
  – Erstgabe von 1,5 Liter Nierentee in 30 Minuten
  – anschließend erhöhte Flüssigkeitszufuhr, bis der Stein auf
    natürlichem Weg abgeht
  – Nierensteinentfernung durch Operation
  – Nierensteinentfernung endoskopisch mit Schlinge
  – Stoßwellenlithotripsie

Pflege bei Nierensteinen
  – viel Flüssigkeit in kurzer Zeit anbieten oder zuführen
  – Urinkontrolle auf Steinabgang und Hämaturie
  – auf Schockanzeichen achten
  – kolikartige Schmerzen wahrnehmen, lokalisieren und
    Häufigkeit dokumentieren
  – Symptome der Harnstauung **(Oligurie)** rechtzeitig erkennen
    und Arzt benachrichtigen
  – schmerzfreie Lagerung nach Wunsch
  – umfangreiche Körperpflege bei Fieber und starkem
    Schwitzen
  – alle notwendigen Prophylaxen während der Bettruhe
    (Kap. 5.7)
  – Pflege dem körperlichen Zustand anpassen

  – für ausreichend Bewegung sorgen
  – Bettruhe in der akuten Kolikphase

  – Zeit für Zuwendung und Gespräche
  – Ängste abbauen helfen
  – progressive Muskelentspannung nach Jacobsen anbieten
  – Gespräche über die Ernährungsumstellung führen

30.4 Tumoren der Urogenitalorgane

Tumoren der Urogenitalorgane können im ganzen Urogenitalsystem auftreten (Abb. 30-4).
Nierentumoren entwickeln sich meist an einem Nierenpol und
wachsen ins Nierenbecken hinein.
Gutartige (benigne) Nierentumoren wie **Adenome**, **Papillome**

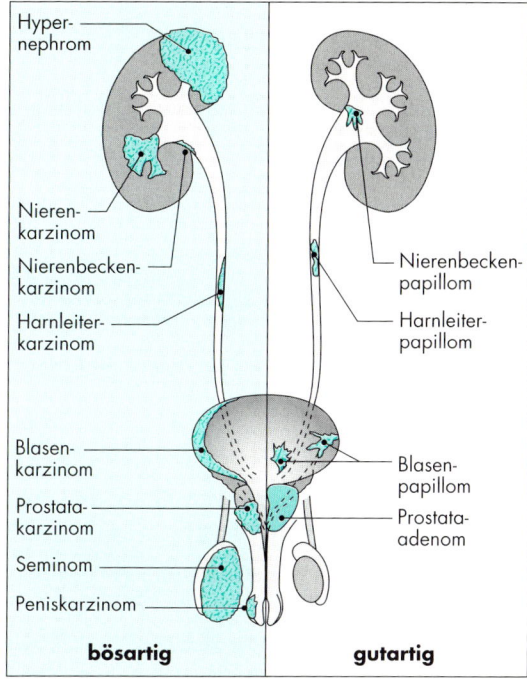

Abb. 30-4 Tumoren der Urogenitalregion

und **Hämangiome** spielen nur eine untergeordnete Rolle. Beim Erwachsenen ist das **Hypernephrom** der häufigste bösartige Nierentumor. Nierenkarzinome entwickeln sich im Nierenbecken, in Harnleiter, Blase, Prostata und Penis. **Metastasen** (Tochtergeschwülste) entwickeln sich meist in der Lunge, am Skelettsystem und an der Gehirnmasse.
Die **Ursachen** für die Entwicklung von Krebserkrankungen der Urogenitalorgane sind bisher unbekannt.

Symptome des Nierenkarzinoms
– während des Wachstums **keine Beschwerden**
– erst bei Erreichen des Nierenbeckens kommt es zu plötzlichen, meist schmerzlosen Blutungen bei der Miktion
– später auch Druckschmerzen im Nierenbecken
– Blut im Urin **(Hämaturie)**
– von außen tastbarer Tumor
– kolikartige Nierenbeckenschmerzen
– periodisch starke Nierenschmerzen

30

– Fieber
– Entwicklung von Knochenmetastasen

Therapie
– Tumorentfernung, dadurch Hemmung der Bildung von
  Fernmetastasen
– Nierentransplantation zur Verbesserung der Lebensqualität

Bei einem Nierenkarzinom sind Zytostatika wirkungslos.

Pflege bei Nierenkarzinomen
Auf Grund von Mehrfacherkrankungen, Abwehrschwäche oder
Herzleistungsschwäche ist eine Entfernung des Karzinoms meist
nicht möglich. Bei älteren Menschen beschränkt sich die Pflege
deshalb überwiegend auf
– Linderung der akuten Krankheitssymptome wie Schmerzen
  und Ödeme
– auf den Tod vorbereiten
– Sterbebegleitung

30.5 Erkrankungen der Harnblase und der ableitenden Harnwege

Die Harnblase hat die Aufgabe, den über die Nieren ausgeschie-
denen Harn zu sammeln und ihn bei einer ausreichenden Füllung abzusetzen.
Die häufigste Erkrankung der Harnblase ist die **Zystitis** (Entzündung der Harnblase, Kap. 5.7.7).

Ursachen
● **Blasen-, Prostata-, Nebenhodenentzündungen**
– Infekte der Harnwege oder durch eine Erregerausbreitung
  bei einer Nierenbeckenentzündung
– Infektionen durch Kolibakterien
– Harnabflußstörungen (Abb. 30-5)
– große Restharnmengen
– schlechte Intimhygiene
– Harn- und Stuhlinkontinenz
– Blasenunterkühlungen
– zu geringe Flüssigkeitszufuhr
– unhygienische Blasenspülungen
– aufsteigende Infekte bei Blasenkatheterträgern
– Manipulationen am Urinableitungssystem
– Zurückfließen von Urin aus dem Urinauffangbeutel in die
  Harnblase

● **Prostatahypertrophie**
Vergrößerung der Vorsteherdrüse
– entsteht vorwiegend bei Männern im Alter zwischen 60 und
  70 Jahren

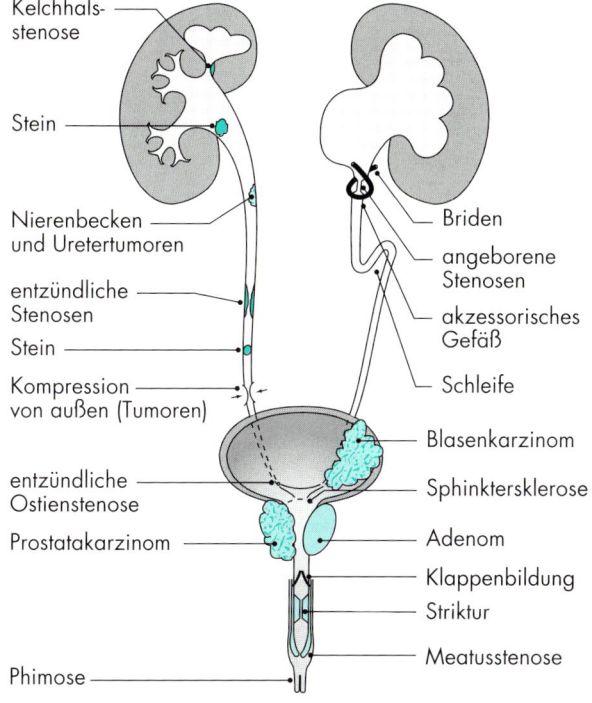

Abb. 30-5 Harnabflußstörungen

Labels in figure:
- Kelchhals-stenose
- Stein
- Nierenbecken und Uretertumoren
- entzündliche Stenosen
- Stein
- Kompression von außen (Tumoren)
- entzündliche Ostienstenose
- Prostatakarzinom
- Phimose
- Briden
- angeborene Stenosen
- akzessorisches Gefäß
- Schleife
- Blasenkarzinom
- Sphinktersklerose
- Adenom
- Klappenbildung
- Striktur
- Meatusstenose

– im Alter kommt es zu knötchenartigen Vergrößerungen, die den Blasenhals einengen und zu den typischen Prostatabeschwerden führen

• **Prostatakarzinom**
Die Geschlechtsdrüse mit endogener Sekretion schließt an den Blasenschließmuskel an und umschließt die männliche Harnröhre ringförmig.
– häufige Prostataentzündungen mit Vernarbungen
– evtl. androgen-östrogene Verschiebung nach dem 50. Lebensjahr

Symptome
– Störungen bei der Urinausscheidung
– erschwerter oder schmerzhafter Harndrang **(Dysurie)**
– brennende Schmerzen beim Wasserlassen **(Tenesmus)**
– häufige, unvollständige Blasenentleerungen **(Pollakisurie)**

30

– häufiger Harndrang mit geringer Ausscheidungsmenge
  (Reizblase)
– Harninkontinenz
– beeinträchtigtes Allgemeinbefinden, Abgeschlagenheit
– allgemeine Entzündungskennzeichen wie Wärmegefühl in
  der Blasengegend, Schmerzen, Blasendruck

• **Bei Prostataerkrankungen**
Erstes Stadium
– schmerzhaftes Urinieren
– dünner Harnstrahl
– Nachtröpfeln bei Beendigung der Miktion
– häufiger Harndrang mit kleinen Urinmengen
Zweites Stadium
– Gefühl der unvollständigen Blasenentleerung
– größere Restharnmengen verbleiben in der Blase
– Fieber infolge Zystitis
– Nierenschmerzen
Drittes Stadium
– Überlaufinkontinenz, da die Blase nicht mehr in der Lage ist,
  nachfließenden Harn zu sammeln
– verstärkter Harndrang
– plötzlich auftretende Verwirrtheit
– Blase deutlich abtastbar
– große Restharnmenge

Therapie
• **Bei Blasenentzündungen**
– wie bei Nierenentzündungen (Kap. 30.1) beschrieben

• **Bei Prostataerkrankungen**
– suprapubische Gewebeabtragung und Urinableitung (durch
  die Bauchdecke in die Blase, Kap. 22.3)
– endoskopische, transurethrale Gewebeabtragung
– retropubische Gewebeabtragung (endoskopisch, durch die
  Bauchdecke zwischen Symphyse und Harnblase)
– Totalentfernung der Prostata

Pflege bei Blasenentzündungen
Wie bei den Nierenentzündungen in Kapitel 30.1 beschrieben.

Pflege bei Prostataerkrankungen
– Wärme zuführen
– suprapubische Urinableitung kontrollieren, Pflege siehe
  Kapitel 22.3
– regelmäßige Kontrolle der Urinausscheidung
– viel Flüssigkeit zuführen
– Blasenspülungen über Dreiwegeblasenkatheter
– kontinuierliche Blasenspülung nach retropubischer Operation
– Ängste abbauen helfen

Kein Blasentraining vornehmen wegen der Gefahr der Nieren-
rückstauung.

30.6 Erkrankungen der weiblichen Geschlechtsorgane

30

Ältere Frauen mit Erkrankungen ihrer Geschlechtsorgane leiden vorwiegend an **Entzündungen und Tumoren**. **Taktgefühl** und **Respekt** vor den Gefühlen der älteren Frauen werden von den Pflegenden verlangt. Wegen der früher teilweise recht strengen Erziehung ist es sehr wichtig, daß man sehr behutsam mit ihrem Schamgefühl umgeht. Eine Erkrankung an den Unterleibsorganen beeinträchtigt zudem das Selbstwertgefühl sehr stark. Frauen nach Unterleibsoperationen fühlen sich häufig als nicht mehr vollwertig.

30.6.1 Entzündungen des weiblichen Genitales

Zu Entzündungen des weiblichen Genitales zählen

Vulvitis	Entzündung des äußeren Genitales
Kolpitis	Entzündung der Scheide
Endometritis	Entzündung der Gebärmutterschleimhaut

Ursachen
– Zystitis
– schlechte Intimhygiene
– Manipulationen in der Scheide bei Juckreiz, Masturbation
– ungenügende Hygiene bei Blasenkatheterismus
– unsauberer Penis beim Geschlechtsverkehr
– zu häufiger Partnerwechsel
– zu seltener Bettwäschewechsel
– Veränderungen des Erreger- und Flüssigkeitsmilieus in der Scheide nach den Wechseljahren
– Fremdkörper
– Karzinome
– reduzierter Allgemeinzustand
– zu geringe Trinkmenge und damit verbundene Trockenheit der Schleimhaut

Symptome
– vermehrter Ausfluß (Kap. 8.3)
– Juckreiz in der Scheide
– brennende Schmerzen in der Scheide
– Rötung des äußeren Genitales
– Unterbauchschmerzen
– leichte Erhöhung der Körpertemperatur

Therapie
– Moorbäder, Sitzbäder
– Scheidenspülungen mit Kamille oder mit Joghurt

- Spülung der Genitalien nach dem Geschlechtsverkehr (Bidet)
- Antibiotika
- örtliche Behandlung der Entzündung mit Vaginaltabletten oder Ovula (Medikamente zum Einführen in die Scheide)
- Verätzungen des Gebärmutterhalses durch den Gynäkologen

Pflege bei Entzündungen des äußeren Genitales

Bei der Pflege von Frauen mit Entzündungen des Genitales ist besonders auf die **Hygiene** zu achten. Häufige Spülungen sind therapeutisch wichtig und gehören zur Aufgabe des Pflegepersonals.

Da es sich um eine Behandlung an den Geschlechtsorganen handelt, ist es sinnvoll, wenn die **Pflege von einer Frau** übernommen wird.

- Genitale mit handwarmer Kamillenlösung abspülen
- dabei die Schamlippen mit der behandschuhten Hand spreizen und die Spülflüssigkeit über Genitale und Oberschenkel gießen
- anschließend mit einem sauberen, frischen Handtuch oder Kompressen abtrocknen

Wenn möglich, soll die Bewohnerin ihr Genitale selbst spülen und abtrocknen. Die Pflegeperson assistiert und trägt zum Selbstschutz Handschuhe.

- regelmäßiger Wechsel der Bettwäsche
- Unterlagen im Bett regelmäßig wechseln
- frisch desinfizierte Steckbecken verwenden
- sorgfältige Intimpflege mit Handschuhen, zum Selbstschutz
- Vorlagen häufig wechseln, dabei Handschuhe tragen
- Vorlagen sofort entsorgen

30.6.2 Karzinome des weiblichen Genitales

Symptome

Im Frühstadium keine Kennzeichen, dann
- Vaginalblutungen
- bräunlicher bis eitrig-blutiger Ausfluß
- Blutungen nach dem Geschlechtsverkehr
- Zunahme des Bauchumfangs
- Aszites (Bauchwasser)
- unklare Bauchschmerzen
- Gewichtsabnahme
- allgemeine Leistungsschwäche

Blutungen außerhalb der Regel oder nach den Wechseljahren sind meist ein Symptom für ein Gebärmutterkarzinom.

Therapie
- **Bei Gebärmutterhalskrebs**
- chirurgischer Eingriff und/oder Bestrahlung

30

- **Bei Gebärmutterkörperkrebs**
  - Entfernung von Gebärmutter mit Eierstöcken
    (Totalentfernung)
  - Strahlenbehandlung und/oder Hormontherapie

- **Bei Eierstockkrebs**
  - Entfernung der Eierstöcke
  - Chemotherapie
  - Strahlentherapie

Prävention
Besonders sei hier die **Krebsvorsorge** erwähnt. Auch in der stationären Altenpflege sollte der Bewohner einmal jährlich zur Krebsvorsorge gehen oder der Gynäkologe in die Einrichtung kommen. In der ambulanten Pflege muß das Pflegepersonal auf regelmäßige gynäkologische Untersuchungen in Absprache mit dem Hausarzt achten.

Pflege bei Karzinomen des weiblichen Genitales
Die Bewohnerinnen kommen nach der erforderlichen Operation wieder zurück in die Einrichtung der Altenpflege. Meist sind sie schon gut mobilisiert.
War keine Heilung möglich, ist es die Aufgabe der Pflegepersonen, die Frauen bis zu ihrem Tod zu pflegen und zu betreuen. Dabei sind besonders wichtig:
- alle notwendigen Prophylaxen
- Wunschkost
- Kontrolle des Operationsgebiets
- Vitalzeichenkontrolle

- Mobilisation soweit wie möglich
- stundenweise in den Lehnstuhl setzen

- Gespräche über die Krankheit und den Tod
- Zuwendung, Motivation

31 Erkrankungen des Bewegungs-apparates

Der menschliche Bewegungsapparat setzt sich aus über 220 gelenkigen Verbindungen zusammen.

Die **Knochen** tragen das Gewicht des Körpers und schützen die wichtigsten Organe. Die **Muskulatur** hält die Knochen zusammen und sorgt für die Beweglichkeit.

Als Verbindungsstück zwischen den einzelnen Knochen dienen die **Gelenke.** Aus diesem Grunde sind die meisten Knochen an den Enden mit einer spiegelglatten Knorpelschicht überzogen. Die Enden greifen je nach Gelenkfunktion in verschiedenen Formen ineinander. Damit die gelenkbildenden Knochenenden ständig in Berührung bleiben, sind sie mit einer festen und fasrigen **Gelenkkapsel** umschlossen.

Je nach Gelenkbewegung unterscheidet man zwischen
– **Kugelgelenk**, z.B. Hüft- und Schultergelenk
– **Scharniergelenk**, z.B. Ellenbogen- und Kniegelenk
– **Drehgelenk**, z.B. Atlas und Dreher
– **Sattelgelenk**, z.B. Daumengrundgelenk

Die aufrechte Haltung, alle Bewegungen und die menschliche Gestalt sind vom Funktionieren und guten Zusammenspiel zwischen Knochen, Bändern, Sehnen, Gelenken und Nerven abhängig.

Besonders ältere Menschen leiden unter **Verschleißerscheinungen** des Skelettsystems**.** Bei schweren Erkrankungen und bei Bettlägerigkeit werden Knochen, Gelenke und Muskulatur weniger beansprucht, und es kommt schnell zu Rückbildungen, Haltungsschäden und Gelenkversteifungen.

Eine **Hauptaufgabe** in der Pflege ist es deshalb, diesen **Folgeerkrankungen vorzubeugen.**

31.1 Rheumatismus

Die Erkrankungen an den Gelenken und Bändern der Gliedmaßen und der Wirbelsäule faßt man meist unter dem Sammelbegriff **Rheumatismus** zusammen.

Formen des Rheumatismus
• **Entzündlicher Rheumatismus**
– rheumatoide Arthritis (veraltete Bezeichnung progrediente chronische Polyarthritis)
– Morbus Bechterew
– akutes rheumatisches Fieber nach Streptokokkeninfektion

- **Degenerativer Rheumatismus**
  - Arthrose
  - Spondylose (Veränderungen an den Wirbelkörpern)
  - Osteochondrose (Bandscheibenvorfall)

- **Gicht**
  - Einlagerung von harnsauren Salzen aus dem Purin-stoffwechsel
  - beginnend in den kleineren Gelenken und deren Umgebung

31

- **Weichteilrheumatismus**
  - betroffen sind die Weichteile, wie Schleimbeutel, Sehnenscheiden, Muskeln und Gelenkkapselinnenseiten

31.1.1 Entzündlicher Rheumatismus

Ursachen
- **Infektarthritis**
  - durch das Eindringen von Bakterien bei Gelenkverletzungen, Operationen, Gelenkspiegelung (Arthroskopie) und Gelenkpunktionen
  - durch Eindringen von Bakterien über die Blutbahn bei stumpfen Gelenkverletzungen und Traumen

- **Rheumatoide Arthritis**

Betroffen sind etwa 15 Prozent der Gesamtbevölkerung. Die Erkrankung beginnt zwischen dem 20. und 40. Lebensjahr und befällt Frauen drei- bis viermal häufiger als Männer.
Verläuft schleichend oder in chronischen Schüben. Die auslösenden Faktoren sind bisher ungeklärt, evtl.
  - Antigenreaktionen bei Allergien
  - Streptokokkeninfektion im Nasen-Rachen-Raum
  - Erbfaktoren

- **Morbus Bechterew**

Chronisch verlaufende Entzündung der Kreuz-Darmbein-Gelenke, die fortschreitend an der Wirbelsäule nach oben aufsteigt und dabei die kleinen Wirbelgelenke und bestimmte Zwischenwirbelkörperanteile verknöchert. Die Ursachen sind bisher unerkannt, jedoch zeigt sich eine genetische Disposition.

Symptome
- **Anfangssymptome**
  - rasche Ermüdung
  - übermäßiges Schwitzen bereits bei geringer Anstrengung
  - subfebrile Körpertemperaturen
  - Gelenkerguß
  - Gewichtsabnahme
  - Gefühl der Steifigkeit und Kälte der Finger
  - Morgensteifigkeit
  - Spannungsschmerz der betroffenen Gelenke

- **Spätsymptome**
  - Gelenkentzündungen, zunächst ohne Funktionsbeeinträchtigung
  - Bewegungseinschränkung zuerst der kleineren Gelenke
  - Schwellungen an den Fingergrundgelenken (Abb. 31-1)
  - spindelige Auftreibungen an den Fingermittelgliedern
  - schwere Deformierungen der Hände mit Abweichungen der Finger zur Ellenseite hin, typische Bajonettstellung bei **Polyarthritis** (Abb. 31-2), später sind auch größere Arm- und Beingelenke betroffen

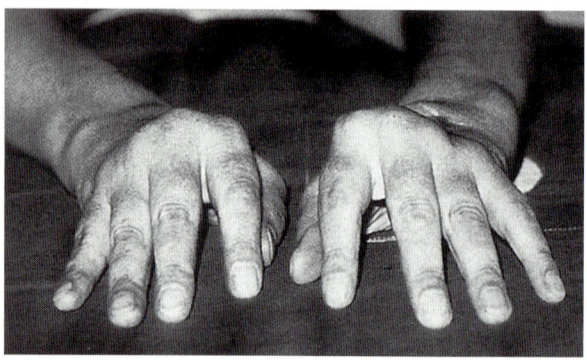

Abb. 31-1 Synoviale Schwellung der Fingergrundgelenke bei chronischer Polyarthritis

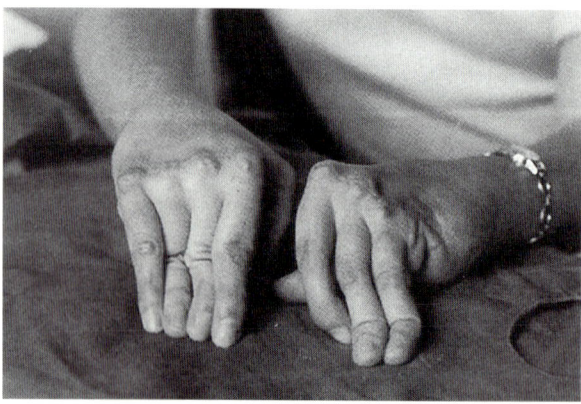

Abb. 31-2 Fortgeschrittener Befall der Hände bei chronischer Polyarthritis

Therapie

• **Schmerzlinderung**
– Schmerzmittelgabe über einen längeren Zeitraum
– entzündungshemmende Medikamente
– Kortison
– Langzeitbehandlung mit Goldpräparaten
– Injektionen ins Gelenk zur örtlichen Schmerzbekämpfung

• **Heilbehandlung**
– Moorbäder (nicht in der akut-entzündlichen Phase)
– Schlammpackungen
– medizinische Bäder
– kalte Wickel und Auflagen im Akutstadium, auch zur Schmerzbekämpfung
– Bewegungsübungen im warmen Wasser
– Phytotherapie (Pflanzentherapie) mit Löwenzahn und Wacholder zum Einnehmen, als Wickel oder Badezusatz
– heiße Heublumenwickel
– Bachblütentherapie

• **Bewegungsübungen**
– krankengymnastische Übungen
– Unterwassergymnastik
– Gymnastik im Handbad und warmen Sand
– Beschäftigungstherapie
– spezielle Wirbelsäulengymnastik bei Bechterew-Erkrankung

• **Orthopädische Behandlung**
– Entfernung des geschädigten Knorpelgewebes
– Gelenkersatz, künstliche Gelenke (**Arthroplastik**)
– Gelenkversteifungen (**Arthrodesen**)

Prävention

In der Vorbeugung von entzündlichen Gelenkerkrankungen überwiegen die ärztlichen Maßnahmen
– Entzündungsgebiete ruhigstellen
– rechtzeitige und gezielte Antibiotikabehandlung
– sterile Punktion von Gelenkergüssen
– Ausschaltung von Allergenen

Pflege bei entzündlichem Rheumatismus
– schmerzfreie Lagerung
– Lagerung der Gelenke in physiologischer Mittelstellung (Abb. 31-3)
– Vermeidung von Beugekontrakturen
– Eisbehandlung der betroffenen Gelenke vor Beginn der Körperpflege
– Wärmeanwendung in der nichtakuten Phase

Der Erkrankte muß lernen, trotz Schmerzen möglichst lange selbständig zu bleiben.
– Training zum Erhalt der Selbständigkeit
– Haushaltstraining

31

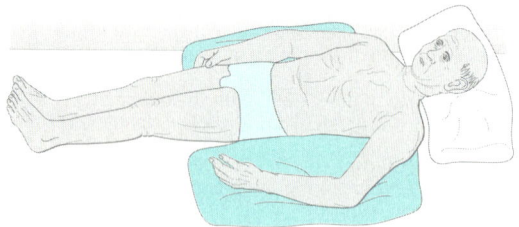

Abb. 31-3 Physiologische Mittelstellung der Gelenke

- Beschäftigungsangebote
- Teilnahme an Veranstaltungen in und außer Haus
- Übungen der Feinmotorik
- Gruppengymnastik
- Spaziergänge
- Bewegungsübungen
- Gehübungen
- Unterwassergymnastik

- Unterstützen der Eigenaktivitäten und Ressourcen
- Selbständigkeit soweit wie möglich erhalten
- Unterstützung, wo notwendig
- Einsatz von Behindertenbesteck und Hilfsmitteln zur täglichen Versorgung
- Organisation und Beschaffung von Hilfsmitteln
- Haushaltshilfe, Essen auf Rädern, Sozialhilfen
- Umgebung der Behinderung anpassen
- Beratung über Hilfen
- Aufmunterung
- Selbsthilfegruppe anbieten
- Angehörige einbeziehen

31.1.2 Degenerativer Rheumatismus

Durch die altersbedingte Abnutzung des Gelenkknorpels, das Nachlassen der Produktion von Gelenkschmiere sowie Veränderungen und Verknorpelungen an der Gelenkkapsel kommt es zur **Altersarthrose**.

Polyarthrose	mehrere Gelenke sind gleichzeitig von der Erkrankung betroffen
Spondylose	degenerative Veränderung der Wirbelkörper
Osteochondrose	degenerative Veränderung der Bandscheiben

Ursachen
– Abbauvorgänge des Gelenkknorpels
– einseitige oder übermäßige Gelenkbelastungen in der Jugend und im Berufsleben
– Alterungsvorgänge des Knorpelgewebes
– einseitige Abnutzung des Knorpels
– starke Gelenkbelastungen
– Schwerstarbeit
– Hochleistungssport in der Zeit der Knorpelentwicklung
– Adipositas
– Gelenkfehlbildungen
– schlecht eingerichtete Frakturen
– Folge von Gelenkentzündungen
– Knorpelschädigung durch Gicht
– Knochengeschwülste und Knochenzacken

Symptome
Am häufigsten sind Fuß-, Knie- und Hüftgelenke sowie die Wirbelkörper und Zwischenwirbelscheiben der Lendenwirbelsäule betroffen, später auch die Schulter-, Ellenbogen- und Handgelenke. Bei der **Polyarthrose** sind mehrere Gelenke gleichzeitig erkrankt.
– Anlaufschmerz
– Gelenkschmerz bei der Bewegung
– Bewegungseinschränkung durch Schonung und Schonhaltung
– hörbares Knirschen und Knacken im Gelenk
– knöcherne Gelenkverdickungen
– Deformierungen
– Nachziehen des betroffenen Beins bei Hüftgelenkarthrose

• **Spondylose und Osteochondrose**
Hier fehlen die Beschwerden größtenteils. Erst bei ungünstiger Haltung, Tragen von Gegenständen oder ungeschicktem Bücken kann es zu akuten Beschwerden kommen:
– starke Schmerzen in der Lumbalgegend
– verstärkte Schmerzen beim Husten und Lachen
– nach vorne gebeugte Schonhaltung
– ziehende Schmerzen an der Hinterseite des Beins bis zur Ferse
– Empfindungsstörungen am Fuß
– Blasen- und Mastdarmstörungen mit Lähmungen

Therapie
– Schmerzbekämpfung
– Erhaltung der momentanen Gelenkbeweglichkeit
– operativer Ersatz von Gelenkteilen
– Krankengymnastik, Bewegungsübungen
– lokale Wärmeanwendung
– Massagen, Packungen
– Wasser- und Elektrotherapie
– Schmerzmittel

31

- lokale Betäubung (**Lokalanästhesie**)
- operative Behandlung bei Bandscheibenvorfall
- Gelenkversteifung
- Gehhilfen, Schienen, orthopädische Schuhe und Einlagen

Prävention

Die Prävention muß so früh wie möglich anfangen. Rheumatische Erkrankungen sind weit verbreitet und nehmen immer mehr zu. Verstärkt betroffen sind Menschen mit wenig Bewegung und überwiegend sitzender Tätigkeit oder schwerer, oftmals einseitiger körperlicher Tätigkeit.

- ausgeglichene Ernährung
- Vermeiden von Übergewicht
- Reduktion von Übergewicht
- einseitige Gelenkbelastungen vermeiden
- zum Heben und Bewegen von schweren Lasten technische Hilfsmittel einsetzen
- Hochleistungssport von Kindern nur unter ärztlicher Überwachung
- anatomisch korrekte Wiederherstellung nach Frakturen
- regelmäßige Gymnastik
- rückenschonende Arbeitsweise
- Ausgleich zwischen Be- und Entlastung der Gelenke

Pflege bei degenerativem Rheumatismus
- Reduktion des Körpergewichts bei Adipositas
- regelmäßiger Wechsel zwischen Ruhe und Aktivität
- Gelenke vor der Körperpflege mit Eis behandeln
- Wärmeanwendungen mit Packungen
- Bewegungsbad
- galvanische Bäder (Reizstrombehandlung der Nervenendigungen)
- Kneipp-Anwendungen wie Kaltwassergüsse, Wassertreten, Packungen, feuchtkalte Umschläge
- harte Bettmatratze oder Unterlage
- Stufenbett oder Kiste unter die Unterschenkel
- **Schanz-Krawatte** oder Kunststoffkragen bei Halswirbelsäulenbeschwerden

- Überlastungen vermeiden
- Ausgleichsgymnastik
- ruckartige Bewegungen vermeiden
- Einüben von Hebe- und Tragetechniken
- Ein- und Aussteigen aus dem Bett üben (kinästhetische Richtlinien, Kap. 5.4)
- richtige Geh- und Stehhaltung mit Spiegelkontrolle
- Lasten gleichmäßig verteilen (z.B. zwei Einkaufstaschen, Rucksack)
- Übungen mit dem Gehstock
- Gehen mit Unterarmgehstützen
- Übungen mit dem Gehwagen
- Übungen mit dem beweglichen Gehgestell

Den Rollstuhl sollte man so lange wie möglich vermeiden helfen.

31.1.3 Gicht

31

Das Krankheitsbild der Gicht wurde bereits von Hippokrates 600 Jahre vor Christus beschrieben. Berühmte Gichtkranke der Geschichte sind Alexander der Große, Martin Luther, Erasmus von Rotterdam und Johann Wolfgang von Goethe.
Gicht ist eine **Purinstoffwechselstörung**, die teilweise in akuten Schüben auftritt oder chronisch verläuft. Sie ist durch die Ausscheidung von harnsauren Salzen, die sich besonders in den Gelenken oder Gelenkkapseln ablagern, gekennzeichnet. Es kommt zu einer **Erhöhung** des **Harnsäurespiegels (Hyperurikämie)**. Die Harnsäure ist ein Endprodukt des Zellkernstoffwechsels und entsteht teilweise aus körpereigenem **Purin** oder wird über die Nahrung (Fleisch, Innereien, Fisch) zugeführt.
Männer erkranken zehn- bis zwanzigmal häufiger als Frauen.
Gicht wird auch als **Wohlstandskrankheit** bezeichnet, da deftiges Essen, Adipositas und Alkoholkonsum die Erkrankung begünstigen.

Ursachen
_ genetische Veranlagung
– Überernährung
– übermäßiger Alkoholkonsum
– verminderte Harnsäureausscheidung der Nieren
– Harnsäurezyklusstörungen
– chronische Nierenfunktionsstörungen
– hohe körperliche Anstrengung bei geringem Flüssigkeitsausgleich

Symptome
Häufig entstehen Gichtanfälle nach
– überreichlichem Essen
  übermäßigem Alkoholkonsum
– Kälte
– leichten Unterkühlungen an den Extremitäten oder Ohrmuscheln
– schweren Erkrankungen
– schwerer körperlicher Arbeit

● **Akuter Gichtanfall**
nachts oder frühmorgens
– heftigste Gelenkschmerzen, meist im Zehengrundgelenk
– rotblau verfärbtes Gelenk
– sehr schmerzempfindliche Gelenkschwellung
– Frösteln und mäßiges Fieber
– schlechtes Allgemeinbefinden
– Nervosität
– Müdigkeit, Abgeschlagenheit

31

Bleibende Schäden
– Gelenkdeformierungen
– Gichtknoten an den Ohrmuscheln **(Gichttophi)**
– Gichtknoten an den Gelenken
– schmerzhafte, weiche Schwellungen mit Hautspannung

Folgeerkrankungen
– Arteriosklerose
– Hypertonie
– Diabetes mellitus
– Blutfetterhöhung **(Hyperlipidämie)**
– Herzinfarkt
– arterielle Verschlußkrankheit
– Schlaganfall
– Uratsteine

Therapie
– Schmerzbekämpfung
– Colchicingabe (Colchicum-Dispert®)
– Dauertherapie mit Allopurinol (Zyloric®)
– Ruhigstellung der Gelenke
– feuchte und kühlende Umschläge
– Prävention von Folgeerkrankungen
– purinarme Kost
– Gewichtsabnahme, Reduktionskost
– Alkoholverbot

 Pflege bei Gicht
– Mahlzeiten in kleinen Portionen über den Tag verteilen
– purin- und fettarme Kost
– auf ausreichend Flüssigkeit achten
– Alkoholverbot

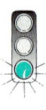 Da der Bewohner auf purin- und fettarme Kost achten muß, darf er weder Fleisch noch Fisch oder Innereien essen.

– Gabe von Schmerzmedikamenten nach ärztlicher Verordnung
– feuchte und kühlende Umschläge auf die Gelenke
– Polsterung der druckempfindlichen Gelenke
– Ruhigstellen der betroffenen Gelenke
– Einsatz von Lagerungshilfsmitteln

 – für Streßfreiheit sorgen
– für viel Ruhe und Ausgleich sorgen
– Gespräche anbieten
– bei Schmerzanfällen beim Bewohner bleiben

31.1.4 Weichteilrheumatismus

Der Weichteilrheumatismus, auch **extraartikulärer Rheumatismus** (außerhalb von Gelenkverbindungen) genannt, ist kein fest umschriebenes Krankheitsbild. Im Begriff Weichteilrheumatismus wird eine Vielzahl von entzündlichen und nichtentzündlichen, akuten und chronischen Erkrankungen von Muskeln, Sehnen, Faszien, Bändern und Nerven des Bewegungsapparates zusammengefaßt.

31

Erkrankungen
– Sehnenscheidenentzündungen
– Schleimbeutelentzündungen
– Muskelnervenentzündungen
– Kalkeinlagerung im Muskelgewebe **(Myose)**
– Tennisarm
– Muskelverhärtungen

Ursachen
– Überbeanspruchung
– Infekte
– Verletzungen
– Operationsnarben
– psychische Faktoren

31.2 Osteoporose

Die häufigste Knochenerkrankung im Alter ist die Osteoporose, **(Knochenatrophie)**. Dabei kommt es zu einem verstärkten Abbau der Knochenbälkchen, während der Knochenaufbau nicht mehr genügend stattfindet. Es entstehen größere Zwischenräume, und der **Knochen** wird **porös** und somit **fraktur-(bruch-) anfällig**.
Durch die Hormonumstellung im Klimakterium sind ältere Frauen besonders von der Osteoporose betroffen. Durch den Abbau des Knochenmaterials in den Wirbelkörpern kommt es bei ihnen zum Zusammensinken des Oberkörpers und zum sogenannten **Witwenbuckel**.

Ursachen
Etwa 80 bis 90 Prozent der Erkrankten leiden ohne erkennbare Ursache an Osteoporose.

• **Primäre Osteoporose**
Hauptrisikofaktoren
– Mangel an weiblichen Geschlechtshormonen (Östrogenmangel)
– calciumarme Ernährung
– phosphatreiche Ernährung
– Bewegungsarmut
– Untergewicht
– übermäßiger Alkohol- und Nikotingenuß
– Einnahme von Kortison über längere Zeit
– erbliche Veranlagung

31

• **Sekundäre Osteoporose**
Als Folge einer anderen Erkrankung
– endokrine Störung wie **Cushing-Syndrom** (vermehrtes Kortisol und ACTH im Blut)
– Leberzirrhose
– Pankreasinsuffizienz, Diabetes mellitus
– Niereninsuffizienz
– Mangelernährung, einseitige Ernährung
– Langzeittherapie mit Heparin
– Immobilität

Symptome
Die Krankheit beginnt langsam und unbemerkt und entwickelt sich über viele Jahre.
– zunehmende Rückenschmerzen bei leichter Belastung
– Schmerzausstrahlung in die Beine
– Verlust an Körpergröße um fünf bis zehn Zentimeter
– Bildung eines runden Rückens
– Frakturen schon bei leichten Stürzen, Umknicken mit dem Fuß oder beim Abstützen mit den Händen

Therapie
– Schmerzbehandlung (Knochenbrüche und Einbruch von Wirbelkörpern verursachen heftige Schmerzen)
– Krankengymnastik, vorsichtige und leichte Übungen
– Massage
– Kältebehandlung
– Stützkorsetts oder Mieder
– Gabe von Calcitonin, Calcium, Fluor, Vitamin C und D
– Änderung des Lebensstils
– ausgleichende Bewegung
– regelmäßige Gymnastik
– calciumreiche Ernährung
– Vermeiden der Risikofaktoren Alkohol und Nikotin
– phosphatarme Kost (wenig Fleisch, Wurst)

 Pflege bei Osteoporose
– Verletzungen und Unfälle vermeiden
– Stolperfallen aus dem Weg räumen
– Unebenheiten vermeiden
– Handläufe für die Gehsicherheit
– gute Körperpflege
– leichte Kleiderverschlüsse
– lockere und modische Kleidung
– Wirbelsäule nie abklopfen
– Hebe- und Tragegriffe nach kinästhetischen Grundsätzen (Kap. 5.5.4)

 Vorsicht bei Herzdruckmassage, hier besteht verstärkt die Gefahr einer Rippenfraktur.

– bei Bettlägerigkeit für anatomische und schmerzfreie
  Lagerung sorgen
– Einsatz von Lagerungshilfsmitteln nach Wunsch
– lange Bettlägerigkeit vermeiden
– krankengymnastische Übungen zum Erhalten der
  Beweglichkeit
– Unterstützen der Bewegung
– zu viel Bewegung an der frischen Luft ermuntern

31

– Wohlbefinden und Gepflegtsein heben das Selbstwertgefühl
– Selbständigkeit erhalten

Spiegel der niedrigeren Körpergröße anpassen, damit die Bewohner sich gut sehen können.

31.3 Frakturen

Unter Fraktur versteht man einen Knochenbruch. Dabei sind mehrere Frakturarten zu unterscheiden (Abb. 31-4 a bis f).

Ursachen
– plötzliche, unnatürliche Krafteinwirkung auf den Knochen
– längere rhythmische Belastung (Ermüdungsbruch)
– herabgesetzte Belastungsfähigkeit bei Osteoporose
  (Kap. 31.2)

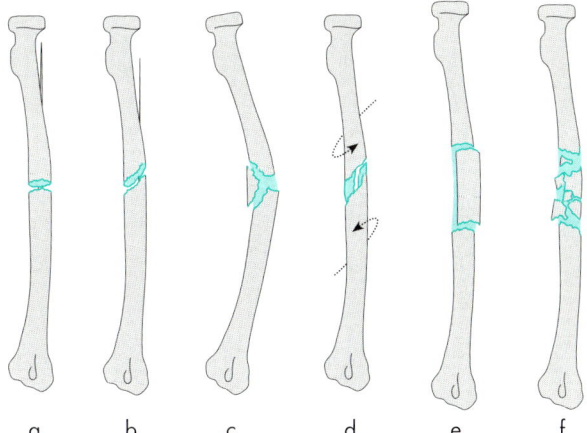

Abb. 31-4 a bis f Frakturformen
a) Querfraktur
b) Schrägfraktur
c) Biegungsfraktur
d) Drehfraktur
e) Etagenfraktur
f) Trümmerfraktur

31

- Knochenzerstörung
- Schlüsselbeinbruch beim Abstützen auf die Hand
- Wirbelkörperbruch oder Oberschenkelbruch beim Springen von größerer Höhe
- Oberschenkelhalsbruch beim Sturz auf das Knie

Symptome
Eine Fraktur ist nicht immer sofort erkennbar, da sie die gleichen Symptome wie eine Entzündung, Verrenkung oder Verstauchung aufweist.
- Erwärmung, Rötung, Schwellung, Schmerzen im Bereich von Gelenken oder entlang den Knochen
- abnorme Stellung der Extremitäten
- abnorme Körperhaltung
- abnorme Beweglichkeit der Extremitäten oder Gelenke
- Hämatom
- Verletzung in der Nähe der Fraktur
- hervorstehende Knochenenden
- Bewegungsunfähigkeit
- Belastungsschmerz

Therapie
Um Schwellungen und Komplikationen zu vermeiden, sollte die Frakturbehandlung **sofort nach dem Unfall** einsetzen. Die korrekte und sorgfältige Fixierung besonders von verdrehten Extremitäten ist in **Erste-Hilfe-Kursen** zu lernen.

 Extremitäten sind in der Haltung zu fixieren, in der sie sich nach dem Unfall befinden. Die Fixierschiene ist der abnormen Form der Extremität anzupassen und muß gut gepolstert sein, um keine Druckstellen und Schmerzen zu verursachen.

Jede **Lageveränderung** verursacht **große Schmerzen**. Bei Bewegung der Bruchenden besteht die Gefahr der Verletzung von Nerven und Blutgefäßen.

 Verletzte mit Verdacht auf Wirbelsäulenbruch sollten nicht in der Lage verändert werden, bis der Rettungsdienst eintrifft.

Um Folgeschäden und lange Krankenhausaufenthalte zu vermeiden, sind alle Verletzten mit Verdacht auf Knochenbruch möglichst schnell in ärztliche Behandlung zu bringen.

 Schnellstmögliche ärztliche Hilfe vermeidet Folgeschäden.

Erste Hilfe bei Verdacht auf Fraktur im Schulterbereich und der oberen Extremitäten
- ausreichende Ruhigstellung durch Armtragetuch
- verletzte Schulter und den dazugehörigen Arm möglichst nicht bewegen

- **Bei Oberarmbruch**
  - Arm am Oberkörper mit zwei Dreiecktuchkrawatten festbinden (Pendeln vermeiden)

- **Bei Unterarmbruch**
  - Schienenfixierung von den Fingern bis zum Oberarm

31

Erste Hilfe bei Verdacht auf Wirbelsäulenfraktur
- Verletzten möglichst wenig bewegen
- mit drei bis vier Helfern auf einer festen Unterlage oder auf einer Vakuummatratze zum Transport lagern

Ein Helfer muß dabei den Kopf stabilisieren. Es ist darauf zu achten, daß der Kopf unter leichtem Zug immer in der gleichen Position bleibt.

Erste Hilfe bei Verdacht auf Fraktur an den unteren Extremitäten
- untere Extremitäten so schonend wie möglich schienen, damit keine Blutgefäße verletzt werden

- **Bei Oberschenkelbruch**
  - Schienung vom Sprunggelenk bis unter die Achselhöhle
  - Einsatz einer Vakuummatratze

Es besteht eine erhöhte Gefahr der **Fettembolie** beim Bruch der großen Röhrenknochen.

Erste Hilfe bei Verdacht auf Beckenbruch
- Gefahr von inneren Verletzungen
- schonende Lagerung und Transport auf einer harten Unterlage oder Vakuummatratze

Erste Hilfe bei Verdacht auf Rippenbruch
Verletzten möglichst mit erhöhtem Oberkörper lagern
- zum regelmäßigen Atmen auffordern

Das Abhusten von Blut ist ein Zeichen von inneren Verletzungen, hier sollte der Bewohner in die stabile Seitenlage gebracht werden.

Beim offenen Rippenbruch besteht die Gefahr des **Pneumothorax**. Die Wunde ist sofort luftdicht zu verschließen.

Therapie
- **Konservative Therapie**
  - Brucheinrichtung unter Röntgenkontrolle
  - Gipsverband
  - Extension (Streckverband)

- **Operative Therapie**
  - Nagelung

31

– Verschraubung
– Einsatz von Kunststoff- oder Metallplatten
– Cerclagen (Umdrahtung)
– Fixateur externe (Außenspanner)
– prothetischer Gelenkersatz

Pflege bei Frakturen

Besonders Bewohner mit konservativer Frakturbehandlung benötigen sehr viel Pflege und Betreuung. Infolge der langen Bettlägerigkeit kommt es häufig zu **Verwirrtheitszuständen** und **Orientierungsverlust**.

– regelmäßige Kontrolle des Gipses auf Bruchstellen
– Schmerzäußerungen und Fehlhaltungen ernst nehmen
– Durchblutung beobachten
– Sensibilität kontrollieren
– auf Gefühlsstörungen reagieren und den Arzt benachrichtigen
– benachbarte Gelenke nicht bewegen
– Gipsverband soll nicht zu eng, aber auch nicht zu locker sitzen
– Gipsverband darf keine Druckstellen verursachen

Pflege bei Extension

– Zuggewicht muß dokumentiert und beibehalten bleiben
– Pendeln des Gewichts beim Transport verhindern
– Lagerungen nicht ohne ärztliche Anordnung verändern
– richtige Lagerung hilft Schmerzen vermeiden
– Krankengymnastik fördert die Frühmobilisation
– alle notwendigen Prophylaxen
– intensive Körperpflege fördert das Wohlbefinden

– täglich aseptischer Wundverband an den Ein- und Austrittsöffnungen der Drahtextension
– sorgfältige Überwachung der Wundheilung
– Wundspülungen nur nach ärztlicher Anordnung
– Wundinfektionen durch sterilen Verbandwechsel vermeiden

Durch die Extension ist der Bewohner ans Bett gebunden und liegt meist flach auf dem Rücken.

– viel Unterstützung anbieten
– Bewohner soll soviel wie möglich selbständig vornehmen
– Zuwendung und Gespräche
– Beschäftigungsangebote, Lesen, Vorlesen, Fernsehen, Radio
– Besuche von Mitbewohnern anregen
– einmal täglich Realitäts-Orientierungs-Training (Kap. 32.1.1)
– Basale Stimulation® (Kap. 6.1.2)

31.4 Knochentumoren

Knochenkrebs bildet sich häufig nicht als Erstgeschwulst, sondern als Tochtergeschwulst **(Metastase)** bei Prostata-, Schilddrüsen-, Bronchial- und Mammakarzinomen.

Knochenmetastasen entstehen vorwiegend auf dem Blutweg durch Streuung von Krebszellen. Seltener greift das Karzinom direkt auf den benachbarten Knochen über, z.B. beim Unterleibskrebs auf die Beckenknochen.

Tumorarten

31

Gutartige Tumoren	
Chondrome	vom Knorpel ausgehend
Osteome	am Knochen
Fibrome und Hämangiome	überwiegend an den platten Knochen und Wirbeln
Bösartige Tumoren	
Ewing-Sarkom	der häufigste bösartige Knochenmarktumor, kommt vorwiegend in den Röhrenknochen vor, besonders bei jungen Menschen
Chondro- und Fibrosarkome	knorpeliges Krebsgewebe, häufig von der Längenwachstumszone ausgehend, in Weichteilen und Muskulatur

Symptome

Sie treten meist erst im fortgeschrittenen Stadium der Erkrankung auf und werden häufig als rheumatische Beschwerden fehlgedeutet.
- ziehende Schmerzen, überwiegend in Gelenknähe
- Bewegungseinschränkung durch die Schmerzen
- Schmerzschonhaltung
- leichte Knochenbrüchigkeit
- selten tastbare Knochengeschwulst
- Leukozytenerhöhung durch Entzündungsprozesse am Knochen
- hohe Blutkörperchensenkungsgeschwindigkeit

Therapie
- radikale Entfernung der betroffenen Knochenstücke
- evtl. Amputation der betroffenen Extremität
- intensive Schmerzbekämpfung.

Pflege bei Knochenkarzinomen
Die Pflege eines Menschen mit Knochenkrebs gleicht der bei Osteoporose, wie in Kapitel 31.2 beschrieben.
Da ältere Menschen häufig nicht mehr operiert werden können, ist es die Aufgabe der Pflegenden, den Erkrankten beim Sterben zu begleiten.

32 Erkrankungen des Nervensystems

Neurologische Erkrankungen stellen an alle an der Pflege Beteiligten höchste Anforderungen. Das häufig unverständliche Verhalten, die unerwarteten Reaktionen und die starken Stimmungsschwankungen sind für die Pflegenden nicht immer einzuordnen.

Das Nervensystem steuert alle Lebensvorgänge im Körper. Es gliedert sich in
- **zentrales Nervensystem** (ZNS), Gehirn und Rückenmark
- **peripheres Nervensystem** (PNS), Nerven und Nervenknoten
- **vegetatives Nervensystem** (VNS), Sympathikus und Parasympathikus

- **Zentrales Nervensystem**
- setzt sich zusammen aus dem Großhirn mit den beiden Gehirnhälften (Abb. 32-1), dem Kleinhirn und dem Hirnstamm mit dem verlängerten Rückenmark
- das Gehirn ist außen von der harten Hirnhaut und innen von der weichen Hirnhaut umgeben
- das gesamte ZNS ist durch die Schädelknochen geschützt

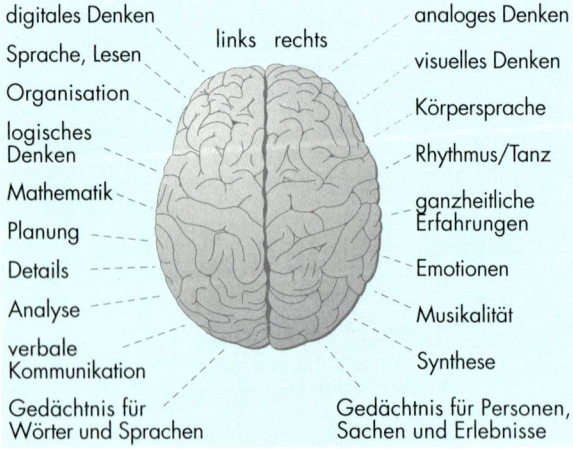

digitales Denken
Sprache, Lesen
Organisation
logisches Denken
Mathematik
Planung
Details
Analyse
verbale Kommunikation
Gedächtnis für Wörter und Sprachen

links   rechts

analoges Denken
visuelles Denken
Körpersprache
Rhythmus/Tanz
ganzheitliche Erfahrungen
Emotionen
Musikalität
Synthese
Gedächtnis für Personen, Sachen und Erlebnisse

Abb. 32-1 Gehirnhälftendominanz

- **Peripheres Nervensystem**
  - die Nerven sind paarig angelegt
  - zwölf Hirnnervenpaare entspringen unmittelbar aus dem Gehirn
  - die peripheren Nerven haben Empfindungs- und Bewegungsnervenfasern
  - die Nerven enden in den Muskeln mit Endplatten, in der Haut mit Tastkörperchen und im Auge mit stäbchen- und zapfenförmigen Gebilden

32

- **Vegetatives Nervensystem**
  - gering willentlich beeinflußbar, da es die Lebensfunktionen wie Herzschlag, Blutkreislauf, Atmung, Darmperistaltik reguliert
  - Sympathikus- und Parasympathikusreiz sind dabei gleichzeitig wirksam (antagonistisch) und beeinflussen sich gegenseitig

In diesem Kapitel sind nur die wichtigsten und häufigsten neurologischen Alterserkrankungen aufgeführt.

32.1 Entzündungen des Nervensystems

Entzündungen des zentralen Nervensystems können ausgelöst werden durch
- Bakterien
- Viren
- Pilze
- Parasiten

Bei manchen chronischen Entzündungen des ZNS (z. B. Polyneuropathie) sind keine Erreger nachweisbar.

Ursachen

- **Bakterielle Entzündungen des ZNS**
  - eitrige Meningitis (Entzündung der Hirnhaut), meldepflichtige, ansteckende Krankheit
  - Lues cerebri oder Lues spinalis, meldepflichtige Geschlechtskrankheit **(Neurosyphilis)**
  - Hirnabszeß, als Folge einer bakteriellen Pneumonie oder Urosepsis (sehr selten)

- **Viruserkrankungen des ZNS**
  - Virusmeningitis, als Folge von Virusinfekten durch Mumps- oder Rötelnviren im Alter
  - Herpes-Enzephalitis, durch Herpesviren ausgelöste Entzündung des Gehirns
  - Herpes Zoster, spätaktivierte Viren der Gürtelrose und der Windpocken mit Entzündung des Hirnstamms und des ZNS bei Immunschwäche und schwerer Erkrankung
  - HIV-Enzephalitis

32

Symptome
– heftige Kopfschmerzen
– hohes Fieber mit Fieberdelirium
– Bewußtseinsstörungen
– Nackensteifigkeit
– Wahnvorstellungen, Bildersehen
– **Hirno**rganisches **P**sycho**s**yndrom (**HOPS**)
– Bläschenausschlag bei Herpesviren
– veränderte Augenmotorik

Therapie
– Medikamente zur Erregerbekämpfung
– Breitspektrum-Antibiotika intravenös
– Kortisonbehandlung
– schmerzstillende und beruhigende Medikamente
Bei Virusinfektionen des ZNS können nur die Symptome behandelt werden.

Bei allen meldepflichtigen Infektionen ist die Unterbringung in einer **Isolierabteilung** mit besonderen Schutzmaßnahmen vorgeschrieben. **Meldepflicht** bei Krankheit und/oder Tod besteht bei Verdacht auf seuchenhafte Gehirnentzündung (Encephalitis epidemica) oder seuchenhafte Hirnhautentzündung (Meningitis epidemica).

 Pflege bei Entzündungen des Nervensystems
Bewohner mit Entzündungen des ZNS benötigen eine individuelle und intensive Pflege.

• **Bei heftigen Kopfschmerzen**
– abgedunkeltes Zimmer
– Anstrengungen vermeiden
– bedingte Bettruhe
– für Ruhe sorgen
– Hektik fernhalten
– angepaßte Pflegehandlungen

• **Bei hohem Fieber mit Fieberdelirium**
Siehe Kapitel 9.2
– alle notwendigen Prophylaxen
– notfalls Fixierung nach ärztlicher Anordnung und richterlicher Genehmigung

• **Bei Bewußtseinsstörungen**
– engmaschige Kontrolle der Vitalzeichen
– Pupillenkontrolle
– Dokumentation der Beobachtungen

• **Bei Nackensteifigkeit**
– angepaßte Lagerung
– Bestrahlungen der Nackenmuskulatur mit Rotlicht
– Einreibungen mit durchblutungsfördernden Salben
– krankengymnastische Übungen

- **Bei Wahnvorstellungen und hirnorganischem Psychosyndrom**
  – Wahnvorstellungen zur Kenntnis nehmen, aber nicht weiter darauf eingehen
  – Selbständigkeit bei den Eigenaktivitäten fördern
  – Ressourcen erkennen und verstärken
  – Orientierungshilfen geben soweit wie möglich
  – Zeit für das Erledigen der Tätigkeiten lassen
  – Interesse an aktuellen Geschehnissen wecken
  – Kontakte zur Umwelt erhalten und verstärken
  – Tagesablauf genau strukturieren und möglichst nicht verändern
  – Tagesablaufplan zusammen mit dem Bewohner erstellen und in schriftlicher Form festhalten
  – Gespräche mit dem Bewohner und den Angehörigen über die Krankheit
  – immer wiederkehrende Tätigkeiten vornehmen lassen
  – ROT-Training (Kap. 32.1.1)
  – Konzentrationstraining

- **Bläschenausschlag bei Herpesviren**
  – Selbstschutz durch Handschuhe
  – Hautumgebung mit Fettsalbe schützen
  – Ausschlag mit angeordneten Salben einreiben
  – Bewohner vom Kratzen abhalten

Bei allen Erkrankungen des Nervensystems steht die Wiederherstellung der geistigen und körperlichen Leistungsfähigkeit im Vordergrund. Vielseitige Trainingsmöglichkeiten stehen hierfür zur Verfügung.
  – körperliche und/oder geistige Störungen unter Anleitung verbessern
  – bei Bedarf Ersatzstrategien einüben
  – verbliebenes Leistungsvermögen erhalten, anpassen oder verbessern
  – die Körperfunktionen erhalten
  – Muskelaktivitäten trainieren
  – Grob- und Feinmotorik verbessern
  – Sprach- und Geistesfunktionen wiederherstellen oder verbessern
Einen Schwerpunkt der Aktivierung und Rehabilitation bildet hierbei das **Training von Alltagsrealitäten**.

32.1.1 Realitäts-Orientierungs-Training

Dieses Training (ROT) ist im Rahmen eines Modellprojekts beim Kreisverband der Arbeiterwohlfahrt Frankfurt am Main entstanden. Bei dieser Form der Aktivierung findet keine Beseitigung von Störungen in der Realität und im Alltag statt. Vielmehr stärkt und fördert es vorhandene Fähigkeiten und ermöglicht den leichteren Umgang mit einer eventuellen Behinderung.

32

Ziele
– positive Erfahrungen
– Selbstvertrauen vermitteln
– für Wohlbefinden sorgen
– vorhandene Fähigkeiten fördern und stärken
– soziale Kontakte stärken

Die alten Menschen sollen dabei verschiedene Fähigkeiten wieder neu erlernen oder vorhandene Ressourcen schulen.

Inhalte des ROT
– Orientierung zu Ort, Zeit, Situation und Personen
– Merkfähigkeit, Langzeitgedächtnis
– Körperwahrnehmung mit Sinnesmaterial (Hören, Sehen, Tasten, Riechen, Schmecken, Bewegen)
– Verständigung und soziales Verhalten

Benötigtes Material
– Tonbandgerät
– CD-Player
– Schallplattenspieler
– Musikinstrumente
– Spiele
– Bücher
– Liedertexte
– Naturmaterialien
– Papier
– Klebstoffe
– Schere

Rahmenbedingungen
– homogene Gruppen, je nach Schwere der Orientierungsstörung
– höchstens fünf bis sieben Teilnehmer in einer Gruppe
– Einzeltherapie ist möglich
– nach Möglichkeit sollte noch eine zusätzliche Hilfskraft anwesend sein
– separat liegender Therapieraum, weitgehend störungsfrei
– anregend gestalteter Therapieraum
– Dauer einer Sitzung höchstens 45 Minuten

Die Länge einer Sitzung orientiert sich an der Belastungsfähigkeit der Teilnehmer.

Ablauf einer Therapieeinheit
Die Bewohner werden wiederholt auf die Therapieeinheit aufmerksam gemacht. Dies geschieht durch Besprechen des Wochenplans, Erinnern oder Nachfragen der Tagesgestaltung.
– der Leiter der Gruppe muß sich über das momentane Befinden der Teilnehmer rechtzeitig informieren
– Kurzinformationen erteilt zusätzlich die Betreuungsperson
– die Betreuungsperson begleitet den Bewohner bei Bedarf zur festgelegten Zeit zum Therapieraum

Eine entspannte Atmosphäre fördert das Wohlgefühl bereits vor Arbeitsbeginn. Deshalb möglichst Getränke und Gebäck anbieten.

Ein **gleichbleibender Ablauf** hilft bei der Orientierung:
– Begrüßung
– Musikstück oder Lied, passend zum Thema oder zur Meditation
– Thema vorstellen, z.B. Bezug zur Jahreszeit, Kirchenfest, Ernte
– Thema bearbeiten
– Inhalt der nächsten Therapieeinheit vorstellen
– Ausklang mit Musik oder Lied
– Verabschieden

32

Durch gezielte Fragen muß der Therapieleiter immer wieder **neue Impulse** setzen und **Anregungen** geben. Der Rückweg zur Wohnung kann gleichzeitig Orientierungstraining sein, oder die Betreuungsperson holt den Bewohner wieder ab.
Dokumentation und Weitergabe von Beobachtungen und Verhaltensauffälligkeiten durch den Therapieleiter.

Je schwerer die Orientierungsstörung ist, desto wichtiger ist eine Therapiestunde mit einem immer wiederkehrenden Ritual.

Vorgehen
Der Übungsleiter muß Flexibilität zeigen und auf Impulse der Bewohner spontan reagieren.
– spielerisch, jedoch mit den nötigen Ernst positive Erfolge aufzeigen
– Hilfen geben, um Mißerfolge zu vermeiden
– anhaltende Impulse setzen, ohne Leistungsdruck
– so viele Sinne wie möglich aktivieren
– Ausgrenzungen durch Gruppenaktivitäten vermeiden
– einfache Sätze und Begriffe verwenden
– vom Leichten zum Schweren steigern

32.2 Apoplexie, Schlaganfall

Apoplexie	Schlaganfall (griechisch: schlage nieder), ischämischer Hirninfarkt
Hemiplegie	Folge der Apoplexie, motorische Halbseitenlähmung

Eine Apoplexie entsteht durch eine rasch einsetzende, irreversible Durchblutungsstörung des Gehirns. Durch den eintretenden Sauerstoffmangel in den Gehirnzellen kommt es zum Absterben von Teilen einer Gehirnregion mit den Leitsymptomen **plötzliche Bewußtlosigkeit**, **halbseitige Lähmungen**. Der akute Sauerstoffmangel kann zum Tode führen.

32

Die Halbseitenlähmung entsteht immer auf der gegenüberliegenden Körperhälfte der betroffenen Gehirnregion. Findet die Apoplexie in der linken Hirnhälfte statt, so kommt es auf der rechten Körperhälfte zu Ausfallerscheinungen.

Ursachen
- **Gefäßverschluß**
durch
– arterielle Thrombose
– Thromboembolie
– akuten Blutdruckabfall
– Narkoseschaden
– Arteriosklerose, bei etwa 70 bis 80 Prozent aller Apoplexien

- **Gefäßblutung**
durch
– Hypertonie
– Arteriosklerose
– Platzen eines **Aneurysmas** (Gefäßerweiterung) im Gehirn

- **Schädel-Hirn-Trauma**
– Sickerblutungen aus verletzten Gefäßen
– Bildung von Thromben

- **Erhöhtes Apoplexierisiko**
– Herzerkrankungen
– Störungen der Blutgerinnung
– Transfusionen, Flüssigkeitsmangel
– Stoffwechselstörungen wie Diabetes mellitus
– Bewegungsmangel, Bettlägerigkeit
– Streß
– gleichzeitig Einnahme der Pille und Rauchen

Symptome
Je nach beteiligtem Gehirnbereich und Ausdehnung des Apoplexes kommt es zu mehr oder weniger ausgeprägten Erscheinungsbildern.

- **Bewußtseinsstörungen**
– Bewußtlosigkeit bis Koma bei größeren Blutungen
– Bewußtseinseintrübung bis zum Koma bei Gefäßverschluß

- **Lähmungen**
– Halbseitenlähmung **(Hemiplegie)** auf der gegenüberliegenden Körperseite
– anfangs schlaffe Lähmung, später spastische
– Körperhaltung und Bewegung zur gelähmten Seite hin
– Augen und Kopf weichen zur gelähmten Seite ab
– Fehlen des Körpermittelpunktes
– Unvermögen, aufrecht zu sitzen und zu stehen
– halbseitige Gesichtslähmung mit Herabhängen des Mundwinkels und der Wangen

– an der gelähmten Seite Speichelfluß aus dem Mundwinkel
– hängendes Augenlid auf der gelähmten Seite
– Lähmung der Zungenmuskulatur, die Zunge fällt meist zur gelähmten Seite hin, dadurch Schluckstörungen

- **Begleitsymptome**
– schnarchende oder blasende Atmung
– Erbrechen und Bradykardie durch gesteigerten Hirndruck
– Sprach- und Formulierungsstörung **(Aphasie)**
– Sehfeldeinschränkung **(Hemianopsie)**
– Orientierungsverlust in Räumen
– Verlust der Oberflächen- und Tiefensensibilität
– evtl. Harn- und Stuhlinkontinenz

Therapie

Ähnlich wie der Herzinfarkt tritt der Schlaganfall meist am frühen Morgen auf. Die schnellstmögliche ärztliche Hilfe kann den **Rehabilitationserfolg** steigern. Je früher der Schlaganfall erkannt wird, desto besser sind die Überlebenschance und der Heilerfolg.

- **Im Akutstadium**
– Auflösung des Blutgerinnsels durch Heparininfusionen
– medikamentöses Stoppen der Hirnblutungen
– herzstärkende Medikamente bei Herzminderleistung
– medikamentöse Behandlung des Hirnödems
– Gabe von Antibiotika zur Infektprophylaxe
– Verabreichen von Sauerstoff zur Atemunterstützung
– bei Bedarf Intubation oder Tracheotomie
– Blasenverweilkatheter zur Bilanzierung
– parenterale Ernährung bei starker Schluckstörung
– neurochirurgischer Gefäßverschluß bei Aneurysma
– gefäßchirurgische Operation bei Verschluß von größeren Gefäßen
– passive Mobilisation

- **Im Spätstadium**
– aktive krankengymnastische Übungen
– aufbauende Frühmobilisation
– Selbsthilfetraining, Ergotherapie
– laufende Konfrontation mit der gelähmten Seite
– Gesichtsfeldübungen
– Sprechübungen mit dem Logopäden
– Gehtraining
– Halte- und Greifübungen

32.2.1 Das Bobath-Konzept

Die Pflege des Bewohners mit Hemiplegie setzt ihren Schwerpunkt darauf, daß er seine **erkrankte Körperseite bewußt wahrnimmt**. Durch das Einbeziehen der gelähmten Seite lernt der Bewohner, wieder mit seinem ganzen Körper zu leben. Das

Gefühl, daß die betroffene Körperhälfte ein Fremdkörper ist, verliert sich dabei mit der Zeit.

In der Pflege von Bewohnern mit Hemiplegie erwies sich das **Pflegekonzept nach Bobath** als sehr hilfreich. Die Schweizer Krankengymnastin **Berta Bobath** (1909 bis 1991) beobachtete in den vierziger Jahren dieses Jahrhunderts, daß Schlaganfallpatienten mit Halbseitenlähmung bei bestimmten Bewegungen und Lagerungsarten eine erhöhte Spastizität entwickelten, die sich bei veränderter Lagerung verlor. Zusammen mit ihrem Ehemann, dem Arzt **Karel Bobath**, entwickelte sie das **Pflegekonzept nach Bobath**.

Dabei sind drei Stadien zu unterscheiden.

- **Pseudoschlaffes Stadium**
  – durch die richtige Lagerung wird der verlorengegangene Muskeltonus wieder aufgebaut und somit der drohenden Spastizität entgegengewirkt

- **Spastisches Stadium**
  – reflexhemmende Bewegungsübungen regulieren den Muskeltonus und hemmen die Spastizität

- **Stadium der Restsymptomatik**
  – natürliche Bewegungsabläufe werden durch Kombinationen von Bewegungsübungen wieder erlernt
  – entwickelt der Bewohner bei einer Bewegung oder Lagerung eine Spastik, muß er durch fachgerechte Lageveränderung aus der Spastik befreit werden

Prinzipien der Pflege nach Bobath
- **Alle Pflegehandlungen geschehen von der geschädigten Seite aus**
  – bei bettlägerigen Bewohnern basalstimulierende Bobath-Ganzkörperwaschung (Kap. 6.3.2.1)
  – die Umgebung muß der Erkrankung angepaßt sein
  – alle benötigten Gegenstände auf der geschädigten Seite plazieren
  – den Bewohner nur der Einschränkung entsprechend unterstützen
  – Prophylaxen nach individuellem Pflegeplan
  – bei Lagerungswechsel sind der Kopf des Bewohners besonders zu führen und die Extremitäten vor Anschlagen zu schützen
  – Bewohner bei den Pflegehandlungen möglichst zur Pflegenden hindrehen, es fördert die Wahrnehmung der gelähmten Seite
  – Bewohner immer wieder von der gelähmten Seite aus stimulieren, wie durch Streicheln dieser Körperseite
  – Angehörige in die Pflegeprinzipien einweisen und in die Pflege integrieren

Keine Anwendung von Wärme, Wärmflaschen und Heizkissen, da die Bewohner unter Sensibilitätsstörungen leiden und die Gefahr von Verbrennungen besteht.

Bettbügel entfernen, da sonst nur die gesunde Seite stimuliert wird und der Erkrankte dann vergißt, seine geschädigte Seite einzubeziehen. Keine Tennisschuhe zur Spitzfußprophylaxe anziehen, da dies den abnormalen Strecktonus fördert.

Ergänzende pflegerische Prinzipien

32

– Dekubitusprophylaxe
– Verletzungen bei der Nagelpflege verhindern
– alle Pflegehandlungen ankündigen und den Bewohner integrieren
– Hautpflege und Hautbeobachtung bei jedem Lagewechsel
– Bettlaken nur glatt auflegen, nicht einspannen, da sonst der Auflagedruck erhöht wird, besser sind elastische Spannbettlaken

– Anstrengungen durch gezielte Unterstützungen vermeiden helfen
– häufiger Lagewechsel nach Bedarf oder Lagerungsplan
– Frühmobilisation so bald wie möglich
– beim Heraussetzen Tageskleidung tragen lassen

– für freundliche und stimulierende Umgebung sorgen
– für Unterhaltung, Abwechslung, Ansprache und Kommunikation sorgen
– Selbstwertgefühl durch Individualhygiene steigern
– ermutigen, soviel wie möglich selbst zu tun

Den Bewohner vor jeder Pflegehandlung darüber informieren, was geschehen soll und welche Mithilfe erwartet wird.

In enger Zusammenarbeit zwischen Arzt, Pflegepersonal, Angehörigen, Ergotherapeuten, Physiotherapeuten finden die weitere Rehabilitation und Pflege statt.
Schrittweise lernt der Erkrankte täglich wiederkehrende Handlungen neu, um seine Selbständigkeit wiederzuerlangen.
Die Bobath-Methode hat sich etabliert. Dennoch kommt es heute, durch die Entwicklung der Kinästhetik, immer mehr zu einer Vermischung der Prinzipien.

32.2.1.1 Ruhen und schlafen

Der Hemiplegiker kann am Anfang meist seine Körperlage nicht selbständig verändern. Durch den notwendigen zwei- bis dreistündlichen Lagewechsel wird er beim Durchschlafen gestört.
Der Zeitpunkt des Lagewechsels sollte deshalb individuell je nach Dekubitusgefährdung in der Nacht ausgedehnt werden.
Die **Lageveränderung** muß so **ruhig** und **schonend** wie möglich erfolgen.
Die **Rückenlage**, die dem Bewohner sehr angenehm ist, erhöht den **Spasmus** und fördert durch den Auflagedruck die Dekubitusgefahr.

Der Bewohner sollte sich an alle Lagerungsarten langsam gewöhnen. Am geeignetsten ist die Lagerung auf der geschädigten Seite, um die Sensibilität für diese Seite zu fördern.

Lagern auf der gelähmten Seite (Abb. 32-2)

– drei bis vier Federkissen
– alle Lagerungshilfsmittel entfernen
– das Bett fast flach stellen
– Bewohner zu sich hindrehen
– ein dickes Kissen unter den geradegelegten Kopf legen
– die gelähmte Schulter nach vorne legen (nicht an der Schulter ziehen), der Ellenbogen liegt dabei gestreckt, die Handfläche schaut nach oben
– das gelähmte Bein im Hüftgelenk strecken und im Kniegelenk leicht beugen
– das gesunde Bein auf einem Kissen gebeugt vor das gelähmte Bein lagern
– den Rücken mit einem Kissen stabilisieren

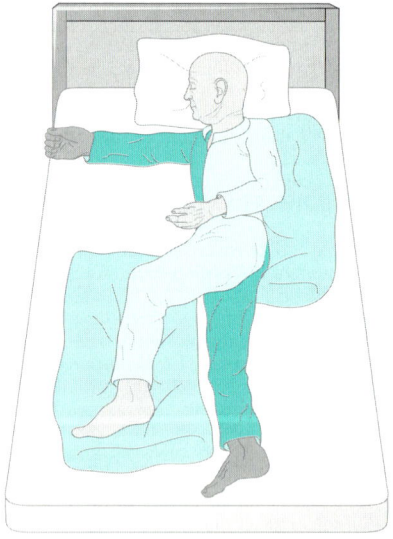

Abb. 32-2 Lagern auf der gelähmten Seite

Lagern auf dem Rücken (Abb. 32-3)

– den Kopf leicht zur gelähmten Seite drehen lassen
– zur Stärkung der Körperwahrnehmung auf der gelähmten Körperseite die Gesäßhälfte und die Schulterblätter mit je einem kleinen Kissen leicht unterlegen

– das gelähmte Bein mit Lagerungskissen in Mittelstellung stabilisieren
– den gelähmten Arm auf einem Kissen leicht erhöht lagern
– leicht erhöhter Oberkörper durch entsprechende Betteinstellung

Für einzelne Bewohner ist es angenehm, wenn sie ihren Arm neben dem Kopf lagern können. Vorsicht ist jedoch bei **Schultergelenkarthrose** geboten.

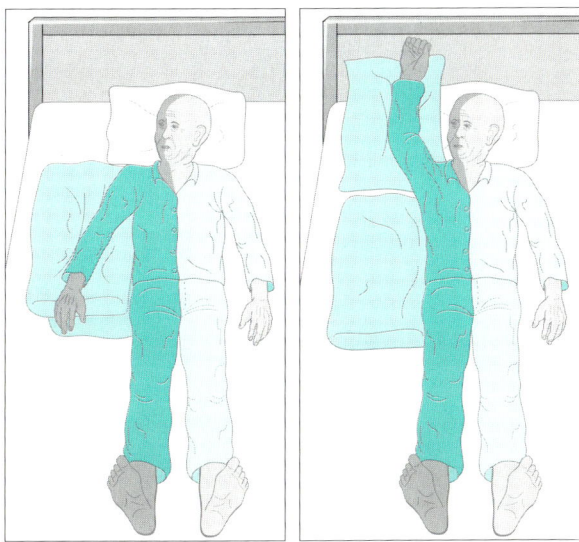

Abb. 32-3 Lagern auf dem Rücken

Lagern auf der gesunden Seite (Abb. 32-4)
– Bewohner von sich wegdrehen, Sicherheit gegen Herausfallen durch zweite Pflegeperson, Bettgitter oder Wandseite gewährleisten
– Kopf parallel zur Körpermitte auf einem Kissen lagern
– den gesunden Arm vor dem Bewohner leicht anwinkeln
– den gelähmten Arm auf einem Kissen darüber lagern, Ellenbogen leicht angewinkelt, die Hand gestreckt, Finger gespreizt
– gesundes Bein parallel zur Bettkante gestreckt legen
– gelähmtes Bein in leichter Beugestellung des Hüft- und Kniegelenks auf einem dicken Kissen lagern
– Rücken gegebenenfalls mit Kissen stabilisieren

32

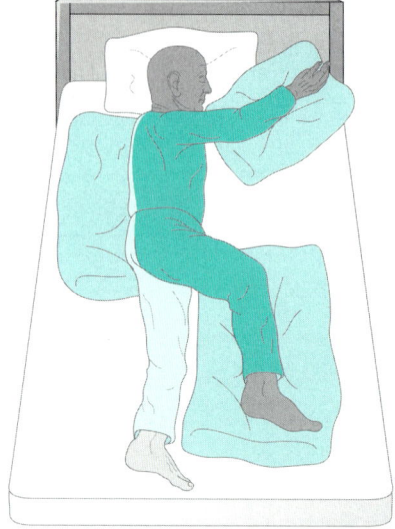

Abb. 32-4 Lagern auf der gesunden Seite

Je nach Schwere der Erkrankung ist der Lagerungswechsel individuell und zeitlich festzulegen. Der frühe Beginn der therapeutischen Lagerung vermeidet abnorme Bewegungsmuster und hilft dem Bewohner in der Orientierung zu seinem Körper.

Rollen oder ähnliches in die Hand gegeben, fördern den Greifreflex und somit die Spastizität. Sooft wie möglich sollten die Hand gestreckt und die Finger gespreizt gelagert werden.

32.2.1.2 Sich bewegen

Bereits im Frühstadium der Erkrankung muß der Bewohner gezielt angeleitet werden, seine geschädigte Körperhälfte bei allen Bewegungen miteinzubeziehen. Die wichtigste Voraussetzung hierfür ist, daß er den gelähmten Arm mit dem gesunden Arm anheben und die Hände falten kann.

Hände falten
– mit der gesunden Hand die kranke fassen und auf der Bettdecke ablegen
– die funktionsfähigen Finger fädeln sich in die gelähmten Finger ein
– der Daumen der gelähmten Hand liegt obenauf
– die Handballen liegen eng aneinander

Drehen im Bett auf die gesunde Seite (Abb. 32-5)
– Hände falten und zur Decke strecken
– gelähmtes Bein anstellen, gesundes Bein anstellen lassen
– Körper auf die gesunde Seite drehen (Massen und Zwischen-
  räume beachten, Kap. 5.5.4)
– Lagerung bei Bedarf korrigieren

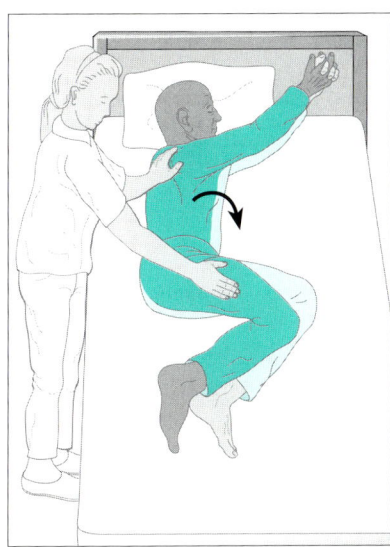

Abb. 32-5 Drehen im Bett auf die gesunde Seite

Drehen im Bett auf die gelähmte Seite (Abb. 32-6)
– Hände falten und zur Decke strecken, oder die Pflegeperson
  hält den gelähmten Arm flach auf dem Bett, drückt die Hand
  nach unten und spreizt den Daumen des Bewohners ab
– gelähmtes Bein anstellen
– gesundes Bein anstellen und über das gelähmte Bein führen
  lassen
– Gewichtsverlagerung zur gelähmten Seite führt zum Drehen
– Pflegeperson bremst am Schulterblatt und am Becken,
  damit der Bewohner nicht auf die gelähmte Seite fällt

Reichen der Bettschüssel (Abb. 32-7)
– gelähmtes Bein anwinkeln und Fußsohle fest auf das Bett
  stellen
– gesundes Bein anwinkeln lassen
– Hände falten und zur Decke strecken lassen

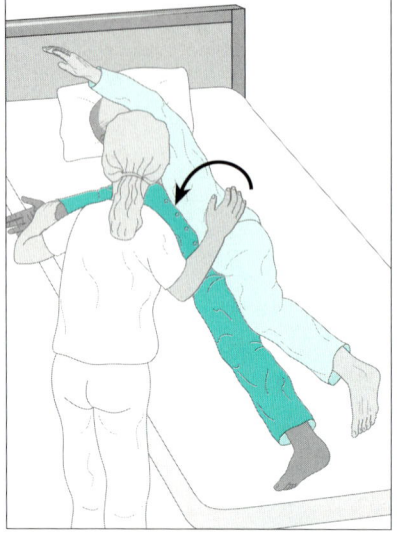

Abb. 32-6 Drehen im Bett auf die gelähmte Seite

– gelähmtes Bein fest gegen die Unterlage drücken und leichter Zug am Oberschenkel in Richtung der Füße, dabei Gesäß anheben lassen

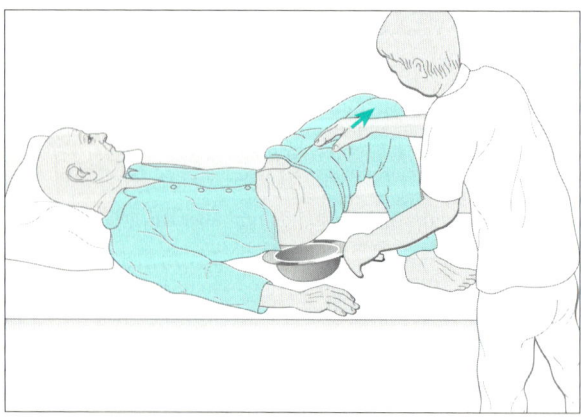

Abb. 32-7 Reichen der Bettschüssel

Eine andere Möglichkeit ist es, daß der Bewohner beide Beine aufstellt und diese zur Seite kippt. Dadurch kann die Bettschüssel eingebracht werden.

Sobald es möglich ist, sollte der Bewohner zum Ausscheiden das Bett verlassen.

32

Durch das Anheben des Gesäßes lernt der Bewohner gleichzeitig, sich im Bett zur anderen Bettkante zu bewegen und seine Lage selbständig zu ändern.

Sitzen am Bettrand

– Bewohner möglichst nahe an der Bettkante lagern
– zum sicheren Bodenkontakt Hausschuhe bereits im Bett anziehen
– mit einer Hand das Schulterblatt greifen
– mit der anderen Hand die Beine über den Bettrand führen
– durch Gewichtsverlagerung den Bewohner zum Sitzen bringen
– an der geschädigten Seite unterstützen und aufrecht sitzen lassen
– beide Beine auf dem Boden aufstellen lassen
– die seitlich aufgestützten Arme helfen den Oberkörper geradehalten

Vom Bettrand in den Stuhl mit viel Hilfe (Abb. 32-8 a und b)

– der Stuhl steht am Kopfteil der gelähmten Seite des Bewohners
– bei einem Roll- oder Toilettenstuhl sind alle Bremsen festzustellen
– Beine der Pflegenden in leichter Grätschstellung, Fuß des dem Rollstuhl zugewandten Beins in Richtung des Stuhls stellen, das andere Bein zwischen die Beine des Bewohners
– die Pflegeperson führt beide Arme zu den Schulterblättern des Bewohners
– eingefädelte Arme des Bewohners auf die Schulter legen lassen, nicht um den Hals, da sonst die Pflegeperson in ihrer Bewegung blockiert ist
– durch Gewichtsverlagerung der Pflegeperson nach hinten im Raum (Zug) hebt sich das Gesäß des Bewohners von der Bettkante
– Pflegeperson dreht sich zum Stuhl hin, Bewohner nicht zum Stehen bringen, nur schwenken
– durch die Drehung über die gelähmte Seite den Bewohner in den Stuhl bringen
– Sitzhaltung bei Bedarf korrigieren

Vom Bettrand in den Stuhl mit wenig Hilfe

– einen Hocker oder Stuhl vor den Bewohner stellen
– die Hände falten lassen und den Oberkörper weit nach vorne beugen

32

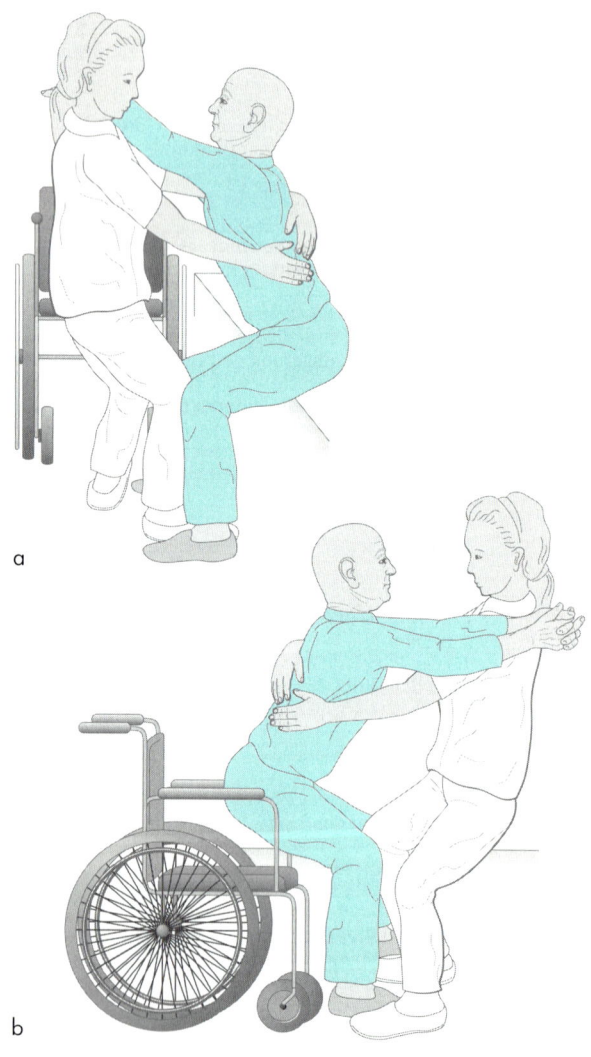

a

b

Abb. 32-8 a und b Vom Bettrand zum Stuhl mit Hilfe
a) vom Bettrand zum Stuhl
b) hinsetzen auf den Stuhl

– auf dem Hocker abstützen
– Gesäß anheben und auf den Stuhl schwenken
Die Pflegeperson hilft bei Bedarf, seitlich das Gesäß anzuheben und zu führen.

Sitzen im Stuhl oder im Rollstuhl

Zur Stärkung der Sensibilität ist es wichtig, den Bewohner so bald wie möglich auf einem **normalen Stuhl** sitzen zu lassen. Die sitzende Position unterstützt das **Gleichgewichtstraining** und beugt Kontrakturen vor.

Sessel sind ungeeignet, da sie zu weich sind und somit die Stimulation für die Tiefensensibilität fehlt.

In enger Zusammenarbeit mit dem Krankentherapeuten lernt der Bewohner, eine ausreichende Balance zu halten.
– möglichst aufrechte und symmetrische Sitzhaltung
– die Arme liegen gefaltet auf dem Tisch, parallel zum Körper
– die Füße müssen den Boden erreichen oder rechtwinklig aufgestellt sein
– ein kleines Rückenkissen fördert die Streckung der Wirbelsäule
– seitliche Körperneigungen mit Lagerungshilfsmitteln geradehalten

Vom Sitzen zum Stehen

Der Bewohner muß wieder lernen, sicher und leicht zu stehen, ohne daß das Knie der gelähmten Seite überstreckt wird und der Fuß nach unten stößt.
– gelähmter Fuß steht rechtwinklig und parallel zum Stuhl
– gesunder Fuß steht etwas weiter vorne, damit der geschädigte Fuß mehr Gewicht beim Hinstehen erhält
– die Hände sind gefaltet
– der Bewohner führt den Oberkörper so weit nach vorne, bis das Gesäß sich vom Stuhl heben läßt
Die Pflegeperson kann durch Ausübung von Druck auf die Gesäßseiten und Führung das Aufstehen unterstützen.

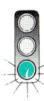

Überstrecken des Kniegelenks vermeiden, da sonst eine Spastik ausgelöst wird.

Aktivitäten zur Spastikprophylaxe und -lösung

– die Hände so falten, daß der Daumen der geschädigten Seite obenauf liegt und die Handballen fest aufeinander liegen
– die Hände nach vorne führen, bis die Ellenbogen ganz gestreckt sind
– die gestreckten Arme mehrmals täglich so hoch wie möglich über den Kopf führen
– die Aktivitäten im Liegen und im Sitzen üben

Gehübungen

Die Schulung des Gehens geschieht meist durch den Physiotherapeuten. In enger Zusammenarbeit mit dem Pflegepersonal werden die Gehübungen je nach Gesundheitszustand gesteigert. Jedes Training erfolgt von der gelähmten Seite aus.

– der Bewohner lernt im Stehen das Gleichgewicht zu halten
– der Therapeut unterstützt die Gewichtsverlagerung beim Gehen
– der Betreuer hält den Bewohner am Becken oder am Oberkörper (Massen und Zwischenräume beachten, Kap. 5.5.4)
– der Bewohner macht einen Schritt, der Betreuer geht dann mit dem entgegengesetzten Bein
– der Erkrankte lernt, kleine Schritte vor und zurück zu machen

Gehhilfen sollten vermieden werden, damit der Bewohner schnell seine Eigenständigkeit wieder erhält. Rutschfeste Sohlen und feste Schuhe geben Sicherheit beim Gehen.

32.2.1.3 Sich waschen und kleiden

Bedingt durch die Halbseitenlähmung, ist der Bewohner oftmals nicht in der Lage, seine Körperpflege vollständig vorzunehmen. Er ist auf Hilfe angewiesen. Der Bewohner sollte sich während der Körperpflege in einem **verstellbaren Spiegel** beobachten können.
Die Körperpflege am Waschbecken ist gesundheitsfördernd, der Bewohner fühlt sich nicht mehr so krank.

Vorgehen
– den gelähmten Arm ins Waschbecken legen, wirkt spastik-lösend durch den Auftrieb im Wasser und die Wassertempe-ratur
– der Bewohner wäscht sich Gesicht, Oberkörper und gelähm-ten Arm selbst und trocknet sich ab
– Pflegeperson wäscht den gesunden Arm und den Rücken und trocknet ab
– spastisch geschlossene Hand im Wasser lösen, waschen und abtrocknen
– Intertrigoprophylaxe in den Achselhöhlen, zwischen den Fingern und der Handfläche (Kap. 5.7.8)
– Beine im Sitzen waschen, gelähmtes Bein über das gesunde legen und zuerst waschen
– Beine nebeneinander stellen und das gesunde Bein waschen
– zum Waschen des Intimbereichs stützt die Pflegekraft den Bewohner im Stehen, und dieser wäscht sich selbst
– Haltegriffe am Waschbecken helfen beim Aufstehen und Halten
– beim Ankleiden unterstützt die Pflegeperson
– selbständige Kleiderauswahl hebt das Selbstwertgefühl
– nach jeder Nahrungsverabreichung ist eine Mund- und Zahnpflege notwendig
– der Mundraum ist auf Speisereste und Medikamenten-rückstände zu kontrollieren

– Rasieren und Kämmen erfolgen mit Unterstützung und
Führen der Hand des Bewohners
– die Haarpflege bei langem Haar muß das Pflegepersonal
unterstützen

32

Zur Unterstützung des Bewohners ist es sehr sinnvoll, wenn
man ihm einen Waschhandschuh über die gelähmte Hand zieht
und seinen Arm zum Waschen der gesunden Seite führt.

Basalstimulierende Bobath-Ganzkörperwaschung
Ziel der basalstimulierenden Ganzkörperwaschung (Kap. 6.3.2.1)
ist es, dem Bewohner seinen Körper erfahrbar zu machen.
Man geht davon aus, daß der Bewohner erst seine gesunde Seite
spüren muß, um eine Vorstellung von der kranken Seite zu
bekommen. Es ist dabei wichtig, daß nur eine Pflegende wäscht,
damit der Bewohner seine Informationen nur von einer Seite
erhält.
Um dem Bewohner eine bessere Unterscheidung zwischen seinem Körper und der Hand der Pflegenden zu ermöglichen, kann
es angezeigt sein, einen Waschhandschuh zu benutzen.
– immer von der gesunden zur geschädigten Seite hin waschen
– der Bewohner nimmt deutlich wahr, wie sich seine gesunde
Seite anfühlt
– er kann dann dieses Gefühl auf die gelähmte Seite übertragen

32.2.1.4 Essen und trinken

Zur Nahrungsaufnahme sollte der Bewohner auf einem Stuhl
am Tisch sitzen.
– immer wieder in aufrechte Haltung bringen
– den gelähmten Arm parallel zum Körper auf den Tisch legen
– so früh wie möglich feste Kost verabreichen, passierte Kost
vermeiden
– Flüssigkeiten etwas andicken
– Fleisch schneiden, Brot mit Butter bestreichen
– Bewohner muß lernen, den geschädigten Arm zum Halten
einzusetzen
– rutschhindernde Matte unter den Teller legen
– Geschirr und Besteck entsprechend der Behinderung
auswählen
– so lange wie nötig die Hand zum Mund führen

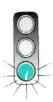

Der Bewohner kann ein festes Glas leichter halten als einen Pla-
stikschnabelbecher.

32.2.1.5 Ausscheiden

Da die Kontrolle über die Ausscheidungen (Kap. 8) das Wohlbefinden des Menschen beeinflußt, ist es wichtig, daß der Bewohner so früh wie möglich hier wieder Eigenständigkeit erlangt.
– Entfernen des Blasenverweilkatheters so bald wie möglich
– bei Bedarf Kontinenztraining

– Inkontinenteneinlagen häufig kontrollieren, gute Intimpflege
– Toilettentraining nach individuellem Plan
– so bald wie möglich Ausscheidungen auf dem Toilettenstuhl bzw. auf der Toilette
– ballaststoffreiche Kost

32.2.1.6 Atmen

Wenn die Bewohner nach Apoplex früh mobilisiert werden, ist eine Pneumonie relativ selten zu erwarten. Ein größeres Problem ist die Gefahr der Aspiration.

– Schlucken kontrollieren
– Sekretansammlung im Mund entfernen bzw. absaugen
– regelmäßige Mund- und Nasenpflege
– angepaßte Konsistenz des Essens, besser breiig bis fest als flüssig
– in kleinen Schlucken trinken lassen
– aufrechte Sitzhaltung beim Essen und Trinken

32.2.1.7 Für Sicherheit sorgen

Da der Bewohner durch seine Einschränkung nicht mehr selbständig für seine Sicherheit sorgen kann, gehört dies zu den Aufgaben des Pflegepersonals.

– Verletzungsquellen erkennen und vermeiden helfen
– gelähmten Arm immer zum Körper führen oder auf dem Bauch ablegen
– gelähmte Seite beim Gehen sichern
– morgens und abends den ganzen Körper zusammen mit dem Bewohner auf Verletzungen untersuchen
– immer auf die fehlende Sensibilität hinweisen
– wegen der Gesichtsfeldeinschränkung sind behindernde Gegenstände aus dem Weg zu räumen
– alle wichtigen Gegenstände auf der geschädigten Seite deponieren

32.2.1.8 Sich beschäftigen

Solange der Bewohner noch bettlägerig ist, sollte er ausreichend Ruhe erhalten. Wichtig ist allerdings, daß er so bald wie möglich mobilisiert und aktiviert wird.

– baldmöglichst an Gruppenaktivitäten beteiligen
– Ausgleichsgymnastik
– Zeit für Hobbys lassen
– ungeduldige Bewohner ermutigen
– Beschäftigungsangebot entsprechend der Biographie wählen
– Bildbände (keine Kinderbücher) als Unterhaltungslektüre
– bei Wunsch Radio, Fernsehen, Vorlesen

32.2.1.9 Kommunizieren

Die meisten Bewohner haben nach dem Schlaganfall eine mehr oder weniger stark ausgeprägte **Aphasie**.

Dazu gehören
- Wortfindungsstörungen
- stockendes Sprechen
- fehlerhaftes Sprechen mit Verdopplungen und Satzver-
  stellungen **(sensorische Aphasie)**
- langsames, vereinfachtes Sprechen mit vertauschten Lauten
  (motorische Aphasie)
- schwere Störung des Wortverständnisses, oftmals stereotype
  Wiederholung einzelner Silben **(globale Aphasie)**

Die **Pflege** ist abhängig von der Art der Aphasie.
- Mut machen und kleine Fortschritte täglich aufzeigen und
  loben
- schlechte Laune als Mutlosigkeit und Folge der Sprech-
  störung erkennen
- Bewohner als erwachsenen Menschen und nicht wie ein
  Kind behandeln
- kein Nachsprechen, keine Kindersprache verwenden
- kurze Sätze, langsam und deutlich sprechen
- Zeit zum Antworten lassen
- kurze Fragen stellen, die der Bewohner mit „ja" oder „nein"
  beantworten kann
- keine „oder-Sätze" wie „Möchten Sie Kaffee **oder** Tee?"
- Antworten nicht vorwegnehmen
- Pflegehandlungen ankündigen und Aufmerksamkeit deutlich
  spüren lassen
- gute Zusammenarbeit und Absprachen mit dem Logopäden
- mit Bewohnern singen, Singen ist oft trotz Sprachstörung
  möglich
- immer wieder zu Antworten auffordern
- nachfragen, ob die Antwort richtig verstanden wurde
- Blickkontakt
- Gesprochenes mit Mimik und Gestik unterstützen
- alltägliche Gegenstände wie Kamm, Bürste, Messer benennen lassen

32.2.1.10 Sich als Mann oder Frau fühlen

Der Bewohner kann auf der gelähmten Körperseite Berührungen nur bedingt wahrnehmen, das Körpergefühl ist meist nicht
mehr vollständig vorhanden, und er kann sich darüber häufig
nicht äußern.
Aufgrund der Behinderung
- ist er auf Hilfe angewiesen
- muß er sich unbekleidet zeigen und in der Intimregion
  waschen lassen
- kann er sich nicht mehr selbst ankleiden, frisieren,
  schminken, rasieren, Pfeife stopfen

Für viele Bewohner ist es deshalb wichtig, daß
- bei den Pflegehandlungen Nähe und Berührung vermittelt
  werden

32

– die geschädigte Seite immer miteinbezogen ist
– sie die plegische Seite bewußt wahrnehmen
– Angehörige über die Wichtigkeit von Zärtlichkeiten
  aufgeklärt sind

32.3 Parkinson-Syndrom

Die heute bekannte Bezeichnung der Erkrankung geht auf
den englischen Arzt **James Parkinson** zurück. Im Jahre 1817 be-
schrieb er erstmals die genauen Krankheitszeichen und die ver-
muteten Ursachen.
Zu Beginn dieses Jahrhunderts konnte durch Untersuchungen
von Gehirnen verstorbener Parkinson-Kranker festgestellt werden, daß bei der Erkrankung eine Störung in bestimmten Ner-
venzellstrukturen, den **Basalganglien**, vorliegt. Für die Übertragung von Informationen von einer Nervenzelle zur anderen
sind bestimmte chemische Stoffe, sogenannte **Transmitter**, notwendig. Beim Parkinson-Syndrom weisen die erkrankten Zellen
ein Fehlen des Transmitterstoffes **Dopamin** auf. Zur Herstellung
des Dopamins fehlt das notwendige Ferment **Tyrosinhydro-
xylase**.
Nach statistischen Untersuchungen muß etwa jeder fünfte
Mensch über 60 Jahre mit der Entwicklung eines Parkinson-
Syndroms rechnen.

Ursachen
● **Postenzephalitisches Parkinson-Syndrom**
Folge von
– Hirnhaut- oder Hirnentzündung
– Fleckfieber
– Typhus

● **Idiopathisches Parkinson-Syndrom**
Vorzeitiges Altern der Basalganglien als Folge von
– Hirnarteriosklerose
– Stoffwechselerkrankungen
– degenerativen Erkrankungen des ZNS
– Hirnverletzungen

● **Heredodegeneratives Parkinson-Syndrom**
– Vererbung

● **Toxisches Parkinson-Syndrom**
– Nervengifte
– Mangan, Kohlenmonoxid, Schwefelgifte
– Medikamente, z.B. Neuroleptika

Symptome
● **Erstsymptome**
– Muskelverspannungen an der Halswirbelsäule
– Spannungsschmerzen an der Schulter-Nacken-Partie

- Muskelverspannungen an der Lendenwirbelsäule mit hexen-
  schußähnlichen Beschwerden
- Störungen in der Fingermotorik beim Knöpfen, Binden,
  Fädeln
- Verkleinerung des Schriftbildes mit Schriftzacken,
  Rundungen fehlen
- Antriebsarmut, Lustlosigkeit, Depressivität
- Gleichgewichtsstörungen, nach einer Seite kippen

32

- **Kernsymptome**
- leicht vornübergeneigte Haltung mit leicht angewinkelten
  Ellenbogen- und Kniegelenken, auch beim Gehen (Abb. 32-9)
- Fallneigung
- **Maskengesicht**, fast gänzlich fehlende Mimik, seltener
  Lidschlag
- **Glanzhaut** durch vermehrte Talgproduktion, fettes Haar
- Sprache ist monoton, leise, undeutlich, heiser
- **Akinese** (verlangsamte Gesamtmotorik) mit kurzen Schrit-
  ten, schlurfendem Gehen, Startschwierigkeiten beim Gehen,
  Festkleben am Boden, Schwierigkeiten beim Anhalten,
  Trippeln ohne Vorwärtskommen bei Türschwellen und
  Engstellen zwischen Tisch und Stuhl
- Schwierigkeiten beim Drehen und Wenden
- vermehrte Unsicherheit beim Gehen, häufiges Stürzen

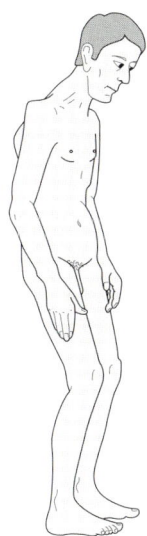

Abb. 32-9 Typische Körperhaltung beim Parkinson-Syndrom

32

- **Rigor** (wachsende Muskelverspannung) mit ruckartigen Bewegungsabläufen, Gelenkbewegungen als „Zahnradphänomen", gleichmäßige Muskelanspannung, Muskelentspannung ist auch passiv nicht möglich
- **Tremor** (Muskelzittern, Schütteln) mit Ruhetremor, sog. „Pillendrehen" an den Fingern, Festhaltetremor, alles Erreichbare wird festgehalten und ist nur schwer zu lösen
- vegetative Störungen wie nächtliche anfallsartige Schweißausbrüche, Obstipation
- Blick- und Blinzelkrämpfe
- psychische Störungen wie verlangsamte Denkabläufe, Reaktionsverlangsamung, innere Unruhe, Neigung zum Weinen, Angstgefühle
- sensibel auf äußere Reize
- Umstellungsschwierigkeiten bei Veränderung des gewohnten Ablaufs

Medikamentöse Therapie

- **Anticholinergika**, z.B. Akineton®
- der synthetisch hergestellte Wirkstoff stellt ein Gleichgewicht zwischen den Transmittern her
- er hemmt die Reizübertragung von den Nervenzellen auf die Muskelzellen
- starke Muskelbewegungen werden dadurch unterdrückt
- eignet sich bei Rigor und Tremor

Nebenwirkungen:
- Mundtrockenheit
- Obstipation
- Harnverhalten
- Verwirrtheitszustände, Halluzinationen
- Gefahr von Herzrhythmusstörungen

- **Präparate der L-Dopa-Gruppe**, z.B. Madopar®
- L-Dopa ist eine Vorstufe des Dopamins und wird im Gehirn zu Dopamin umgewandelt
- besonders bei Rigor und Akinese
- die Wirkung dieser Substanzen läßt nach Jahren der Einnahme nach

 Bewohner, die mit diesem Wirkstoff behandelt werden sollten immer einen Notfallausweis bei sich tragen.

- **Amantadin-Hydrochlorid**, z.B. PK-Merz®
- verbessert die Wirkung des körpereigenen Dopamins

Physikalische Therapie

Zusätzlich zur medikamentösen Therapie sind besonders krankengymnastische Übungen notwendig. Bei älteren Menschen ist die individuelle Belastung infolge Mehrfacherkrankungen zu berücksichtigen.

- **Krankengymnastik**
  - gegen Bewegungsverlangsamung, Willkürbewegungen und stereotype Bewegungen
  - Verhindern und Beheben von Versteifungen und Kontrakturen

- **Therapeutisches Schwimmen**
  - gezielte Bewegungskoordination gelingt besonders in warmem Wasser (zwischen 28 und 32 °C)
  - einfache Übungen sind bereits während eines Vollbades möglich

- **Massagen**
  - zur Entspannung der dauernd angespannten Muskulatur mindestens einmal in der Woche

- **Logopädie**
  - regelmäßig vorlesen lassen
  - lautes Singen in fröhlicher Runde
  - wichtig bei beginnenden Störungen der Lautbildung

- **Ergotherapie**
  - als Teil der Beschäftigungstherapie erfährt der Bewohner seinen Fähigkeiten entsprechend Schulung und Förderung
  - von einfachen Falt- und Knetarbeiten bis hin zum Haushaltstraining reicht die Palette zum Verbessern der Feinmotorik

- **Medizinische Bäder, Anwendungen, Packungen**
  - zur Muskelentspannung
  - verhindern Muskelspannungsschmerzen

 Pflege beim Parkinson-Syndrom
- auf Medikamentenverträglichkeit achten, Nebenwirkungen beobachten, dokumentieren und dem Arzt mitteilen
- regelmäßige Medikamenteneinnahme beachten
- für regelmäßige Ausscheidungen sorgen
- Ernährungslage durch wöchentliche Gewichtskontrollen prüfen
- erhöhten Flüssigkeitsbedarf ausgleichen
- Hilfe und Unterstützung bei der Körperpflege je nach Gesundheitszustand
- Elektrorasierer dem Naßrasierer vorziehen wegen der großen Schnittverletzungsgefahr
- legere Kleidung mit einfachen Verschlüssen (Reiß-, Klettverschluß)

 Nächtliche Verwirrtheitssymptome können auf eine Überdosierung von Medikamenten hinweisen und sind dem Arzt zu melden.

- Griffleisten erhöhen die Sicherheit
- möglichst Duschen, da große Angst vor dem Lifter und dem Rutschen in der Badewanne bestehen kann (individuell vorgehen)

32

– Fördern der Beweglichkeit durch tägliches Üben
– Training zum Erhalt der Selbständigkeit
– Sicherheit vermitteln und die Angst vorm Stolpern abbauen
– Muskulatur lockern und Gelenkfunktionen erhalten
– Merkfähigkeit steigern
– Reaktion verbessern durch Konzentrationstraining
– Erhalt der Orientierungsfähigkeit

Aufgrund seiner Erkrankung befindet sich der Parkinson-Erkrankte meist in einer depressiven Stimmung.
– Aufzeigen von kleinen Erfolgen, loben
– Zusprache und Anerkennung
– besonders die Angehörigen müssen Informationen über die Besonderheiten der Erkrankung erhalten
– Selbsthilfegruppen helfen allen Beteiligten bei der Krankheitsbewältigung

32.4   Multiple Sklerose

Die Multiple Sklerose (MS) gehört zu den häufigsten Erkrankungen des zentralen Nervensystems. Sie beginnt meist früh zwischen dem 15. und 40. Lebensjahr. Frauen sind von der Erkrankung häufiger betroffen. Der Krankheitsverlauf ist sehr unterschiedlich.

Ursachen
Die Krankheitsursache ist noch nicht geklärt. Es handelt sich um eine **Autoimmunerkrankung**, das körpereigene Abwehrsystem richtet sich gegen die körpereigenen Strukturen. Es ist davon auszugehen, daß bestimmte Lymphozyten körpereigene Substanzen der Markscheibe herdförmig zerstören, hingegen von außen eindringende Krankheitserreger nicht oder nur gering abwehren.
Durch Entzündungsvorgänge an den Schutzhüllen der **Nervenfasern** entstehen **Vernarbungen** und **Verhärtungen**. Die Nervenfasern verlieren dadurch die Fähigkeit, Impulse direkt zu übertragen, Nervenreize werden nur noch verzögert weitergegeben.

Krankheitsverlauf
• **Selten, in größeren Zeitabständen auftretende Schübe**
– die Krankheitsschübe sind in einem Zeitraum von zehn bis 15 Jahren äußerst selten
– die Schädigungen bilden sich meist zurück
– andere Erkrankte entwickeln zu Beginn der Erkrankung einige Symptome und bleiben anschließend beschwerdefrei

• **Häufige, sich aber zurückbildende Schübe**
– die Schübe treten meist in gleichen Abständen auf
– sie sind kurz und hinterlassen keine oder nur geringe Gesundheitsstörungen

- **Langsame, nicht schubweise Entwicklung von Krankheitszeichen**
  - Entwicklung endet trotz wiederholter größerer Ausfälle nicht mit einer schweren Behinderung

- **Ungünstiger Verlauf**
  - schon der erste und zweite Schub hinterlassen bleibende Krankheitszeichen
  - der schubweise Verlauf geht in einen chronischen Krankheitsverlauf über
  - bereits vorhandene Symptome verstärken sich, und weitere kommen hinzu
  - dieser Krankheitsverlauf endet bei 90 Prozent der Erkrankten im Rollstuhl und in Bettlägerigkeit
  - der Zeitraum bis hin zur Pflegeabhängigkeit dauert individuell unterschiedlich lange

Symptome
- Sensibilitätsstörungen
- Lähmungen an den Extremitäten
- Sehstörungen, Doppelbildsehen, Erblindung
- Bewegungs- und Koordinationsstörungen
- Gleichgewichtsstörungen mit Drehschwindel
- Harn- und Stuhlinkontinenz
- gestörte Feinmotorik
- Müdigkeit, Depressionen
- Sprechstörungen, monoton und abgehackt
- Kribbeln in den großen Gelenken
- vorübergehende spastische Versteifungen, vorwiegend der Beinmuskulatur
- Schluckbeschwerden
- Kraftlosigkeit beim Abhusten von Bronchialschleim

Therapie
- **Medikamentöse Therapie**

Durch Medikamente wird die Zerstörung des Nervengewebes unterdrückt.
- Hormone der Nebennierenrinde, z.B. Cortison®
- Hormone der Hypophyse, z.B. ACTH
- Zytostatika (hemmen die Zellvermehrung), z.B. Endoxan®
- Immunsuppressiva, z.B. Imurek®
- medikamentöse Behandlung der neurologischen Funktionsstörungen

- **Ernährung**

Die Umstellung der Ernährung führt zwar nicht zu Heilung, verbessert aber den Allgemeinzustand.
- abwechslungsreiche Kost
- vitaminreich
- ballaststoffreich
- bei Bedarf Reduktionskost

32

• **Neurochirurgische Therapie**
Wenige Spezialkliniken sind in der Lage, durch Verödung klein-
ster Funktionsbereiche im Gehirn das Zittern der Extremitäten
sowie spastische Versteifungen der Gelenke zu lindern oder
dadurch zu heilen.

• **Krankengymnastik**
– Verbesserung bei spastischen Versteifungen
– Gleichgewichtsübungen beim Gehen und Stehen
– Stärkung der Muskulatur bei Muskelschwäche
– Durchblutungsförderung
– Kräftigung der Wirbelsäulenmuskulatur
– bessere Belüftung der Lungen

• **Logopädie**
– zur Behebung von Sprechstörungen

• **Beschäftigungstherapie**
– Verbesserung der Funktionsfähigkeit der Muskeln und
  Gelenke
– Fördern der Sensibilität
– Steigern der Motorik

 Pflege bei Multipler Sklerose
Wenn der häufig noch verhältnismäßig junge MS-Patient zum
Pflegefall wird, hat dies meist den Einzug in ein Altenpflegeheim
oder eine gleichwertige Einrichtung zur Folge.
Die Pflege und Betreuung richten sich je nach Krankheitsverlauf
und Persönlichkeit des Pflegebedürftigen und sind **individuell**
zu gestalten.
– Regulieren des Körpergewichts
– ausreichende Flüssigkeitszufuhr
– alle notwendigen Prophylaxen
– Beobachtung von Nebenwirkungen der verabreichten
  Medikamente

 – Hilfen zur Selbsthilfe aufzeigen
– Tagesablaufstruktur gestalten
– Mobilisation soviel wie möglich
– bei Bedarf regelmäßiges Kontinenztraining

 – psychische Betreuung
– über die Krankheit sprechen
– zu Aktivitäten motivieren
– Selbsthilfegruppen nennen, Kontakte vermitteln
– Gespräche mit Angehörigen
– Beschäftigung der Krankheit und den Vorlieben entsprechend

Warten auf den nächsten Schub
Im Rahmen einer guten Pflege und Dokumentation sind die
ersten Kennzeichen des nächsten Schubes leichter zu erkennen
und die geeignete Therapie durch den Arzt einzuleiten.

32.5 Epilepsie

Bei den Epilepsien handelt es sich um **chronisch zerebrale Funktionsstörungen**, die gelegentlich und unvermittelt auftreten. Dabei kommt es zum plötzlichen Entladen der Hirnzellen. Eine eng umgrenzte oder herdförmige **(fokale)** epileptische Störung führt zum Ausfall bestimmter Zentren.

32

Ursachen
- **Primäre Epilepsie**
  – genetisch bedingt

- **Sekundäre Epilepsie**
  durch
  – Verletzungen, Traumen im Gehirn
  – Hirntumoren
  – Gefäßdurchblutungsstörungen, Blutungen ins Gehirn
  – herdförmige Erkrankungen im Gehirn
  – Sauerstoffmangel
  – hirnschädigende Gifte von Alkohol, Medikamenten, Nahrungsmitteln
  – hormonelle Störungen

Symptome im Vorstadium
- innere Unruhe und Anspannung
- vermehrte Reizbarkeit
- Aura (subjektives inneres Krankheitserwarten)

Symptome des Grand-mal-Anfalls
- **Tonisches Stadium**
In dieser Phase besteht große Verletzungsgefahr.
  – plötzliches Umfallen mit einem Schrei
  – Streckkrampf
  – verzerrtes Gesicht, erweiterte und lichtstarre Pupillen
  – Zyanose oder Blässe

- **Klonisches Stadium**
  – rhythmische Körperzuckungen
  – Schaum vor dem Mund
  – Gefahr des Zungenbisses
  – Inkontinenz
  – Bewußtseinstrübung bis Bewußtlosigkeit

- **Regenerationsstadium**
  – Tiefschlaf, oft mehrere Stunden
  – danach Müdigkeit, Abgeschlagenheit, Kopfschmerzen

Anfallsarten
- **Petit-mal-Anfälle**
  – diese Anfallsform betrifft Kinder und kann bis hundertmal am Tag vorkommen
  – ein Drittel der Kinder ist nach der Pubertät vollkommen anfallsfrei

32

- **Jackson-Anfälle**
  - beschränken sich meist auf eine Körperhälfte
  - beim Übergang in Grand-mal-Anfälle führen sie bis zur Bewußtlosigkeit

- **Motorischer Jackson-Anfall**
  - Bewußtsein bleibt erhalten
  - klonische Zuckungen von Daumen, Finger oder Großzeh
  - klonische Zuckungen von Hand, Fuß oder Gesichtshälfte
  - evtl. Ausbreitung der klonischen Zuckungen auf den gesamten Körper

- **Sensibler Jackson-Anfall**
  - Mißempfindungen wie Prickeln, Brennen, Jucken

Therapie
- Beseitigen der Ursachen bei Entzündungsherden oder Tumoren
- Gabe von Antiepileptika
- regelmäßige Blutspiegelkontrolle
- Kontrolle auf Medikamentennebenwirkungen wie Schlafstörungen, erhöhte Müdigkeit

Pflege bei epileptischen Anfällen
- **Vor dem Anfall**

Wenn möglich, oder wenn Anfälle häufig auftreten
- kantige Gegenstände entfernen
- Bett tiefstellen
- Schutz gegen Herausfallen anbringen
- beruhigend auf den Erkrankten einwirken, Hektik vermeiden
- Beobachtungsprotokoll vorbereiten

- **Während des Anfalls**
  - stabile Seitenlagerung oder flache Rückenlage mit seitlicher Kopflagerung
  - vor Verletzungen durch ausreichend Polstermaterial schützen
  - Tuch zwischen die Zähne schieben zum Schutz vor Zungenbissen (vorsichtig, Verletzungsgefahr der Pflegeperson)
  - Bewohner während des Anfalls niemals alleine lassen, Gefahr der Aspiration von Erbrochenem

- **Nach dem Anfall**
  - laufende Vitalzeichenkontrolle
  - ausführliches Verlaufsprotokoll mit Zeitangaben
  - Dokumentation
  - Arztinformation

Menschen mit Epilepsien führen in der anfallsfreien Zeit ein normales Leben. Starke psychische und körperliche Schwankungen sollten sie vermeiden. Schwimmen ist nur unter Aufsicht erlaubt.

Wichtig ist es, daß Epileptiker ihre **Medikamente regelmäßig** einnehmen.

 Schlagartiges Absetzen der notwendigen Medikamente, Schlafmangel, ungesunde Lebensführung, übermäßiger Alkoholgenuß können akute Anfälle auslösen.

32

33 Erkrankungen der Sinnesorgane

Im Alter leiden die Menschen zunehmend an Veränderungen der Sinnesorgane.

Die **Sehkraft** der Augen verschlechtert sich, und das **Hörvermögen** läßt nach. Dies kann zum Rückzug und damit zur sozialen Isolation führen. Durch rechtzeitiges Erkennen der Veränderungen können mit geeigneten **Hilfsmitteln** und gezielten Maßnahmen körperliche Defizite ausgeglichen und die Auswirkungen reduziert werden. Der Bewohner lernt dabei, mit seinen eingeschränkten Möglichkeiten umzugehen.

Über Veränderungen des Geschmacks- und Geruchssinns im Alter gibt es bisher wenige wissenschaftliche Untersuchungen. Bekannt ist aber, daß, besonders durch die Einnahme von Medikamenten, diese Sinne in ihrer Funktion nachlassen.

Der taktil-kinästhetische Sinn, der ausgeprägteste Sinn, bleibt auch im Alter am längsten erhalten.

33.1 Veränderungen der Sehkraft

Mit zunehmendem Alter benötigen viele Menschen eine Brille zur Korrektur der Sehschärfe. Scherzhaft ist zu hören: „Meine Augen sind zum Lesen noch gut, nur meine Arme sind zu kurz." Ursache ist ein Nachlassen der Elastizität der Augenlinse. Das Umstellen der Augen von weit auf nah funktioniert nur noch unzureichend, Linse und Hornhaut können eintrüben. Besondere Probleme entstehen dabei beim **Anpassen an helles Licht** und beim **Sehen in der Nacht**. Sobald noch andere Augenerkrankungen hinzukommen, verstärkt sich die Angst, für immer das Augenlicht zu verlieren.

Durch Diabetes mellitus oder Arteriosklerose kann es frühzeitig zu Sehbehinderungen durch sklerotische Verengungen der Augenarterien kommen. Infolge der Erkrankung schränkt sich das **Blickfeld** ein.

Die meisten Menschen beginnen ihre Interaktion mit dem Ansehen des Gegenübers. Mitmenschen, die nicht oder nur schwer zu erkennen sind, werden kaum wahrgenommen oder angesprochen. Der Mensch mit Einschränkungen des Sehsinnes konzentriert sich aus Sicherheitsgründen immer mehr auf sich selbst.

Durch die fortschreitende **Technik** ist es heute möglich, altersbedingte Seheinschränkungen so weit zu korrigieren, daß der Betroffene seine täglichen Arbeiten erledigen und am sozialen Leben teilnehmen kann.

Ursachen der Seheinschränkung

- **Alterssichtigkeit**
  - die Fähigkeit der Augenlinse, sich den Lichtverhältnissen anzupassen, läßt nach
  - schnellen Wechseln in der Helligkeit kann das Auge nur noch schwer folgen
  - das Lesen in normalem Augenabstand wird zunehmend schwieriger, die Schrift verschwimmt
  - einen Faden durch ein Nadelöhr zu führen und Handarbeiten sind erschwert

- **Grauer Star**
  - Trübungen der Linse mit zunehmender Abnahme der Sehschärfe
  - der Betroffene sieht wie durch einen Nebel oder durch eine schmutzige Scheibe
  - häufige Folgeerkrankung von Diabetes mellitus

- **Grüner Star (Glaukom)**
  - Erhöhung des Augeninnendrucks
  - das Kammerwasser kann nicht mehr unbehindert abfließen
  - Einschränkung des Gesichtsfeldes
  - akute oder chronische Schmerzen in der Umgebung der Augen

- **Altersglaukom**
  - verursacht anfänglich keine Beschwerden
  - im Verlauf kommt es zu Gesichtsfeldeinschränkungen und Schädigungen des Sehnervs bis zur Erblindung
  - durch die Gesichtsfeldeinschränkung steigt die Verletzungsgefahr durch Anstoßen an Ecken, Fallen über Gegenstände, Stolpern über Steine

- **Diabetische Augenerkrankung**
  - bei den meisten Menschen mit Diabetes mellitus kommt es im Laufe von 15 bis 20 Jahren zu Gefäßveränderungen im Auge und einer Schädigung oder Ablösen der Netzhaut (Kap. 29.4)
  - beeinträchtigtes Sehvermögen

Therapie

- **Brille**
  - altersbedingte Sehstörungen lassen sich gut mit einer Brille kompensieren
  - unbehandelte Augen lassen in der Sehkraft immer mehr nach, verursachen Kopfschmerzen

- **Kontaktlinsen**
  - kleine Schälchen (Haftschalen) aus lichtbrechendem Material, die entsprechend der Sehschärfe bearbeitet sind
  - direkt auf die Hornhaut aufgesetzt
  - Kontaktlinsen können während der Gewöhnungszeit Augenreizungen verursachen

- **Medikamentöse Therapie**
  - die Verordnung geschieht durch den Augenarzt
  - Augentropfen und Augensalben

- **Augenbehandlung mit Lasertechnik**
  - bei Netzhautablösungen und Glaskörperblutungen
  - konzentrierte, gebündelte Lichtwellen
  - Verkleben von Netzhautablösungen
  - Koagulation bei Glaskörperblutungen (Blutungen werden zum Gerinnen gebracht)
  - mikrofeine Hornhautabtragungen zur Korrektur von Linsenveränderungen

- **Augenprothese**
  - die Augenprothese (Glasauge) als optischer Ersatz nach Glaskörperentfernung (z.B. bei Augenverletzungen)

- **Optische Hilfsmittel**
  - Lupen für stark sehbeeinträchtigte Menschen zur optischen Vergrößerung
  - Lesegeräte vergrößern ein Bild
  - Großdruckbücher erleichtern das Lesen

Pflege bei Seheinschränkungen
Entsprechend der Seheinschränkung oder bei Erblindung benötigt der Bewohner vor allem aktivierende und rehabilitierende Unterstützung (Kap. 13.4).

- die Begleitperson übernimmt die Verantwortung für die Sicherheit des Bewohners
- auf Unebenheiten hinweisen
- Umwelt erfühlen lassen
- trotz Sehbehinderung für Bewegung sorgen
- Orientierungsübungen
- Strickarbeiten
- Übungen zum Schulen der Sinne
- Lesen von Großdruckbüchern
- Medien einsetzen wie Radio, Kassetten, Schallplatten
- Teilnahme an Konzerten ermöglichen

33.1.1 Umgang mit Brillen

Der Bewohner sollte seine Brille außer zum Schlafen immer tragen. Brillenträger benötigen einmal jährlich eine augenärztliche Kontrolle. Bei einer Veränderung der Sehschärfe, ohne Anpassung der Brillenstärke, kann es zu Kopfschmerzen und einer weiteren Verschlechterung des Sehens kommen.

Pflegerische Aspekte
- Brille während der Körperpflege aufsetzen lassen (verbesserte Kommunikation)
- Brille immer in Griffnähe des Bewohners ablegen

– Brillen immer am Bügel anfassen, nie am Glas
– vor dem Aufsetzen Brille kontrollieren und bei Bedarf
  reinigen
– Reinigung unter klarem Wasser, mit einem weichen Tuch
  (Haushaltstuch) abtrocknen
– Brille mit Namen kennzeichnen, um Verwechslungen zu
  vermeiden

Stark verschmutzte Brillen kann man gut mit einem Tropfen Geschirrspülmittel und viel klarem, lauwarmem Wasser reinigen.

33.1.2 Umgang mit Kontaktlinsen

Kontaktlinsen eignen sich besonders für Bewohner, die noch sehr selbständig sind.
Beim Umgang mit Kontaktlinsen sind wichtig:
– strenge Hygienemaßnahmen
– sorgfältige Pflege
– für ältere Menschen gibt es spezielle Kontaktlinsen, die bis
  zu vier Wochen auf der Hornhaut verbleiben können und
  unter augenärztlicher Kontrolle gewechselt werden
– Linsen in speziellen Behältern aufbewahren
– rechte und linke Linse nicht verwechseln
– weiche Linsen immer in Reinigungslösung aufbewahren
– Behälter einmal wöchentlich gründlich reinigen
– einmal täglich Wechsel der Reinigungslösung
– nur spezielle Reinigungsmittel verwenden

Bei Reizungen, Fremdkörpern, Augenbrennen und Entzündungen sind die Kontaktlinsen sofort zu entfernen und zu reinigen. Bis zum Abklingen der Symptome ist mit einem erneuten Einsetzen zu warten.

Einsetzen der Kontaktlinsen
Kontaktlinsen sollten, wenn nicht anders verordnet, nicht länger als zwölf Stunden am Tag getragen werden.

Das Einsetzen und Herausnehmen von Kontaktlinsen sollte möglichst über einem mit frischem Wasser gefüllten Waschbecken erfolgen. Falls sie herunterfallen, schwimmen sie dann auf dem Wasser. Eine andere Möglichkeit ist es, ein farbiges Tuch unterzulegen. Man erkennt dann schnell die Linse.

– Hände waschen
– Linse ausreichend mit Einsetzflüssigkeit befeuchten
– auf die angefeuchtete Fingerspitze oder den mitgelieferten
  Sauger setzen
– mit der anderen Hand die Augenlider weit spreizen
– Bewohner blickt geradeaus
– Linse leicht auf die Augenhornhaut setzen
– die Kontaktlinse für das andere Auge auf die gleiche Art
  behandeln und einsetzen

33

Herausnehmen der Kontaktlinsen
– Kopf leicht nach vorne beugen lassen
– Hand so unter das Auge halten, daß Linse hineinfällt
– Sauger auf die Linse aufsetzen und die Linse abheben oder geöffnete Augenlider gegeneinanderdrücken, die Linse löst sich dadurch

33.1.3 Verabreichen von Augentropfen und -salben

Alle Medikamentenformen, die fürs Auge bestimmt sind, sind nur beschränkt haltbar. Angebrochene Packungen dürfen höchstens vier Wochen verwendet werden.

Verabreichen von Augentropfen und Augensalbe
– der Bewohner sitzt oder liegt
– Kopf nach hinten geneigt
– Blick nach oben gerichtet
– Unterlid leicht nach unten ziehen
– Flasche mit Augentropfen mehrmals wenden, nicht schütteln
– Tropfen senkrecht in den unteren Bindehautsack träufeln
– Augensalbe (etwa fünf Millimeter langer Salbenstrang) in den Bindehautsack streichen
– Augen schließen, dadurch verteilt sich das Medikament
– Flüssigkeit oder Salbe, die aus dem Auge tritt, mit einem Tupfer abtupfen

Umgang mit Augentropfen und -salben
– die Fünf-R-Regel beachten (Kap. 11.4 und Kap. 16.6)
– Augentropfen etwa fünf Minuten vor den Salben verabreichen
– unterschiedliche Augentropfen für dasselbe Auge im Abstand von fünf Minuten verabreichen
– Augenlid nur leicht nach unten ziehen, da sonst die Flüssigkeit wieder herausläuft
– Augentropfen müssen Zimmertemperatur haben
– für jeden Bewohner müssen eigene Medikamente verschrieben sein, die nur er benutzt
– die Medikamentenverschlüsse nicht verwechseln
– verfallene Medikamente an die Apotheke zurückgeben

Niemals mit dem Fläschchen, der Salbentubenspitze oder Verabreichungspipette Augen, Lider oder Bindehaut berühren, da eine große Verletzungs- und Kontaminationsgefahr besteht.

33.1.4 Umgang mit Augenprothesen

Das Glasauge muß einmal täglich herausgenommen, gereinigt und wieder eingesetzt werden.

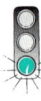

Das Reinigen geschieht unter fließendem, lauwarmem Wasser. Zu heißes oder zu kaltes Wasser schädigt das Glas. Gleiches gilt auch für das Glasstäbchen zum Entfernen der Prothese.

Verschmutzte oder verkrustete Augenprothesen zehn bis 15 Minuten in **Kochsalzlösung** legen und anschließend abwaschen. Die Augenhöhle benötigt normalerweise keine besondere Pflege. Laufende Überwachung durch den Augenarzt ist angezeigt.

33

Einsetzen der Glasprothese (Abb. 33-1)

– Prothese gut mit Wasser befeuchten
– zwischen Daumen und Zeigefinger nehmen
– Kopf nach hinten neigen lassen
– das Oberlid hochziehen
– Augenprothese darunterschieben
– das Unterlid abheben, damit die Prothese in den Bindehautsack gleitet
– richtigen Sitz und Blick prüfen

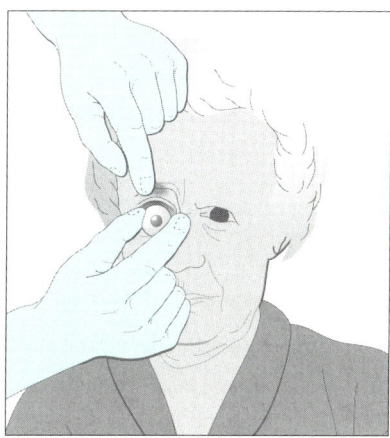

Abb. 33-1 Einsetzen der Augenprothese

Entfernen der Augenprothese (Abb. 33-2)

– Umgebung vorbereiten (Kap. 33.1.2)
– Kopf leicht nach hinten neigen lassen
– Unterlid nach unten ziehen
– Glasstäbchen unter den Prothesenrand schieben
– Prothese herausheben und auffangen

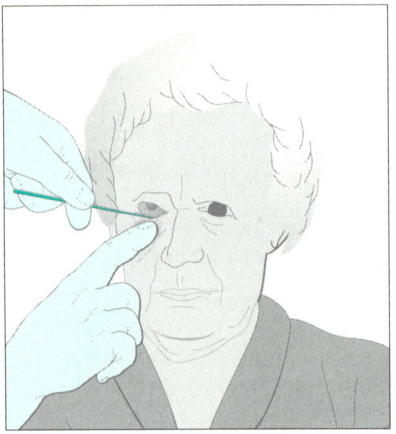

Abb. 33-2 Herausnehmen der Augenprothese

33.2 Veränderungen des Hörvermögens

Der Mensch erhält durch das Hören wichtige Informationen aus seiner Umwelt. Ein Nachlassen der Hörfähigkeit führt häufig zu Störungen in der **Kommunikation**.
Die Schwerhörigkeit zählt zu den häufigsten Berufskrankheiten.
Die **zunehmende Lärmbelastung** (Verkehr, Baulärm, Industrielärm, Dauerberieselung mit Musik in Kaufhäusern) führt außer zu Hörschäden auch noch zu anderen gesundheitlichen Einschränkungen, wie Herzjagen, hohem Blutdruck, Schlafstörungen.
Sehr häufig zu beobachten sind außerdem andauernde Ohrengeräusche **(Tinnitus)**, ausgelöst durch Streß, anhaltende Lärmbelastung und Durchblutungsstörungen.
Als Folgen von Hörstörungen können **Kommunikations- und Beziehungsprobleme** auftreten. Daraus entwickeln sich Isolation und Mißtrauen gegenüber den Mitmenschen, Rückzug bis zur Apathie und Teilnahmslosigkeit, was wiederum zu Beziehungsproblemen führen kann.
Rechtzeitiges Erkennen und bestmögliche fachärztliche Hilfe können diesen Teufelskreis durchbrechen.

Ursachen
Im Alter treffen häufig mehrere Ursachen für die Schwerhörigkeit zusammen.
– anhaltende Lärmbelästigung durch Fabriklärm, Preßlufthammer, laute Musik über Kopfhörer
– Schalltrauma nach Explosionen

– durchblutungsfördernde Medikamente
– Bluthochdruck
– zerebrale Durchblutungsstörungen
– Stoffwechselerkrankungen, wie Schilddrüsenunterfunktion
– Ohrschmalzpfropf durch vermehrte Ansammlung von
  Ohrenschmalz
– Mittelohrentzündungen
– Innenohrinfektionen, ausgelöst durch Mittelohrentzündungen
– nachlassende Funktionsfähigkeit des Reizleitungssystems
  im Alter
– nachlassende Funktion der Sinneszellen in der Hör-
  schnecke

33

Symptome
Schwerhörige kompensieren oft ihre Höreinschränkung, so daß
die Erkrankung sehr spät erkannt wird. Das Erkennen erfordert
eine gute Beobachtung.
– der Betroffene reagiert nur bei Blickkontakt
– Antworten oder Fragen passen nicht zum Gespräch
– der Kopf wendet sich in „Lauschstellung" Richtung Schall-
  quelle
– Ohrmuschel wird durch Handhaltung beim Gespräch
  vergrößert
– Betroffene ziehen sich aus Gesprächen ohne ersichtlichen
  Grund zurück
– Konzentration beim Verstehen läßt sich im Gesicht erkennen
– Radio oder Fernsehgerät werden zu laut eingestellt

Therapie
Mit fachärztlichen Methoden sind leichtere Arten von Schwerhörigkeit frühzeitig zu beheben.

● **Ohrspülungen**
– vom Facharzt vorgenommen

● **Medikamentöse Therapie**
– Antibiotika bei Infektionen
– anästhesierende Tropfen, Salben und Sprays bei Schmerzen
– Tropfen und Sprays mit Adrenalin

● **Hörgeräte**
– hinter dem Ohr getragen
– im Ohr getragen
– hinter dem Ohr implantiert
– als Brillenkombination

Pflege bei Hörstörungen
Im Kapitel 13.3 sind die Besonderheiten beim Umgang mit
schwerhörigen Menschen nachzulesen.
Grundsätzlich gilt:
– Schwerhörige niemals von hinten ansprechen und berühren

33

- nicht laut, sondern deutlich und langsam sprechen
- wissen, welches Ohr am meisten geschädigt ist
- in das besser hörende Ohr sprechen
- beim Sprechen Blickkontakt halten
- Umgangssprache des Bewohners verwenden, kann die Verständigung erleichtern
- nachfragen, ob richtig verstanden wurde, manchmal kann man dies auch im Gesicht ablesen
- zum Nachfragen ermutigen
- wichtige Informationen schriftlich mitteilen

33.2.1 Verabreichen von Ohrentropfen

Wenn der Bewohner vom Arzt Ohrentropfen verschrieben bekommt, ist es die Aufgabe des Pflegepersonals, diese zu verabreichen bzw. den Bewohner dabei zu unterstützen.

Vorgehen
- Flasche mit Ohrentropfen langsam in der Handinnenfläche auf Körpertemperatur erwärmen
- Bewohner hinlegen und Kopf zur Seite drehen lassen
- verordnete Tropfenanzahl ins Ohr träufeln
- Bewohner sollte den Kopf 15 bis 20 Minuten so liegen lassen (keine Watte ins Ohr geben)
- danach Flüssigkeit durch Kopfneigen abtropfen lassen und abtupfen

Bei Trommelfellschäden kann die Medikamentenapplikation Schwindel verursachen.

33.2.2 Umgang mit Hörgeräten

Hörgeräte (Abb. 33-3) sind technisch hochentwickelte Geräte. Bewohner mit schon längerer bestehender Hörstörung müssen sich sehr stark umstellen und benötigen Zeit zur Gewöhnung.
Aus Angst vor der Technik und dem ungewohnten Hören verzichten viele Schwerhörige auf das Einsetzen der Geräte. Dann sind viel **Einfühlungsvermögen** und **Überredungskunst** gefordert.
Hörgeräte sind durch die Elektronik sehr **empfindlich**. Ein sorgfältiger Umgang damit ist Voraussetzung für eine lange Lebensdauer. Sie sind sehr teuer und müssen wie **Wertgegenstände** behandelt werden.

Grundsätze beim Umgang mit Hörgeräten
- vor dem Entfernen des Hörgerätes den Bewohner über die nächsten Pflegeschritte informieren
- vor dem Duschen das Hörgerät entfernen und nicht mit Wasser in Berührung bringen
- Hitze und Strahlungswärme fernhalten, z.B. Haartrockner, Infrarotgeräte

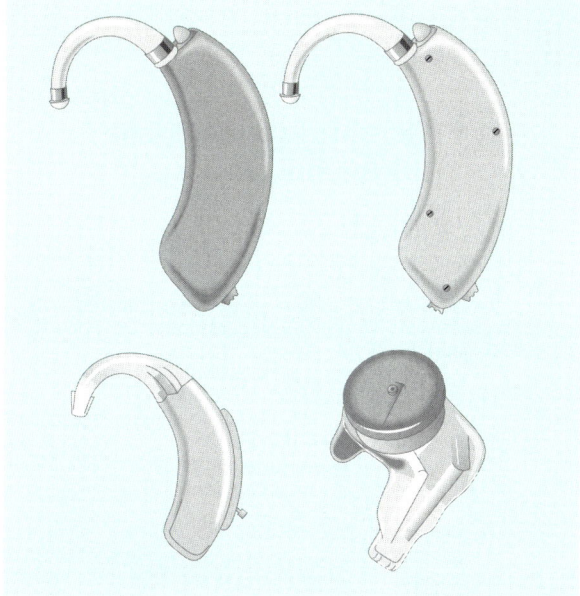

Abb. 33-3 Verschiedene Hörgeräte

- nicht fallen lassen und grobe Stöße vermeiden
- zum Reinigen keine Chemikalien verwenden
- nicht mit Haarspay oder Parfüm besprühen
- Batterien rechtzeitig und korrekt einsetzen
- Ohr täglich auf Druckstellen kontrollieren

34 Gerontopsychiatrische Erkrankungen

Je älter die Menschen werden, desto mehr nehmen psychische Störungen und Erkrankungen zu. Viele Menschen in den Einrichtungen der Altenpflege erscheinen auf dem ersten Blick noch rüstig und gesund. Erst beim näheren Umgang fallen **Verwirrtheit, räumliche und zeitliche Desorientierung** sowie **Vergeßlichkeit** auf.

Für die Angehörigen sind diese Veränderungen oft die Ursache, sich nach professioneller Hilfe umzusehen und sich um einen Platz in einer Einrichtung der Altenhilfe zu bemühen. Die jahrelange Betreuung der sich psychisch verändernden Menschen führt zu Erschöpfung und familiären Konflikten. Häufig sind die pflegenden Angehörigen selbst schon in einem hohen Alter.

Wie die neurologischen (Kap. 32) erfordern auch die gerontopsychiatrischen Erkrankungen eine intensive Betreuung und Pflege durch qualifiziertes Personal. Zu einer bewohnerorientierten Pflege gehören das Vermitteln von **menschlicher Nähe, Geborgenheit** und das Einbeziehen des Bewohners in die Aktivitäten des täglichen Lebens. Sinnvolle und individuelle Beschäftigungsangebote bessern die geistigen und körperlichen Abbauerscheinungen oder halten diese auf.

34.1 Verwirrtheit und Desorientierung

Verwirrtheit ist eine im Alter häufig auftretende Form von **zeitlicher, personeller** oder **räumlicher Desorientierung**, einhergehend mit Bewußtseinstrübung und Ausüben von sinnlosen Handlungen.

Verwirrtheit ist keine Erkrankung, sondern häufig die Folge des Aufeinandertreffens mehrerer Ursachen.

Akute Ursachen
- plötzliche Veränderungen des sozialen Umfeldes, wie Verlust eines nahen Angehörigen, Krankenhaus- oder Heimaufnahme, Wohnungsverlust
- akuter Blutdruck- oder Blutzuckerabfall, meist in der Nacht
- fieberhafte Erkrankungen mit hohem Flüssigkeitsverlust
- großer Schweißverlust in heißen Sommern oder bei hohem Fieber
- Austrocknung durch allgemeinen Flüssigkeitsmangel
- verzögerter Abbau von Medikamenten oder erhöhter

Medikamentenspiegel im Blut, bei Schlafmitteln, Psychopharmaka, Schmerzmitteln, Diuretika, Digitalispräparaten
– Wirkung von Suchtmitteln, wie Alkohol, Medikamente

34

Chronische Ursachen
– Durchblutungsstörungen im Gehirn
– hirnorganisches Psychosyndrom (HOPS)
– Stoffwechselstörungen
– verminderte Hirndurchblutung bei sinkendem Blutdruck
  im Liegen
– senile Demenz bei Morbus Alzheimer

Symptome
Die Kennzeichen von Verwirrtheit äußern sich meist erst in Teil-
störungen. Verwirrtheit beginnt häufig mit der zeitlichen Desorientierung und schließt bald die örtliche Desorientierung mit
ein. Als zuletzt auftretendes Symptom ist die fehlende Orientierung zur eigenen Person zu beobachten.

- **Zeitliche Orientierungsstörung**
  – nachlassende Merkfähigkeit von Daten
  – vergessen, daß etwas auf dem Herd steht
  – veränderter Tag- und Nachtrhythmus
  – Vergessen von Essenszeiten
  – Verwechslung von Aufstehen oder Zubettgehen
  – Störungen im Langzeitgedächtnis
  – zunehmender Verlust des Kurzzeitgedächtnisses

- **Örtliche Orientierungsstörung**
  – Nichtfinden der Toilette oder des Speiseraums
  – Orientierungsverlust in der eigenen Wohnung oder im Heim
  – sich nicht in der Umgebung zurechtfinden, verirren
  – Sachen verlegen
  – später völlige Orientierungslosigkeit

- **Personelle Orientierungsstörung**
  – eigene Kleidungsstücke nicht erkennen
  – Personen verwechseln
  – Angehörige nicht erkennen oder mit falschem Namen
    ansprechen
  – sich selbst nicht erkennen
  – eigenen Namen vergessen
  – Wortfindungsstörungen
  – Schwierigkeiten in der Satzbildung
  – später Sprachverlust

Prävention
Verwirrtheit und Desorientierung vorzubeugen, ist eine grund-
legende Aufgabe in der Pflege des alten Menschen.
Prävention bedeutet:
– auf Frühkennzeichen achten und reagieren
– Bewohner in eine vorbereitete Umgebung eingliedern

34

– Gefühl der Gemeinsamkeit und sozialen Integration
vermitteln
– lange Bettlägerigkeit vermeiden helfen
– in die tägliche Pflege integrieren, z.b. Bett selbst richten
lassen
– laufend zeitliche, örtliche und personelle Orientierung
geben, Uhren genau stellen, Kalender abreißen oder Tages-
information geben lassen, auf Pläne und Orientierungstafeln
hinweisen, mit Namen anreden
– neues Personal vorstellen
– Selbstbestimmung bei Kleiderwahl, Pflegehilfsmitteln,
Wassertemperatur, Bewegungsfreiheit etc.

Pflege bei Verwirrtheit und Desorientierung

Jeder an der Pflege Beteiligte muß wissen
– **was** kann der Bewohner noch
– **was** darf der Bewohner noch
– **was** soll der Bewohner noch selbst tun
Für eine erfolgreiche Pflege sind eine ausführliche **Biographie**
sowie eine genaue **Sozial- und Pflegeanamnese** unerläßlich.
Daraus kann dann ein individueller **Pflegeplan** erstellt werden,
der für alle Pflegenden verbindlich ist. **Pflegekontinuität** hilft
dem Verwirrten, sich besser zu orientieren, Änderungen verstärken dagegen die Erkrankung.
Maßnahmen mit dem Verwirrten können sein:

• **Kontinuität im täglichen Alltag herstellen**
– feste Bezugspersonen (Pflegepersonal und Angehörige)
– klar strukturierter Tagesablauf und Wochenplan
– alle Gegenstände behalten ihren festen Platz bei
– keine Veränderungen in der Zimmer- oder Wohnungs-
einrichtung
– falsche Aussagen so stehenlassen und nicht korrigieren

Der verwirrte Mensch benötigt Kontinuität und Struktur in den
Handlungen, im Tagesablauf, im Wochenplan, in der Einrichtung. Schon kleine Veränderungen verstärken die Verwirrtheit.
Flüssigkeitsmangel und Bettlägerigkeit sind die Hauptursachen
von Verwirrtheit beim alten Menschen.

Mit gut geplanter aktivierender Pflege können die Verwirrtheit
reduziert und die Orientierung gestärkt werden. Der Umgang
mit den Verwirrten erfordert viel Kreativität und Einfühlungsvermögen.
– Flure und Stockwerke farbig unterschiedlich gestalten
– große Namensschilder an den Türen anbringen
– Symbole an den Zimmern anbringen
– wichtige Türen wie Toilette, Bad, Dienstzimmer, Speisesaal,
Aufenthaltsräume auffällig gestalten
– wohnliche Gestaltung der Gänge und Zimmer
– helle Beleuchtung
– bunte Bett- und Tischwäsche

– an Sonn-, Fest- und Feiertagen andersfarbige Tisch-
auflagen
– Fotos mit Namen der Mitarbeiter anbringen
– Bilder von Aktivitäten und Ausflügen
– Öffentlichkeitsarbeit mit Beteiligung der Bewohner
– Angehörige in die Pflege miteinbeziehen
– Feiern und Festlichkeiten aller Art durch Kleidung,
Gestaltung hervorheben
– Aktivierung der Lebensgeschichte, Hobbys, Gewohnheiten
– motorische Unruhe abreagieren lassen
– Apathie vorbeugen durch Bewegung und Beschäftigung

– an Aktivitäten und täglichen Verrichtungen beteiligen
– Gefühl des Gebrauchtwerdens stärken
– Integration in den Alltag
– Mitmachen ist besser als Dabeisein
– Gefühle zulassen und Nähe vermitteln
– Mimik, Gestik, Körperkontakt bei der Kommunikation
einsetzen
– einfache Sätze bilden, Fremdwörter vermeiden
– leichte Fragen stellen, keine Oder-Fragen
– alltägliche Gegenstände und Kleidung benennen und/oder
erklären lassen
– Ansichten des verwirrten Bewohners akzeptieren
– Beschuldigungen übergehen und ablenken
– verschlossene Türen verstärken die Verwirrtheit
– offenen Türen vermitteln Freiheit und Sicherheit

34.2 Morbus Alzheimer

Der Breslauer Neurologe **Alois Alzheimer** beobachtete zu Be-
ginn dieses Jahrhunderts eine Patientin, die durch zunehmende
Verwirrtheit und rapiden Persönlichkeitszerfall aufgefallen war.
Nach dem Tod der Frau stellte er Schrumpfungen und unbe-
kannte Ablagerungen im Hirngewebe fest.
Die zunehmende Häufung von Krankheitsfällen mit Alzheimer-
Symptomatik führte in den siebziger Jahren zur intensiveren
Erforschung der Ursachen und zu Therapiekonzepten.

Ursachen
Folgende Ursachen werden diskutiert:
– evtl. Infektionen, z.B. BSE
– evtl. Autoimmunprozesse
– evtl. vaskuläre Disposition, Verminderung des Glukosever-
brauchs im Gehirn
– evtl. genetische Disposition
– degenerative Prozesse durch entzündliche Reaktionen, die
dem Gehirn schaden
– evtl. toxische Faktoren
– Verlust von Neurotransmitterstoffen (Botenstoffe, die eine
Reizleitung zwischen den Nerven gewährleisten)

– Ablagerung von Eiweißstoffen, die die Nerventätigkeit
  lähmen
– evtl. Aluminiumablagerungen im Hirn

34

Symptome
Die Krankheit beginnt schleichend.

• **Chronologie der Erkrankung**
– Erinnerungs- und Gedächtnislücken
– unangepaßte Reaktionen und Antworten
– Verlust der Konzentrationsfähigkeit
– zunehmender Gedächtnisverlust
– Verwirrtheit mit intellektuellem Abbau
– Persönlichkeitszerfall
– Verlust der Selbständigkeit
– Inkontinenz
– Pflegebedürftigkeit bis zum Tod
Die Alzheimer-Erkrankung ist nach heutigem Stand der Wissen-
schaft unheilbar und führt zum Tod.

Therapie
– Medikamente, die den Hirnstoffwechsel und die Durch-
  blutung anregen
– Behandlung bestehender Grunderkrankungen, die das
  Krankheitsbild ausgelöst oder verschlimmert haben
  (z.B. Diabetes mellitus, Arteriosklerose)

Pflege bei Morbus Alzheimer
Bewohner, bei denen keine Heilung möglich ist, bedürfen des
besonderen Umgangs. Aber auch das Pflegepersonal und die
pflegenden Angehörigen benötigen Hilfe.
– mit entsprechendem Wissen und Informationen über die
  Krankheit sind übergroße Hoffnungen oder frühzeitige
  Resignation vermeidbar
– die Krankheit ist so anzunehmen, wie sie ist

– die Umgebung der Krankheit anpassen
– ein geplanter, überschaubarer und gleichbleibender Tagesablauf vermittelt dem Erkrankten Sicherheit
– Realitäts-Orientierungs-Training (Kap. 32.1.1) zum Einüben
  von Verhaltensmustern
– vertraute Dinge sind dem Erkrankten oft wichtiger als neue
  Eindrücke, die er nicht verarbeiten kann
– personelle Veränderungen vermeiden
– Aktivierungen im musischen oder im sinnlich wahrnehmen-
  den Bereich können für den Betroffenen noch etwas bedeuten, während viele andere Fähigkeiten längst erloschen sind

– der Betroffene kann keine Veränderungen mehr annehmen
  oder ohne große Schwierigkeiten selbständig bewältigen
– er ist nicht in der Lage, Dinge neu hinzuzulernen
– den Betroffenen verstehen

– der erkrankte Mensch versucht, seine Ängste abzubauen, er sucht Nähe und Geborgenheit
– ständiges Wiederholen und immer wieder die gleichen Fragen gehören zum Krankheitsbild
– sie sind Ausdruck des Persönlichkeitszerfalls und der Unsicherheit, in der sich der Betroffene befindet
– Zuwendung und soziale Integration sind besonders wichtig
– der Betroffene braucht das Gefühl der Achtung seiner Person und seiner Menschenwürde
– er benötigt eine einfache und angepaßte Sprechweise, Zeit und Gelegenheit zum Antworten
– besondere Rücksichtnahme und Schonung sind fehl am Platze
– Förderung und Forderung bei seinen Aktivitäten, damit er diese so lange und so selbständig wie möglich ausführen kann
– mit angepaßtem und nicht überschwenglichem Lob erhält er Bestätigung

Wer an Morbus Alzheimer Erkrankte betreut und pflegt, sollte mit seinen eigenen Kräften gezielt haushalten. Ein Erfahrungs-austausch mit Kollegen, Teambesprechungen oder Supervisio-nen mit Gleichbetroffenen sind sinnvoll und wirken entlastend.

34.3   Umgang mit dementen Menschen

Demenz ist der Oberbegriff für die Veränderungen von erwor-benen intellektuellen Fähigkeiten als Folge einer Hirnschädi-gung.

Ursachen
• **Hirnatrophische Prozesse**
– Morbus Alzheimer
– senile Oligophrenie (Altersschwachsinn)

• **Multiinfarktdemenz**
– Vielzahl kleinerer Schlaganfälle
– Gefäßveränderungen

• **Sekundäre Demenzen**
als Folge von
– Morbus Parkinson
– Alkoholismus
– chronischen Leber- oder Nierenerkrankungen, Herzinsuffizienz, Schilddrüsenunterfunktion
– langjährigem Medikamentenmißbrauch
– Vergiftungen, Sauerstoffmangel, Fehlernährung, z.B. Fehlen von Vitamin B_{12}

Symptome
Der Erkrankte und die Umwelt nehmen die Demenz unter-schiedlich wahr und reagieren deshalb auch verschieden.

- **Vergeßlichkeitsphase**
  - vergessen von Namen, Dinge verlegen
  - nachlassendes Kurzzeitgedächtnis
  - Wortfindungsstörungen, besonders bei Wortverbindungen wie Kehrbesen, Staubtuch, Zahncreme

- **Verwirrtheitsphase**
  - Verirren in vertrauter Umgebung
  - sich in fremder Umgebung nicht zurechtfinden
  - starke Verunsicherung bis Panik
  - Verlust der zeitlichen Orientierung
  - Verlust der örtlichen Orientierung
  - Verlust der Orientierung zur eigenen Person
  - Umgang mit gewöhnlichen Gegenständen geht verloren, Betroffene wissen nichts mehr mit dem Besteck, der Zahnbürste oder dem Kamm anzufangen
  - logisches Denken verliert sich

- **Demente Phase**
  - Bewohner verliert zunehmend die Selbständigkeit
  - völlige Abhängigkeit
  - wechselnde Gefühlsreaktionen sind nicht nachvollziehbar
  - rasche Gefühlsausbrüche und Stimmungsschwankungen
  - Essensverweigerung oder übermäßiges Essen, weil die letzte Nahrungsaufnahme vergessen ist
  - Schlafstörungen mit Tag-Nacht-Verschiebung
  - verstärkter nächtlicher Umtrieb
  - Wortfindungsstörungen bis hin zum Sprachverlust
  - im Verlauf Bewegungsstörungen mit kleinschrittigem, schlürfendem Gang
  - stereotype Bewegungsabläufe wie Nesteln, Pillendrehen, Schmatzen, Zungenlecken

 Neben all diesen kontinuierlichen Abbauprozessen bleiben die Grundfunktionen des Gehirns und der Sinnesorgane wie Sehen, Hören, Riechen, Schmecken, Bewegen, Tasten und Schmerzempfindung größtenteils erhalten.

Therapie
Die Demenz läßt sich mit Medikamenten nur schwer beeinflussen.
Da die senile Demenz nicht heilbar ist, beschränkt sich die Behandlung auf eine Verzögerung des Krankheitverlaufs. Schwerpunkt der Behandlung ist die **aktivierende Pflege**.
Die Betreuung der Dementen richtet sich hauptsächlich nach
- Realitäts-Orientierungs-Training (ROT, Kap. 32.1.1)
- Validation (Kap. 34.3.1)
Eine enge Zusammenarbeit zwischen Ärzten, Angehörigen, Therapeuten und dem Pflegepersonal ist unabdingbar.

34

- **Sport und Gymnastik**
Zum Verbessern des Zusammenspiels zwischen den sensorischen und motorischen Nerven in Einzel-, Partner- und Gruppenübungen.
  – Körperwahrnehmung
  – Konzentrationsübungen
  – Koordinationsübungen
  – Greif- und Halteübungen
  – Schwingübungen

- **Musiktherapie und Tanz**
Um die Isolationen zu durchbrechen und Gemeinschaft erfahren zu lassen.
  – singen
  – Musikinstrumente spielen
  – Sitztänze
  – Bewegung nach Musik
  – Gruppen- und Partnertänze

- **Beschäftigungstherapie**
Um die erhaltenen Fähigkeiten zu fördern und zu fordern.
  – Gespräche
  – vorlesen und vorlesen lassen
  – basteln
  – hauswirtschaftliche Tätigkeiten wie kochen, backen, putzen, Tisch decken, stricken
  – handwerkliche Tätigkeiten wie basteln, tischlern, schnitzen

- **Krankengymnastik**
Zum Erhalten der Beweglichkeit und Steigerung der körperlichen Wahrnehmung.
  – Massagen
  – Wasseranwendungen
  – Reizstrombehandlung

Pflege bei dementen Personen
  – Wickel und Auflagen zur besseren Körperwahrnehmung
  – Basale Stimulation® (Kap. 6.1.2)
  – klar strukturierter, sich immer wiederholender Tagesablauf
  – verläßliches Umfeld (Milieu)
  – schützende Rahmenbedingungen
  – freie Entfaltungsmöglichkeiten
  – Selbständigkeit weitgehend erhalten
  – Abbau von Inkontinenz durch Ausscheidungstraining
  – klare Haltung bei Persönlichkeits- und Distanzverlust
  – trotzdem Nähe und Respekt vermitteln
  – Körperpflege behutsam und mit Achtung vornehmen
  – zweckmäßige Kleidung, möglichst tagsüber Tageskleidung, nachts Schlafanzug oder Nachthemd, Flügelhemden vermeiden

Zur Gemeinschaftserfahrung und zum Gedächtnistraining.
  – bekannte Brettspiele wie Mensch-ärgere-dich-nicht, Halma, Schach, Mühle

34

- Kartenlegespiele wie 11er-raus, Memory, Quartett, Schwarzer Peter
- Kartenspiele wie Skat, Schafkopf, Rommé
- Frage-Antwort-Spiele
- Sprichwörter erkennen
- Spiele zur Förderung des Langzeitgedächtnisses
- Geschichten und Märchen erzählen

- Selbstwertgefühl steigern durch Anerkennung und Lob
- Respektlosigkeit, Bevormundung vermeiden
- Gestalten von Festen und Feiern, für die Orientierung in Raum und Zeit
- persönliche Festtage feiern
- kirchliche und weltliche Feiertage und Feste im Jahreskreis besonders begehen
- Herstellung von Dekorationen und Einladungen
- gegenseitiges Vertrauen herstellen
- Vermittlung von fachlicher und sozialer Kompetenz
- Einbezug der Angehörigen in die Pflege
- Begrüßungsrituale, wie „Guten Morgen Frau M., heute ist Dienstag, der 12. Oktober, ich helfe ihnen nun beim Waschen"
- Kennzeichnung der Zimmertüre mit Symbolen, vom Bewohner hergestellt (der Bewohner muß mit dem Symbol vertraut sein)
- immer gleichen Sitzplatz beim Essen

Hilfen bei Erregungszuständen
Erregungszustände können bei Dementen leicht unterbrochen werden durch:
- Singen
- Spazierengehen
- Beschäftigen
- Ablenken

34.3.1 Validation

Validation bedeutet Wertschätzung und bezeichnet eine neue Art im Umgang mit verwirrten und dementen Menschen. Die Amerikanerin **Naomi Feil** entwickelte diese Methode. Sie plädiert dafür, den verwirrten und dementen Bewohner in „seiner Welt" zu belassen. Er hat sich dorthin zurückgezogen, weil er mit der realen Welt nicht mehr zurechtkam.
In der Verwirrung kommen dann alte, **unverarbeitete Konflikte** zutage („Meine Schwester hat mir Geld gestohlen"), die den alten Menschen sehr beunruhigen.
Durch die ständige **Konfrontation mit der Realität** durch das Pflegepersonal oder die Angehörigen („Ach, Ihre Schwester ist doch schon lange tot") wird die Verwirrung noch größer und die „Welt draußen" entwickelt sich immer mehr zur **Bedrohung,** gegen die sich der Kranke wehren muß.
Akzeptiert man jedoch den Betroffenen mit seinen (Wahn-)

Vorstellungen, oder geht das Pflegepersonal auf die **Ängste** des Bewohners ein („Wieviel Geld war es denn? Wie haben Sie es sich denn verdient") und lenkt seine **Aufmerksamkeit** dann auf einen anderen Gegenstand, so kann der Verwirrte ruhig werden und sich auf weitere Pflegemaßnahmen einlassen.

34

Es ist sehr wichtig, demente alte Menschen immer als ganze Persönlichkeit zu sehen und zu respektieren. Niemals dürfen sie wie Kinder behandelt werden. Sie verstehen oft mehr, als man annimmt. Durch die Erkrankung sind sie sehr empfindlich und reagieren auf übertriebene Betreuung und Bevormundung mit Aggression. Ziel der Pflege sollte nicht nur die Verlängerung des Lebens sein, sondern eine möglichst gute und selbständige Lebensführung.

34.4 Depressionen

Unter Depression versteht man eine gedrückte Stimmungslage mit Antriebsarmut, Verstimmung, Interessen- und Appetitverlust, Lebensunmut, Suizidgedanken und allgemeiner Lustlosigkeit. Diese Stimmungsänderungen können bei anhaltender Dauer gesundheitliche Schäden verursachen.

Ursachen
- **Exogene Depression**
  - organische Veränderungen an der Gehirnmasse beim hirnorganischen Psychosyndrom (HOPS), bei Gehirnblutungen oder nach Hirnverletzungen

- **Endogene Spät- oder Involutionsdepressionen**
  - Ursachen unbekannt, wahrscheinlich anlagebedingte Faktoren

- **Reaktive oder psychogene Depression**
  - besonders bei älteren Menschen
  - Vereinsamung, Partnerverlust und Trauerreaktion, Schuldgefühle, unerledigte Angelegenheiten, fehlende Zukunftsperspektiven

- **Pharmakogene Depression**
  - als unerwünschte Nebenwirkung von Medikamenten oder als Medikamentenüberhang
  - im Rahmen der neuroleptischen Behandlung einer schizophrenen Psychose während des Abklingens der akuten Symptome

Symptome
Die Symptome sind in der Einführung des Kapitels genannt. Der Verlauf der Depression ist sehr stark vom Verhalten der Umwelt abhängig. Falsche Reaktionen gegenüber dem Erkrankten können das Krankheitsbild verschärfen.

34

Nicht selten gehen mit der Depression **somatische** (körperliche) **Krankheitserscheinungen** einher. Betroffene klagen über
– Kopfschmerzen
– Magen- und Darmstörungen
– Schwindel
– Übelkeit
– Schlafstörungen
– Herzbeschwerden
– Engegefühl in der Brust
Die Depression wird durch die Krankheiten überdeckt, man spricht daher von einer **larvierten Depression**.

• **Gehemmte Depression**
– verbunden mit Antriebsarmut bis hin zur Apathie
– Bewohner vernachlässigen ihr äußeres Erscheinungsbild und die Körperpflege
– zum Aufstehen fehlt die Überwindung

• **Agierende Depression**
– Betroffene laufen ruhelos und ziellos umher
– machen sich laufend bemerkbar
– wiederholen immer wieder die gleichen Fragen
– klagen oder jammern laut, oft ohne Unterbrechung
– durch die Unruhe, die sie verbreiten, können sie eine erhebliche Belastung für die Umgebung darstellen

• **Endogene Spät- oder Involutionsdepressionen**
– Depression am Morgen stark ausgeprägt, hellt sich im Laufe des Tages auf
– am nächsten Morgen wiederholt sich das gleiche Bild
– ausgeprägte Störungen der Vitalfunktionen

Therapie
• **Medikamentöse Behandlung mit Antidepressiva**
– besonders bei endogenen Depressionen, aber auch bei reaktiven und psychogenen Depressionen zeigen Psychopharmaka gute Wirkung
– prophylaktisch häufig eine **Lithiumtherapie**

• **Psychotherapie**

Pflege bei depressiven Menschen
Voraussetzung für ein helfendes Gespräch ist ein gutes **Vertrauensverhältnis** zwischen dem depressiven Menschen und dem Zuhörer.
Häufig helfen dem Betroffenen alleine das **Zuhören**, **Dasein** und **Dabeisein**. Der depressive alte Mensch muß sich angenommen und anerkannt fühlen.

Schädlich können Aussagen sein wie: „Lassen Sie sich doch nicht so hängen", „So schlimm wird es ja auch nicht sein" oder „Jetzt reißen Sie sich einmal zusammen".

34

Die **verlangsamte Psychomotorik** älterer Menschen erfordert sehr viel Zeit für Gespräche, die im Tagesablauf einkalkuliert werden muß.
Es ist immer wieder von neuem wichtig, die Ressourcen des Bewohners zu erkennen, aufzuzeigen und zu aktivieren.

Der Einbezug der Angehörigen in die Pflege und Behandlung kann bei der Aufhellung von gedrückten Stimmungen helfen. Oftmals sind es die Enkel oder Urenkel, die Licht ins Dunkel des depressiven alten Menschen bringen.

– aktives Zuhören
– Probleme ernst nehmen
– Verständnis signalisieren
– nach den Gefühlen fragen
– Probleme durch Nachfragen erkennen lassen
– Auseinandersetzung mit den Problemen fördern
– so lange nachfragen, bis die Situation für den Erkrankten klar ist
– keine Lösungen vorgeben oder Ratschläge erteilen
– Lösungsansätze muß der Betroffene selbst entwickeln
– unterschiedliche Lösungen finden und abwägen lassen
– Konsequenzen aus den Lösungen entwickeln lassen
– die für ihn beste Lösung finden lassen

Depressive Menschen fühlen sich ausgehöhlt, haben Schuldgefühle und sehen oft keinen Lebenssinn mehr.
Den Weg aus der Depression müssen die Betroffenen selbst finden. Es kommt nicht darauf an, was geschieht, sondern wie etwas mit und um den Bewohner herum geschieht.

35 Die ambulante oder häusliche Alten- und Krankenpflege

35.1 Pflegeversicherung

Mit der Einführung der Pflegeversicherung ist vor der Inanspruchnahme bei allen Personen, die voraussichtlich länger als sechs Monate pflegerischer Hilfe bedürfen, der **Umfang der Hilfe** zu prüfen. Dazu hat der Pflegebedürftige oder dessen gesetzlicher Vertreter einen **Antrag** bei der entsprechenden **Pflegekasse** (in den meisten Fällen bei der Krankenkasse) zu stellen. Der **medizinische Dienst** der Krankenkassen erhält von der Pflegekasse dann den Auftrag zur Begutachtung. Die Begutachtung des Antragstellers findet nach Vorschrift der Pflegeversicherung in dessen Wohnbereich durch einen **Arzt** oder eine **Pflegefachkraft** statt.

35.1.1 Feststellen der Pflegebedürftigkeit

Pflegebedürftig sind nach dem Gesetz Personen, die „wegen einer **körperlichen Behinderung**, **geistigen** oder **seelischen Krankheit** oder Behinderung für die gewöhnlichen oder regelmäßig **wiederkehrenden Verrichtungen** im Ablauf des **täglichen Lebens** auf Dauer, voraussichtlich für **mindestens sechs Monate**, in erheblichem oder höherem Maße der Hilfe bedürfen" (SGB § 14 und 15).
Unter Verrichtungen des täglichen Lebens versteht der Gesetzgeber:

- **Körperpflege**
  – Waschen
  – Duschen
  – Baden
  – Zahnpflege
  – Kämmen
  – Rasieren

- **Ernährung**
  – das mundgerechte Zubereiten der Nahrung oder die Aufnahme der Nahrung

- **Mobilität**
  – das selbständige Aufstehen und Zubettgehen
  – An- und Auskleiden
  – Gehen

– Stehen
– Treppensteigen
– Verlassen und Wiederaufsuchen der Wohnung

• **Hauswirtschaftliche Versorgung**
– Einkaufen
– Kochen
– Reinigen der Wohnung
– Spülen
– Wechseln und Waschen der Wäsche und Kleidung
– Heizen der Wohnung

Der Begriff der Pflegebedürftigkeit enthält **drei** grundlegende **Aspekte**:
– das Bedürfnis nach Hilfe muß durch Krankheit oder Behinderung verursacht sein, aber
– die Bedürftigkeit muß Verrichtungen des täglichen Lebens umfassen
– die Bedürftigkeit muß voraussichtlich sechs Monate bestehen

 Die Diagnose der Grunderkrankung spielt für die Ermittlung der Pflegebedürftigkeit keine Rolle.

35.1.2 Stufen der Pflegebedürftigkeit

Pflegestufe 1
– **erhebliche Pflegebedürftigkeit** liegt bei Personen vor, die **mindestens einmal täglich** Hilfe für wenigstens **zwei Verrichtungen** aus den Bereichen Körperpflege, Ernährung oder Mobilität sowie zusätzlich mehrfach in der Woche Hilfe bei der hauswirtschaftlichen Versorgung benötigen

Pflegestufe 2
– **Schwerpflegebedürftigkeit** liegt bei Personen vor, die **mindestens dreimal täglich** zu unterschiedlichen Tageszeiten Hilfe bei **zwei Verrichtungen** aus den Bereichen Körperpflege, Ernährung oder Mobilität sowie zusätzlich mehrfach in der Woche Hilfe bei der hauswirtschaftlichen Versorgung benötigen

Pflegestufe 3
– **Schwerstpflegebedürftigkeit** liegt bei Personen vor, die täglich **rund um die Uhr**, auch nachts (zwischen 22.00 und 6.00 Uhr), Hilfe aus den Bereichen Körperpflege, Ernährung oder Mobilität sowie zusätzlich mehrfach in der Woche Hilfe bei der hauswirtschaftlichen Versorgung benötigen

Bei der Bemessung des zeitlichen Pflegeaufwandes, einschließlich der hauswirtschaftlichen Versorgung, ist die Zeit zu berücksichtigen, **die ein Familienangehöriger oder eine nicht ausgebildete Pflegeperson im häuslichen Bereich benötigen würde.**

Der **grundpflegerische Zeitaufwand** muß immer überwiegen. Nach den Pflegebedürftigkeits-Richtlinien gelten folgende **zeitliche Mindestaufwände:**

- **Pflegestufe 1**
  - mindestens 90 Minuten, davon müssen 45 Minuten auf die Grundpflege entfallen

- **Pflegestufe 2**
  - mindestens drei Stunden, davon 120 Minuten Grundpflege

- **Pflegestufe 3**
  - mindestens fünf Stunden, davon drei Stunden Grundpflege

35.1.3 Begutachtung von Bewohnern in Einrichtungen der Altenpflege

Neben den bereits genannten Feststellungen der Bedürftigkeit muß der medizinische Dienst bei Bewohnern der vollstationären Altenpflege zusätzlich die **Voraussetzungen** für die **Erforderlichkeit** der **vollstationären Pflege** überprüfen. Dazu gehören:
- Fehlen einer Pflegeperson im häuslichen Bereich
- fehlende Pflegebereitschaft möglicher Pflegepersonen
- drohende oder bereits eingetretene Überforderung der Pflegeperson
- drohende oder bereits bestehende Verwahrlosung des Pflegebedürftigen
- Eigen- oder Fremdgefährdungstendenzen des Pflegebedürftigen
- die räumlichen Gegebenheiten im häuslichen Bereich ermöglichen keine Pflege

Bei Pflegebedürftigen, die vor dem 1. April 1996 bereits in einer Einrichtung der Altenpflege lebten, wird diese Erforderlichkeit vorausgesetzt, wenn die anderen Voraussetzungen der Pflegebedürftigkeit erfüllt sind.
Im Rahmen der Begutachtung muß der medizinische Dienst auch feststellen, ob und in welchem Umfang **vorbeugende und rehabilitative Maßnahmen** zur Beseitigung bzw. Minderung einer Pflegebedürftigkeit angezeigt sind.

35.1.4 Leistungen der Pflegeversicherung

Die Leistungen der Pflegeversicherung orientieren sich am Bedarf der **Grundpflege** und der **hauswirtschaftlichen** Versorgung.

Sachleistungen
Werden Dienstleistungen, z.B. die Pflege durch einen ambulanten Pflegedienst, in Anspruch genommen, so übernehmen die Pflegekassen hierfür die Kosten in Höhe von:

35

- **Pflegestufe 1**
  – bis zu 750 DM monatlich

- **Pflegestufe 2**
  – bis zu 1800 DM monatlich

- **Pflegestufe 3**
  – bis zu 2800 DM monatlich

- **In Härtefällen**
  – bis zu 3750 DM monatlich

Geldleistungen

Pflegebedürftige erhalten für selbstbeschaffte Pflegehilfen Pflegegeld in Höhe von:

- **Pflegestufe 1**
  – 400 DM monatlich

- **Pflegestufe 2**
  – 800 DM monatlich

- **Pflegestufe 3**
  – 1300 DM monatlich

Kombinationsleistung

Werden Mittel der Sachleistungen nicht in vollem Umfange ausgeschöpft, so können verbleibende Anteile als Geldleistung in Anspruch genommen werden.

Pflegehilfsmittel

Für ein pflegegerechtes Wohnen zu Hause hilft die Pflegekasse folgendermaßen:
- Kostenübernahme bis zu 60 DM monatlich von Pflegehilfsmitteln, die zum Verbrauch bestimmt sind, z.B. Desinfektionsmittel, Verbandmaterial oder Krankenunterlagen
- stellt Pflegehilfsmittel wie Pflegebetten, Roll- oder Toilettenstühle zur Verfügung
- gibt Zuschüsse bis zu 5000 DM zur pflegegerechten Umgestaltung der Wohnung

Häusliche Pflege bei Verhinderung der Pflegeperson

- sollten die pflegenden Angehörigen selbst erkranken oder der Zustand des Pflegebedürftigen sich kurzfristig verschlechtern, so zahlt die Pflegekasse bis zu vier Wochen im Jahr eine Pflegevertretung, höchstens jedoch 2800 DM
- die Pflegeperson muß den Pflegebedürftigen vorher aber mindestens zwölf Monate gepflegt haben

Alternativ hierzu übernimmt auch die Pflegekasse die Kosten für die **teilstationäre Pflege** in Einrichtungen der Tages- oder Nachtpflege in Höhe von:

35

- **Pflegestufe 1**
  – 750 DM monatlich

- **Pflegestufe 2**
  – 1500 DM monatlich

- **Pflegestufe 3**
  – 2100 DM monatlich

Um die Bereitschaft der Pflege im häuslichen Bereich zu fördern, werden Pflegepersonen, die mindestens 14 Stunden wöchentlich einen Pflegebedürftigen in seiner häuslichen Umgebung pflegen, aus den Beiträgen der Pflegeversicherung **rentenversichert**. Gleichzeitig sind sie beitragsfrei in den Schutz der gesetzlichen **Unfallversicherung** einbezogen.

Die durch Versorgungsvertrag zur ambulanten oder stationären Pflege zugelassenen Pflegeeinrichtungen erhalten eine Vergütung für die von ihnen erbrachten Pflegeleistungen. Der **Vergütungsanspruch** richtet sich unmittelbar gegen die zuständigen Pflegekassen unter der Voraussetzung, daß beide eine Pflegesatzvereinbarung abgeschlossen haben.
- für Unterkunft, Verpflegung und hauswirtschaftliche Versorgung hat der Pflegebedürftige (wie im häuslichen Bereich) selbst aufzukommen, und werden ihm gesondert in Rechnung gestellt
- alle Tätigkeiten am Bewohner sind genau zu notieren und für die Abrechnung aufzulisten

Nur mit einer genauen und ausführlichen Pflegedokumentation ist den gesetzlichen Anforderungen Rechnung zu tragen und ein entsprechender Handlungsnachweis vorhanden.

35.2 Pflegedienste

35.2.1 Leistungen der Pflegedienste

Die Pflegedienste bieten folgende Leistungen an:
- Kontaktaufnahme mit dem Kranken evtl. im Krankenhaus
- Grundpflege wie Körperpflege, Hilfe bei den Ausscheidungen
- Behandlungspflege wie Injektionen, Verbände, Blasenkatheterwechsel
- hauswirtschaftliche Versorgung wie Reinigung der Wohnung, Einkaufen
- Botengänge wie zum Hausarzt, Apotheke
- Begleitung zu Arztbesuchen
- Organisation der Ernährung
- Verleih von Pflegehilfsmitteln wie Pflegebetten, Lifter
- Tag- und Nachtwachen
- Pflegekurse für Angehörige

– Anleitung und Beratung von Angehörigen
– Zusammenarbeit mit Ärzten, Apotheken, Sanitätshäusern,
  Sozialamt, Alten- und Pflegeheimen, Essenszubringerdiensten

35.2.2 Pflegedokumentation in der ambulanten Pflege

35

In der ambulanten Pflege ist das Führen einer Dokumentation
sehr wichtig, da auch die Abrechnung anhand dieser erfolgt.
Aus der **Pflegedokumentation** müssen ersichtlich sein:
– persönliche Daten (Name, Anschrift, Krankenkasse,
  Staatsangehörigkeit, Konfession bei freiwilliger Angabe)
– behandelnde Ärzte
– Angehörige, Bezugsperson
– Pflegestufe (evtl. Härtefall)
– Pflegesachleistung, Kombinationsleistung, Pflegegeld,
  sonstige Leistungen
– pflegerische Diagnosen, Maßnahmen
– ärztliche Diagnosen
– Betreuung durch andere Dienste
– Hilfsmittel wie Prothesen, Stützkorsett, Brille, Hörgerät,
  Herzschrittmacher
– Leihgeräte, z.B. Rollstuhl

Die **Pflegeplanung** (Ressourcen, Probleme, Pflegeziele, Pflegemaßnahmen) wird zusammen mit dem Patienten und den Angehörigen erstellt.
Im **Pflegebericht** müssen alle besonderen Vorkommnisse und
der Verlauf der Pflege eingetragen werden. Alle pflegerischen
Tätigkeiten sind aufgeführt und mit dem Handzeichen abgezeichnet.
Der Arzt trägt alle Verordnungen in das **ärztliche Verordnungsblatt** ein. Die **hauswirtschaftliche Tätigkeit** wird auf einem Blatt
für Hauswirtschaft dokumentiert.

35.2.3 Pflegeanamnese eines Menschen in seiner häuslichen Umgebung

Die häusliche Pflege wird durch die **Wohnsituation**, das **sozia-
le Umfeld** sowie die **Biographie** des Kranken bestimmt.
Folgende Punkte müssen beim Erstellen der Pflegeanamnese
beurteilt werden:
– Mobilität und Körperpflege
– Selbständigkeit, Gehhilfen, Rollstuhl
– Ernährung (Ernährungszustand, Kostform, bevorzugte
  Speisen, Abneigungen)
– Atmung (eingeschränkt, Zyanose)
– Hautzustand
– Ausscheidungen (Kontinenz, Inkontinenz, Einlagen)
– Schlaf- und Ruhegewohnheiten
– Temperaturempfinden (Wärme- und Kälteempfinden)
– Kommunikation (Hilfsmittel)
– soziale Situation (lebt der Partner, ledig, Kinder)

35

– psychische Situation (ängstlich, depressiv, fröhlich)
– Wohnsituation (Aufzug, Einfamilienhaus, Haustiere)
– gesundheitliche Einschränkungen (Infekt, Immobilität nach Operation)

35.2.4 Hausbesuche durch den Pflegedienst

Die Hausbesuche sollten nach Dringlichkeit und nach örtlicher Reihenfolge gestaltet werden.

– alle Personen, die in die Versorgung des Kranken einbezogen sind, sollten sich in seiner Wohnung wie ein Gast benehmen
– die Besuche beim Kranken zu Hause sollten immer zur gewohnten Zeit und in Absprache mit den anderen Diensten stattfinden
– die Mittagsruhe des Kranken muß respektiert werden

Für den Kranken ist es angenehm, wenn er zu Hause gepflegt werden kann. Für die Angehörigen kann es eine Belastung sein. Ihnen müssen Freiräume für liebgewonnene Freizeitaktivitäten gewährt werden.

35.2.5 Merkmale einer ambulanten Pflegestation

Eine ambulante Pflegestation muß folgende Bedingungen erfüllen:

– Kassenzulassung
– qualifiziertes Pflegepersonal
– ambulante Pflegestation mit Dienstzimmer und -büro
– Behandlungszimmer
– Küche
– Geräte- und Lagerraum
– Pflegearbeitsraum
– Aufenthaltsraum
– Personalumkleideraum
– sanitäre Anlagen (Bad oder Dusche, WC)
– Dienstwagen
– evtl. Notrufanlage
– Zusammenarbeit mit Kassen und anderen Diensten
– evtl. Tages- oder Kurzzeitpflegeplätze
– 24-Stunden-Bereitschaft
– Koordinationsstelle

Abbildungsnachweis

Kapitelaufmacher

I	Horst Schäfer, Bilderdienst Süddeutscher Verlag München
II	Werner Bachmeier, Bilderdienst Süddeutscher Verlag München
III	Bilderdienst Süddeutscher Verlag München

Literaturverzeichnis

Aßmann, C.: Pflegeleitfaden Alternative und komplementäre Methoden. Urban & Schwarzenberg. München Wien Baltimore 1996

Berufsgenossenschaft für Gesundheit und Wohlfahrtspflege: Heben und Tragen im Gesundheitsdienst. Hamburg 1991

Berufsgenossenschaft für Gesundheit und Wohlfahrtspflege: Sicher Arbeiten, Merkblätter 619 (1989), 768 (1989), 714 (1991). Hamburg

Berufsgenossenschaft für Gesundheit und Wohlfahrtspflege: Unfallverhütungsvorschrift VBG 1 (1991), VBG 100 (1993), VBG 103 (1993). Hamburg

Bienstein, C., A. Fröhlich: Basale Stimulation in der Pflege. verlag selbstbestimmtes leben. Düsseldorf 1991

Birkenbihl, V.: Signale des Körpers. mvg-Verlag. Landsberg 1985

Birkenbihl, V.: Kommunikationstraining. Weltbild-Verlag. Augsburg 1994

Bliemeister, G., R. Broll, H.-P. Bruch: Chirurgie Krankheitslehre und Pflege. Urban & Schwarzenberg. München Wien Baltimore 1996

Böhm, E.: Verwirrt nicht die Verwirrten. Psychiatrie-Verlag. Bonn 1989

Breindl, E.: Das große Gesundheitsbuch der Heiligen Hildegard von Bingen. Pattloch-Verlag. Augsburg 1992

Die medizinischen Dienste der Krankenversicherung: Begutachtung stationärer Pflege. MDK. Köln 1996

Dickgießer, A., O. Dickgießer: Krankenhaushygiene. Jungjohann. Neckarsulm 1988

Geisler, L.: Innere Medizin II. Kohlhammer Verlag. Stuttgart Berlin Köln Mainz 1979

Haller, W.: Flexible Arbeitsformen im stationären Pflegedienst. Schriftenreihe der Gewerkschaft Pflege. Radolfzell 1993

Hatch, F., L. Maietta, S. Schmidt: Kinästhetik, Interaktion durch Berührung und Bewegung in der Krankenpflege. DBfK Verlag. Eschborn 1992

Juchli, L.: Pflege (7. Aufl.). Thieme Verlag. Stuttgart New York 1994

Kehlkopflos. Der Ratgeber für Laryngektomierte. Hassheider Medizintechnik. Köln

Kirschnick, O.: Pflegeleitfaden für Auszubildende und Tutoren (2. Aufl.). Urban & Schwarzenberg. München Wien Baltimore 1996

Köther, I., E. Gnamm: Altenpflege in Ausbildung und Praxis. Thieme Verlag. Stuttgart New York 1989

Kübler-Ross, E.: Was können wir noch tun? Kreuz Verlag. Stuttgart 1984

Melzer, H., M. Walter: Arzneimittellehre (8. Aufl.). Urban & Schwarzenberg. München Wien Baltimore 1996

Mischo-Kelling, M., H. Zeidler: Innere Medizin Krankheitslehre und Pflege (3. Aufl.). Urban & Schwarzenberg. München Wien Baltimore 1996

Möllenhoff, H.: Hygiene für Pflegeberufe. Urban & Schwarzenberg. München Wien Baltimore 1995

Münch, G., J. Reitz: Lehrbuch für Krankenpflege. Walter de Gruyter Verlag. Berlin New York 1994

Reusch, P., W. Tietzsch: Krankenpflege Mentoren Handbuch. Meßstetten-Thieringen 1994

Schiefele, J., I. Staudt, M. Dach: Praxis der Altenpflege (7. Aufl.). Urban & Schwarzenberg. München Wien Baltimore 1996

Schulz von Thun, F.: Miteinander Reden. Rowohlt Taschenbuchverlag. Hamburg 1981

Schweidtmann, W.: Sterbebegleitung. Kreuz Verlag. Stuttgart 1991

Seel, M.: Die Pflege des Menschen. Brigitte Kunz Verlag. Hagen 1993

Stürmer, E.: Asiatische Heilkunst. Herder Verlag. Freiburg 1992

Toellner, R.: Illustrierte Geschichte der Medizin. Andreas Verlag. Salzburg 1990

Weitzel-Polzer, E.: Therapie. Curt R. Vincentz Verlag. Hannover

Sachwortverzeichnis

F

Q

R